W0256960

MONOGRAPHIEN AUS DEM GESAMTGEBIET DER PHYSIOLOGIE DER PFLANZEN UND DER TIERE

HERAUSGEGEBEN VON

M. GILDEMEISTER-LEIPZIG · **R. GOLDSCHMIDT**-BERLIN
C. NEUBERG-BERLIN · **J. PARNAS**-LEMBERG · **W. RUHLAND**-LEIPZIG

SECHSUNDZWANZIGSTER BAND

PHYSIOLOGIE DES HÖHENKLIMAS

VON

A. LOEWY

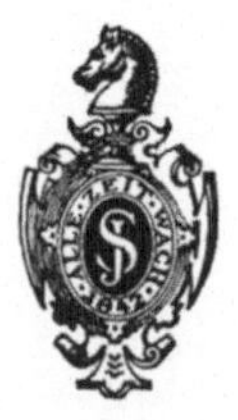

SPRINGER-VERLAG BERLIN HEIDELBERG GMBH
1932

PHYSIOLOGIE DES HÖHENKLIMAS

VON

PROFESSOR DR. A. LOEWY

DAVOS

MIT EINEM BEITRAG

DAS HOCHGEBIRGSKLIMA

VON

DR. W. MÖRIKOFER

DAVOS

MIT 44 ABBILDUNGEN

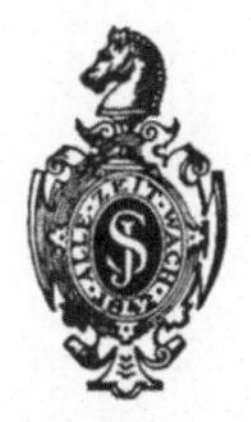

SPRINGER-VERLAG BERLIN HEIDELBERG GMBH

1932

ISBN 978-3-662-01757-9   ISBN 978-3-662-02052-4 (eBook)
DOI 10.1007/978-3-662-02052-4

URSPRUNGLICH ERSCHIENEN BEI JULIUS SPRINGER IN BERLIN. 1932
SOFTCOVER REPRINT OF THE HARDCOVER 1ST EDITION 1932

Vorwort.

Die in dieser monographischen Bearbeitung gebrachte Zusammenfassung unseres Wissens von den physiologischen Wirkungen des Höhenklimas wendet sich an einen größeren Leserkreis. Sie ist nicht nur für die Fachphysiologen bestimmt, sondern auch für den physiologisch interessierten Arzt und soll, soweit rein physiologische Fragen zur Sprache kommen, allen physiologisch Vorgebildeten verständlich sein.

Das mußte in der Form der Darstellung zum Ausdruck kommen und auch darin, daß die Kritik an abweichenden Meinungen nicht so in die Einzelheiten gehen konnte, wie in einem für den Fachmann bestimmten Werke.

Trotz des Strebens nach allgemeinerer Verständlichkeit werden manche Auseinandersetzungen vorwiegend allerdings den ärztlich ausgebildeten Leser interessieren, diejenigen nämlich, die sich mit den mit den *physiologischen* Wirkungen des Höhenklimas zahlreich verknüpften *pathologischen* befassen. Erstere gehen in vielen Punkten in letztere über, wenn eine — individuell verschiedene — Höhe, die jedoch vielfach noch weit unterhalb der höchsten Spitzen der Alpen gelegen ist, erreicht wird, und ich habe versucht, an einer Reihe von Beispielen pathologische Analoga, die dem Arzte geläufig sind, mit zur Erläuterung dieser Wirkungen heranzuziehen.

So ergab sich zwar eine Darstellung, die nicht unwesentlich von der herkömmlichen abweicht, aber ich hoffe, daß gerade die Heranziehung der pathologischen Parallelen zeigen wird, daß die Wirkungen des Höhenklimas nicht etwas Isoliertes darstellen, daß vielmehr seine speziellen Klimafaktoren imstande sind Veränderungen hervorzurufen, die sich in der Pathologie auf Grund uns meist unbekannter Faktoren wiederfinden. *Wie* allerdings die Gleichartigkeit der Wirkung trotz Verschiedenheit der Ursache zustande kommt, wird erst durch weitere Forschungen geklärt werden müssen.

Aber auch die nichtärztlichen Leser werden mancherlei finden, was ihr Interesse erregen dürfte; spielen doch Fragen über die

Höhenwirkung heute auch von *praktischen* Gesichtspunkten aus eine immer zunehmende Rolle. Ich habe versucht, auch das praktisch wichtige Material in den letzten Kapiteln zusammenzustellen.

Die Auffassung über die Entstehung der physiologischen Wirkungen des Höhenklimas ist heute durchaus noch nicht einheitlich, wie die Durchsicht der neueren zusammenfassenden Darstellungen ergibt. Ohne die gegenteiligen Meinungen zu verschweigen, aber auch ohne in polemische Auseinandersetzungen einzutreten, habe ich den Standpunkt gewählt, der mir auf Grund unseres heutigen Wissens der zutreffende scheint. Das gilt besonders für die Auffassung, wie weit für die verschiedenen Höhenklimawirkungen Luftverdünnung oder Strahlung ursächlich in Betracht kommen. Erstere steht hier auf Grund des experimentellen Tatsachenmaterials im Vordergrunde. Ich glaube, daß der weitere Entwicklungsgang die Berechtigung dieses Standpunktes zeigen wird.

Wenn ich mich auch bemüht habe, die Literatur möglichst umfassend heranzuziehen, so war es doch unmöglich, einen *vollständigen* Überblick über das Schrifttum zu geben. Dieses ist so angewachsen, daß ein Eingehen auf jede einzelne Mitteilung, oder auch nur ein Hinweis auf jede, nicht angängig war, ohne das Buch gar zu sehr mit Einzelheiten zu belasten. Alles wesentliche glaube ich besprochen und zitiert zu haben.

Ich möchte dies hervorheben, damit nicht die Meinung entsteht, die hier nicht genannten Arbeiten seien mir unbekannt geblieben und daraus Vorwürfe hergeleitet werden, die nicht berechtigt wären.

Zum Schlusse möchte ich Herrn Dr. W. Mörikofer, Vorsteher des Physikalisch-Meteorologischen Observatoriums Davos, besten Dank sagen für die liebenswürdige Übernahme des Abschnittes: „Hochgebirgsklima“. Das Kapitel hat in ihm einen ausgezeichneten fachmännischen Bearbeiter gefunden.

Davos, März 1932.

A. Loewy.

Inhaltsverzeichnis.

[1] Von Dr. W. Mörikofer, Davos.

Verzeichnis der Abbildungen.

Erster Teil.

Zur Geschichte der physiologischen Höhenklimaforschung.

Die Hochgebirgsphysiologie kann auf eine verhältnismäßig nur kurze Geschichte zurückblicken, wenigstens, wenn man das systematische Studium der Wirkung des Höhenklimas auf den Ablauf der Funktionen der gesunden Lebewesen in Betracht zieht. Hierfür kommt nur eine Zeitspanne von 5—6 Dezennien in Frage. Allerdings sind physiologische Beobachtungen im Höhenklima schon viel früher gemacht worden, soweit sie ohne instrumentelle Hilfsmittel möglich waren, besonders über Puls und Atmung.

So berichtet darüber schon DE SAUSSURE (1) gelegentlich seiner ersten Montblancbesteigung (1787) und seines längeren Aufenthaltes auf dem Col du Géant (1788), HUGI von seiner Ersteigung des Finsteraarhorns (1839), J. WOOD aus dem Himalaya (1836—1838), BUKSH aus dem Pamir (1870).

Wenn auch CHAUVEAU (2) schon 1866 die ersten Pulskurven, LORTET (3) 1869 die ersten Atmungskurven auf Bergen aufnahmen, so beginnt die wirklich wissenschaftliche Erforschung doch erst in der Mitte der 70er Jahre des verflossenen Jahrhunderts.

Das ist verständlich, wenn man bedenkt, daß die Methoden der modernen Physiologie, die ja die Grundlage für die wissenschaftliche Erforschung der Klimawirkungen bilden mußten, auch nicht viel früher geschaffen waren. Dabei erfreute sich das Höhenklima besonderen Interesses; es war eines der ersten Klimata, an deren Erforschung man heranging, und es ist dasjenige, das am umfassendsten bearbeitet wurde. Auch das ist ohne weiteres erklärlich, da es eine Reihe von klimatischen Faktoren enthält, die, wie Trockenheit und Strahlungsverhältnisse, nicht nur Besonderheiten gegenüber den übrigen Klimaten aufweisen, sondern auch besondere Wirkungen auf die Lebewesen und speziell auf den Menschen ausüben. Weiter besitzt es einen Klimafaktor, die Luftverdünnung, der nur ihm eigentümlich ist. Dazu kommt, daß gewisse Höhenklimawirkungen, besonders in höheren Lagen, sich schon dem Laien aufdrängen, und daß die vom Höhenklima ausgehenden mannigfachen therapeutischen Wirkungen, die zum Teil einzigartig sind, den Physiologen wie den Arzt zu eingehendem Studium anregen müssen.

Wie gewöhnlich in den Naturwissenschaften ging der systematischen Erforschung die empirisch gewonnene Kenntnis solcher Wirkungen voraus, und die auf ihnen beruhende Verwendung des Höhenklimas zu Heilzwecken erstreckt sich bis in das Altertum.

Es liegt außerhalb des Rahmens dieser Arbeit, auf die Geschichte der therapeutischen Verwertung des Höhenklimas näher einzugehen, wenn auch seine Wirkung auf pathologische Vorgänge in inniger Beziehung zu der auf die physiologischen steht. Es kann davon um so mehr abgesehen werden, als sie früher schon ausführlich im Kapitel I des Werkes: Höhenklima und Bergwanderungen von ZUNTZ, LOEWY, MÜLLER, CASPARI (4) dargestellt worden ist und neuerdings von BERNHARD in kürzerer Form, aber bis auf die neueste Zeit mitgeteilt wurde (5).

Man kann die Erforschung der Höhenwirkungen in mehrere Perioden teilen. Die erste umfaßt Laboratoriumsuntersuchungen, in denen die Wirkung einzelner Höhenklimafaktoren zu ermitteln gesucht wurde, in den folgenden wurde das Höhenklima selbst aufgesucht und damit der Einfluß, den die Gesamtheit seiner Faktoren ausübt, festgestellt, wobei in einer Reihe von Untersuchungen besonderes Gewicht gelegt wurde auf die der Luftverdünnung oder die der Strahlung oder die der Trockenheit. Dabei wurden diese Untersuchungen zunächst mit Hilfe von besonderen Expeditionen vorgenommen, die zuvörderst in die europäischen Gebirge ausgerüstet wurden, später auch in außereuropäische, wobei als Standquartiere Alpenklubhütten oder hochgelegene Berghotels dienten. Je mehr sich aber die Kenntnis von den Höhenklimawirkungen erweiterte, und je mehr sich die Fragestellungen vertieften, um so notwendiger erwiesen sich feste Arbeitsstätten im Hochgebirge, die mit den erforderlichen Einrichtungen versehen, auch kompliziertere Probleme zu bearbeiten gestatteten.

Als Ausgangspunkt für alle Höhenklimaforschung kann man die groß angelegten Laboratoriumsversuche PAUL BERTs (6) über die Wirkungen geänderten Luftdruckes betrachten. Sie bilden noch immer die Grundlage unserer Kenntnisse, erstrecken sich auf alle vegetativen Funktionen der Tiere verschiedenster Klassen und ziehen zugleich auch die Pflanzenwelt mit in Betracht. Paul Bert hat ausschließlich die Wirkungen der Luftverdünnung untersucht, als des für das Höhenklima charakteristischsten und in seinen Wirkungen faßbarsten Faktors.

Luftverdünnung und Sauerstoffmangel bilden auch die Grundlage für die ersten umfassenderen zur Klärung mancherlei Höhenklimawirkungen am Menschen ausgeführten Versuche von Loewy (7). Sie sind im pneumatischen Kabinett durchgeführt und betreffen im wesentlichen das Verhalten des Gasstoffwechsels. Nebenbei wurde an Tieren bereits der Blutumlauf untersucht. — Auch später noch in den Perioden der *direkten* Höhenklimaforschung sind vielfach Versuche in pneumatischen Kammern an Menschen ausgeführt worden, um die Wirkung ausschließlich der Luftdruckerniedrigung zu studieren, so von Haldane, von Hasselbalch und Lindhard (8), neuestens von Kaiser (9). Haldane und Hasselbalch ahmten den Hochgebirgsaufenthalt insofern nach, als sie sich nicht nur wenige Stunden, vielmehr bis zu mehreren Wochen unter der Luftverdünnung aufhielten, so daß sie also nicht nur seine akuten, sondern auch seine chronischen Wirkungen feststellen konnten. Gerade in jüngster Zeit haben die Untersuchungen in künstlich luftverdünnten Räumen — sie werden in den folgenden Kapiteln im einzelnen behandelt werden — einen neuen Aufschwung genommen im Zusammenhang mit der Erkenntnis von der besonderen Bedeutung, die gerade der Luftverdünnung für die Höhenklimawirkung zukommt. Diese neueren Versuche betreffen, soweit sie an Tieren angestellt sind, die Frage, welche pathologischen Folgen durch den Aufenthalt in übermäßig stark verdünnter Luft, d. h. in einer solchen, die Höhen von 5000 bis 8000 m entspricht, ausgelöst werden, und nach den Grenzen der Luftverdünnung, an denen das Leben, wenn auch unter krankhaften Abweichungen, noch möglich ist. Diese letztere Fragestellung wurde auch in Versuchen am Menschen behandelt, hier nicht nur aus wissenschaftlichen Gründen, sondern aus dem mehr praktischen Gesichtspunkte der Feststellung der Höhen, die individuell ohne Sauerstoffatmung im Ballon und insbesondere von Fliegern erreicht werden könnten.

Jedoch in den Wirkungen der Luftverdünnung erschöpfen sich nicht die Wirkungen des Höhenklimas. Besonders die Strahlungsverhältnisse haben ihre eigenen Wirkungen, und wieder andere werden durch das Zusammenspiel mit den übrigen unspezifischen

Höhenklimafaktoren zustande gebracht. — Ist es also einerseits notwendig zur Erkennung der Gesamtwirkung des Höhenklimas — wie eines Klimas überhaupt — die Wirkungen festzustellen, die es als Ganzes ausübt, so ist damit andererseits die Schwierigkeit gegeben, die gefundenen Wirkungen auf einen bestimmten Höhenklimafaktor zu beziehen. Die weitere Darstellung wird zeigen, daß nicht selten die gefundenen Höhenklimawirkungen mit ganz verschiedenen Klimafaktoren in Verbindung gebracht wurden, so daß, was der eine Autor als Wirkung der Luftverdünnung ansprach, ein anderer auf die Strahlung oder die Wärme bzw. Kälte zurückführte.

Gewissermaßen einen Vorläufer für die Hochgebirgsexpeditionen bildet MARCET (10), der 1878 auf Teneriffa an zahlreichen Personen Puls, Atmung, Körpertemperatur in verschiedenen Höhenlagen, am Pic aufsteigend, untersuchte. Aber die Aufmerksamkeit der wissenschaftlichen Welt erwachte doch erst, als VIAULT (11) 1890 seine Beobachtungen, die im Kapitel „Blut“ (Teil III, Kap. I) eingehender besprochen werden, mitteilte. Danach nahm bei ihm und seinem Begleiter beim Aufstieg von Lima auf die peruanischen Anden die Zahl der roten Blutzellen in drei Wochen von 5 Millionen im Kubikmillimeter auf $7^1/_2$—8 Millionen zu, und auch die eingeborenen oder längere Zeit oben (Morococha in 4392 m Höhe) lebenden Tiere und Menschen wiesen eine die Tieflandwerte weit übersteigende Blutzellenzahl auf. Hiermit war eine zahlenmäßig faßbare Klimawirkung gegeben, die um so bemerkenswerter war, als sie zur Veränderung einer im Tieflande sehr konstanten Größe geführt hatte. Nachgeprüft und weitergeführt wurden diese Untersuchungen auf breiter Grundlage in der ersten Hälfte der 90er Jahre von MIESCHER (12) und einer Reihe von Schülern (EGGER, JAQUET u. a.) in verschiedenen Höhenlagen der Schweizer Alpen. Dabei zeigte sich, daß die Blutzellvermehrung schon in mittleren Höhen deutlich hervortrat.

Die weiteren zahlreichen Expeditionen dienten neuen Fragestellungen teils auf dem Gebiet des Blutes, teils der Atmung, teils des Stoff- und Energiewechsels. Letzteres Gebiet trat zeitweilig in den Mittelpunkt des Interesses und bietet trotz vielfältiger Bearbeitung immer noch den Gegenstand neuer Untersuchungen. Aber auch die Beeinflussung der Sinnestätigkeit wurde der Untersuchung unterworfen (DURIG und Mitarbeiter 1903), die der cerebralen Funktionen (MOSSO, STERN) und auch die Änderungen, welche Arzneimittelwirkungen im Höhenklima erfahren. So wurden die Inhalationsnarkotica (HESSE, RABBENO) und der Alkohol (BORNSTEIN und LOEWY) untersucht. Auf die Einzelheiten wird in den diesbezüglichen Kapiteln eingegangen werden.

Chronologisch betrachtet wäre zunächst eine Expedition von MOSSO auf die 4362 m hoch am Montblanc erbaute — eigentlich

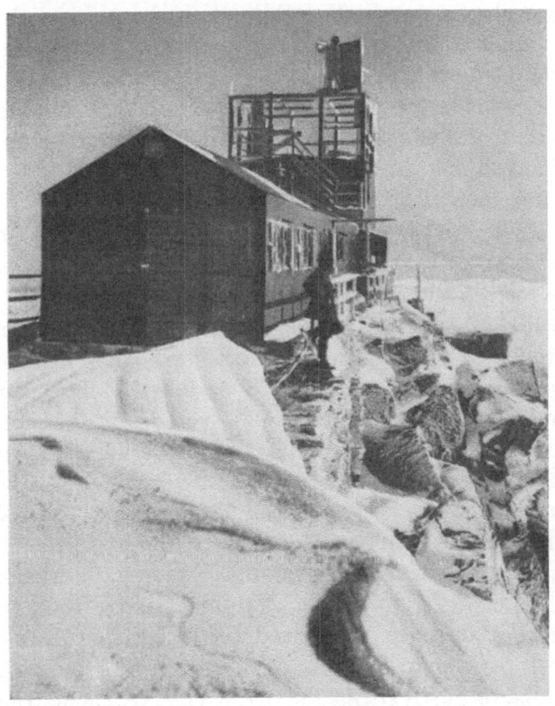

Abb. 1. Capanna Regina Margherita auf der Gnifettispitze (4560 m) am Monte Rosa.

meteorologischen Zwecken dienende — Vallothütte zu nennen (1893), sowie eine größere von KRONECKER 1894 auf das Zermatter Breithorn (13) unternommene. KRONECKER untersuchte besonders das Verhalten von Pulsfrequenz und Pulsform, sowie der Atemkapazität nach passiver Beförderung nach oben. Diese Expedition sollte der Lösung der durch den geplanten Bau der Jungfraubahn aktuell gewordenen Frage dienen, ob die passive Beförderung einen Einfluß auf den Ausbruch der Bergkrankheit habe, ob sie ihn befördern könnte. Im gleichen Jahre unternahm auch

A. Mosso seine erste, von mehrfachen weiteren (in den Jahren 1902 und 1903) gefolgte, Expedition auf die auf der zweiten Monte Rosaspitze (Punta Gnifetti) gelegene Königin Margheritahütte (4560 m). Mossos Expedition war in großem Maßstabe angelegt; ihn begleiteten 12 Forscher und eine Anzahl italienischer Gebirgssoldaten (Alpini). Mosso hat sich die erheblichsten Verdienste um die alpin-physiologische Forschung erworben. Er blieb zunächst nicht nur ihr Führer, sondern ebnete auch zahlreichen anderen das gleiche Gebiet bearbeitenden Forschern den Weg für ihre Studien, die bis zum Weltkriege vielfach am Südabhang des Monte Rosa: Col d'Olen (2900 m), Gnifettihütte (3700 m) und in der Margheritahütte durchgeführt wurden (14).

So waren hier tätig A. Loewy, J. Loewy, Leo Zuntz (15) im Jahre 1896, um neben dem Verhalten des Blutes besonders den Gaswechsel bei Ruhe und Arbeit an sich selbst zu untersuchen, es folgten die Expeditionen von Zuntz, Loewy, Müller, Caspari 1901 (4), auf der vergleichend die Höhenwirkungen von 500 m (Brienz), 2100 m (Brienzer Rothorn), 2900 m (Col d'Olen) und 4560 m untersucht wurden. Bei dieser Expedition wurden neben dem Gaswechsel zum erstenmal auch der Eiweißstoffwechsel, die Ernährungsverhältnisse und indirekt der Energiewechsel an 6 Personen ermittelt. Zugleich wurde an Hunden die Beeinflussung der Gesamtblutmenge verfolgt (in 2100 m) und das Verhalten des Knochenmarkes als der Hauptblutbildungsstätte untersucht.

Im Jahre 1903 waren Zuntz und Durig (16) wiederum und zwar drei Wochen lang auf der Margheritahütte tätig, und 1904 v. Wendt (17), der sich dem Studium des Eiweiß- und Mineralstoffwechsels widmete, ebenso Durig mit drei Mitarbeitern [Kolmer, Reichel, Rainer (18)] für vier Wochen. Ihre gleichfalls den Stoff- und Energiewechsel betreffenden, aber auch auf eine Reihe weiterer Funktionen sich erstreckenden Untersuchungen sind besonders umfangreich und eingehend gewesen.

Der Untersuchung des Stoffwechsels bei Ruhe und Arbeit hatten auch Expeditionen gedient, die nicht im eigentlichen Hochgebirge, vielmehr in mittleren Höhen durchgeführt waren. So die von Bürgi (19) im Jahre 1900 (am Brienzer Rothorn) und die von Jaquet und Staehelin (20) im Jahre 1901 auf den Chasseral im Jura.

Die Arbeitsmöglichkeiten waren natürlich auf der Margheritahütte wie auch auf den tieferen Stationen, dem Col d'Olen und der Capanna Gnifetti ziemlich beschränkt. Sie wurden erheblich gefördert durch die Errichtung eines eigenen, für physiologische und physikalische Studien bestimmten Hochgebirgslaboratoriums, das 1907 auf dem Col d'Olen eröffnet wurde, des „Istituto Scientifico Mosso".

Von nun an mehren sich kleinere und größere Expeditionen, die der Lösung bestimmter Fragen gewidmet sind und nicht nur

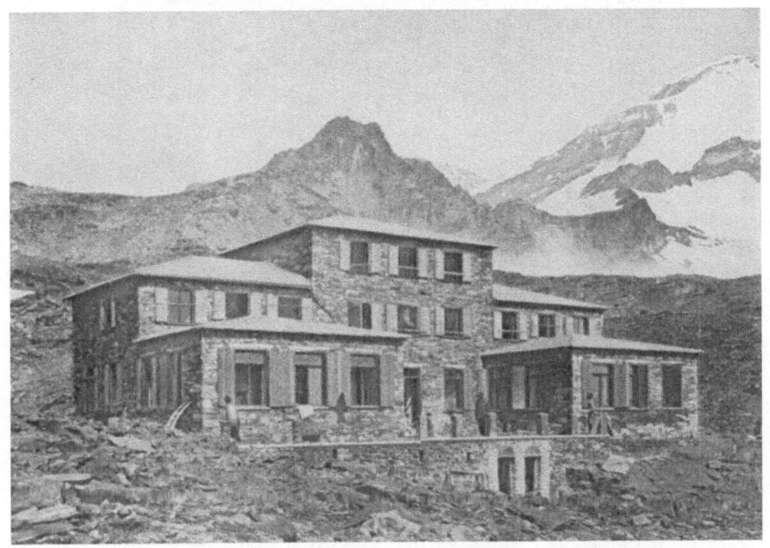

Abb. 2. Istituto A. Mosso auf Col d'Olen (2900 m).

in den europäischen, sondern auch in außereuropäischen Gebirgen zur Ausführung kamen. Sie können hier nicht im einzelnen aufgeführt werden, ihre Ergebnisse werden jeweils an den entsprechenden Stellen gewürdigt werden. Von denjenigen, die in größerem Maßstabe durchgeführt wurden und eine besondere Bedeutung erlangt haben, seien genannt: die von PANNWITZ 1910 veranstaltete auf den Pic von Teneriffa, an der als Physiologen ZUNTZ, DURIG, v. SCHROETTER (21), sowie BARCROFT und DOUGLAS teilnahmen. Ferner Expeditionen auf den Pikes Peak (4312 m) von E. C. SCHNEIDER (22) und Mitarbeitern in den Jahren 1907—1911, die von HALDANE (23) ebendorthin unternommene (1912). Endlich die unter BARCROFTS (24) Leitung unter Teilnahme einer Reihe von englischen und amerikanischen Physiologen im Jahre 1922 auf die peruanischen Anden geführte (Cerro de Pasco, 4500 m). Die HALDANEsche Expedition befaßte sich eingehend mit den Akklimatisationsvorgängen, besonders in bezug auf die Einrichtungen, die zu einer

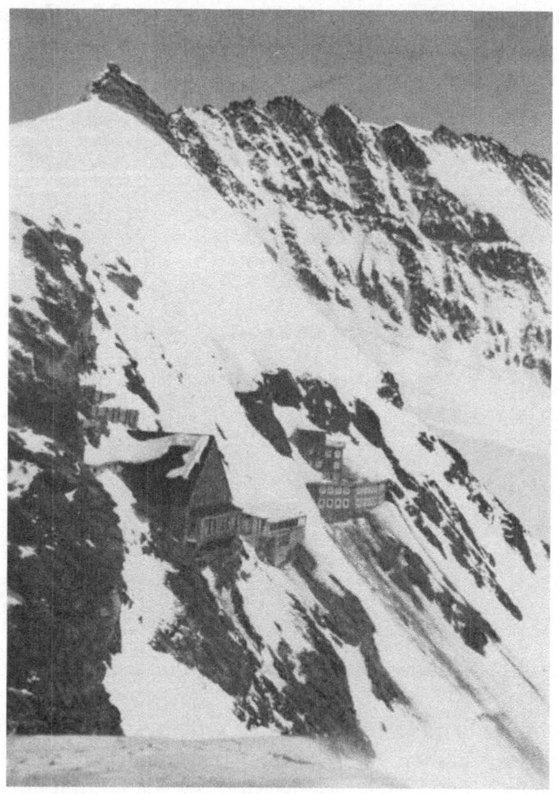

Abb. 3 Hochalpine Forschungsstation Jungfraujoch (3450 m).

gesteigerten Sauerstoffversorgung des Körpers führen sollten; die BARCROFTsche brachte wertvolle Beiträge in gleicher Richtung, wenn auch ihre Ergebnisse andere waren als die von HALDANE gefundenen. Die Untersuchungen der peruanischen Expedition betrafen weiter den Energiebedarf bei Arbeit, und sie vermochten auch über die körperlichen Eigentümlichkeiten der Eingeborenen Aufschlüsse zu bringen.

Erleichtert waren diese letzteren Untersuchungen durch die Ausnutzung der modernen Technik. In einem Eisenbahnwagen wurde ein fahrbares Laboratorium eingerichtet, das elektrisch beleuchtet und elektrisch beheizt mit einer vollkommenen Ausrüstung für gasanalytische, physikochemische und Röntgenuntersuchungen ausgestattet war.

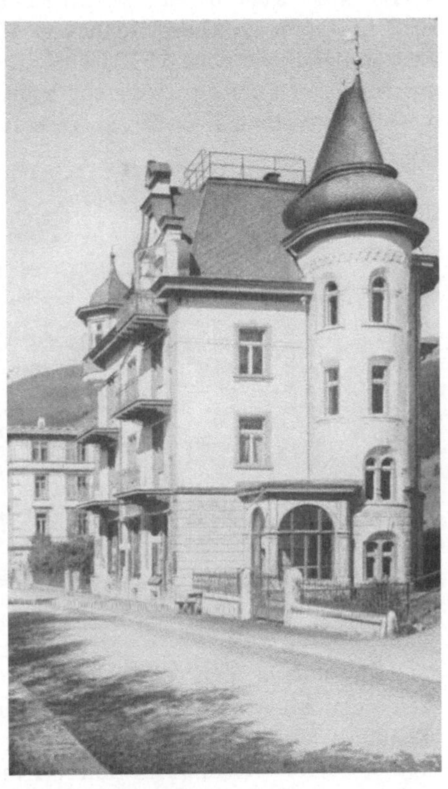

Abb. 4. Schweizerisches Forschungsinstitut in Davos (1550 m).

Schließlich seien noch mehrfache Expeditionen von GROLLMANN (25) wiederum auf den Pikes Peak erwähnt, weil auf diesen ein wiederholt untersuchtes Problem, nämlich das von etwaigen Zirkulationsänderungen im Hochgebirge, das bis dahin nicht sicher gelöst war, besonders das Verhalten des Herzschlag- und Herzminutenvolumens mit neuer, einfacherer und zuverlässigerer Methode bearbeitet wurde und positive Ergebnisse lieferte.

Ebenso wie das Istituto Mosso ist auch ein 1931 eröffnetes Hochgebirgsinstitut in der Schweiz, das auf dem Jungfraujoch (3450 m) physiologischen Untersuchungen zugänglich gemacht worden. Aber so sehr diese Höhenlaboratorien der wissenschaftlichen Forschung dienen können, so sind sie doch durch ihre Höhenlage nicht geeignet, *alle* auftauchenden Fragen der Bearbeitung zugänglich zu machen. So ist schon die sehr wichtige chemische Forschungsrichtung stark beeinträchtigt, und nicht wenige Untersuchungsmethoden sind nicht ausführbar aus Mangel an den technischen Einrichtungen. Ebenso können die Fragen nach der

Anpassung der Hochgebirgsbewohner an ihr klimatisches Milieu keine Beantwortung finden, wenigstens nicht in Europa, wo die Besiedelungsgrenze viel tiefer liegt — im Gegensatz zu den peruanischen und bolivianischen Anden.

Es war deshalb ein wesentlicher weiterer Fortschritt, daß 1922 in Davos in einer Höhe von 1550 m, in der sich die Wirkungen der Höhe nach vielerlei Richtungen schon deutlich geltend machen, ein Forschungsinstitut gegründet wurde, das mit allen wissenschaftlichen Behelfen ausgestattet ist und alle in das Gebiet

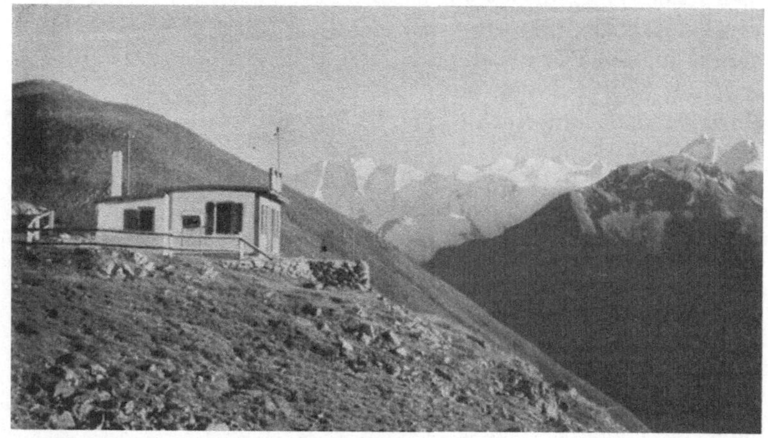

Abb. 5. Laboratorium auf Muottas Muraigl (ob Samaden) (2450 m).

der Physiologie und physiologischen Chemie fallenden Untersuchungen an aus dem Tiefland Kommenden wie auch an den Einheimischen auszuführen, also die Wirkungen der *schnell* vor sich gehenden Akklimatisation an diese Höhe wie auch die *allmählich* vor sich gehende und konstitutionell sich auswirkende zu ermitteln gestattet. Zwei Nebenlaboratorien, eines auf Muottas Muraigl in Höhe von 2450 m, das zweite auf dem Gornergrat in 3100 m Höhe, geben dabei die Möglichkeit, vergleichende Untersuchungen auch in diesen Höhen durchzuführen, wie auch mit Hilfe von im Davoser Institut vorhandenen Unterdruckkammern die Wirkungen der Luftverdünnung bis an die Grenze der Lebensmöglichkeit im Tierversuch erforscht werden können.

So ist allmählich für die physiologische Forschung im Höhenklima mehr und mehr gesorgt worden. Was noch wünschbar wäre, wäre die Einrichtung analoger Institute in anderen Gebirgen, besonders in solchen, die auf anderer geographischer Breite liegen. Denn schon jetzt hat sich herausgestellt, daß die Intensität der Höhenwirkungen von der geographischen Breitenlage mit beeinflußt wird.

Literatur.

1. SAUSSURE, DE: Voyages dans les Alpes, Genève 1786—1796. Bericht über die erste Montblancbesteigung mit deutscher Übertragung neu herausgegeben, 1928.
2. CHAUVEAU: Rev. sci. **1894**.
3. LORTET: Lyon méd. **1869**.
4. ZUNTZ, LOEWY, MÜLLER, CASPARI: Höhenklima und Bergwanderungen, Berlin 1906.
5. BERNHARD: Strahlenther. **39** (1931).
6. BERT, PAUL: La pression barométrique. Paris 1878.
7. LOEWY: Die Respiration und Zirkulation bei Änderung des Druckes usw. Berlin 1895.
8. HASSELBALCH u. LINDHARD: Biochem. Z. **68** (1915).
9. KAISER: Luftfahrtforschg **6** (1930).
10. MARCET: Proc. roy. Soc. **1879**.
11. VIAULT: C. r. Acad. Paris **1890—92**.
12. MIESCHER: Korresp.bl. Schweiz. Ärzte **1893**. Dazu auch EGGER, JAQUET, KARCHER, SUTER, VEILLON: Arch. f. exper. Path. **39**.
13. KRONECKER: Die Bergkrankheit. Berlin u. Wien 1903.
14. MOSSO: Zusammenfassung in: Der Mensch auf den Hochalpen. Leipzig 1899.
15. LOEWY, A., J. LOEWY, LEO ZUNTZ: Pflügers Arch. **66** (1897).
16. ZUNTZ u. DURIG: Trav. Labor. Sci. internat. Mont Rosa **1903**.
17. WENDT, v.: Skand. Arch. Physiol. (Berl. u. Lpz.) **24** (1911).
18. DURIG, mit KOLMER, RAINER, REICHEL u. CASPARI: Denkschr. Wien. Akad. **86** (1909).
19. BÜRGI: Arch. f. Physiol. **1900**.
20. JAQUET u. STAEHELIN: Arch. f. exper. Path. **46** (1901).
21. ZUNTZ, DURIG, v. SCHROETTER: Biochem. Z. **39** (1912).
22. SCHNEIDER: J. of Physiol. **65** (1923); J. amer. med. Assoc. **82** (1923).
23. DOUGLAS, HALDANE, HENDERSON, SCHNEIDER: Philos. trans. roy. Soc. Lond. B **203** (1912).
24. BARCROFT: Nature 1922 und: Die Atmungsfunktion des Blutes. Berlin 1927.
25. GROLLMANN: Amer. J. Physiol. **93** (1930).

Zweiter Teil.

Das Hochgebirgsklima[1].

1. Definition des Hochgebirgsklimas.

Das Verständnis für die physiologischen Wirkungen des Hochgebirgsklimas setzt die Kenntnis seiner Eigenschaften und der Unterschiede voraus, durch die es sich von den anderen Klimaten, speziell von dem Klima der Niederung, unterscheidet. Beim Aufstieg vom Meeresniveau in die Höhe finden wir sowohl in der freien Atmosphäre wie im Gebirge eine fortschreitende Änderung des ganzen Klimacharakters, die durch eine Änderung sämtlicher einzelnen Klimafaktoren zustande kommt; die wichtigsten davon sind Luftdruck, Temperatur-, Feuchtigkeits- und Niederschlagsverhältnisse, Strahlungs- und Bewölkungsverhältnisse, Luftbewegungen und elektrische Eigenschaften. Ein Eindringen in das Verständnis des Hochgebirgsklimas setzt eine Analyse in seine einzelnen Faktoren voraus; ein wahres Bild seines Charakters ergibt sich jedoch erst aus der Synthese dieser Einzelzüge.

Neben den Einflüssen von Land und Wasser und demjenigen der geographischen Breite stellt die *Meereshöhe* den wichtigsten Faktor dar, durch den die klimatischen Verhältnisse weiter Regionen bedingt sind. Die Wandlung des Klimacharakters mit der Höhe spielt sich deshalb *in allen Klimazonen* in gleicher Weise ab, jedoch nicht in gleicher Intensität, so daß das charakteristische Bild des Hochgebirgsklimas in den verschiedenen Erdzonen in ganz verschiedener Höhe zur Ausbildung kommt. Während in gemäßigten Breiten das Hochgebirgsklima in einer Höhe von etwa 1000 m anfängt, treffen wir im Himalaya oder in den äquatorialen Gebirgen ähnliche Temperaturverhältnisse erst in etwa 4000 m Höhe an.

In höheren Breiten hinwiederum machen sich die augenfälligsten Eigenschaften des Hochgebirgsklimas schon in geringerer Meereshöhe bemerkbar, so daß man in den nordischen Ländern Europas schon bei einigen hundert Metern Erhebung sich im Höhenklima zu befinden glaubt. Immerhin trifft dieses Herab-

---

[1] Verfaßt von Dr. W. Mörikofer, Davos.

steigen der Grenze des Hochgebirgsklimas mit der geographischen Breite in der Hauptsache nur auf die Temperatur und teilweise auf die Feuchtigkeits- und Niederschlagsverhältnisse zu, in keiner Weise jedoch auf Luftdruck, Strahlungs- und Bewölkungsverhältnisse. Diese Verschiebung des Hochgebirgsklimas mit den Zonen ist deshalb auch stets mit einer Modifikation des Klimacharakters verbunden. Während Luftdruck und Strahlung, letztere wenigstens innerhalb einer gegebenen geographischen Zone, in der Hauptsache nur von der Meereshöhe bedingt sind, unterliegt die Bewölkung mehr geographischen Einflüssen.

Soweit die Faktoren des Hochgebirgsklimas allgemein gleich verlaufenden Gesetzmäßigkeiten gehorchen, besitzen auch die nachfolgenden Angaben allgemeine Gültigkeit. Im speziellen ist es jedoch naheliegend, unseren Ausführungen die Verhältnisse in den *Alpen* als dem Hauptgebirge Europas zugrunde zu legen.

Entsprechend dem Rahmen, in den diese Darstellung des Hochgebirgsklimas gestellt ist, sollen vor allem die physiologisch und bioklimatisch wesentlichen Gesichtspunkte in den Vordergrund gestellt werden; doch werden auch die mehr meteorologischen Fragen berührt werden. Aus diesem Grunde werden die Beispiele im allgemeinen dem Klima der Höhenkurorte entnommen, während die grundsätzlichen Erörterungen sich meist auch auf höhere Gebirgsregionen, ausnahmsweise auch auf die freie Atmosphäre beziehen.

Die *Grenze* des Hochgebirgsklimas wird in den Alpen meist auf etwa 1000 m angesetzt, die Lagen von 400—1000 m bezeichnet man als subalpine oder Voralpenregion, außerhalb der Alpen als Mittelgebirgslage. Als Hochgebirgsklima im engeren Sinne gilt meistens das Klima der Region von 1000 oder 1200 bis 1800 m; was noch wesentlich höher liegt, spielt heilklimatisch keine große Rolle, eine um so wichtigere dagegen für den Bergsport.

Es ist zu beachten, daß auch in gleichen Meereshöhen, in gleichen Zonen, ja selbst in nahe benachbarten Gegenden die Klimaverhältnisse durchaus nicht stets dieselben Eigenschaften zeigen. Gerade diejenigen Klimafaktoren, nach denen wir ein Klima beurteilen, unterliegen starken *lokalen* Einflüssen; es sind dies vor allem: Lufttemperatur, Bewölkungs- und Niederschlagsverhältnisse, Luftbewegungen und Sonnenscheinverhältnisse. Diese sind in hohem Maße abhängig von den orographischen Faktoren: Lage, Höhe und Verlauf der Gebirge, und von der topographischen Gliederung, wobei es von besonderer Bedeutung ist, ob es sich um einen Punkt auf einem Berggipfel, am Gehänge oder im Talboden handelt.

2. Die Zusammensetzung der atmosphärischen Luft.

Die Luft ist ein Gemisch verschiedener Gase, die nicht miteinander reagieren. Nach den Gasgesetzen müßte man annehmen, daß sich die Verteilung der einzelnen Bestandteile der Luft nach dem Diffusionsgleichgewicht und der Schwerkraft so einstellt, daß die schwereren Gase nahe beim Erdboden, die leichteren in höheren Schichten sich befinden. Diese Verteilung muß für die höheren Luftschichten der *Stratosphäre* oberhalb 10 km angenommen werden, wo die vertikalen Luftbewegungen nur ganz gering sein können. Unterhalb dieser Grenze jedoch, in der *Troposphäre,* ist die Durchmischung der Atmosphäre durch die allgemeine Zirkulation und die thermisch bedingten Konvektionsströme so stark, daß von einer Scheidung der verschiedenen Gase nach der Schwere nicht die Rede sein kann.

Die Zusammensetzung der Luft kann somit in den bewohnbaren Höhen als überall *gleich* angesehen werden. Abgesehen vom stark variablen Wasserdampf (vgl. u. S. 39f.), stehen die einzelnen Bestandteile in konstanten Mengenverhältnissen; diese, ausgedrückt in Volumprozenten, und die Dichten der einzelnen Gase, bezogen auf Luft, sind in Tab. 1 für absolut trockene Luft an der Erdoberfläche zusammengestellt.

Tabelle 1. Zusammensetzung trockener Luft im Meeresniveau.

	Dichte Luft = 1	Volumprozente Luft = 100
Stickstoff	0,9672	78,03
Sauerstoff	1,1055	20,99
Kohlensäure . . .	1,5291	0,03
Wasserstoff	0,0695	0,01
Argon	1,3775	0,937
Neon.	0,6963	0,0012
Krypton	2,8680	0,001
Helium	0,1378	0,0004
Xenon	4,5260	0,0001

Von den Bestandteilen der Atmosphäre ist für den Menschen der *Sauerstoff* am wichtigsten. Stickstoff und die Edelgase gelten als biologisch unwirksam und scheinen lediglich als Faktoren zur Verdünnung des Sauerstoffes eine inaktive Rolle zu spielen. Gänzlich ohne biologische Bedeutung sind die Spuren von Wasserstoff.

Die Annahme einer gleichmäßigen Durchmischung der einzelnen Gase in der Troposphäre gilt streng nur für diejenigen Bestandteile, deren Anteil an der Luft keinen Veränderungen unterliegt. Anders verhält es sich mit den Gasen, die dauernd durch Neubildung oder Freiwerden in die Atmosphäre kommen und ihr anderwärts durch Verbrauch wieder entzogen werden; diese zeigen eine Konzentrationsanreicherung in der Gegend der Quellen. Dieser Fall trifft zu auf die Gase, die sich bei den Lebensprozessen, also in Bodennähe, bilden, oder die wie das Jod vom Erdboden und vom Meerwasser ausgehen, oder wie Ozon in der hohen Stratosphäre gebildet werden.

Das wichtigste dieser Produkte der Lebensvorgänge, die *Kohlensäure*, entsteht durch Atmung, Verbrennung und Verwesung und wird verbraucht durch die Assimilation der Pflanzen, besonders bei Tage unter Einwirkung des Lichtes. Die Luft ist deshalb auf dem Lande etwas ärmer an Kohlensäure als in den Städten, wo sie dauernd von Menschen und Industrie erzeugt wird. Im allgemeinen schwankt ihr Anteil an der Luft von 0,2—0,4 Promillen, doch sind gelegentlich schon viel größere zeitliche und örtliche Variationen beobachtet worden. Im Gebirge und in der freien Atmosphäre zeigt der Kohlensäuregehalt der Luft eher abnehmende Tendenz. Da die Kohlensäure erst in einer mehr als hundertfachen Konzentration für den Menschen tödlich wirkt, so kann ihr Vorkommen in der freien Natur gar keine biologische Bedeutung für den Menschen besitzen.

Außerdem kommen in der Atmosphäre noch Spuren von Ammoniak (als Verwesungsprodukt), Chlor (durch die Niederschläge aus dem Salzgehalt der Meere), schwefliger Säure und Wasserstoffperoxyd in biologisch unwirksamen Mengen vor. Eines speziellen Hinweises bedürfen noch Jod und Ozon.

Das *Jod* kommt in der Atmosphäre in der ungeheuer geringen Konzentration von Bruchteilen eines millionstel Gramm im Kubikmeter Luft vor; wegen seiner erst neuerdings erkannten biologischen Wichtigkeit mögen auch so geringe Mengen von Bedeutung sein. Gegenüber der früher angenommenen und nachgewiesenen Abnahme der Jodkonzentration mit der Meereshöhe [z. B. v. Fellenberg (11, 12)] wurde neuerdings [Cauer (13)] auf Grund neuer Messungen gezeigt, daß unter Umständen in der Höhe die Jodmenge gleich groß sein kann wie in der Ebene. Die jedoch im allgemeinen und durchschnittlich gültige Abnahme mit der Höhe ist durch die Tatsache zu erklären, daß das Jod vornehmlich von der Unterlage (Erdboden, Meerwasser, Quellen, Pflanzen) her in die Luft gelangt und deshalb in den untersten Luftschichten am reichlichsten auftreten muß.

Als besonders jodreich hat neuerdings Cauer die Luftschichten dicht über dem Boden gefunden; die auf dem Erdboden liegenden organischen Reste von Blättern usw. zersetzen sich unter dem Einfluß der Sonnenstrahlung und geben dabei ihr Jod in Gasform an die Luft ab, und so kann in 10 cm Höhe die Luft einen mehrfach größeren Jodgehalt aufweisen als in Atemhöhe von $1^1/_2$ m.

Nicht von unten, sondern aus den hohen Schichten der Stratosphäre nimmt das *Ozon,* das in der Atmosphäre vorhanden ist, seinen Ausgang. Wie man erst seit etwa einem Jahrzehnt (FABRY und BUISSON, DOBSON) aus dem rapiden Abfall des ultravioletten Sonnenspektrums hat nachweisen können, wird in einer Höhe von etwa 40—50 km aus dem Sauerstoff dessen dreiatomiges Molekül Ozon gebildet — ob durch das ganz kurzwellige Sonnenultraviolett, durch Polarlicht oder durch eine noch gänzlich unbekannte Ursache, ist noch nicht spruchreif. Denkt man sich diese ganze Ozonschicht auf den Erdboden konzentriert, so würde sie, auf Normaldruck umgerechnet, im Durchschnitt eine Dicke von nur 3 mm betragen; doch zeigt die Mächtigkeit dieser Schicht charakteristische Schwankungen, sie ist am größten im Frühjahr und am kleinsten im Herbst, nimmt von den Tropen bis zur Polarzone zu und ist bei niedrigem Luftdruck stärker als bei hohem. Die biologische Bedeutung der stratosphärischen Ozonschicht beruht darauf, daß sie das kurzwellige Ende des Sonnenspektrums absorbiert und dadurch, wie wir unten noch sehen werden, die Sonnenstrahlung gerade im biologisch wichtigsten Gebiet in ungeheurem Maße modifiziert, zum größten Teile sogar vernichtet.

Über den Ozongehalt der unteren Luftschichten, in denen wir leben, haben sich die Ansichten im Laufe der Zeit mehrfach gewandelt. Seitdem man weiß, daß die früher meist benützte Methode jodkaliumhaltigen Stärkepapiers nicht nur auf Ozon, sondern auch auf Wasserstoffperoxyd, das in der Atmosphäre auch vorkommt, reagiert, haben diese älteren chemischen Messungen stark an Beweiskraft für das Auftreten des Ozons verloren. Die in Kurortprospekten gern gerühmte „ozonreiche Luft unserer Wälder" kann somit nur als Illusion betrachtet werden. Immerhin muß die in den letzten Jahren immer mehr aufgekommene Meinung, daß in den unteren Luftschichten überhaupt kein Ozon vorhanden sei, neuestens wieder revidiert werden, da es 1930 im Hochgebirge [GÖTZ und LADENBURG (14)] und im Tiefland [FABRY und BUISSON (15)] gelungen ist, auch in bodennahen Luftschichten einen kleinen Ozongehalt nachzuweisen. Dieser kommt wahrscheinlich durch Diffusion und Luftströmungen aus den höheren Ursprungslagen und hat hier unten noch eine Konzentration von einem Volumteil Ozon auf 30—40 Millionen Teile Luft; diese geringe Konzentration beträgt etwa ein Hundertstel dessen, was durch den Geruch noch nachgewiesen werden könnte [vgl. auch den neuen Bericht über die Ozonfrage von GÖTZ (39)].

Zusammenfassend läßt sich somit sagen, daß die zeitlichen und örtlichen Schwankungen in der Konzentration der verschiedenen *Gase* der unteren Luftschichten biologisch keine Bedeutung haben können; die zum Leben notwendigen Gase sind stets in genügender Konzentration vorhanden und die schädlichen treten höchstens in harmloser Verdünnung auf. Einzig beim Wasserdampf spielen die Variationen eine Rolle.

Außer den gasförmigen Grundbestandteilen und dem Wasserdampf enthält die Luft auch stets feste Beimengungen in Form suspendierter Partikelchen, sowie elektrisch geladene Teilchen.

Unser Wissen über die suspendierten Stoffe ist nur sehr lückenhaft, jedenfalls sind sie großen und unregelmäßigen zeitlichen und örtlichen Schwankungen unterworfen.

Staubartige Fremdkörper sind den unteren Atmosphärenschichten stets und überall beigemischt und bilden den trockenen Dunst der Landschaft. Der Staubgehalt der Luft ist über Städten sehr viel größer als über dem freien Lande, im allgemeinen nimmt er mit der Höhe stark ab.

Zahlenmäßige Angaben über die Menge des Staubgehaltes, gemessen mit dem OWENSschen Staubzähler, liegen nur von ganz wenigen Orten vor. Danach beträgt die Zahl der Staubpartikelchen im Kubikzentimeter auf dem freien Lande in der Niederung einige Hundert, in den Städten gewöhnlich einige Tausend, an Nebeltagen in London 20 000—50 000. In Siedlungen des staubarmen Hochgebirgsklimas beläuft sich die Zahl der Staubpartikel im Kubikzentimeter auf 50—100, in gänzlich unbewohnten Gegenden sinkt sie auf einen kleinen Bruchteil hiervon.

Über den hygienisch wichtigen *Keimgehalt* der Luft liegen viele, aber nicht ohne weiteres vergleichbare Untersuchungen vor. Im allgemeinen wird die Zahl der Bakterien mit der Dichte der Besiedelung wachsen und in unbewohnten Gegenden und vor allem mit der Höhe abnehmen. So wurde gefunden, daß in Großstädten im Kubikmeter Luft etwa 200—1000 Keime enthalten sind (somit viele Millionen mal weniger als Staubpartikelchen); auf den freien Berggipfeln dagegen ist die Keimzahl etwa tausendmal kleiner als in den Städten. In der freien Atmosphäre scheint in einigen tausend Meter Höhe Keimfreiheit zu herrschen, darunter schwankt der Keimgehalt je nach der Herkunft der Luftmassen.

3. Luftdruck und Luftdichte.

Während die Variationen in der Konzentration der Gase (abgesehen vom Wasserdampf) in den bewohnten Luftschichten biologisch gar keine Bedeutung haben, erfahren dagegen *Druck* und *Dichte* der Luft eine Abnahme mit der Höhe, die physiologisch wirksam ist, ja sogar einen der Hauptfaktoren des Hochgebirgsklimas darstellt. Wegen dieser Abnahme der Dichte mit dem Luftdruck nimmt mit der Höhe auch die Anzahl der beispielsweise in einem Liter Luft enthaltenen Moleküle der verschiedenen Gase ab. Biologisch spielt diese Abnahme der Gasmenge eines Atemzuges vor allem beim *Sauerstoff* eine Rolle; dieser Sauerstoffmangel kann in größeren Höhen zu Beschwerden und Schädigungen führen, in mäßigen Höhen stellt er jedoch einen willkommenen Reizfaktor zur Vertiefung der Atmung und zur Vermehrung der Blutkörperchenzahl dar.

Die Werte des Luftdruckes und der Luftdichte sind für verschiedene Meereshöhen in Tabelle 2 zusammengestellt; die Luftdruckwerte sind angegeben in Millimeter Hg und in Prozenten des Wertes im Meeresniveau, die Luftdichte nur in Prozenten des

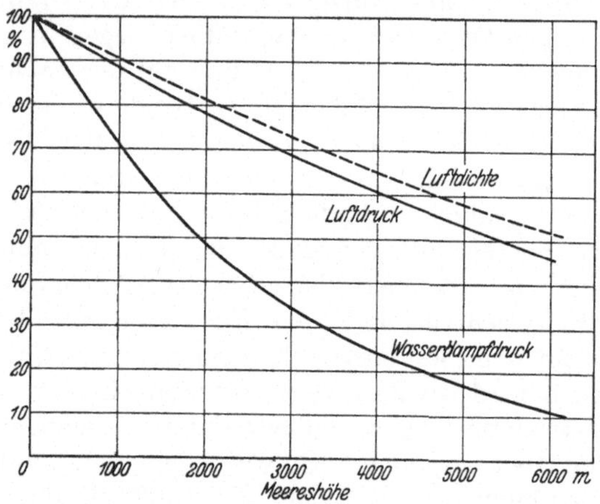

Abb. 6. Luftdruck, Luftdichte und Dampfdruck in verschiedenen Meereshöhen (in Prozenten des Wertes im Meeresniveau).

Bodenwertes. Die Druckwerte entsprechen einer mittleren Temperatur von 10°, gemessen im Meeresniveau; für höhere Temperatur wird die Druckabnahme mit der Höhe geringer. Die letzte Kolonne enthält die Werte der *barometrischen Höhenstufe,* d. h. der Höhenstufe, die einer Luftdruckänderung von 1 mm entspricht und somit mit wachsender Meereshöhe größer wird. Luftdruck, Luftdichte und Wasserdampfdruck (vgl. u. S. 41) sind in Prozenten des Wertes am Erdboden auch in Abb. 6 wiedergegeben.

Die regionalen Abweichungen von diesen Durchschnittswerten sind nur klein. Wir ersehen aus der Tabelle 2, daß wir in 1500 m Höhe bereits $^1/_6$, in 2500 m $^1/_4$ und in 5000 m Höhe rund die Hälfte des Luftmeeres unter uns haben. Die Luftdichte nimmt etwas weniger schnell ab als der Druck, da die Luft in höheren Schichten kälter ist, so daß die Dichteabnahme mit der Höhe langsamer verläuft, als es bei Temperaturgleichheit der Fall wäre.

Tabelle 2. Luftdruck und Luftdichte in verschiedenen Meereshöhen.

Meereshöhe in m	Luftdruck		Luftdichte in %	Barometrische Höhenstufe in m
	in mm Hg	in %		
0	762	100	100	10,5
500	717	94	95	11,1
1000	675	89	90	11,8
1500	634	83	85	12,5
2000	596	78	81	13,4
2500	559	73	77	14,2
3000	525	69	73	15,1
3500	492	65	69	16,1
4000	461	61	65	17,2
5000	404	53	58	19,6
6000	353	46	52	22,5

4. Die Strahlungsverhältnisse.

Unsere wichtigste Strahlungsquelle ist die *Sonne*. Die von der Sonne auf die Erde treffende Strahlung muß jedoch, bevor sie zum Menschen und zum Erdboden gelangt, die Atmosphäre durchlaufen und dabei erfährt sie ganz wesentliche Veränderungen. Bei diesen handelt es sich um die zwei in ihrem Wesen verschiedenen Vorgänge der Absorption und der Diffusion.

Durch die *Absorption* wird die Strahlungsenergie von den Bestandteilen der Atmosphäre, und zwar vornehmlich von Wasserdampf, Kohlensäure, Ozon, Tröpfchen und suspendierten Partikelchen aufgefangen und in Wärme umgewandelt. Als Sonnenstrahlung geht sie somit dem Erdboden verloren, trägt aber direkt zur Erwärmung der Atmosphäre bei; eine wichtige Rolle im Strahlungshaushalt der Natur spielt vor allem der Wasserdampf wegen seiner starken Absorption im Ultrarot.

Bei der *Diffusion* dagegen wird die Strahlung durch Reflexion und Polarisation, Brechung und Beugung nur in ihrer Richtung und Verteilung geändert, sie gelangt aber im wesentlichen auch zum Erdboden. Dieser Teil der einfallenden Sonnenstrahlung wird dadurch in der Atmosphäre zerstreut, kommt uns aber als diffuse Himmelsstrahlung zum größten Teile indirekt wieder zu. Der Diffusion unterliegt die kurzwellige Strahlung in viel stärkerem Maße als die langwellige und aus diesem Grunde erscheint uns der Himmel nicht schwarz oder weiß, sondern eben blau.

Diese Vorgänge der Absorption und der Diffusion machen sich an den die Atmosphäre durchsetzenden Sonnenstrahlen um so stärker bemerkbar, je länger der vom Lichtstrahl in der Atmosphäre zurückgelegte Weg und je größer die Dichte der durchsetzten Luft ist. Die Veränderung und Schwächung der Strahlung ist somit um so ausgesprochener, je tiefer die Sonne steht, die Strahlung ist morgens und abends schwächer als mittags, im Winter schwächer als im Sommer, im Tiefland schwächer als im Hochgebirge; beim Strahlungsunterschied in verschiedenen Höhenlagen kommt noch dazu, daß die Luft der Niederung an sich schon reicher an absorbierenden Medien wie Staub, Dunst und Wasserdampf ist.

Da die Zunahme der Strahlungsintensität beim Anstieg aus der Niederung in größere Meereshöhen eine charakteristische Eigentümlichkeit des Hochgebirgsklimas und einen der Hauptfaktoren seiner Heilwirkung darstellt, so sei an dieser Stelle etwas ausführlicher auf diese Fragen eingegangen. Es erscheint dies um so wünschenswerter, als nicht nur in weiten Kreisen unklare Vorstellungen über diese Fragen herrschen, sondern auch in der Fachliteratur kaum allgemein gültige Angaben über die Zunahme der Sonnenstrahlungsintensität mit der Höhe zu finden sind.

Aus diesem Grunde habe ich für die vorliegende Darstellung versucht, für die vier Jahreszeiten und das Jahresmittel die *Intensität der Sonnenstrahlung* an schönen Tagen in verschiedenen Meereshöhen in den Alpen zu berechnen. Aus Rücksicht auf die Übersichtlichkeit der Darstellung können hier nur die Strahlungswerte für mittags 12 Uhr angegeben werden.

Der Bearbeitung liegen die beobachteten Mittelwerte von Basel (16), Davos (17) und Zugspitze (18) zugrunde; als oberster Fixpunkt konnte die im Laufe des Jahres variable *Solarkonstante,* die Strahlungsintensität am äußeren Rande der Erdatmosphäre, benützt werden. Mehr nur zur Kontrolle wurden die Beobachtungsergebnisse von Karlsruhe (19), Arosa (20) und Muottas Muraigl (21) beigezogen; sie ergaben eine vorzügliche Übereinstimmung. Die in Tabelle 3 und Abb. 7 angegebenen Werte stellen Durchschnittswerte dar, wie sie den Strahlungsklimatologen, den Biologen und den Mediziner interessieren. In den höheren Schichten werden die Zahlen auf einige Prozente genau sein, im Dunst des Tieflandes (etwa unterhalb 1000 m) könnten die Fehler bis 10% betragen. Genaueres über die Berechnung dieser Werte muß einer ausführlicheren Publikation vorbehalten bleiben. Eine eingehendere Untersuchung dieser Frage würde mehrere Jahre umfassende Meßreihen an einer beträchtlichen Anzahl in verschiedener Meereshöhe, vor allem in Voralpenhöhe, gelegener Strahlungsmeßstationen erfordern.

Tabelle 3. Mittagsintensität der Sonnenstrahlung in verschiedenen Meereshöhen in den Alpen.

Meeres-höhe in m	Frühling		Sommer		Herbst		Winter		Jahr	
	J	Δ	J	Δ	J	Δ	J	Δ	J	Δ
300	1,28		1,24		1,17		0,93		1,15	
500	1,33	1,9	1,29	2,0	1,24	2,9	1,09	8,0	1,24	3,8
750	1,37	1,2	1,33	1,2	1,30	1,9	1,19	3,5	1,30	1,9
1000	1,41	1,1	1,37	1,2	1,34	1,2	1,27	2,6	1,35	1,5
1500	1,48	1,0	1,44	1,0	1,42	1,1	1,38	1,7	1,43	1,2
2000	1,54	0,8	1,50	0,8	1,49	1,0	1,46	1,1	1,50	1,0
2500	1,58	0,5	1,54	0,5	1,54	0,7	1,51	0,7	1,54	0,5
3000	1,61	0,4	1,57	0,4	1,58	0,5	1,54	0,4	1,57	0,4
3500	1,63	0,3	1,60	0,4	1,61	0,4	1,57	0,4	1,60	0,4
4000	1,65	0,2	1,62	0,3	1,64	0,4	1,60	0,4	1,63	0,4
5000	1,68	0,2	1,66	0,2	1,68	0,3	1,64	0,3	1,67	0,3
6000	1,71	0,2	1,69	0,2	1,71	0,2	1,68	0,2	1,70	0,2
8000	1,76	0,1	1,74	0,1	1,76	0,1	1,75	0,2	1,75	0,1
10 000	1,81	0,1	1,78	0,1	1,81	0,1	1,81	0,2	1,80	0,1
Solar-konstante	1,93	—	1,88	—	1,95	—	2,01	—	1,94	—

J = Intensität in Grammcalorien pro Quadratzentimeter und Minute.
Δ = Änderung in % pro 100 m Steigung.

Aus den Werten der Tabelle 3 und der Abb. 7 (S. 22) erkennt man, daß in allen Jahreszeiten die Sonnenstrahlungsintensität von der Niederung zum Hochgebirge anwächst, und zwar ist die Strahlungszunahme im Frühling, Sommer und Herbst nicht stark verschieden; im Winter dagegen sind die Strahlungswerte im Tiefland wegen des niederen Sonnenstandes und der Dunstschichten der untersten 1000 m bedeutend stärker gedrückt. Bemerkenswert ist ferner die Tatsache, daß trotz dem höchsten Sonnenstande im Sommer die Strahlungsintensität durchgehends im Frühjahr ihr Maximum hat; da eben im Winter wegen der Kälte der Wasserdampfgehalt der Atmosphäre sehr stark zurückgeht und im Frühjahr noch keineswegs wieder annähernd erneuert ist, so erfährt auch die Strahlung nur eine geringe Wasserdampfabsorption — ein Beweis für die Tatsache, daß allem Schein zum Trotz im Hochgebirge auch bei der Frühjahrsschneeschmelze die Luft besonders trocken ist.

Aus den Kurven der Abb. 7 ist ferner zu ersehen, daß innerhalb des Hochgebirgsklimas im engeren Sinne zwischen 1200 und

1800 m die Unterschiede der mittäglichen Strahlungsintensität nur gering sind und klimatologisch und heilklimatisch keine große Rolle spielen können; wichtiger ist für die Beurteilung der Unterschiede der verschiedenen Höhenkurorte der Einfluß der Bewölkung und der dadurch bedingten Dauer des Sonnenscheins; von diesen Fragen soll jedoch erst im nächsten Abschnitt die Rede sein.

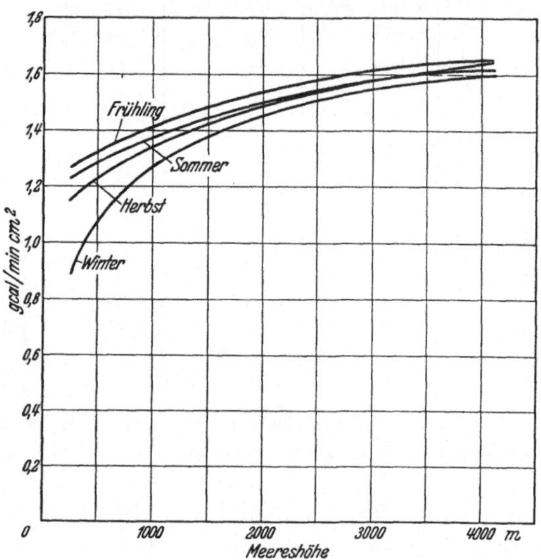

Abb. 7. Mittagsintensität der Sonnenstrahlung in verschiedenen Meereshöhen für die vier Jahreszeiten in den Alpen.

Auch oberhalb dieser Grenze von 1800 m nimmt die Strahlungsintensität noch weiterhin zu, jedoch wird die Zunahme pro 100 m zusehends kleiner (vgl. die Δ-Kolomen in Tabelle 3).

Die Werte der Tabelle 3 und der Abb. 7 beziehen sich auf die mittäglichen Strahlungsintensitäten; eine gleich eingehende Wiedergabe der ebenso wichtigen Intensitäten zu anderen Tagesstunden verbietet sich an dieser Stelle. Immerhin seien für den Einfluß der Meereshöhe auf den Tagesgang der Strahlung folgende Überlegungen angeführt: Die Strahlung wird in der Atmosphäre um so mehr geschwächt, je näher die Sonne dem Horizonte steht. Die Mittagswerte mögen angenähert von 11 bis 1 Uhr gelten, früher und später des Tages ist die Strahlungsintensität beträchtlich kleiner, und zwar ist diese Abnahme um so größer, je weiter wir vom Gebirge ins Tiefland hinabsteigen. Infolgedessen hat die Niederung nicht nur geringere Strahlungsintensitäten, sondern auch eine viel größere Tagesschwankung, während einer der wichtigsten Strahlungsvorzüge des Hochgebirgsklimas in der Ausgeglichenheit des Tagesganges mit seiner durchwegs großen Intensität besteht.

Als Beispiel für diese Tatsachen möge in Abb. 8 wenigstens der *Tagesgang* der Sonnenstrahlungsintensität in Basel (300 m) und Davos (1600 m) für Sommer und Winter wiedergegeben werden (9). Um die Extreme deutlicher hervortreten zu lassen, wurden nicht die Jahreszeitenmittel, sondern die Monate mit dem höchsten und dem tiefsten Sonnenstande gewählt.

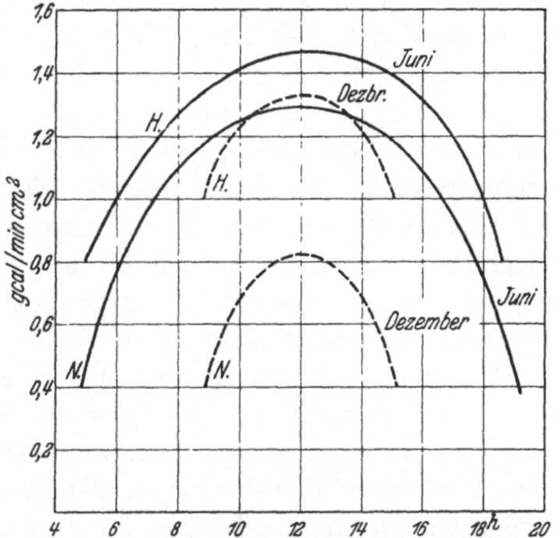

Abb. 8. Tagesgang der Sonnenstrahlungsintensität in der Niederung und in den Alpen (Juni und Dezember).
N Niederung (300 m). H Hochgebirge (1600 m).

Aus den Kurven der Abb. 8 lassen sich folgende Gesetzmäßigkeiten ableiten: Im Tagesverlauf schwankt die Intensität der Sonnenstrahlung im Hochgebirge im Winter (wegen der Kürze des Tages) nur sehr wenig, im Sommer um etwa 30%; im Tiefland im Winter um etwa 60%, im Sommer um 100% ihres mittleren Betrages; es ergibt sich somit für die Strahlung im Gebirge eine viel größere Ausgeglichenheit im Tagesverlaufe. Aber auch im Jahresverlaufe, im Unterschied zwischen Sommer und Winter, ist die Strahlung im Hochgebirge viel gleichmäßiger als in der Niederung. Aus diesem Grunde sind besonders im Winterhalbjahr die Höhenlagen vor der Tiefe stark bevorzugt.

Die bisherigen Ausführungen beziehen sich auf die gesamte Energiestrahlung der Sonne, gemessen durch ihre Wärmewirkung und ausgedrückt im absoluten physikalischen Maß, in der Zahl der Grammcalorien, die einem senkrecht zur Strahlungsrichtung stehenden Quadratzentimeter in der Minute zugestrahlt werden. Da jedoch die meisten biologischen Wirkungen der Strahlung, von denen zum Teil auch in den nachfolgenden Kapiteln die Rede sein wird, nur von der Strahlung bestimmter Spektralbereiche verursacht werden, muß hier auch etwas auf die Abhängigkeit der spektralen Strahlungsverteilung von der Meereshöhe eingegangen werden.

Da zeigt sich nun (22), daß die Schwankungen der einzelnen *Spektralgebiete* im Tages- und im Jahresverlauf ganz gleichsinnig verlaufen wie diejenigen der Totalstrahlung, jedoch in einem für die einzelnen Bereiche ganz verschiedenen Maße. Die langwellige Strahlung unterliegt der Schwächung und vor allem der Zerstreuung durch die Atmosphäre in viel geringerem Maße als die kurzwellige, die Tages- und Jahresschwankungen sind deshalb im Rot und Ultrarot in der Höhe und in der Tiefe sehr viel geringer als im Gelb oder Blau; besonders groß sind sie, wie wir sogleich sehen werden, im Ultraviolett. Diese, mit der Kurzwelligkeit wachsende Tages- und Jahresschwankung finden wir in allen Meereshöhen, jedoch ist sie in der Niederung viel stärker ausgeprägt, während auch in dieser Beziehung die Verhältnisse im Hochgebirge eine größere Ausgeglichenheit zeigen.

Angesichts der vielen und wichtigen biologischen Wirkungen, die vom kurzwelligen *Ultraviolett* der Sonnenstrahlung verursacht werden, wäre es von besonderem Interesse, die Abhängigkeit der Ultraviolettstrahlung von der Meereshöhe zu kennen. Eine einigermaßen strenge Lösung dieser Aufgabe verbietet sich jedoch durch die Tatsache, daß nicht von genügend vielen Orten unter sich streng vergleichbares Beobachtungsmaterial vorliegt. Um jedoch den grundsätzlichen Verlauf der Ultraviolettstrahlung zu skizzieren, wird hier versucht, auf Grund von Beobachtungen und Überlegungen in Abb. 9 die Tageskurven für Juni und Dezember für das Hochgebirge (Davos, 1600 m, aus langjährigen Meßreihen) und für die schweizerische Niederung (300 m, nach den Messungen von Gießen (23, 24) umgerechnet) zusammenzustellen, speziell auch zum Vergleich mit den Kurven von Abb. 8 für die Wärmestrahlung. Es soll jedoch ausdrücklich betont werden, daß die Bezeichnung „Intensität der Ultraviolettstrahlung" keinen physikalisch eindeutigen Begriff darstellt und daß auf die Zahlenwerte der Abb. 9 kein Gewicht gelegt werden darf; sie können in Wirklichkeit vielleicht um bedeutende Beträge anders sein, den grundsätzlichen Verlauf jedoch dürften sie richtig wiedergeben.

In Abb. 9 fällt vor allem der überaus stark ausgeprägte Tages- und Jahresverlauf der Ultraviolettstrahlung auf. Im Gegensatz zur Totalstrahlung, die vor allem von Wasserdampf, Dunst usw. abhängig ist, wird die Intensität der Ultraviolettstrahlung in weitaus erster Linie durch die Länge der durchlaufenen Luftschicht bedingt, somit also einerseits durch die Höhe des Sonnenstandes und andererseits durch die Meereshöhe des Beobachtungsortes. Lediglich als Modifikation wirkt der variable Gehalt der Atmosphäre an stratosphärischem Ozon (vgl. o. S. 16); bezogen auf gleiche Sonnenhöhen ist deshalb die Intensität der Ultraviolettstrahlung im Herbst wegen des verminderten Ozongehaltes besonders groß. Im übrigen scheint die Ausdehnung des Sonnenspektrums gegen das kurzwellige Ultraviolett, das ja gerade durch die intensive Ozonabsorption abgeschnitten wird, mit der Meereshöhe nicht stark zu variieren. Die große Überlegenheit des Hochgebirgsklimas in bezug auf die Ultraviolettstrahlung dürfte viel mehr durch größere Intensität in dem auch in der Niederung schwach konstatierbaren Ultraviolettgebiet als durch wesentlich größere Erstreckung des ganzen Spektrums gedeutet werden.

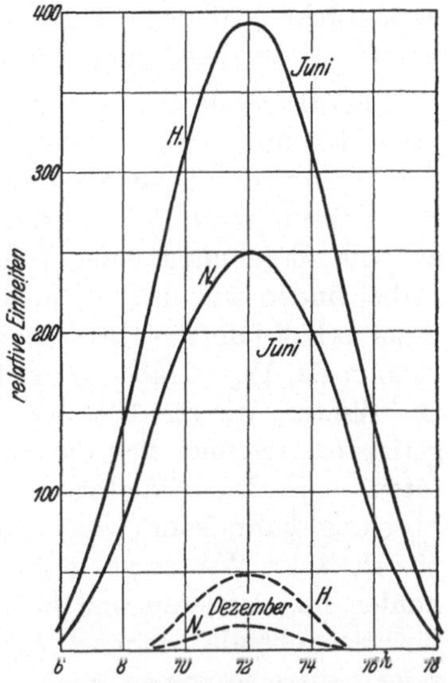

Abb. 9. Tagesgang der ultravioletten Sonnenstrahlung in der Niederung und in den Alpen (Juni und Dezember).
N Niederung (300 m).
H Hochgebirge (1600 m).

Eine Folge der großen Tagesschwankung der Ultraviolettstrahlung ist die Tatsache, daß ihre Intensität bei tiefstehender Sonne gegen Null geht, während die Totalstrahlung auch dann noch beträchtliche Intensität aufweist. Und in analoger Weise hat die Ultraviolettstrahlung einen sehr ausgeprägten Jahresgang mit dem Maximum im Vorsommer bei den höchsten Sonnenständen und dem Minimum im Winter. Die Mittagsintensität beträgt im Juni im Hochgebirge das Achtfache des Dezemberwertes, in der Niederung sogar das Sechzehnfache des dort an sich viel niedrigeren Dezemberwertes. Der Unterschied zwischen den Sommer- und den Winterwerten der Ultraviolettstrahlung ist so groß, daß er auch von der beträchtlichen Zunahme der Strahlung mit der Meereshöhe nicht ausgeglichen wird. So hat auch im Hochgebirge das Ultraviolett im Winter sehr viel geringere Intensitäten als im Sommer sogar in der Niederung. Die verbreitete Meinung, daß in der Höhe die Ultraviolettstrahlung im Winter stärker sei als im Sommer, ist durchaus unrichtig; der Vorzug der Gebirgslagen im Winter besteht in dieser Hinsicht lediglich darin, daß hier die Ultraviolettstrahlung sehr viel weniger geschwächt wird als im Tiefland und ein Mehrfaches des sehr kleinen Wertes in der Niederung beträgt.

Für die Bestimmung der Zunahme der Ultraviolettstrahlungsintensität mit der Meereshöhe in allgemeinster Form und analog den Werten der Tabelle 3 und der Abb. 7 genügt das vorhandene Beobachtungsmaterial leider noch nicht. Wir müssen uns deshalb auf die Ergebnisse einer Überschlagsrechnung beschränken (9). Dabei finden wir, daß bei hohen und mittleren Sonnenständen im Sommerhalbjahr die Ultraviolettstrahlung in einer Meereshöhe von 1600 m die $1^1/_2$—2fache Intensität des Wertes im Tiefland besitzt. Im Winter, wo die Ultraviolettstrahlung in der Tiefe besonders gering ist, zeichnet sich das Hochgebirge durch 3—4fache Intensitäten aus. Die Zunahme der Ultraviolettintensität pro 100 m Steigung kann somit angenähert auf 3—10% im Sommer, auf 10—20% im Winter geschätzt werden; dabei gelten die niedrigen Zahlen für mittleren und hohen Sonnenstand, die großen Zahlen für tiefstehende Sonne. Eine befriedigende Übereinstimmung zeigen diese Angaben auch mit den von DORNO (21) und von GÖTZ (20) gefundenen Werten.

Die Ausführungen der vorangehenden Seiten über die Wärme- und Ultraviolettstrahlungsverhältnisse beziehen sich auf klimatologische Durchschnittswerte. *Lokale Einflüsse,* vor allem Unterschiede des Wasserdampf- und Dunstgehaltes der Luft, mögen Abweichungen von diesen Werten bedingen. Doch werden die dadurch verursachten Strahlungsunterschiede den Betrag von 10—20% der Intensität kaum überschreiten, so daß innerhalb der genannten Fehlergrenze die Strahlungsintensitäten in gleicher Meereshöhe und ähnlicher geographischer Breite (außerhalb der Industriestädte) gleich sein werden. Besonders gering sind die Unterschiede im Hochgebirge, da ja überhaupt Dunst und Wasserdampf mit der Meereshöhe stark abnehmen.

Nach diesen eingehenden Ausführungen über die direkte Sonnenstrahlung können wir uns nun über die Fragen der *diffusen Himmelsstrahlung* kürzer fassen. Nicht etwa, daß sie weniger wichtig wären, aber das Beobachtungsmaterial aus verschiedenen Meereshöhen ist noch sehr ungleich und teilweise auch ungenügend. Ganz allgemein muß aber betont werden, was für eine große biologische Bedeutung für den Menschen und für den ganzen Naturhaushalt die diffuse Strahlung besitzt.

Die diffuse Himmelsstrahlung, die durch die atmosphärische Zerstreuung der Sonnenstrahlung entsteht, bringt uns Wärmestrahlung, Licht und ultraviolette Strahlung; besonders reich ist sie an kurzwelliger Strahlung. Die diffuse *Wärme*strahlung, die bei schönem Wetter den Boden trifft, ist nur ein Bruchteil derjenigen, die gleichzeitig von der Sonne kommt. Da aber diese diffuse Strahlung auch bei bedecktem Himmel nicht ganz verschwindet, von leichteren Wolken sogar verstärkt wird, so spielt sich dieser Strahlungsvorgang bei jeder Witterung Tag für Tag ab. Durch diese sehr viel größere Häufigkeit wird die gegenüber der Sonnenstrahlung geringere Intensität reichlich ausgeglichen, so daß die Bedeutung der diffusen Himmelsstrahlung der der Sonnenstrahlung zum mindesten gleichkommt. Da beispielsweise im *Ultraviolett* die diffuse Strahlung im Hochgebirge ungefähr gleich intensiv ist wie die Sonnenstrahlung und in der Niederung dieses Verhältnis sich noch zugunsten der Himmelsstrahlung verschiebt, kann der letzteren Wichtigkeit kaum überschätzt werden.

Die Sonnenstrahlung wird um so stärker diffundiert, je länger und je dichter die durchlaufenen Luftmassen sind. Infolgedessen ist das Strahlungsklima des Hochgebirgs ärmer an diffuser Himmelsstrahlung als das der Niederung, der Himmel erscheint deshalb im Gebirge weniger durch diffuses Licht erhellt, also dunkler blau, in der Tiefe dagegen heller und mehr weißlich. Durch die größere Intensität der diffusen Himmelsstrahlung wird somit die Benachteiligung des Tieflandklimas in bezug auf die Intensität der direkten Sonnenbestrahlung wenigstens zu einem kleinen Teile ausgeglichen.

Für praktische Zwecke ist es unwesentlich, ob die Strahlungsenergie, die dem Menschen, den Tieren und Pflanzen, wie auch dem Erdboden zugestrahlt wird, von der Sonne selbst oder vom diffusen Himmelslicht stammt. Aus diesem Grunde hat der Begriff der *Ortshelligkeit,* als der von Sonne und Himmel auf eine horizontale Fläche geworfenen gesamten Strahlung, gerade für die Klimatologie eine besondere Bedeutung gewonnen. Messungen der *photochemischen Ortshelligkeit*, also der Tagessummen der auf die Horizontalfläche fallenden blauvioletten Strahlung (25, 26) lassen erkennen, daß auch diese Strahlungsart von der Niederung zum Gebirge zunimmt, und zwar erhält 1 cm^2 horizontaler Bodenfläche in 1600 m Seehöhe in den Alpen im Sommer rund doppelt soviel, im Winter dreimal soviel Strahlung wie in der schweizerischen Niederung. Doch haben die Gebirgslagen nicht nur den Vorzug viel größerer Strahlungssummen, sondern auch die Annehmlichkeit eines viel ausgeglicheneren Jahresverlaufes; während im Tiefland die Winterwerte auf etwa den fünften Teil der Sommerwerte sinken, gehen sie im Hochgebirge, teilweise infolge des Schneereflexes, nur auf den dritten Teil zurück. In den höheren Lagen kommen eben auch im Winter überhaupt keine so trüben, lichtarmen Tage vor wie in der Niederung. Noch größer sind die Meereshöhenunterschiede, die DORNO (4, 5) für die *sichtbare Ortshelligkeit* gefunden hat; danach beträgt die mittägliche Helligkeit in Davos im Hochsommer das 1,8fache, im tiefen Winter das 6fache derjenigen von Kiel, im Jahresdurchschnitt erreicht die Überlegenheit von Davos das 2,5fache von Kiel.

Bekanntlich sendet jeder Körper eine Strahlung aus, deren Intensität und Wellenlänge von seiner Temperatur bedingt sind; der emittierte Strahlungsbereich verschiebt sich um so weiter gegen kurze Wellen, je wärmer der Körper ist. Alle Körper unserer Umgebung strahlen, wir sehen aber diese Strahlung nicht, weil sie weit im Ultrarot liegt; sichtbar wird die Strahlung erst, wenn der Körper eine Temperatur von über 500° C erreicht hat. So sendet auch der Erdboden eine seiner Temperatur entsprechende ganz langwellige, unsichtbare Strahlung aus. Die Wirkung dieser Tag und Nacht ununterbrochen vor sich gehenden *Ausstrahlung* wird zum Teil wieder ausgeglichen durch die *Gegenstrahlung* der Atmosphäre, die diese, erwärmt durch die Absorption der Sonnenstrahlung im Wasserdampf usw., selbst wieder aussendet. Als „effektive Ausstrahlung“ kommt deshalb nur die Differenz zwischen der wirklichen Ausstrahlung und der Gegenstrahlung zur Wirkung. Die durch effektive Ausstrahlung vom Erdboden abgegebene Wärmemenge beträgt zwischen 0,1 und 0,2 Calorien pro Minute und Quadratzentimeter, also rund etwa $^1/_{10}$ der um Mittag eingestrahlten Sonnenstrahlungsintensität; praktisch betrachtet, macht die Ausstrahlung jedoch relativ bedeutend mehr aus, da sie senkrecht vom Boden ausgeht, während die Sonnenstrahlung nur entsprechend dem Auffallwinkel zur Geltung kommt. Die Schwankungen der effektiven Ausstrahlung hängen vor allem von der Stärke der Gegenstrahlung ab; die Ausstrahlung wird somit um so geringer, je mehr die Gegenstrahlung durch den Wasserdampfgehalt der Atmosphäre und durch Bewölkung wächst. Die Ausstrahlung ist deshalb in hellen Nächten am größten und zudem wächst sie mit der Meereshöhe.

Infolge der bei Tage gesteigerten Ein- und der bei Nacht erhöhten Ausstrahlung erfahren im Hochgebirge die obersten *Bodenschichten* eine bedeutend größere Temperaturschwankung im Laufe des Tages als in der Niederung; besonders stark ist diese Schwankung bei wolkenloser Witterung. Da aber die tagsüber vor sich gehende Einstrahlung dem Betrage nach sehr viel größer ist als die Ausstrahlung, zeichnet sich das Klima der Gebirgslagen durch hohe Bodenwärme vor dem der Polargebiete mit etwa gleicher Lufttemperatur aus. Die lange Dauer des polaren Sommertages kann die geringe Strahlungsintensität nicht ersetzen; dadurch erklärt sich z. B. der größere Reichtum der Hochgebirgsflora gegenüber der polaren.

Will man nun aber wissen, in welchem Betrage der menschliche Körper durch Ausstrahlung Wärme abgibt, so muß man die Ausstrahlung *für Körpertemperatur* berechnen. So findet DORNO (5), daß an klaren Wintertagen in Davos der Mensch durch effektive Ausstrahlung um die Mittagszeit etwa 40%, nach Sonnenuntergang etwa 80% derjenigen Wärmemenge verliert, die ihm die Sonne bei ihrem Höchststande um die Mittagszeit zusendet. Die physiologische und therapeutische Wichtigkeit eines Abkühlungsreizes von dieser Größe ist demnach nicht zu unterschätzen.

5. Bewölkung und Sonnenscheindauer.

Die *Bewölkung* spielt einerseits als Träger des Niederschlags (s. u. S. 42) und andererseits durch die Verhinderung des Sonnenscheins eine Rolle. Sie wird von Auge geschätzt und ausgedrückt in Zehnteln der Himmelsfläche.

Die Bewölkung entsteht dadurch, daß der Wasserdampfgehalt der Luft wegen Übersättigung zum Teil ausgeschieden wird, meist in Tröpfchenform (Wasserwolken), unter Umständen aber auch in Eiskrystallen (Cirruswolken). Wolken bilden sich deshalb besonders an Grenzflächen zwischen verschieden warmen Luftmassen sowie bei der Hebung feuchter Luft. Teils handelt es sich hierbei um Vorgänge des Witterungsgeschehens im großen, teils aber auch um lokal beeinflußte Prozesse. Aus diesem Grunde können die Bewölkungsverhältnisse auch an nahe benachbarten Orten weitgehend lokal modifiziert sein.

Im allgemeinen kann man sagen, daß in den wichtigsten Gebirgen der tropischen und der gemäßigten Zonen der *Jahresgang* der Bewölkung sich mit der Höhe umkehrt.

Die Zahlen der Tabelle 4 und die Kurven der Abb. 10 lassen deutlich erkennen, daß in der Niederung die stärkste Bewölkung auf den Winter, die geringste auf den Spätsommer fällt. Nahezu

Tabelle 4. Bewölkungsverhältnisse in den Alpen, Jahresmittel und extreme Monatsmittel, in Zehnteln der ganzen Himmelsfläche.

	Meeres-höhe	Jahres-mittel	Minimum		Maximum	
Genf	405	6,6	4,9	August	8,5	Dezember
Zürich	470	6,3	5,1	August	8,0	Dezember
München . . .	525	6,4	5,6	August	7,6	Dezember
Davos	1600	5,0	4,1	Januar	5,7	Juni
Säntis	2500	6,1	5,3	Januar	7,3	Juni
Zugspitze . . .	2962	6,5	5,3	Januar	7,7	Juni

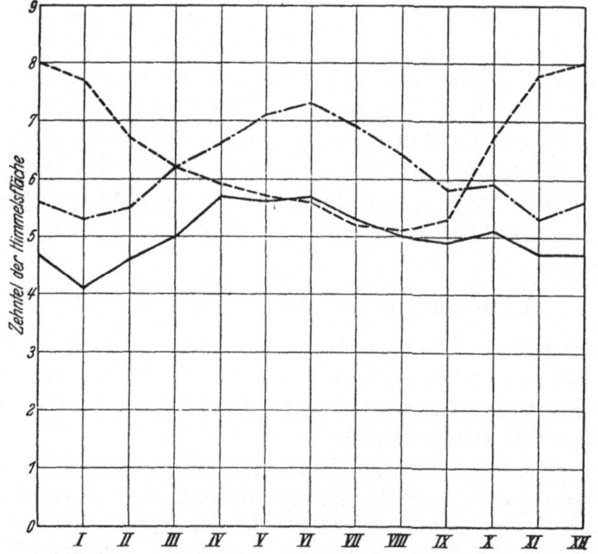

Abb. 10. Jahresgang der Bewölkung in verschiedenen Höhenlagen der Alpen.
– – – – Zürich, ——— Davos, —·—·— Säntis.

umgekehrt verhält es sich im Gebirge; hier haben die Wintermonate die geringste Bewölkung und der Vorsommer die stärkste. Die *große Heiterkeit im Winter,* also in der Jahreszeit, wo ein Mangel an Sonnenschein wegen der Kürze der Tage und wegen des niedrigen Sonnenstandes an sich schon schwerer ins Gewicht fällt, bildet einen der Hauptvorzüge des Hochgebirgsklimas; im Sommer dagegen spielt eine Verstärkung der Bewölkung keine Rolle, kann sogar unter Umständen als Wärmeschutz nur angenehm sein.

Der Unterschied zwischen Tiefland und Hochgebirge in den winterlichen Bewölkungsverhältnissen rührt zum großen Teile daher, daß in dieser Jahreszeit bei Schönwetterlage im Niveau von etwa 800—1000 m häufig Kondensation des Wasserdampfes eintritt und eine ausgebreitete Stratusdecke über der Niederung bildet; von unten stellt sich diese als trübe Wolkendecke ohne wesentliche Niederschlagsbildung dar, aus den Hochlagen als hell leuchtendes Nebelmeer unter einem wolkenlosen Himmel.

Doch nicht nur der Jahresverlauf, auch die Einzelwerte der Tabelle 4 sind sehr instruktiv. Die niedersten und höchsten Monatsmittel sind zwar zwischen der Niederung und den Berggipfeln jahreszeitlich vertauscht, in ihrem Betrage jedoch recht ähnlich und infolgedessen sind auch die Jahresmittel nahezu gleich; speziell auf den Berggipfeln ist eben die Wolkenbildung in der warmen Tages- und Jahreszeit wegen der aufsteigenden Luftströme besonders intensiv.

Ganz anders verhält es sich dagegen in den durch Bergketten abgeschlossenen *Hochtälern*. Wie man in Tabelle 4 am Beispiel von Davos sieht, sind hier minimale, maximale und mittlere Bewölkung wesentlich geringer als auf den Gipfeln und in der Niederung; speziell der trübste Monat kommt dem in der Niederung heitersten nahezu gleich. Der ganze Jahresverlauf der Bewölkung ist deshalb in den Hochtälern auch in hohem Maße ausgeglichen.

Die hier angeführten Bewölkungswerte sind Durchschnittszahlen. Nun ist es aber eine eigentümliche Tatsache, daß gerade bei der Bewölkung die Durchschnittswerte durchaus nicht etwa auch die häufigsten Werte, sondern verhältnismäßig selten sind; mittelstarke Bewölkung ist eben nur ein Zwischenstadium, während ganz heller oder ganz bedeckter Himmel viel häufiger zu beobachten ist. So ist die Durchschnittsbewölkung eines Ortes nicht nur als solche zu werten, sondern auch als Ergebnis der verschiedenen Häufigkeit ganz schönen oder ganz trüben Wetters. Zur

Tabelle 5. Zahl der heiteren und der trüben Tage in den Alpen.

	Heitere Tage			Trübe Tage		
	Sommer	Winter	Jahr	Sommer	Winter	Jahr
Genf	44	16	60	53	104	157
Zürich	39	14	53	54	94	148
München	28	17	45	59	83	142
Davos	39	58	97	52	50	102
Säntis	23	45	68	81	63	144
Zugspitze	14	37	51	88	63	151

Veranschaulichung dieser Zusammenhänge sind nun in Tabelle 5 für dieselben Orte wie in Tabelle 4 die Zahl der *heiteren* und der *trüben Tage* für das Sommerhalbjahr (April-September) und das Winterhalbjahr (Oktober-März) angegeben. Als heiter gelten Tage, deren Bewölkungsmittel $^2/_{10}$ des Himmels nicht überschreitet, als trüb solche, an denen die Durchschnittsbewölkung wenigstens $^8/_{10}$ beträgt.

Aus dieser Tabelle 5 erkennt man, daß im Gebirgstal heitere und trübe Tage ziemlich gleich häufig sind; gut ein Viertel aller Tage sind in Davos heiter und ein Viertel trübe. Ganz anders ist es auf den Berggipfeln; hier ist, ähnlich wie in der Niederung, die Zahl der trüben Tage zwei- bis dreimal so groß als die der heiteren. Dagegen ist trotz den veränderten Werten die jahreszeitliche Verteilung auf den Gipfeln und im Hochtale ähnlich; ganz allgemein sind im Gebirge die heiteren Tage im Winter, die trüben Tage im Sommer häufiger.

Klimatologisch wichtig ist auch die Häufigkeit von *Nebel.* Die Zahl der *Nebeltage* (Tage, an denen wenigstens einmal Nebel am Orte beobachtet wird) variiert regional in weiten Grenzen, wie sich aus folgenden Zahlen der Nebeltage pro Jahr ergibt.

Tabelle 6. Jährliche Anzahl der Nebeltage.

Tiefland		Hochtäler		Berggipfel	
London	74	Davos	7	Brocken	274
Hamburg	110	Sils-Maria	15	Rigi	136
München	61	Arosa	59	Säntis	226
Zürich	44			Zugspitze	245
Lugano	1				

Berggipfel stecken sehr häufig in Wolken, die vom Beobachter als Nebel empfunden werden; Bergtäler sind meist nebelarm (z. B. Davos und Engadin), können jedoch durch lokale Einflüsse häufig Nebel haben (z. B. Arosa).

Die Häufigkeit der *Sonnenscheindauer* ergibt sich nun als Folge der Bewölkungsverhältnisse. Bewölkung und Sonnenschein schließen sich im allgemeinen gegenseitig aus; je häufiger das eine, desto seltener das andere. Jedoch ganz so einfach liegen die Verhältnisse nicht, ganz besonders nicht im Hochgebirge: Die Einengung des Horizontes durch Berge gewinnt hier eine beträchtliche Bedeutung.

Da man heute die großen systematischen Mängel der meist verwendeten Sonnenscheinautographen kennt und weiß, daß die Registrierergebnisse mit beträchtlichen Fehlern bis zu 10 und 20% behaftet und deshalb nicht ohne weiteres vergleichbar sein können, möge hier von der Wiedergabe detaillierter Zahlenwerte abgesehen werden. Lediglich die Grundzüge der Sonnenscheinverhältnisse sollen hier an Hand schweizerischen Beobachtungsmaterials (3, 9) skizziert werden.

In der nordschweizerischen Niederung beträgt die Jahressumme der Sonnenscheindauer etwa 1700—1800 Stunden; da sowohl die Bewölkungsunterschiede als auch die verschiedene Tageslänge sich in gleichem Sinne auswirken, besteht eine große Variation im Jahresverlauf, indem der Dezember nur ein Sechstel der Sonnenscheindauer des Juli erhält. Die alpinen Hochtäler werden zwar durch die hohen Berge etwas benachteiligt, doch betreffen die Verluste nur die tiefen Sonnenstände, wo die Strahlungsintensität ohnehin nicht sehr groß ist. Trotzdem ist wegen der geringeren Bewölkung die Sonnenscheindauer im Gebirge größer als in der Niederung. Vor allem sind eben die Wintermonate verhältnismäßig sehr sonnig. Dadurch, daß die monatliche Sonnenscheindauer im Dezember nahezu 100 Stunden erreicht und im Hochsommer etwa das Doppelte beträgt, ist auch die ganze Jahresschwankung relativ ausgeglichen. Aus dem gleichen Grunde ist die Zahl der gänzlich *sonnenlosen Tage*, die im Tieflande jährlich auf etwa 80 kommt, im Gebirge nur etwa halb so groß. Darin besteht ja gerade der Hauptvorzug der Strahlungsverhältnisse im Hochgebirge, daß auch im Winter Dauer und Intensität des Sonnenscheins viel weniger vermindert sind als in der Niederung.

6. Die Temperaturverhältnisse.

Die *Abnahme der Temperatur mit der Höhe* in Gebirgen ist eine der augenfälligsten Erscheinungen des Höhenklimas. Im Hinblick auf die Zunahme der Strahlungsintensität mit der Höhe mag sie auf den ersten Blick überraschen. Da aber die Erwärmung der Luft in der Hauptsache vom strahlungserwärmten Erdboden ausgeht und durch Konvektion der Luft in höhere Schichten gelangt, und da alle aufsteigenden Luftmassen infolge der Druckabnahme und der Ausdehnung sich dynamisch abkühlen, nimmt im allgemeinen die Lufttemperatur ab bis in jene Höhen, wo die Wirkung des Wärmeaustausches aufhört. Man nennt diese untere

Schicht *Troposphäre*; sie erstreckt sich im Durchschnitt bis 10 km Höhe, in den Tropen höher, in den Polargebieten weniger hoch; darüber liegt die gleichmäßiger geschichtete *Stratosphäre*.

Schon H. B. DE SAUSSURE hat im Juli 1788 am Montblanc die Temperaturabnahme mit der Höhe zu 0,63° pro 100 m Steigung gefunden, und die seitherigen Untersuchungen an sehr großem Beobachtungsmaterial haben ergeben, daß in Gebirgen aller Breiten im Jahresdurchschnitt die Temperatur um 0,5—0,6° pro 100 m Erhebung abnimmt. Speziell für die Alpen läßt sich aus einer größeren Arbeit von MAURER (3), die neben schweizerischem auch österreichisches Material von HANN benützt, berechnen, daß in diesem Gebirge im Jahresdurchschnitt die Temperaturabnahme mit der Höhe 0,55° pro 100 m beträgt. Doch stellt dieser Wert nur einen Durchschnitt aus den Beobachtungsergebnissen sehr vieler Stationen dar; es bestehen grundsätzliche Unterschiede zwischen der Nord- und der Südseite der Alpen und vor allem zwischen den einzelnen Monaten, was man aus Tabelle 7 ersehen kann.

Tabelle 7. Temperaturabnahme mit der Höhe für 100 m Erhebung in den Alpen.

	Nordseite	Südseite	Mittel
Januar . .	0,37	0,47	0,42
Februar . .	0,37	0,47	0,42
März . . .	0,46	0,53	0,49
April . . .	0,57	0,64	0,60
Mai	0,62	0,66	0,64
Juni . . .	0,62	0,67	0,64
Juli	0,61	0,69	0,65
August . .	0,57	0,66	0,61
September .	0,54	0,64	0,59
Oktober . .	0,51	0,60	0,55
November .	0,47	0,56	0,51
Dezember .	0,43	0,52	0,47
Jahr . . .	0,51	0,59	0,55

Nach Tabelle 7 ist die Temperaturabnahme mit der Höhe am Südabhang der Alpen um durchschnittlich 16% größer als am Nordabhang; da die Tieflandtemperaturen an der Südseite wesentlich höher sind als an der Nordseite, bedarf es eben dort einer stärkeren Abnahme, damit die Temperaturen in der Kammregion beim Aufstieg von beiden Seiten sich treffen.

Sehr viel größer ist der Unterschied der Temperaturabnahme zwischen den verschiedenen Jahreszeiten. Während die Sommerwerte etwa dem Betrage entsprechen, der als normal und ungestört angesehen werden müßte, zeigen die Winterwerte einen stark verkleinerten Temperaturgradienten; die Temperaturabnahme mit der Höhe erreicht im Winter nur etwa $^2/_3$ des Sommerwertes.

Diese Verkleinerung ist einem Vorgang zuzuschreiben, der im Winter besonders bei schönem Wetter in den Bergen häufig zu beobachten ist, der *Temperaturumkehr* (Inversion). Diese Erscheinung kommt dadurch zustande, daß die erkaltete Luft der Schwere folgend sich in den Talbecken und in der Niederung sammelt, während die wärmere sich darüber lagert; zudem kommt bei Schönwetterlage im Hochgebirge die Sonnenstrahlung vorzüglich zur Wirkung, während dann häufig die Niederung unter einer Nebeldecke ruht. In solchen Fällen nimmt dann in den unteren Luftschichten die Temperatur mit der Höhe nicht ab, sondern zu; durch diese Temperaturinversion bei schönem Wetter wird in den Monatsmitteln der Tabelle 7 der mittlere winterliche Temperaturgradient stark gedrückt. Den größten Wert der Temperaturabnahme mit der Höhe finden wir im Frühjahr und Vorsommer, also zur Zeit der stärksten Erwärmung der Niederung.

Während die Angaben über die Temperaturabnahme mit der Höhe vor allem für den Meteorologen von Bedeutung sind, interessieren den Biologen mehr die Temperaturen selbst, die in den einzelnen Monaten in den verschiedenen Meereshöhen herrschen. Da solche Temperaturmittel von ziemlich allgemeiner Gültigkeit in der Literatur kaum zu finden sind, habe ich auf Grund der sehr ausführlichen, von MAURER (3) abgeleiteten Monatsmittel der Temperatur in einem Ausgangsniveau und der Abnahme mit der Höhe die Monatsmittel für verschiedene Meereshöhen in den Alpen berechnet und in Tabelle 8 und Abb. 11 (S. 36) zusammengestellt. Die angegebenen Zahlen stellen den Durchschnitt auf Grund der Beobachtungsreihen sehr vieler Stationen auf der Nordseite der Alpen und in den ostschweizerischen Alpen dar und basieren auf der Annahme einer gleichmäßigen Temperaturabnahme mit der Höhe, was als erste Näherung wohl zutrifft. Diese Zahlen sollen lediglich der prinzipiellen Orientierung dienen, an manchen Orten mögen sie infolge lokaler Einflüsse von den wirklichen Beobachtungsergebnissen etwas abweichen. In der letzten Kolonne ist die Höhe der 0°-Isotherme angegeben.

Aus den Werten der Tabelle 8 und der Abb. 11 erkennt man, daß die Monatsmittel der Temperatur mit der Höhe stets abnehmen, jedoch in den verschiedenen Jahreszeiten ungleich stark. Da die Steilheit der Kurven in Abb. 11 ein Maß für den Temperaturgradienten bietet, können wir aus dem Bild leicht ersehen, daß im Frühjahr und Vorsommer die Temperaturabnahme mit der Höhe

Tabelle 8. Temperaturmittel der einzelnen Monate in verschiedenen Meereshöhen in den Alpen.
Meereshöhe der 0°-Isotherme in den Alpen.

	0 m	500 m	1000 m	1500 m	2000 m	3000 m	4000 m	0°-Isotherme m
Januar . . .	0,4	—1,6	—3,6	—5,5	—7,5	—11,5	—15,4	100
Februar . .	3,4	0,9	—1,5	—3,9	—6,3	—11,1	—16,0	700
März . . .	6,9	4,0	1,1	—1,9	—4,8	—10,7	—16,5	1200
April	12,1	8,9	5,8	2,6	—0,5	— 6,8	—13,1	1900
Mai	15,9	12,9	9,8	6,7	3,7	— 2,5	— 8,6	2600
Juni	19,2	16,3	13,3	10,3	7,4	1,4	— 4,5	3200
Juli	20,7	18,0	15,3	12,6	9,9	4,5	— 0,9	3800
August . . .	19,5	16,9	14,4	11,8	9,2	4,1	— 1,0	3800
September .	16,6	14,2	11,7	9,2	6,7	1,8	— 3,1	3400
Oktober . .	11,0	8,7	6,4	4,0	1,7	— 3,0	— 7,7	2400
November .	6,0	3,8	1,6	—0,6	—2,8	— 7,3	—11,7	1300
Dezember . .	1,2	—0,8	—2,7	—4,7	—6,7	—10,6	—14,5	300
Jahr	11,1	8,5	6,0	3,4	0,8	— 4,3	— 9,4	2100

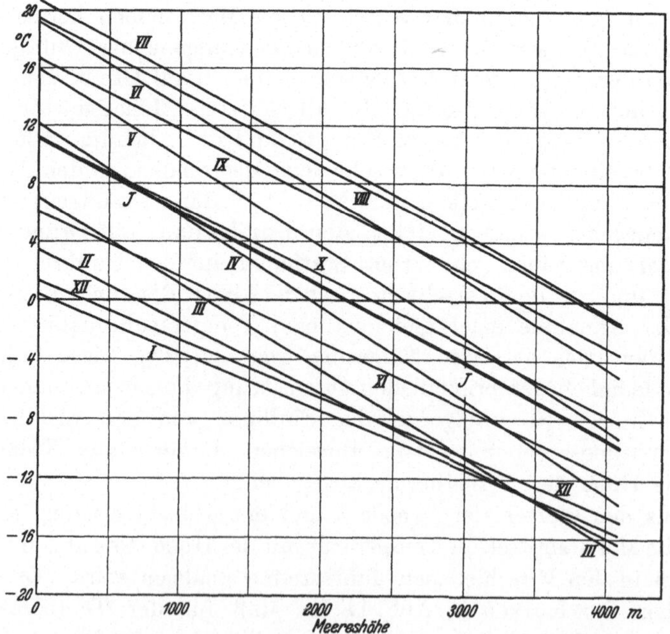

Abb. 11. Temperaturmittel der einzelnen Monate in verschiedenen Meereshöhen in den Alpen.
I—XII Monatsmittel Januar bis Dezember. J Jahresmittel.

sehr viel größer ist als im Winter. Bemerkenswert sind die Konsequenzen dieser Tatsache: Im März herrschen (wohl infolge der abkühlenden Wirkung der Schneeschmelze) zwischen 3000 und 4000 m ganz ähnliche Temperaturen wie in den Wintermonaten, während in der Niederung die Luft bereits um etwa 5^0 wärmer geworden ist. Infolgedessen hat im Tiefland der März ähnliche Temperaturen wie der November, in den hohen Gebirgslagen jedoch wie Dezember und Januar. Ähnlich weist der April in der Niederung Temperaturen wie der Oktober auf, oberhalb 2000 m ist es jedoch noch so kalt wie im November.

Die Werte der Tabelle 8 und der Abb. 11 gelten für die Temperaturverhältnisse im Gebirgsland und zwar speziell für die Nordseite der Alpen. In der freien Atmosphäre über der Ebene sind die Temperaturen im großen und ganzen ähnlich, doch können stets kleine systematische Unterschiede beobachtet werden. Im allgemeinen ist, besonders bei heiterem Wetter, die Luft auf den Berggipfeln etwas kälter als auf gleicher Höhe in freier Atmosphäre; diese Abkühlung rührt teils von der Wärmeausstrahlung des Bodens, teils von dynamischen Vorgängen her (27). Doch gilt diese Tatsache der größeren Kälte vor allem für mehr oder weniger frei gelegene Berggipfel; in Hochländern mit großer Massenerhebung dagegen ist gerade das umgekehrte Verhalten zu beobachten. So hat DE QUERVAIN (28) für die Schweizer Alpen gezeigt, daß die Durchschnittstemperaturen mit der Massenerhebung ansteigen. So ist beispielsweise die Mittagstemperatur im ganzen Sommerhalbjahr in 1500 m Höhe in den Hochalpen um 4—5^0 wärmer als in gleicher Höhe in den Voralpen, oder anders ausgedrückt, die Isothermen zeigen eine Hebung vom Alpenrande gegen das Innere der Massenerhebung um 700—800 m; die Maxima dieser thermischen Begünstigung liegen im Wallis und in Graubünden, den größten Massenkonzentrationen der Alpen. Parallel mit der Hebung der Isothermen geht auch eine solche der Wald- und der Schneegrenze.

Die Meereshöhe der *0^0-Isotherme*, d. h. der Höhenlage mit der Durchschnittstemperatur von 0^0 zeigt in den Alpen eine starke Jahresschwankung, wie aus der letzten Kolonne der Tabelle 8 zu ersehen ist. Während die 0^0-Temperatur im Winter bis in die Niederung kommt, zieht sie sich im Hochsommer auf die Höhe der hohen Alpengipfel zurück. Bemerkenswert ist das schnelle Herniedersteigen der 0^0-Isotherme im Herbst und Vorwinter, wo sie in drei Monaten 3000 m Höhenunterschied durchläuft, gegenüber dem langsamen Höhersteigen im Frühjahr, wo für dieselbe Höhendifferenz fünf Monate gebraucht werden.

Zum Vergleich mit diesen Meereshöhen der 0^0-Isotherme in den Alpen seien in Tabelle 9 noch Angaben über ihre Höhe in anderen Gebirgen unter anderen Breiten angeführt (2).

Tabelle 9. Meereshöhe der 0°-Isotherme unter verschiedenen Breiten.

	Anden von Quito	NW-Himalaya	Ätna Sizilien	Pikes Peak Colorado	Pic du Midi Pyrenäen	Schweiz. Westalpen	Tauern Ostalpen	Ben Nevis Schottland
nördliche Breite	0°	32°	37,7°	38,6°	42,9°	46,7°	47,0°	56,8°
Januar .	5100	2800	1760	1150	1350	100	0	640
Juli . .	5100	5700	4030	4970	3940	3800	3300	2000
Jahr . .	5100	4700	2780	3200	2480	2100	2050	1250

Die 0°-Isotherme nähert sich somit mit wachsendem Abstand vom Äquator immer mehr dem Meeresniveau. Die Jahresschwankung verschwindet in den Tropen, in der gemäßigten Zone hängt sie weniger von der geographischen Breite als von der orographischen Lage ab.

Die in Tabelle 8 und Abb. 11 angegebenen Mitteltemperaturen stellen Durchschnittswerte dar; in Wirklichkeit wird man jedoch an vielen Orten systematische Abweichungen von diesen Werten finden. Gerade in Gebirgslagen spielen eben häufig *lokale Einflüsse* eine wesentliche Rolle, während in der Ebene solche viel geringer sind. Von Bedeutung ist dabei vor allem die *Bodengestaltung* der Umgebung. Die Beobachtungstatsachen hierüber lassen sich folgendermaßen formulieren:

An einer konvexen Bodenoberfläche (Berggipfel, Hügel) sind die täglichen und etwas auch die jährlichen Schwankungen der Temperatur stark gemäßigt, die mittlere Temperatur gegenüber anderen Lagen eher niedrig. Dieses ausgeglichene Verhalten ist ähnlich dem maritimen Klima der Küstenorte. Ganz ähnlich verhält es sich mit dem Abhangklima, bei dem vor allem der nächtliche Temperaturrückgang sehr klein ist.

In konkaven Bodenformen (Tal, Mulde) finden wir dagegen den kontinentalen Klimatypus mit großen Temperaturschwankungen. Die nächtliche Kaltluft, die infolge der Schwere von den Bergen und Abhängen abfließt, sammelt sich in den Tälern zu Kaltluftseen. Bei der nachmittäglichen Erwärmung ist die Ventilation in geschlossenen Kesseln ungenügend, so daß sich auch die warme Luft ansammelt.

Aus dem Beobachtungsmaterial ergibt sich deshalb, daß in Mulden und geschützten Hochtälern die tägliche Temperaturschwankung den zwei- bis dreifachen Wert der Schwankung in der Niederung oder auf einem Gipfel erreicht. In welcher Weise durch diese lokalen Einflüsse die Jahresschwankung und die Mitteltemperaturen modifiziert werden, läßt sich nicht so allgemein entscheiden.

7. Die Luftfeuchtigkeit.

Einer Erörterung der Luftfeuchtigkeitsverhältnisse im Hochgebirgsklima muß eine Klärung der verschiedenen, in diesem Fragenkomplex vorkommenden Begriffe vorausgehen.

Dem *Wasser* kommt in der Atmosphäre eine große Bedeutung zu, die durch die *großen Schwankungen* seiner Menge noch verstärkt wird. Als Wasserdampf, also in gasförmiger, unsichtbarer Form, bedingt das Wasser den Feuchtigkeitsgehalt der Luft und damit auch deren Strahlungsdurchlässigkeit, Wärmeleitvermögen und Austrocknungsgröße. Als Bewölkung reguliert es die Sonnenscheindauer, als Regen die Bewässerung der Landschaft und als Schnee den Wärmehaushalt der untersten Luftschichten.

Der *Wasserdampfgehalt* ist vor allem durch die Temperatur der Luft bedingt. Ein gegebenes Luftvolumen kann nur eine bestimmte Wasserdampfmenge aufnehmen, und zwar wächst diese mit der Temperatur. Enthält eine Luftmasse genau so viel Feuchtigkeit, als bei ihrer Temperatur überhaupt möglich ist, so bezeichnet man sie als *gesättigt*. Für gewöhnlich ist außerhalb der Wolken und Nebel der Sättigungszustand nicht erreicht.

Zur Charakterisierung der Luftfeuchtigkeit kann man den Wasserdampfgehalt, die *absolute Feuchtigkeit,* eines Kubikmeters Luft in Gramm angeben, oder — was zufällig zu fast genau denselben Zahlen führt — den *Dampfdruck* des Wasserdampfes, analog dem Luftdruck gemessen in mm Hg. Als *relative Feuchtigkeit* wird demgegenüber der Prozentsatz des in Wirklichkeit vorhandenen Wasserdampfes, verglichen mit der bei der jeweiligen Temperatur möglichen Menge, bezeichnet. Sie gibt ein Maß, wie weit der Feuchtigkeitszustand von der Sättigung entfernt ist.

Doch gerade in physiologischer Hinsicht kann der Begriff der relativen Feuchtigkeit nicht befriedigen, wie man aus den in Tabelle 10 zusammengestellten Werten verschiedener Regionen der Schweiz erkennen kann; denn die große, empirisch zweifellos festgestellte Trockenheit des Hochgebirges kommt durch die relative Feuchtigkeit (wegen der niedrigen Bezugstemperatur) in keiner Weise zum Ausdruck. Es wurde deshalb mit Recht schon versucht, die wirklich vorhandene Feuchtigkeit nicht in Beziehung zu setzen zu dem bei der Lufttemperatur maximal möglichen Feuchtigkeitsgehalt, sondern zum Feuchtigkeitsgehalt, welcher bei der in der Lunge herrschenden Temperatur von etwa 37° möglich wäre. Diese Überlegung geht davon aus, daß die biologisch wichtigste Funktion der Luft sich in der Lunge abspielt. Diese als *physiologische Feuchtigkeit* bezeichnete Größe ergibt im Zahlenmaterial der Tabelle 10 die gewünschte Charakterisierung: Die Werte für die hohen Lagen sind nur etwa halb so groß wie die für die tiefen.

Tabelle 10. Luftfeuchtigkeit in verschiedenen Höhenlagen der Alpen.

Ort	Meereshöhe	Temperatur	Dampfdruck (absolute Feuchtigkeit)	Feuchtigkeit		Sättigungsdefizit	
				relative	physiologische	meteorologisches	physiologisches
	m	C°	mm Hg	%	%	mm Hg	mm Hg
			Januar, $1^1/_2$ Uhr nachmittags				
Basel. . . .	277	1,7	4,3	83	9	0,9	42,8
Zürich . . .	470	0,2	3,5	76	7	1,1	43,6
Genf	405	1,4	4,0	79	8	1,1	43,1
Lugano . .	275	4,8	4,6	71	10	1,9	42,5
Davos . . .	1600	—3,0	2,6	71	6	1,1	44,5
Bevers . . .	1710	—5,2	2,1	69	5	1,0	45,0
Säntis . . .	2500	—7,6	1,9	73	4	0,7	45,2
			Juli, $1^1/_2$ Uhr nachmittags				
Basel. . . .	277	22,5	12,0	59	25	8,4	35,1
Zürich . . .	470	22,3	11,7	58	25	8,5	35,4
Genf	405	22,5	10,8	53	23	9,6	36,3
Lugano . .	275	25,9	14,8	59	31	10,3	32,3
Davos . . .	1600	17,2	8,7	59	18	6,0	38,4
Bevers . . .	1710	17,1	6,9	47	15	7,7	40,2
Säntis . . .	2500	6,7	6,2	84	13	1,2	40,9

Man hat auch schon versucht, als Maß für die Feuchtigkeit bzw. Trockenheit der Luft das *Sättigungsdefizit* zu verwenden, also die Differenz zwischen dem herrschenden Dampfdruck und dem der Lufttemperatur entsprechenden Sättigungsdruck. Für Orte verschiedener Temperatur werden jedoch seine Werte unvergleichbar; nach den für dieses Sättigungsdefizit in Tabelle 10 berechneten Zahlen erscheint ja das Tiefland trockener als das Hochgebirge. Auch dieser Schwierigkeit begegnet man am besten, indem man das Sättigungsdefizit nicht auf den Sättigungsdruck der Außentemperatur bezieht, sondern auf den der Temperatur in der Lunge. Die auf diese Weise gefundenen Werte für das *physiologische Sättigungsdefizit* stellen somit einfach die Differenz zwischen dem Sättigungsdruck bei 37° (nämlich 47,1 mm Hg) und dem Dampfdruck der freien Luft dar und geben gleichzeitig an, wieviel Milligramm Wasser die Lunge beim Ausatmen eines Liters Luft an diese abgibt.

Für die meisten Gase der Atmosphäre (ausgenommen das Ozon) nimmt der Druck — und ähnlich auch die Dichte — mit der Meereshöhe in gleichem Maße ab; eine wichtige Ausnahme bildet der Wasserdampf, dessen Druckabnahme mit der Höhe sehr viel schneller vor sich geht als die anderer Gase. Es hat sich gezeigt, daß die Wasserdampfdruckabnahme ein verhältnismäßig strenges

Gesetz befolgt, so regelmäßig, daß sich daraus der Dampfdruck in höheren Gebirgslagen recht zuverlässig aus dem Dampfdruck an einer Basisstation berechnen läßt. Aus Tabelle 11, die diese Abhängigkeit wiedergibt, erkennt man, daß in 2000 m Höhe nur die Hälfte des Dampfdruckes im Meeresniveau herrscht; da die Druckabnahme eine geometrische Progression befolgt, läßt sich sogar allgemein sagen, daß von einem beliebigen Niveau aus bei einer Erhebung um 2000 m der Dampfdruck auf die Hälfte sinkt.

Tabelle 11. Wasserdampfgehalt der Luft in verschiedenen Meereshöhen in Prozenten des Druckes im Meeresniveau.

Meereshöhe in m	Dampfdruck in %	Meereshöhe in m	Dampfdruck in %
0	100	3000	35
500	84	3500	29
1000	70	4000	24
1500	59	5000	17
2000	49	6000	12
2500	41		

Die Zahlen der Tabelle 11, die auch in Abb. 6 (S. 18) eingetragen sind und sich in Tabelle 10 bestätigt finden, haben sich für alle Gebirge in allen Klimaten und für beliebige Dampfdrucke als gültig erwiesen. Jedoch gelten sie nur für die Gebirgsländer, in der freien Atmosphäre über der Ebene ist die Dampfdruckabnahme noch wesentlich stärker.

Diese Gesetzmäßigkeiten wurden für den *Dampfdruck* abgeleitet; da jedoch die *physiologische Feuchtigkeit* sich gemäß der oben gegebenen Definition dem Dampfdruck proportional verhält, gelten die Angaben über die Abnahme mit der Höhe auch für diese. Dementsprechend muß dann das physiologische Sättigungsdefizit, das Maß für die Austrocknungsgröße, mit der Höhe etwas zunehmen.

Ganz anders verhält sich die *relative Feuchtigkeit* mit der Höhe. Da die Lufttemperatur und damit auch der Sättigungsdruck mit der Höhe abnimmt, zeigt die relative Feuchtigkeit nur eine ganz geringe Abnahme mit der Meereshöhe. Gerade aus diesem Umstande können wir ja erkennen, daß dieser Begriff zur Kennzeichnung der biologisch wichtigen Gesichtspunkte nicht geeignet ist. Zudem erfolgt die Abnahme der relativen Feuchtigkeit mit der Höhe sehr unregelmäßig, eine Zunahme zeigt sich in den Höhen, wo Kondensation erfolgt, während über den Wolken die Feuchtigkeit rasch abnimmt.

Einen *Tagesgang* zeigt der Dampfdruck im Hochgebirgsklima nur schwach, ebenso somit auch die physiologische Feuchtigkeit. Ganz anders die relative Feuchtigkeit, deren Verlauf (wegen der temperaturbedingten Schwankungen des Sättigungsdruckes) der Temperaturkurve gerade entgegengesetzt ist.

Wesentlich anders verhält es sich mit dem *Jahresverlauf*. Der Dampfdruck schließt sich im Jahresgange viel näher der Temperatur an als im Tagesverlaufe. Den langsamen Temperaturveränderungen im Laufe des Jahres kann die Anreicherung der Luft mit Wasserdampf besser folgen als den schnellen täglichen. Aus diesem Grunde fallen die Jahresminima und -maxima des Dampfdruckes und der Temperatur zusammen, und genau so verhält es sich auch mit der physiologischen Feuchtigkeit. Im Laufe des Jahres schwanken z. B. in Davos die Monatsmittel des Dampfdruckes von 2,3 mm (Januar) bis 7,9 mm (Juli); auf der Zugspitze ist die Schwankung verhältnismäßig gleich, nur sind die Werte entsprechend der Höhe mit 1,5 mm und 4,7 mm wesentlich kleiner.

Bei der relativen Feuchtigkeit verläuft der Jahresgang ganz anders, als man nach dem Tagesgang schließen müßte. Während in der Niederung die relative Feuchtigkeit im Sommer bedeutend geringer ist als im Winter, kehrt sich dieses Verhältnis auf Berggipfeln gerade um. Hier fallen die Maxima auf Frühling und Sommer, wo die Gipfel häufig in Wolken gehüllt sind, während der Winter mit seiner hier schönen und trockenen Witterung die geringste Feuchtigkeit aufweist. Nicht stark ausgesprochen ist der Jahresgang in Hochtälern; je nach den lokalen Einflüssen haben sie das Maximum der relativen Feuchtigkeit im Winter oder im Sommer.

8. Die Niederschlagsverhältnisse.

Die Niederschlagsverhältnisse sind in hohem Maße von orographischen Einflüssen abhängig und gehören deshalb gerade in der Hochgebirgsklimatologie zu den wichtigsten Problemen. Vor allem die Niederschlagsmenge weist große Unterschiede zwischen nahe benachbart in verschiedener Höhe gelegenen Punkten auf.

Die *Niederschlagsmenge* wird vor allem beeinflußt von drei Faktoren: der Meereshöhe, dem Böschungswinkel der Gebirge und Abhänge und der Lage zum Winde; dazu kommt als weiterer allgemeiner Faktor die Entfernung des Gebirges vom Meere. Die Bodenerhebungen zwingen die feuchtigkeitsgesättigte Luft zum Aufsteigen und dadurch zu Abkühlung und Kondensation, wobei durch die Steilheit der Böschung die Geschwindigkeit und damit die Ergiebigkeit der Kondensation gesteigert wird; die Niederschlagsmenge zeigt deshalb ein starkes Anwachsen mit der Meereshöhe und der Steilheit der Täler und Hänge. Gegen die Regenwinde offene Täler erhalten maximale Niederschläge, während die im Lee gelegenen Talschaften mehr im Regenschutz liegen. Besonderen Schutz vor Niederschlägen genießen die auf beiden Seiten von Bergketten eingeschlossenen Täler.

In allen Klimaten stellen deshalb die Gebirge, und speziell ihre äußeren Flanken, inselartige Regionen häufigeren und verstärkten Regenfalles dar. Besonders schön erkennt man die Abhängigkeit der Niederschlagsmenge von der orographischen Gestaltung in der großen Karte der Niederschlagsverhältnisse in den Alpen von KNOCH und REICHEL (29). Doch unbeschränkt kann die Niederschlagsmenge mit der Meereshöhe auch nicht zunehmen; da der Wasserdampfgehalt der Atmosphäre mit der Höhe schnell abnimmt (vgl. oben Tabelle 11 und Abb. 6) und die regenbringenden Wolken nicht in sehr großer Höhe ziehen, muß auch die Menge des durch Kondensation aus der Luft in Form von Regen oder Schnee ausgeschiedenen Wassers in größeren Höhen wieder abnehmen. Die Meereshöhe, in der die größten Niederschlagsmengen vorkommen, wurde in den Tropengebirgen meist zu etwas über 1000 m bestimmt, und ähnliche Zahlen wurden auch für Gebirge der gemäßigten Zone gefunden. Für die Alpen wird auf Grund früherer Untersuchungen meist eine Höhe von 2000 bis 2500 m als die Region der maximalen Niederschläge angeben (1). Die Kurven für die Abhängigkeit der Niederschlagsmenge von der Meereshöhe, die ich in Abb. 12 nach Werten von MAURER (30) für die Berner Alpen und von LÜTSCHG (31) für das Wallis zusammengestellt habe, zeigen jedoch, daß diese frühere Annahme nicht zutreffen kann; denn es verdienen zweifellos die neueren Meßergebnisse größeres Zutrauen, da sie mittels windgeschützter Totalisatoren gewonnen wurden, während die früheren Messungen auf windexponierter Höhe zu wenig Niederschlag ergeben haben.

Nach Abb. 12 wächst in den Berner Alpen, also am nordwestlichen, gegen Regenwinde freien Außenhang der Alpenkette die

Niederschlagsmenge mit der Höhe dauernd an und zeigt auch am höchsten der Beobachtungspunkte, am Mönchsgrat in 3810 m Höhe, keinerlei Tendenz zur Abnahme. Diese starke Zunahme des Zuwachses in größeren Höhen ist zweifellos zum Teil dem Einflusse der Meereshöhe zuzuschreiben, daneben aber auch der an diesen Bergzügen großen Steilheit der Böschung, die die Ergiebigkeit der Kondensation steigert.

Wenn auch die einzelnen Beobachtungsstellen sich überraschend genau der Kurve der Abb. 12 einfügen, so ist doch zu bedenken, daß lokale Einflüsse die Niederschlagsmenge stark modifizieren können. Vor allem im Windschutz ist der Niederschlag meist beträchtlich geringer, als der Meereshöhe entspricht, da schon durch das Ansteigen an der Luvseite der Gebirge die Wolken zum Ausregnen gezwungen werden. Ein großartiges Beispiel hiefür bietet das Wallis, das zusammen mit dem Engadin und der Davoser Landschaft zu den trockensten Regionen der Hochalpen gehört. Nach Abb. 12 ist im Wallis, einem abgeschlossenen Binnental, die Niederschlagssumme durchschnittlich etwa halb so groß als in gleicher Meereshöhe in den Berner Alpen; und dazu nimmt vor allem in den Seitentälern die Niederschlagsmenge in den größeren Höhen nicht in gleich starkem Maße zu wie in den Berner Alpen.

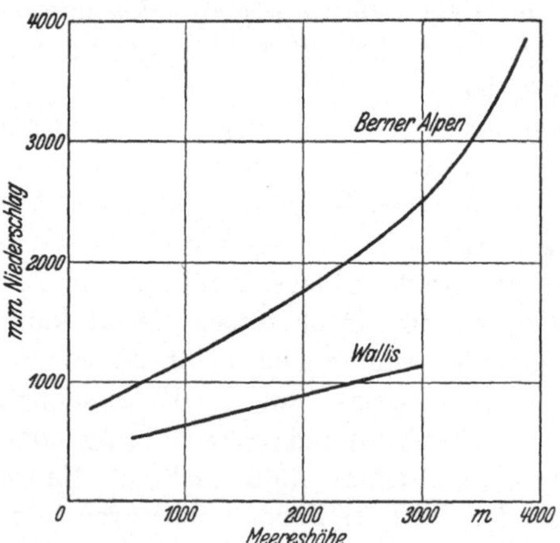

Abb. 12. Jahresniederschlagssumme in verschiedenen Meereshöhen in den Alpen.

Tages- und Jahresverlauf der Niederschlagsverhältnisse in der Höhe richten sich stark nach den klimatischen Verhältnissen der betreffenden Länder. Das Alpengebiet beispielsweise zeigt ein Vorherrschen der Sommerregen mit geringeren Winterniederschlägen; doch scheint in manchen Gegenden der Alpen die Menge der winterlichen Niederschläge mit der Höhe etwas zuzunehmen(29).

Für viele Fragen ist neben der Niederschlags*menge* auch deren *Häufigkeit* von großer Bedeutung; die beiden Elemente verlaufen durchaus nicht überall gleichartig, doch ist eine Zunahme der Niederschlagsmenge meist auch mit einem kleinen Anwachsen der Zahl der Niederschlagstage verbunden. So kann man als allgemeine Regel für die Alpen annehmen (29), daß die höheren Gebirgslagen durchwegs an mehr Tagen Niederschlag haben als die benachbarten Tieflandstationen; doch beträgt die Zunahme bis zum Hochgebirge nur etwa 10—30%, ist also sehr viel geringer als die der Niederschlagsmenge selbst.

Einen klimatologischen Vorzug des Hochgebirges bedeutet zweifellos die Tatsache, daß hier im Winter der Niederschlag nicht als Regen, sondern als trockener *Schnee* fällt. Der Anteil des Schneefalles an der gesamten Niederschlagsmenge nimmt mit der Meereshöhe und gleichzeitig, entsprechend dem Tiefersteigen der 0^0-Isotherme, mit der geographischen Breite zu (vgl. oben Tabelle 8 und 9, S. 36 und 38). Die Zunahme des Schneeanteiles mit der Meereshöhe ergibt sich aus folgender Tabelle nach MAURER (3).

Tabelle 12. Anteil der Schneemenge an der Jahresniederschlagsmenge in den Alpen.

Meereshöhe in m	Schneeanteil in %	Meereshöhe in m	Schneeanteil in %
500	12	2500	75
1000	27	3000	90
1500	43	3500	100
2000	60		

Die Zunahme des Schneeanteiles mit der Höhe geht somit regelmäßig vonstatten ohne besonders markierte Sprünge. Im Hochgebirgsklima im engeren Sinne fällt schon nahezu die Hälfte des Niederschlags in Form von Schnee, oberhalb 3500 m der gesamte Niederschlag.

Die Gesamthöhe des frisch gefallenen Schnees beträgt in den Alpen in 1500 m Höhe im Laufe des Winters 4—6 m, in 2000 m Höhe um 10 m (3). Dieser Schnee ist sehr locker, er fällt in Kürze unter dem Druck der oberen Lagen auf etwa $^1/_3$ oder $^1/_4$ der ursprünglichen Höhe zusammen; die lockere Struktur des Schnees ergibt sich auch daraus, daß das Schmelzwasser durchschnittlich nur den zehnten Teil der Höhe des frisch gefallenen Schnees einnimmt.

Ein klimatologisches Element von großer praktischer Bedeutung ist auch die *Dauer der Schneedecke* wegen ihrer Wichtigkeit für

Hygiene und Wintersport. In höheren Lagen ist während des Winters der Boden fast stets mit Schnee bedeckt; mit wachsender Meereshöhe verfrüht sich das Datum des Einschneiens und verspätet sich das Datum des Ausaperns, und zudem nehmen mit der Höhe die vorübergehenden Unterbrechungen der Schneedecke im Laufe des Winters immer mehr ab. Nach einer von Conrad und Winkler (40) an über 300 Stationen der Ostalpen durchgeführten Untersuchung nimmt hier die jährliche Zahl der Tage mit Schneedecke auf 100 m Erhebung um durchschnittlich 10 zu; für Orte im Meeresniveau ergibt sich dabei eine Zahl von 23 Schneetagen im Jahr. Doch erfolgt die Zunahme mit der Höhe nicht ganz gleichmäßig, sondern es wurden gefunden: in 500 m 74 Tage, in 1000 m 129 Tage, in 1500 m 170 Tage, in 2000 m 216 Tage mit Schneedecke. Dabei können beträchtliche lokale Unterschiede auftreten; speziell in niederschlagsarmen Talschaften ist auch die Dauer der Schneedecke, wohl wegen der geringeren Schneemengen, wesentlich vermindert. Ganz ähnliche Verhältnisse wie für die Ostalpen ergeben sich nach Maurer (3) für die Schweizer Alpen.

9. Die Windverhältnisse.

Die Windverhältnisse zeigen in gebirgigen Gegenden sehr viel größere lokale Unterschiede als über der Ebene. Im Prinzip werden sie geregelt durch die beiden Tatsachen, daß einerseits in der freien Atmosphäre die Windgeschwindigkeit mit der Höhe stark anwächst und in einigen hundert Metern bereits ein Mehrfaches der Geschwindigkeit in der Nähe des Bodens beträgt, und daß andererseits Berge eine Störung des Windfeldes erzeugen, die im Luv zu Stauung und Geschwindigkeitserhöhung, im Lee zu Verringerung der Luftbewegung führt. Für die Abhängigkeit der Windgeschwindigkeit von der Meereshöhe sind deshalb die zwei Fälle zu unterscheiden: in freien Lagen, also vor allem auf Bergkämmen und Gipfeln, herrschen starke Winde; die Täler dagegen sind durch hohe Bergzüge vorzüglich vor den gegen die Gebirge wehenden Luftströmungen geschützt. In den Tälern werden zudem die freien Strömungen in hohem Maße in die Richtung der Talrinne gelenkt. Diese Unterschiede in der Luftbewegung und ihre Variationen im Jahresverlauf ersieht man aus Abb. 13 für drei typische Stationen: Zürich (470 m) in ziemlich freier Lage mit einem Jahresmittel von 2,5 m/sec, Davos (1600 m) in außergewöhnlich windgeschützter Hochtallage mit dem Minimum im

Winter und einem Jahresmittel von 1,3 m/sec, Säntis (2500 m), ein gegen den Bodensee vorgeschobener, freistehender Voralpengipfel mit dem Minimum im Frühling und einem Jahresmittel von 7,2 m/sec.

Zwar sind die Gebirgstäler durch die Bergketten vor den äußeren Winden stark geschützt, dafür entwickeln sie aber meist ein eigenes Windsystem, das durch den regelmäßigen Wechsel von Bergwind und Talwind gebildet wird. Diese periodischen

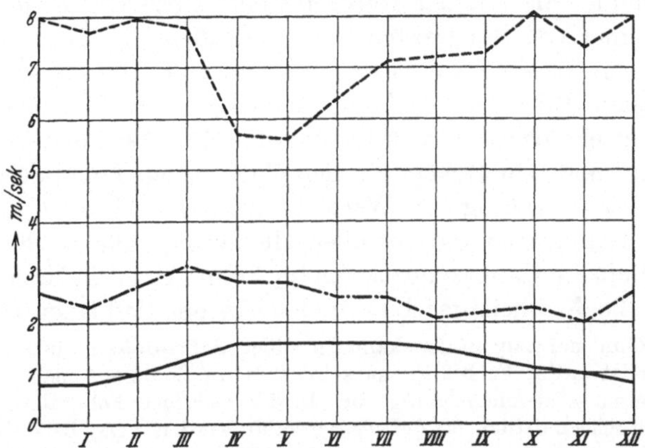

Abb. 13. Jahresgang der Windgeschwindigkeit in verschiedenen Höhenlagen der Alpen.
—·—·— Zürich, ——— Davos, – – – – Säntis.

Winde werden erzeugt durch die ungleiche Erwärmung und Abkühlung der unteren und oberen Talpartien. Unter dem Einfluß der Erwärmung entsteht an sonnigen Tagen tagsüber ein kräftiger, talaufwärts fließender *Talwind*; sein Maximum hat er über Mittag und in den ersten Nachmittagsstunden. Infolge der Abkühlung fließt dann während der Nachtstunden eine leichte Luftströmung, der *Bergwind*, talabwärts. Diese periodischen Gebirgswinde treten in den meisten Tälern auf und bedingen eine kräftige Ventilation der Täler. Sie sind um so stärker, je größer die täglichen Temperaturschwankungen sind; infolgedessen haben die Gebirgstäler vor allem bei schönem Wetter starke Winde, ganz im Gegensatz zur Ebene und den Gipfeln, wo die stärksten Winde bei Wetterstörungen herrschen. Eine Abweichung von der Regel scheint der *Malojawind* (32), der heftige Tagwind des Oberengadins, zu bilden; dieser fließt tagsüber abwärts, läßt sich jedoch leicht als der durch keinen Gebirgskamm abgebremste aufsteigende Talwind des Bergells deuten.

Während dieser tägliche Windwechsel durch die Gebirge selbst erzeugt wird, geben diese auch Anlaß zu Modifikationen der allgemeinen Zirkulation. Die wichtigste Erscheinung dieser Art besteht in den *Fallwinden,* die in den Alpen unter der Bezeichnung *Föhn* bekannt sind, jedoch auch in vielen anderen Gebirgen unter anderen, lokalen Namen auftreten. Der Föhn ist eine absteigende Luftströmung, die auf der Nordseite der Alpen durch die Saugwirkung einer von Nordwesten heranziehenden Depression erzeugt wird. Infolge dieses Herabstürzens von der Höhe des Alpenkammes in die tiefen Täler kommen die Luftmassen schnell unter hohen Druck und erwärmen sich dabei dynamisch. Der Föhn ist daher stets warm und sehr trocken, in den eigentlichen Föhntälern kann die Windstärke sehr große Werte erreichen; doch sind vielmehr die hohe Temperatur und vor allem die geringe relative Feuchtigkeit der Luft die Hauptkennzeichen für Föhn; Hand in Hand gehen damit große Klarheit der Luft und meist ein tiefblauer Himmel.

Der Föhn der Alpentäler kann in allen Jahreszeiten auftreten; am häufigsten ist er im Frühjahr, am seltensten im Sommer; auch im Spätherbst kommt er ziemlich häufig vor. In den richtigen Föhntälern können im Jahr durchschnittlich 50 *Föhntage* gezählt werden. Die Bedeutung des Föhns beruht darauf, daß er wegen seiner Wärme (besonders im Frühling) die Schneeschmelze und die Lawinengefahr fördert, und daß er auch die Entwicklung der Vegetation beschleunigt. Bei wetterfühligen Menschen kann er leichte bis schwere Störungen im körperlichen und seelischen Befinden erzeugen und dadurch ihre Leistungsfähigkeit herabmindern; eine Entscheidung zwischen den verschiedenen Hypothesen zur Erklärung dieser Föhnfühligkeit kann zur Zeit noch nicht getroffen werden.

10. Die bioklimatischen Wärmefaktoren.

Lufttemperatur, Strahlung und Wind sind diejenigen Faktoren, durch die die Wärme- bzw. Kältewirkung des Klimas auf den Menschen bedingt sind. Um die bioklimatische Wirkung verschiedener Gegenden miteinander zu vergleichen, hat man früher hauptsächlich die Mittelwerte der Temperatur in Betracht gezogen. Wohl wußte man schon lange, daß auch Orte mit gleichen Temperaturverhältnissen klimatologisch durchaus nicht immer gleichwertig sind; doch hat erst die neuere bioklimatische Betrachtungsweise [Dorno (5) und andere Forscher] gezeigt, daß man dieser Schwierigkeit durch die Einführung des Begriffes der Abkühlungsgröße abhelfen kann.

Die *Abkühlungsgröße* ist definiert als diejenige Wärmemenge in Calorien, die ein Quadratzentimeter der Oberfläche eines physikalisch definierten Körpers von 36,5° C in der Sekunde infolge der abkühlenden Wirkung der klimatischen Faktoren abgibt. Durch diese Bezugnahme auf physikalisch definierte Grundlagen läßt sich die Abkühlungsgröße in absolutem Maße angeben; doch darf diese physikalische Abkühlungsgröße nicht ohne weiteres auf die Abkühlung im biologischen Geschehen übertragen werden, da hier zu den äußeren klimatischen Abkühlungsfaktoren auch noch die Wärmeregulation des Körpers tritt, die die Wärmeabgabe in hohem Grade modifiziert. Die physikalische oder klimatische Abkühlungsgröße gibt somit lediglich an, was für Wärme- oder Energieansprüche das Klima an den Menschen stellt, sie kann jedoch keinesfalls der vom Organismus wirklich abgegebenen Wärmemenge gleichgesetzt werden.

Zwei verschiedene Definitionen werden für die Abkühlungsgröße verwendet. Nach HILL (33) wird sie mittels des Katathermometers gemessen und umfaßt lediglich die Wirkung der Lufttemperatur und der Luftbewegung; sie kann jedoch nur im Schatten bestimmt werden und läßt die Strahlungswirkungen außer Betracht. HILL hat auch eine Formel zur Berechnung der Abkühlungsgröße aus Temperatur und Windgeschwindigkeit aufgestellt. Demgegenüber umfaßt die Abkühlungsgröße nach DORNO (34) außer dem Einfluß von Temperatur und Wind auch die gesamte von Sonne, Himmel und Erde einfallende Wärmestrahlung sowie die Ausstrahlung, ferner auch die Abkühlung durch Niederschläge. Der Begriff der Abkühlungsgröße nach DORNO ist wesentlich komplizierter als der nach HILL; doch erfaßt er die tatsächlichen Verhältnisse einwandfreier und ist vollends unentbehrlich in strahlungsreichen Gegenden, somit insbesondere im Hochgebirge. Gemessen wird die Abkühlungsgröße nach DORNO durch die Wärmezufuhr, die notwendig ist, um die Wärmeverluste einer elektrisch auf 36,5° C geheizten, geschwärzten Kupferkugel zu kompensieren; das nach diesem Prinzip konstruierte Davoser Frigorimeter nach DORNO und THILENIUS (35) hat nicht nur den Vorzug der Erfassung auch der Strahlungsvorgänge, sondern arbeitet mit Dauerregistrierung.

Die für die vorliegende Darstellung vor allem interessante Frage, wie sich die Abkühlungsgröße im Hochgebirge verhält und wie sie sich speziell mit der Meereshöhe ändert, läßt sich heute noch nicht in allgemein gültiger Form behandeln, da nicht von genügend zahlreichen Gebirgsorten Registrierungen vorliegen; eine einheitliche Variation mit der Höhe kann auch nicht erwartet werden, da die die Abkühlungsgröße bedingenden Einzelfaktoren kein einheitliches Verhalten zeigen. Es soll deshalb hier kurz dargestellt werden, in welcher Weise die Abkühlung von den einzelnen klimatischen Faktoren abhängig ist. Auf Grund davon wird es leicht möglich sein, auch ohne eingehende Messungen das grundsätzliche Verhalten der Abkühlungsgröße in den verschiedenen Gebirgsgegenden abzuschätzen.

Untersuchungen über den Einfluß der einzelnen Faktoren auf die Abkühlungsgröße (nach der Dornoschen Definition) liegen von mehreren Forschern [Dorno (34), Bider (36), Lunelund (37)] vor; wir benützen im nachfolgenden die Arbeit von Bider (36), die das Problem am gründlichsten und auf Grund des umfassendsten Materials behandelt.

Die Abhängigkeit der Abkühlungsgröße von der *Lufttemperatur* erweist sich danach als angenähert linear; je niedriger die Lufttemperatur, je größer die Differenz zwischen ihr und der Bezugstemperatur von 36,5° ist, desto stärker wächst auch die Abkühlungsgröße unter sonst gleichen Bedingungen. So ist beispielsweise die Abkühlungsgröße bei einer Lufttemperatur von 6,5° doppelt, bei — 8,5° dreimal so groß als bei 21,5°. Für eine Abkühlungsgröße von der Größenordnung von beispielsweise 10 Millicalorien pro Sekunde und Quadratzentimeter beträgt die Zunahme (ohne Wind und Strahlung) etwa 0,31 Millicalorien pro Grad Temperaturabnahme. Da die Temperaturabnahme mit der Meereshöhe linear verläuft (vgl. oben S. 36), so nimmt auch der von der Lufttemperatur bedingte Anteil der Abkühlungsgröße gleichmäßig mit der Meereshöhe zu, und zwar in den Alpen im Winter um etwa 1,2, im Sommer um 2,0 Millicalorien auf 1000 m Erhebung (vgl. oben Tabelle 7, S. 34).

Diese Zahlen gelten für Windstille; durch die *Luftbewegung* wird nun die Abkühlungsgröße in hohem Maße gesteigert, und zwar scheint der Zuwachs proportional der Windgeschwindigkeit zu verlaufen. Für eine Zunahme der Windgeschwindigkeit um einen m/sec wächst die Abkühlungsgröße um 36% ihres Betrages, bei einem Wind von 2,8 m/sec ist sie somit doppelt, bei 8,3 m/sec viermal so groß als bei Windstille und bei gleicher Temperatur. Das Überwiegen des Windeinflusses auf die Abkühlungsgröße erhellt aus der Tatsache, daß beispielsweise die Abkühlungsgröße bei 15° Lufttemperatur und Windstille auf den doppelten Betrag ansteigt, einerseits bei Zunahme der Windgeschwindigkeit auf 2,8 m/sec, andererseits bei Abnahme der Lufttemperatur auf den sehr viel niedrigeren Wert —6°; ein schwacher Wind erzeugt somit dieselbe Steigerung der Abkühlungsgröße wie eine Temperaturabnahme von mehr als 20°.

Die großen Schwankungen der Abkühlungsgröße sind somit in erster Linie dem Windeinflusse zuzuschreiben und nur in sehr viel kleinerem Maße der Lufttemperatur. Da die Luftbewegung mit der Meereshöhe besonders auf Gipfeln stark anwächst, muß hier auch die Abkühlungsgröße stark zunehmen. In der Tat weiß jedermann, daß man sich auf windexponierten Bergen kaum genügend vor der „Kälte" schützen kann. Umgekehrt nimmt dagegen die Abkühlungsgröße in windgeschützten Hochtälern trotz den niedrigen Temperaturen sehr geringe Werte an; in solchen Lagen kann die Abkühlung geringer sein als in den der Luftbewegung zugänglichen Regionen sogar der Niederung.

Der Einfluß der *Strahlungsvorgänge* auf die Abkühlungsgröße ist zwar im allgemeinen nicht ganz so groß wie der von Lufttemperatur und Wind; doch darf er keineswegs vernachlässigt werden. Durch den Vorgang der *Ausstrahlung* verliert jeder warme Körper Wärme, und dies trifft sowohl für die Kupferkugel des Frigorimeters wie für den menschlichen Körper zu (vgl. auch oben S. 28f.). Während durch die Ausstrahlung eine Steigerung der Abkühlungsgröße erzeugt wird, erfährt diese wieder eine Verminderung durch alle übrigen Strahlungsströme, die von der Sonne, dem Himmel und der Erde herkommen. Nach den Ergebnissen von Bider (36) für Basel bewegt sich bei wolkenlosem Himmel der Einfluß aller Strahlungsfaktoren zusammen zwischen 2 (Winter) und 7 Millicalorien (Spätfrühling) pro Sekunde und Quadratzentimeter; um diesen Betrag wird die Abkühlungsgröße durch die Strahlungsvorgänge vermindert. Im klimatologischen Durchschnitt aller Tage ist der Einfluß der Strahlung allerdings nur etwa halb so groß anzusetzen. Die Wirkung der Strahlungsvorgänge auf die Abkühlungsgröße ist somit in den verschiedenen Jahreszeiten sehr ungleich. Im Winter, wo die Abkühlungsgröße sehr groß ist, wird sie durch die Strahlung nur wenig vermindert, im Sommer dagegen, wo sie an sich schon viel kleiner und der Strahlungseinfluß viel größer ist, kann der letztere die Abkühlung um die Hälfte verringern, bei intensiver Strahlung und hoher Lufttemperatur kann sich die Abkühlung sogar in eine Aufwärmung umwandeln.

In den Monatsmitteln der Abkühlungsgröße steckt auch noch die abkühlende Wirkung der *Niederschläge*; nach BIDER macht sie im Mittel etwa 1 Millicalorie pro sec und cm² aus. In bioklimatischer Hinsicht ist dieser Anteil uninteressant, da sich der Mensch im allgemeinen gegen diesen Abkühlungsfaktor zu schützen vermag.

Wir sehen somit, daß die einzelnen Faktoren, durch die die Abkühlungsgröße bedingt ist, sich mit der Meereshöhe ganz ungleich verhalten. Durch die Abnahme der Lufttemperatur wächst die Abkühlungsgröße mit der Höhe, und auch die Zunahme der Intensität und der Häufigkeit der Strahlung vermag diesen Einfluß nicht zu kompensieren. Eine weitgehende Differenzierung erfahren die Verhältnisse jedoch durch den überragenden Windeinfluß, dem allein der große Unterschied zwischen exponierten und windgeschützten Gegenden zuzuschreiben ist.

Zur Veranschaulichung dieser Tatsachen sind in Tabelle 13 die Monatsmittel der Abkühlungsgröße und der Temperatur für Januar und Juli, ferner das Jahresmittel und die Schwankung zwischen Januar und Juli für fünf Stationen in den Alpen, teils auf Grund von Frigorimeterregistrierungen, teils berechnet nach der Formel von BIDER, mitgeteilt; außerdem ist der Jahresgang der Abkühlungsgröße für die drei durch Registrierungen untersuchten Orte in Abb. 14 wiedergegeben.

Tabelle 13. Abkühlungsgröße in verschiedenen Höhenlagen in den Alpen.

Ort	Meereshöhe	Januar		Juli		Jahresmittel		Jahresschwankung
		A	T	A	T	A	T	A
				nach Registrierungen				
Basel . . .	318	21,2	— 0,3	6,5	18,6	13,5	9,3	14,7
Agra-Lugano	546	15,3	3,0	4,6	21,0	10,3	11,7	10,7
Davos . . .	1600	13,5	— 7,0	8,1	12,1	10,8	2,7	5,4
				nach Berechnung				
Säntis . . .	2500	47	— 8,8	29	5,0	37	—2,6	18
Zugspitze . .	2962	38	—11,4	21	1,7	27	—5,1	17

A = Mittel der Abkühlungsgröße in mcal/sec . cm².
T = Mittel der Temperatur.

Man erkennt aus den Zahlen der Tabelle 13 die nicht nur im Winter, sondern auch im Sommer große Abkühlung auf frei gelegenen Berggipfeln; wenn auch die Zugspitze um 2—3° kälter ist als der Säntis, hat der letztere eine um durchschnittlich 3 m/sec größere Windgeschwindigkeit und infolgedessen eine viel größere Abkühlungsgröße. Auffallend ist vor allem, daß Davos fast genau dasselbe Jahresmittel hat wie Agra im warmen Tessin, und daß

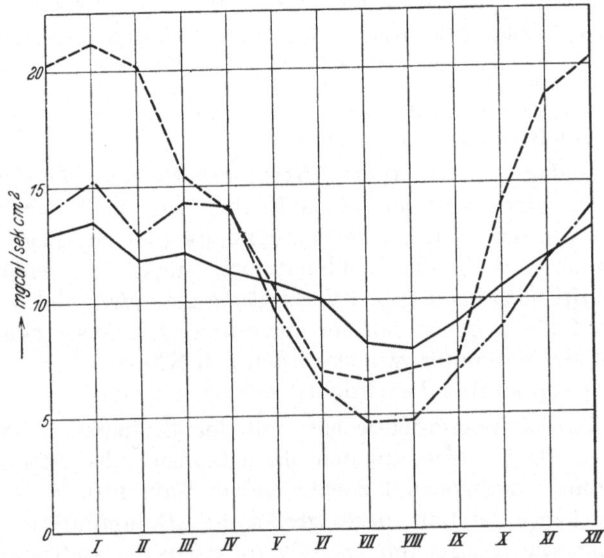

Abb. 14. Jahresgang der Abkühlungsgröße in verschiedenen Höhenlagen der Alpen. ---- Basel, —·—·— Agra-Lugano, —— Davos.

trotz seiner niederen Januartemperatur von — 7° im Winter hier im geschützten Hochtale die Abkühlungsgröße wesentlich kleiner ist, nicht nur als in der nordalpinen Niederung (Basel), sondern auch als im Tessin. Besonders instruktiv ist auch die Berücksichtigung der gleichzeitigen Temperaturen in Tabelle 13; man ersieht daraus, daß z. B. Davos im Winter und im Jahresmittel trotz sehr viel niedrigeren Temperaturen als Basel doch eine wesentlich kleinere Abkühlungsgröße aufweist — ein Beweis, wie wenig die Temperaturwerte allein zur Kennzeichnung der Wärmeansprüche des Klimas geeignet sind. Die Erklärung für diesen auffallend starken Schutz gegen Abkühlung bietet das fast vollständige Fehlen stärkerer Winde in Davos (vgl. auch oben Abb. 13,

S. 47). Aus dem gleichen Grunde zeigt die Abkühlungsgröße in Davos einen stark ausgeglichenen Jahresgang; die Schwankung vom Januar zum Juli ist nur halb so groß als in Agra, nur ein Drittel derjenigen von Basel, und ebenso sind auch die Tagesschwankungen im Hochtal kleiner als in der Niederung. Dieser kleine und auch nur wenig schwankende Wärmeanspruch des Klimas an den Menschen stellt wohl einen der Hauptvorzüge der klimatischen Höhenkurorte der Alpen dar.

Wie sich in anderen Gebirgen als den Alpen die Abkühlungsverhältnisse gestalten, läßt sich im einzelnen Falle auf Grund der obenstehenden Ausführungen über den Einfluß der einzelnen Faktoren einigermaßen abschätzen; neben den Temperaturverhältnissen wird das Problem eben vor allem von der Frage der Windexposition dominiert.

Ganz analog dem Begriff der Abkühlungsgröße, die die Gesamtwirkung der abkühlend auf einen Körper von 36,5° wirkenden Klimafaktoren darstellt, wurde von KNOCHE (38) der Begriff der *Austrocknungsgröße* in die Bioklimatologie eingeführt; leider hat dieser Begriff noch keine große Verbreitung gefunden, und deshalb sind auch Zahlenangaben darüber nur selten. Die Austrocknungsgröße gibt ein Maß dafür, wie stark den den Klimawirkungen ausgesetzten Körpern ihre Feuchtigkeit entzogen wird.

Die Austrocknungsgröße wächst mit der Temperatur der verdunstenden Fläche (bzw. mit dem ihr entsprechenden Sättigungsdruck), nimmt dagegen mit zunehmendem Dampfdruck der Luft ab; je trockener die Luft, desto größer ihr „Dampfhunger“. Vor allem hängt die Austrocknungsgröße auch von der Luftbewegung ab; denn durch diese wird die mit Feuchtigkeit beladene Luft beständig durch trockenere, aufnahmefähigere ersetzt. Sodann verlaufen Verdunstung und Austrocknung dem Luftdruck entgegengesetzt. Im Hochgebirge verdunstet daher unter sonst gleichen Verhältnissen mehr Feuchtigkeit als im Tieflande. Da zudem der Dampfdruck der Luft mit der Höhe schnell abnimmt (vgl. oben Tabelle 11, S. 41), hat im Hochgebirgsklima die Austrocknungsgröße sehr viel größere Werte als im Tieflande; besonders im Winter hat die Hochgebirgsluft eine stark austrocknende Wirkung. Eine starke Differenzierung mehr lokaler Art bedingen auch hier wieder die Windverhältnisse, indem an exponierten Stellen die Austrocknungsgröße große Werte annimmt, während sie in windgeschützten Hochtälern unter Umständen kleinere Werte besitzt als in der Niederung.

Da die Austrocknung auch von der Temperatur des die Feuchtigkeit abgebenden Körpers bedingt ist, bedarf sie der Bezugnahme auf die Hauttemperatur des Menschen, um für die bioklimatische Betrachtungsweise einen Sinn zu erhalten. Neben dem Vorgange der Feuchtigkeitsabgabe enthält die Austrocknungsgröße auch einen thermischen Faktor, der durch die Verdunstungskälte bedingt ist.

11. Die Luftelektrizität.

Bei einer Darstellung der luftelektrischen Vorgänge im Hochgebirgsklima läßt es sich nicht vermeiden, auch einige allgemeine Ausführungen über die Eigenschaften der luftelektrischen Elemente zu bringen. Dagegen soll, obgleich diese ganze Darstellung des Hochgebirgsklimas physiologisch orientiert ist, von einer Erörterung der grundsätzlichen Gesichtspunkte zur Frage der luftelektrischen Einflüsse auf biologische Vorgänge Umgang genommen werden. Sowohl für die Möglichkeit dauernder luftelektrischer Einwirkungen wie auch für die mit der Wetterfühligkeit beim Menschen zusammenhängenden Fragen sei auf die Ausführungen von DORNO (21) und von MÖPIKOFER (8) hingewiesen. Speziell beachtenswert ist an dieser Stelle, daß schon mehrfach versucht wurde, die Erscheinungen der *Bergkrankheit* auf lokale Störungen der luftelektrischen Verhältnisse zurückzuführen; doch scheinen überzeugende Beweise für die Richtigkeit dieser Erklärung noch auszustehen.

Die Erforschung der luftelektrischen Vorgänge an vielen Orten hat ergeben, daß diese zwar einerseits gewisse allgemeine Gesetzmäßigkeiten befolgen, daß aber andererseits lokale Einflüsse eine große Rolle spielen; besonders wichtig ist hierbei das Auftreten lokaler Dunst- und Nebelschichten.

Die Grundtatsache der Luftelektrizität besteht darin, daß in der Atmosphäre stets elektrisch geladene Teilchen mit positiver oder negativer Ladung vorhanden sind. Die Entstehung dieser *Ionen* ist im wesentlichen auf die Wirkung zweier Ionisatoren zurückzuführen, auf die Strahlung der radioaktiven Substanzen des Erdbodens und der Luft und auf die durchdringende Höhenstrahlung. Die radioaktiven Wirkungen nehmen zwar mit der Erhebung über den Erdboden schnell ab, dafür wächst die Höhenstrahlung in größeren Höhen stark an.

Die so entstehenden leichten oder *kleinen Ionen,* die meist mehrere Luftmoleküle umfassen, bilden einen beträchtlichen Teil des Luftionengehaltes. Während ein Teil davon durch Neutralisation mit Ionen entgegengesetzten Vorzeichens fortlaufend verschwindet, entstehen durch den Ionisierungsprozeß dauernd neue. Wenn sich nun diese Ionen an in der Atmosphäre suspendierte Staub- oder Dunstpartikelchen anlagern, entstehen sog. schwere oder *große Ionen*. Diese tragen zwar wie die kleinen Ionen auch nur eine Elementarladung, besitzen jedoch eine rund tausendmal größere Masse; sie wandern deshalb unter dem Einfluß der Kräfte eines elektrischen Feldes dementsprechend langsamer. Auch Ionen mittlerer Beweglichkeit sind schon gefunden worden.

Je reiner die Luft, desto größer ist im allgemeinen die *Zahl* der *kleinen Ionen*. Messungen an den verschiedensten Orten der Niederung haben Zahlen von etwa 400 bis 1000 positiven und ähnlich vielen negativen Ionen im Kubikzentimeter Luft ergeben. Mit wachsender Höhe über dem Meeresniveau nimmt im allgemeinen die Ionenzahl zu. Dieses Anwachsen erklärt sich durch die starke Zunahme der einen Ionisationsquelle, der durchdringenden Höhenstrahlung; außerdem ist auch der Staubgehalt der Luft, der die kleinen Ionen in große umwandelt, in der Höhe geringer. Gewöhnlich ist in der Nähe des Erdbodens die Zahl der positiven Ionen etwas größer als die der negativen, da sie von der negativen Erdladung (siehe folgende Seite) angezogen werden; besonders groß ist dieser Überschuß auf Berggipfeln wegen der Verstärkung des Erdfeldes durch die Spitzenwirkung.

Die *Zahl* der *großen Ionen* ist in der Niederung stets und in mittleren Höhen häufig größer als die der kleinen. Die Entstehung schwerer Ionen hängt stark von dem Auftreten von Kernen für die Anlagerung leichter Ionen ab; aus diesem Grunde ist die Zahl der großen Ionen in hohem Maße lokal bedingt. In Siedelungen und in der Nähe der Industrie sind sie deshalb sehr zahlreich, hier können leicht 10 000 bis 50 000 schwere Ionen im Kubikzentimeter vorkommen. In reiner Bergluft dagegen sind sie von der Größenordnung 1000, in der freien Atmosphäre noch weniger zahlreich. In größeren Siedelungen im Gebirge kann ihre Zahl wieder recht beträchtlich werden. Ganz allgemein ist zu beachten, daß die schweren Ionen nicht als eigentliches Naturprodukt anzusehen sind, sondern sich an den Verbrennungsprodukten der menschlichen Siedelungen bilden; immerhin können auch Dunst- und Nebelbildung ihrer Vermehrung günstig sein.

Ähnlich wie die Staubpartikelchen elektrische Ladungen anziehen und dadurch zu schweren Ionen werden, vermögen die *Kondensationskerne* (hygroskopische Partikelchen, Rauch, Ruß und andere Verbrennungsprodukte sowie Dunstteilchen, nicht dagegen mineralischer Staub) gesättigten Wasserdampf zu Kondensation und Tröpfchenbildung zu veranlassen. Es kann dabei häufig vorkommen, daß Luftionen sich an Kondensationskernen anlagern und ihnen dadurch eine elektrische Ladung erteilen. Solcher Kondensationskerne gibt es in der Nähe von Städten Tausende im Kubikzentimeter Luft, im Innern der Städte sogar Hunderttausende; im Gebirge dagegen, und noch mehr in der freien Atmosphäre, geht ihre Zahl auf einige Hunderte zurück.

Die in der Atmosphäre stets vorhandenen Ionen wandern unter dem Einfluß des elektrischen Feldes. Dieser Ladungstransport bedingt eine gewisse *Leitfähigkeit* der Atmosphäre, die mit der Zahl und der Beweglichkeit der Ionen wächst. Da die Beweglichkeit der leichten Ionen rund tausendmal größer ist als die der schweren, so tragen trotz der größeren Zahl der letzteren die leichten fast ausschließlich zur Leitfähigkeit der Luft bei.

Die Leitfähigkeit zeigt eine ausgesprochene Zunahme mit der Meereshöhe; diese erklärt sich durch die Zunahme der Zahl der leichten Ionen und durch das Anwachsen der Ionenbeweglichkeit (infolge Abnahme der Luftdichte). Die Zunahme der Leitfähigkeit mit der Höhe ist in den verschiedenen Gegenden ziemlich ungleich. In Davos ist die Leitfähigkeit etwa dreimal so groß als in Potsdam, bis zu den höheren Gipfeln steigt sie noch einmal auf das Doppelte an.

In der freien Atmosphäre steigt die Leitfähigkeit vom Erdboden bis in 3 km Höhe auf den fünffachen, bis in 6 km auf den zehnfachen Wert an. In noch größeren Höhen ist die Zunahme der Leitfähigkeit sehr viel größer und erreicht in einer Höhe von etwa 80 km den billionenfachen Betrag des Wertes in Erdbodennähe. Während die Luft hier unten ein sehr schlechter Leiter ist, besitzt sie in 80 km Höhe, in der sog. Heaviside-Schicht, die große Leitfähigkeit von Wasser. Diese leitende Hülle in großer Höhe spielt eine wesentliche Rolle bei der Ausbreitung der Radiowellen.

Ein weiteres luftelektrisches Element ist das *Potentialgefälle* zwischen der Atmosphäre und der Erde. Erzeugt wird dieses Spannungsgefälle einerseits durch die negative Oberflächenladung der Erde und andererseits durch die stark veränderlichen, meist positiven Ladungen in der Atmosphäre, die durch Ionen, Dunstladungen, Wolken und Niederschläge dargestellt werden. Das Potentialgefälle zeigt bei schönem Wetter starke, aber täglich regelmäßig wiederkehrende Schwankungen, die vornehmlich durch lokale Einflüsse, vor allem die von der Wärmekonvektion verursachte Hebung der Dunstschichten, bedingt sind; bei gestörten Wetterlagen sind die Schwankungen sehr viel größer und zeigen keinerlei Regelmäßigkeit.

Das Potentialgefälle ergibt bei Schönwetter eine positive Ladung der Luft gegenüber der Erde. Potentialgefälle und Leitfähigkeit zeigen im allgemeinen und bei ungestörten Zuständen einen entgegengesetzten Verlauf, da sie einander entgegen wirken. Entsprechend den obenstehenden Angaben über die Zunahme der Leitfähigkeit mit der Höhe zeigt somit das Potentialgefälle eine Abnahme. So ist in Davos sein Mittelwert mit 64 rund dreimal kleiner als in Potsdam mit 200 Volt pro Meter.

In den unteren Schichten der freien Atmosphäre zeigt das Potentialgefälle beträchtliche Schwankungen, die von den Dunst- und Wolkenladungen herrühren. Darüber jedoch ist die Abnahme ganz regelmäßig. Die Durchschnittswerte für das Potentialgefälle in Volt pro Meter Höhenunterschied sind in Tabelle 14 angegeben.

Tabelle 14. Luftelektrisches Potentialgefälle in der freien Atmosphäre in Volt pro Meter.

Meereshöhe in m	Potentialgefälle in Volt/m	Meereshöhe in m	Potentialgefälle in Volt/m
0	120	4000	19
1000	42	5000	15
2000	32	6000	11
3000	25		

Infolge der Leitfähigkeit der Luft durch die Ionen erzeugt das Potentialgefälle dauernd einen vertikalen *Leitungsstrom,* der von der Luft zur Erde fließt. Seine Stromstärke ist ganz ungeheuer gering; sie beträgt durchschnittlich zwei bis drei Milliampere auf einer Fläche von tausend Quadratkilometern.

Unsere Kenntnisse von den luftelektrischen Erscheinungen beziehen sich fast ausschließlich auf ungestörte *Schönwetter*verhältnisse. Gestörte Zustände sind zwar wesentlich häufiger und zweifellos auch biologisch wirksamer, doch ist ihre Untersuchung sehr viel schwieriger und zeitraubender. Gerade bei den luftelektrischen Vorgängen ist anzunehmen, daß für eine biologische Wirkung viel weniger der absolute Wert des Potentialgefälles oder der Ionenzahl von Bedeutung ist als eher deren *Schwankungen.* Über die Art und die Größe der luftelektrischen Schwankungen im Hochgebirge im Vergleich zur Niederung kann jedoch leider gar nichts ausgesagt werden.

12. Charakteristik des Hochgebirgsklimas.

In den vorangehenden Abschnitten ist das Verhalten der einzelnen Klimaelemente im Hochgebirge und speziell ihre Variation mit der Meereshöhe untersucht worden. Wie wir jedoch gleich sehen werden, reicht eine Darstellung der einzelnen Elemente nicht aus, um das Hochgebirgsklima zu charakterisieren. Denn wir können stets auch noch andere Klimatypen finden, in denen einzelne Elemente ein sehr ähnliches Verhalten zeigen wie im Hochgebirgsklima. Die Abnahme von Temperatur und Wasserdampf im Hochgebirge findet ihr Analogon im Polarklima, durch große Trockenheit ist auch das Wüstenklima gekennzeichnet. Mit den Tropen hinwiederum hat das Höhenklima die Steigerung der Niederschlagsmenge gemein, in nicht zu feuchten Gegenden wohl auch die Zunahme der Strahlungsintensität. Verminderte Bewölkung zeichnet auch die subtropischen Regionen aus, starker Wind und große Abkühlungsgröße das See- und Küstenklima. So ist es ein Leichtes, für jedes Element des Hochgebirgsklimas, wenigstens in großen Zügen, ein ähnliches Verhalten in ganz anders gearteten Klimagebieten zu finden.

Versuchen wir nun aber, die charakteristische Eigentümlichkeit der einzelnen Elemente des Hochgebirgsklimas in kürzester Form zusammenzufassen, so müssen wir die Feststellung machen, daß die verschiedenen Elemente mit zunehmender Erhebung im Hochgebirge ein ganz ungleiches Verhalten zeigen. Eine *Abnahme* erfahren Druck und Dichte, Temperatur und Feuchtigkeit der Luft, ferner die Bewölkung und das luftelektrische Potentialgefälle. Eine *Zunahme* mit der Höhe zeigen die Intensität der Strahlung und die Dauer des Sonnenscheins, Menge und Häufigkeit der Niederschläge, luftelektrische Leitfähigkeit, Windstärke und infolgedessen Abkühlungs- und Austrocknungsgröße. Cum grano salis läßt sich somit sagen, daß die mehr *statischen* oder Zustandsgrößen der Atmosphäre eine Abnahme mit der Höhe aufweisen, während die Steigerung mehr *dynamische* oder energetische Elemente betrifft.

Doch auch diese stark schematische Zusammenfassung der Vorgänge in zwei gegensätzliche Gruppen bringt uns kaum weiter in der Erfassung des Wesens des Hochgebirgsklimas. Auf die Analyse der einzelnen Elemente in den vorangehenden Abschnitten soll vielmehr hier eine *Synthese* des gesamten Hochgebirgsklimas folgen, die zu zeigen hat, wie durch das *Zusammenspiel* sämtlicher Elemente ihre Wirkungen sich *teils steigern, teils kompensieren.* Zugrunde gelegt werden sollen speziell die uns am nächsten liegenden Verhältnisse in den Alpen.

Eine gegenüber der Ebene bedeutend verstärkte, besonders zur Winterszeit sehr viel häufiger zu Gebote stehende und nur wenig

Variationen zeigende Sonnenstrahlung trifft den Menschen und die ganze Natur und wird beim Auffallen in Wärme umgewandelt. Infolge der niedrigen Temperatur wird jedoch diese Strahlung (im Gegensatz etwa zu den Verhältnissen in den Tropen) nicht als lästig empfunden. Der Unterschied in der subjektiven Wärmeempfindung zwischen besonnten und beschatteten Stellen wird dadurch verstärkt, daß die, auch unbesonnten Partien zugute kommende Wärmewirkung der diffusen Himmelsstrahlung viel geringer ist als in der Niederung, während andererseits die Wärmeabgabe durch Ausstrahlung, die praktisch nur in den der Sonne abgewandten Richtungen eine Rolle spielt, große Werte erreicht. Alle diese Faktoren, die starke Sonnenstrahlung einerseits, die niedrige Lufttemperatur, die intensive Ausstrahlung und die Kleinheit der diffusen Himmelsstrahlung andererseits bewirken einen großen Unterschied im subjektiven Wärmegefühl zwischen sonnigen und schattigen Stellen und zwischen der der Sonne zugekehrten und der ihr abgewandten Körperseite. Das dadurch erzeugte starke Wärmegefälle in der Haut bedeutet zweifellos einen wertvollen Reizfaktor zum Training der Wärmeregulation des Körpers.

Neben der gesteigerten Wärmewirkung weisen die Strahlungsverhältnisse im Gebirge aber auch noch andere Vorzüge auf. Da die Zunahme der Strahlungsintensität mit der Höhe um so größer wird, je kurzwelliger die Strahlung ist, betrifft sie in vermehrtem Maße die sichtbare und die ultraviolette Strahlung. Die gesamte Helligkeit der natürlichen Beleuchtung ist deshalb im Hochgebirge gesteigert, und dazu kommt noch, daß gerade in der an sich lichtärmsten Jahreszeit hier die Bewölkung gering und deshalb die Dauer des Sonnenscheins vermehrt ist — alles Tatsachen von großer physischer und psychischer Tragweite. Ganz besonders im kurzwelligen Ultraviolett ist die Strahlung des Hochgebirges der der Niederung stark überlegen, was um so wichtiger ist, als die intensiven physiologischen Effekte dieses Strahlungsbereiches nicht nur als reine Hautvorgänge, sondern zweifellos auch als bedeutende Reizwirkungen für den ganzen Körper zu werten sind.

Der Wärmehaushalt wird jedoch neben der Strahlung auch noch durch andere Faktoren beeinflußt. Die Lufttemperatur ist niedrig und zeigt speziell in den Tälern eine große Tagesschwankung; doch machen sich diese beiden Eigenschaften für gewöhnlich nicht unangenehm bemerkbar wegen des geringen Wärmeleitvermögens der Luft; dieses wird verursacht durch den verringerten Luftdruck und besonders durch die stark verminderte Luftfeuchtigkeit. Dazu kommt der Windeinfluß auf die Abkühlungsgröße, der sich differenziert, je nachdem es sich um windgeschützte oder exponierte Lagen handelt.

Doch die große Trockenheit der Luft macht diese nicht nur zu einem angenehmen Wärmeisolator, sondern steigert auch die Austrocknung und erleichtert dadurch die Wärmeregulation des menschlichen Körpers. Die Zunahme der Niederschlagsmenge und in geringerem Maße auch der Niederschlagshäufigkeit im Gebirge scheint einen Vorteil für die Wasserwirtschaft, aber einen Nachteil für den Menschen zu bedeuten; in bioklimatischer Hinsicht ist dies jedoch nicht der Fall, da man sich gewöhnlich hinreichend gegen Niederschlag schützen kann. Vor allem jedoch fällt etwa die Hälfte des Niederschlages in Form von Schnee, und Schneefall hat auf die meisten Menschen eine angenehmere Wirkung als Regenwetter. Hygienisch wichtig ist die Schneedecke als Staubschutz, sie trägt viel zur Steigerung der winterlichen Helligkeit bei und ist auch Vorbedingung für die verbreitetsten Wintersportarten.

Als universeller und in allen Gebirgen gleich verlaufender Klimafaktor ist schließlich die Abnahme des Luftdruckes und damit auch des Sauerstoffes mit der Höhe zu nennen. Diesen Sauerstoffmangel sucht der Körper durch vertiefte Atmung und vermehrte Blutkörperchenbildung auszugleichen; er stellt daher einen Reizfaktor zur Belebung dieser physiologischen Funktionen dar.

Die vorstehende Zusammenfassung der Eigenschaften des Hochgebirgsklimas führt uns somit zu der Erkenntnis, daß sich die einzelnen klimatologischen Elemente nach ihrer Variation mit der Meereshöhe in zwei Gruppen einteilen, wobei sich diese biologisch fundierte Zuordnung grundsätzlich von der mehr physikalischen Einteilung auf S. 59 unterscheidet. Die eine der beiden Gruppen ist gekennzeichnet durch eine mit wachsender Meereshöhe vor sich gehende *Steigerung* der auf den menschlichen Organismus wirkenden Faktoren. Es sind dies der Sauerstoffmangel, die Zunahme von Intensität und Dauer der Einstrahlung und der Ausstrahlung, das Anwachsen von Ventilation und Austrocknung und die Kälte der Lufttemperatur mit ihren beträchtlichen Tagesschwankungen. Alle diese Elemente stellen, wie schon kurz angedeutet und zum Teil in den nachfolgenden Kapiteln noch ausführlich gezeigt wird, *Reizfaktoren* zur Anregung der Körperfunktionen dar.

Die andere, nur kleine Gruppe von Elementen, zeigt dagegen eine *Abnahme* physiologisch wirksamer Faktoren mit der Höhe. Vor allem die Abnahme der Luftfeuchtigkeit läßt die Tendenz einer mit der Höhe zunehmenden *Schonung* für den Organismus erkennen; durch die Erhöhung des Sättigungsdefizits wird die Wärmeregulation erleichtert, und durch die Verkleinerung der Wärmeleitfähigkeit der Luft die Abkühlungsgröße vermindert, und beide bedeuten eine Verkleinerung der Wärmeansprüche und damit der Gefahr einer Erkältung für den menschlichen Körper. Besonders in windgeschützten Hochtälern ist die Abkühlungsgröße stark erniedrigt.

Zusammenfassend können wir somit sagen, daß das Hochgebirgsklima der gemäßigten Zone, betrachtet am Beispiel der Alpen, ein ausgesprochenes *Reizklima* darstellt, das jedoch in den geschützten Hochtälern durch *Schonungsfaktoren,* insbesondere durch *Minderung der Wärmeansprüche* und durch *Herabsetzung der Erkältungsgefahren,* eine wesentliche Milderung erfährt. Aus diesem Grunde ist es in seinen besten Lagen ganz besonders geeignet zur klimatischen Höhenkur für Gesunde und Kranke, deren Organismus durch die klimatischen Reizfaktoren ein Training zur Steigerung der verschiedenen Körperfunktionen erfährt. Neben diesen auf das körperliche Verhalten wirkenden Reizen führt das Hochgebirgsklima aber auch zu psychischer Anregung, die wohl verschiedenen der besprochenen Klimafaktoren, vor allem aber der Lichtfülle der Strahlungsvorgänge, zuzuschreiben ist.

Die hier geschilderten Unterschiede im Verhalten der einzelnen Elemente zwischen Niederung und Hochgebirge, die sich fast durchwegs als *Vorzüge* des Hochgebirgsklimas qualifizieren, können im allgemeinen in allen Jahreszeiten beobachtet werden; doch ist das Ausmaß der Unterschiede nicht immer gleich. Während Luftdruckabnahme und Sauerstoffmangel keine großen zeitlichen Variationen zeigen, verleihen die Reizfaktoren Strahlung und Kälte und der Schonfaktor Trockenheit dem Hochgebirgsklima im *Winter* eine sehr viel größere Überlegenheit über die Niederung als im Sommer. Das Hochgebirgsklima besitzt in allen Jahreszeiten seine Vorzüge gegenüber dem Tieflandsklima, im Winter erhalten sie jedoch ihre größte Bedeutung wegen der in dieser Jahreszeit ungünstigen Klimaverhältnisse in der Niederung.

Die auf den vorangehenden Seiten geschilderten Veränderungen der einzelnen Klimaelemente mit der Höhe nehmen im allgemeinen mit wachsender Meereshöhe stets noch zu. Was in der normalen Hochgebirgslage von 1200—1800 m anregend und heilsam wirken mag, nimmt in Höhen von einigen tausend Metern eine Intensität an, die Schädigungen zur Folge haben kann. Große Kälte und heftiger Wind führen zu Erfrierungen, intensive Strahlung, vor allem im Ultraviolett, führt zu Hautverbrennung und Allgemeinschädigung des Körpers, großer Sauerstoffmangel endet mit Ersticken; auch der Schonfaktor der großen Trockenheit kann zum Reizfaktor werden und Schädigungen des Organismus verursachen. So bedürfen auch die Reizwirkungen des Hochgebirgsklimas einer Dosierung.

Wie sich in Gebirgen *anderer Zonen* eine Charakteristik des Höhenklimas gestaltet, läßt sich hier nur ganz allgemein andeuten. In den wärmeren Regionen wird man erst in sehr viel größerer Höhe, bei weniger leicht ertragbarer Luftverdünnung, zu Temperaturverhältnissen gelangen, die die Reizfaktoren des Hochgebirgsklimas voll auszunützen gestatten. In den polnäheren Gegenden hinwiederum kann man aus Rücksicht auf die feuchte Kälte nur geringe Gebirgshöhen aufsuchen, wo der Sauerstoffmangel noch nicht sehr wirksam ist. Die *Alpen* bieten somit durch ihre Lage in der gemäßigten Zone die günstigsten Verhältnisse zur Ausnützung der biologisch wirksamen Faktoren des Hochgebirgsklimas.

Literatur.

Zusammenfassende Werke.

1. Hann, J.: Handbuch der Klimatologie, 3 Bde. Stuttgart 1908—1911.
2. Hann, J. u. R. Süring: Lehrbuch der Meteorologie, 4. Aufl. Leipzig 1926.
3. Maurer, J., R. Billwiller u. C. Hess: Das Klima der Schweiz, 2 Bde. Frauenfeld 1909—1910.
4. Dorno, C.: Studie über Licht und Luft des Hochgebirges. Braunschweig 1911.
5. Dorno, C.: Klimatologie im Dienste der Medizin. Sammlung Vieweg, H. 50. Braunschweig 1920.
6. Loewy, A.: Das Höhenklima. Handbuch der Balneologie, medizinischen Klimatologie und Balneographie von E. Dietrich u. S. Kaminer, Bd. 3. Leipzig 1924.
7. Köppen, W.: Grundriß der Klimakunde. Berlin u. Leipzig 1931.
8. Mörikofer, W.: Zur Bioklimatologie der Schweiz. I. Teil: Die atmosphärische Luft, ihre Bestandteile und deren biologische Bedeutung. Schweiz. med. Jb. **1931**.

9. MÖRIKOFER, W.: Zur Bioklimatologie der Schweiz. II. Teil: Die Strahlungsverhältnisse. Schweiz. med. Jb. **1932**.
10. MÖRIKOFER, W.: Zur Bioklimatologie der Schweiz. III. Teil: Die Wärme- und Windverhältnisse. (Soll im Schweiz. med. Jb. **1933** erscheinen.)

Spezialuntersuchungen.

11. FELLENBERG, TH. VON: Das Vorkommen des Jods in der Umwelt. Verh. klimatol. Tagg Davos **1925**, 187.
12. FELLENBERG, TH. VON: Ultraviolettes Licht und Kropf. Biochem. Z. **235**, 205 (1931).
13. CAUER, H.: Bericht von Untersuchungen über den Jodgehalt der Luft im Hochgebirge (Hoher Sonnblick, 3106 m). 39. Jber. Sonnblickver. 1930, S. 17 (1931).
14. GÖTZ, F. W. P. u. R. LADENBURG: Ozongehalt der unteren Atmosphärenschichten. Naturwiss. **19**, 373 (1931).
15. FABRY, CH. u. H. BUISSON: Sur l'absorption des radiations dans la basse atmosphère et le dosage de l'ozone. C. r. **192**, 457 (1931).
16. BIDER, M.: Vorläufige Ergebnisse von Strahlungsmessungen in Basel. Verh. Schweiz. Naturforsch. Ges. **1930**, 275.
17. LINDHOLM, F.: Normalwerte der Gesamtstrahlung und der auf die Cadmiumzelle wirksamen Ultraviolettstrahlung der Sonne für Davos. Festschr. Schweiz. Naturforsch. Ges. Davos **1929**, 5.
18. LIPP, H.: Beiträge zum Strahlungsklima der Zugspitze. Dtsch. met. Jb. Bayern **1928**.
19. PEPPLER, A. u. W.: Beiträge zum Strahlungsklima Badens. I. Teil. Abh. bad. Landeswetterw. **1925**, Nr 4.
20. GÖTZ, F. W. P.: Das Strahlungsklima von Arosa. Berlin 1926.
21. DORNO, C.: Grundzüge des Klimas von Muottas Muraigl. Braunschweig 1927.
22. MÖRIKOFER, W.: Die Intensität der Sonnenstrahlung in verschiedenen Spektralbereichen in Davos. Festschr. Schweiz. Naturforsch. Ges. Davos **1929**, 33.
23. SCHULTZE, W. u. A. MENZ: Unsere Strahlenbehandlung der Dermatosen. Strahlenther. **35**, 220 (1930).
24. SCHULTZE, W. u. F. HÄNDEL: Vergleichende Strahlungsuntersuchungen zwischen Hochgebirge und Mittelgebirge. Strahlenther. **31**, 357 (1929); **39**, 336 (1931).
25. DORNO, C.: Über die Verwendbarkeit von Eders Graukeilphotometer im meteorologischen Dienste. Parallelmessungen der photochemischen Ortshelligkeit. Met. Z. **42**, 81 (1925).
26. DORNO, C.: Parallelmessungen der photochemischen Ortshelligkeit mittels Eders Graukeilphotometer. Met. Z. **44**, 369 (1927).
27. PEPPLER, W.: Zur Frage des Temperaturunterschiedes zwischen den Berggipfeln und der freien Atmosphäre. Beitr. Phys. freie Atmosph. **17**, 247 (1931).
28. QUERVAIN, A. DE: Die Hebung der atmosphärischen Isothermen in den Schweizer Alpen und ihre Beziehung zu deren Höhengrenzen. Gerl. Beitr. Geophysik **6**, 481 (1904).

29. Knoch, K. u. E. Reichel: Verteilung und jährlicher Gang der Niederschläge in den Alpen. Abh. preuß. met. Inst. **9**, Nr 6 (1930).
30. Maurer, J.: Die Gebiete höchster Jahresniederschläge im schweizer. Alpenland. Gerl. Beitr. Geophysik **32**, 346 (1931).
31. Lütschg, O.: Über Niederschlag und Abfluß im Hochgebirge. Zürich 1926.
32. Mörikofer, W.: Beobachtungen zur Theorie des Malojawindes. Jber. Naturforsch. Ges. Graubündens **63**, 69 (1924).
33. Hill, L.: The Katathermometer in studies of body heat and efficiency. Med. Res. Council. Ser. 73. London 1923.
34. Dorno, C.: Die Abkühlungsgröße in verschiedenen Klimaten nach Dauerregistrierungen mittels des „Davoser Frigorimeters". Met. Z. **45**, 401 (1928).
35. Thilenius, R.: Die Konstruktion des Davoser Frigorimeters. Met. Z. **48**, 254 (1931).
36. Bider, M.: Ergebnisse der Beobachtungen mit dem Davoser Frigorimeter in Basel. Strahlenther. **39**, 541 (1931).
37. Lunelund, H.: Registrierung der Abkühlungsgröße in Helsingfors. Soc. Scient. Fenn. Comment. phys.-math. **6**, Nr 1 (1931).
38. Knoche, W.: Der Austrocknungswert als klimatischer Faktor. Arch. dtsch. Seewarte **48**, Nr 1 (1929).
39. Götz, F. W. P.: Das atmosphärische Ozon. Erg. kosm. Physik. **1**, 180 (1931).
40. Conrad, V. u. M. Winkler: Beitrag zur Kenntnis der Schneedeckenverhältnisse in den österreichischen Alpenländern. Gerl. Beitr. Geophysik **34**, 473 (1931).

Dritter Teil.

A. Allgemeine Wirkungen des Höhenklimas.

Begibt man sich aus irgendeinem anderen Klima in das Höhenklima, so treten alsbald besondere Wirkungen auf, die sich schon subjektiv bemerkbar machen. Diese Wirkungen hängen zum Teil von den unspezifischen, zum Teil von den spezifischen Faktoren des Höhenklimas ab. Die *un*spezifischen Wirkungen, d. h. die allen Klimaten gemeinsamen, haben überall und auch im Höhenklima die Eigentümlichkeit, daß sie ziemlich schnell verschwinden. Es tritt eine Gewöhnung an sie ein. Hier ist der *Klimawechsel* das wirksame Moment. Dahin würden die Einwirkungen der Temperatur und der Luftbewegungen gehören, teilweise auch, wie sich noch zeigen wird, die der Trockenheit. Demgegenüber bleiben die Wirkungen der *spezifischen* Höhenklimareize *lange Zeit* oder *dauernd* bestehen, erstere solange, bis sich in mehr oder weniger umfänglichen Zeiträumen geeignete Regulationsmechanismen ausgebildet haben, durch die die ursprünglichen Wirkungen allmählich überflüssig werden und verschwinden, letztere wenn sie selbst zu einem normalen Leben im Höhenklima wesentlich beitragen.

Zu den ersteren würden z. B. die Änderungen des Atmungsmechanismus gehören, die durch regulatorische Veränderungen am Blute und am Kreislauf ersetzt werden können, zu den letzteren die Änderungen des Blutes selbst, die, wie die Steigerung der Erythrocytenzahl und des Hämoglobins, nicht nur bei Zugewanderten, sondern auch bei den Eingeborenen zu finden sind (vgl. Kap. B, I).

Wir beurteilen ein Klima nach dem *Gefühl*, das es in uns hervorruft, nicht nach den objektiven Wirkungen, die erst durch genaue Untersuchung feststellbar sind. Im Vordergrunde stehen dabei Lufttemperatur und Luftbewegung; die Luftfeuchtigkeit macht sich erst bemerkbar, wenn sie mit sehr niedrigen oder sehr hohen Temperaturen einhergeht, so daß ein hoher Feuchtigkeitsgehalt im ersteren Falle als feuchte Kälte, im letzteren als Schwüle empfunden wird. Geringer Feuchtigkeitsgehalt macht sich nur im Verein mit hohen Lufttemperaturen durch Erhöhung des Durstes zufolge starker Wasserabgabe von Haut und Lungen bemerkbar.

Im Höhenklima kommt die *Trockenheit* infolge seiner niedrigen Lufttemperatur nicht so stark zur Geltung, daß sie, abgesehen von den ersten Aufenthaltstagen, subjektiv auffallende Wirkungen hervorriefe, wenigstens für Höhen, wie sie in Europa erreicht werden können. Auf den Anden Südamerikas allerdings wirkt sie sich, wie besonders Knoche beschrieben hat, wie aber auch schon früher ebenda beobachtet wurde, durch Veränderungen der *Haut* aus, die trocken, spröde und rissig wird. Die mit ihr in Berührung stehenden Schleimhäute neigen zu Blutungen.

Indirekt aber äußert sie sich auch schon im mittleren Höhenklima Europas (von etwa 1500 m Höhe ab) und wird dem aufmerksamen Beobachter kenntlich daran, daß es bei *hohen* Lufttemperaturen zu keinem Gefühl der Schwüle kommt, wobei auch die Höhe der Lufttemperatur und die mit dem Solarthermometer in der Sonne gemessene Wärme weniger zum Bewußtsein kommen, so daß hohe Sommertemperaturen zu niedrig geschätzt werden. *Niedrige* Temperaturen werden ohne Unbehaglichkeit und besser als in feuchteren Klimaten ertragen. Auffallend ist, daß auch ihnen gegenüber eine falsche Einschätzung besteht. Nach dem Gefühl beurteilt erscheinen sie meist zu hoch, wenigstens bei Windstille, im Gegensatz zur Schätzung der hohen Temperaturen.

Die Vorzüge der Lufttrockenheit treten besonders bei Muskelarbeit hervor, die infolge der leichteren Verdunstung — zu der die Luftdruckerniedrigung ihrerseits gleichfalls beiträgt — leichter und ohne oder nur mit geringer und schnell vorübergehender Steigerung der Körpertemperatur ausgeführt werden kann. Näher wird dies im Kapitel X ausgeführt werden. Die Wirkung der Trockenheit wird schon in windgeschützten Alpentälern deutlich; in exponierten Lagen wird sie durch die Luftbewegungen gesteigert, wobei die von der jeweiligen Witterung abhängige Temperatur und Feuchtigkeit der Luft eine wesentliche Rolle spielen. Näheres über diese Zusammenhänge vgl. S. 54.

Für die subjektive Beurteilung des Höhenklimas spielt eine wesentlichere Rolle ein weiterer spezifischer Faktor: die *Sonnenstrahlung*. Wahrgenommen werden dabei ihre *wärmenden* Wirkungen, vor allem bei den niedrigen Lufttemperaturen im Winter, der Gegensatz zwischen besonnten und unbesonnten Stellen. Die Lufttemperatur besitzt deshalb im Höhenklima nicht die hervorragende Bedeutung als Klimafaktor wie im Tieflande.

Auffallend ist auch die größere *Helligkeit,* für die im Teil II zahlenmäßige Belege gegeben wurden. Besonders da, wo sie durch Reflexion an Schneewänden gesteigert wird, also im Winter bis in mittlere Höhenlagen hinab, ist sie so intensiv, daß Blendungserscheinungen und Bindehautkatarrhe zustande kommen und vielfach zum Tragen dunkler Brillen zwingen. — Gar nicht zum Bewußtsein kommen dagegen diejenigen Strahlen, die eine Reihe von spezifischen Wirkungen der Höhensonnenstrahlung zustande bringen, die *Ultraviolettstrahlen.* Für sie haben wir kein Sinnesorgan, für die Schätzung des Klimas haben sie keine Bedeutung, wie ja ihr Vorhandensein in ausgedehnterem Maße als im Tieflande erst verhältnismäßig spät und mit komplizierten Methoden nachgewiesen werden mußte. Nur ihre *Folgen* an der Haut geben sichtbares Zeugnis von ihrer Gegenwart, und nur durch spezielle Untersuchungen konnte ihre Auswirkung auf innere Funktionen ermittelt werden (Kap. XV und XVI).

Ebensowenig kann subjektiv derjenige Klimafaktor wahrgenommen werden, der ausschließlich dem Höhenklima eigentümlich ist: die *Luftverdünnung*. Sie macht sich häufig selbst dann noch nicht bemerkbar, wenn bereits manche auf sie zu beziehenden Wirkungen objektiv nachgewiesen werden können. Die Folgen der Luftverdünnung treten in individuell ganz verschiedenen Höhen auf, bei nicht wenigen schon in 1200—1500 m Höhe, zuerst als Beklemmungsgefühl oder Atemnot des Nachts und bei selbst geringfügigen Muskelanstrengungen, wie Spazieren auf ebenen Wegen. Nach einigen Tagen bei Gesunden, nach längerer Zeit bei Anämischen, schneller gewöhnlich bei jungen Leuten als bei älteren, schwinden sie wieder durch sog. Akklimatisation. Von zweieinhalb- bis dreitausend Meter an treten die Höhenbeschwerden als stärkere Atemnot, Herzklopfen, Schwindelgefühl merkbar in Erscheinung, um in noch größeren Höhen in den mehr oder weniger ausgeprägten Symptomenkomplex der Bergkrankheit überzugehen. Dabei ist auffällig, daß *schnelles* Emporkommen in die Höhe, besonders wenn es *passiv* etwa unter Benutzung von Bergbahnen erfolgt, die Höhenbeschwerden eher zum Ausbruch kommen läßt, als langsames aktives Emporsteigen.

Zu den Allgemeinwirkungen des Höhenklimas gehören gewisse Beeinflussungen des Zentralnervensystems. Zunächst die *Änderungen des Schlafes.* Sie finden sich bei einem nicht geringen Prozentsatz der Höhenbesucher, bei älteren Menschen häufiger als bei jüngeren. Überwiegend kommt es zur Beeinträchtigung des Schlafes — schweres Einschlafen, geringe Schlaftiefe — umgekehrt aber auch bei einer Minderzahl zu einem sehr tiefen und langdauernden Schlafe, so „wie wenn man ein Schlafmittel genommen hätte“.

Während *diese* Vorgänge dem befallenen Individuum selbst bewußt werden, so fallen um vieles mehr seiner *Umgebung* die Änderungen der Stimmungslage auf: übermäßige Lebhaftigkeit, lautes Benehmen, in größeren Höhen eine gewisse Streitsucht. Um dies als *Höhenwirkung* zu erkennen, muß man allerdings mit dem normalen Temperament und dem Charakter der betroffenen Person von früher her bekannt sein.

Betrachtet man zusammenfassend die *objektiven* Wirkungen des Höhenklimas, so findet man stets, sofern nicht übermäßige Höhen (über etwa 3000 m) aufgesucht werden, eine Anregung der Funktionen der lebenswichtigen Systeme: der Atmung, der Blutbildung, der Herztätigkeit, des Gesamtstoffwechsels, auch der geistigen Regsamkeit. Das Höhenklima stellt ein Reizklima im klinischen Sinne dar, wohl das intensivste unter allen Klimaten. Es ist imstande, eine Reihe von Funktionen über das Niveau, das nach den Bestimmungen im Tieflande als normal betrachtet wird, hinauszuheben. Das findet sich für einzelne Funktionen auch im Tropen- und im Wüstenklima. Wie diese gehört auch das Höhenklima unter die „spezifischen Klimata“.

An dieser Reizwirkung beteiligen sich sowohl die unspezifischen Wärmefaktoren des Höhenklimas, besonders niedrige Temperatur und Luftbewegung, wie auch die spezifischen: Luftverdünnung und Strahlung. Letztere wirkt, wie auch alle übrigen atmosphärischen Klimafaktoren, von der Haut aus und durch diese reflektorisch und wichtiger noch, wie später gezeigt werden wird, chemisch auf dem Blutwege auf innere Funktionen. Die *Luftverdünnung* dagegen wird als einziger atmosphärischer Klimafaktor direkt im Körperinnern, von der Lunge aus, wirksam; ihre *mechanische* Wirkung (Kap. XVIII) spielt demgegenüber kaum eine Rolle. Im einzelnen bewegen sich, wie sich in den folgenden Kapiteln zeigen wird, die Wirkungen der verschiedenen Klimaelemente auf verschiedenen mehr oder weniger ausgedehnten Gebieten, besonders die der Luftverdünnung werden sich als sehr umfassend erweisen. Einzelne nicht nur unspezifische, sondern auch spezifische Wirkungen sind auf *mehrere* Faktoren zu beziehen, deren Abgrenzung im einzelnen jedoch nicht sicher ist.

Daß ein mit derart starken und zahlreichen Reizfaktoren ausgestattetes Klima auf das *seelische Verhalten* wirkt, ist verständlich. Ebenso, daß dieses je nach der herrschenden Witterung sich verschieden gestaltet. Aber in den verschiedenen Höhenlagen ist es auch bei gleichen Witterungsverhältnissen verschieden, da in Höhen von mehreren 1000 Metern an als neuer ursächlicher Faktor der Sauerstoffmangel hinzutritt.

Im einzelnen hat diese von Klima und Witterung abhängigen Wirkungen HELLPACH (1) in seinem bekannten Buche über die „Geopsychischen Erscheinungen“ sehr ausführlich und anschaulich geschildert. In kürzerer Form hat sie BERLINER (2) zusammengefaßt. Wie stets werden auch im Höhenklima die seelischen Beeinflussungen sowohl durch die Atmosphäre wie auch durch die terrestrischen Verhältnisse vermittelt. Erstere wirkt über die sensorischen Elemente unserer Haut auf unser seelisches Verhalten und erzeugt durch Hervorrufen angenehmer oder unangenehmer Empfindungen in uns Lust- oder Unlustgefühle. Diesen sekundären Wirkungen der Atmosphäre gegenüber stehen die primären, die von der Erdoberfläche, von der Landschaft (HELLPACH) ausgelöst werden. Sie werden uns durch die *höheren* Sinnesorgane übermittelt, vor allem durch das Auge, auch durch das Ohr. Die Berge mit ihrer verschiedenen Höhe, ihrem wechselnden Aufbau, ihrer Zerrissenheit, die Gebirgswässer mit ihren Fällen, die Schneelandschaft, das Brausen der zu Tale stürzenden Bäche sind es, die im wesentlichen die Seele beeindrucken.

Je nach der Ausbildung der Hochgebirgsszenerie, d. h. mit der Höhe zunehmend, wachsen die geopsychischen Reize. In mittleren Höhen bewirken sie zunächst eine Steigerung des Lebensgefühls, aber auch hier schon können sie, abhängig von Charakter, Temperament und je nach den Lebensverhältnissen, aus denen heraus der einzelne das Höhenklima aufsucht, bedrückend wirken und zum Aufsuchen tieferer Gegenden zwingen. Der Gegensatz zwischen Erhobenheit und Depression macht sich je höher um so mehr bemerkbar, besonders innerhalb der Schneeregionen, wo er nicht mehr rein geopsychisch bedingt ist, wo vielmehr der Sauerstoffmangel bereits mitwirkt. Das psychische Verhalten äußert sich hier in abnorm gesteigertem Hochgefühl, auf Bergwanderungen in Überschätzung der eigenen Kräfte, andererseits in sehr ausgesprochenen Angstgefühlen. Aber auch der psychische *Erregungs*zustand schlägt leicht in sein Gegenteil um: in Abgespanntheit und in Niedergeschlagenheit, zumal bei der Beobachtung, wie leicht es im Hochgebirge zur Erschöpfung der Kräfte kommt. So bietet in höheren Regionen auch der Gesunde nicht selten das Bild des Neurasthenikers mit der Labilität seines Seelenlebens.

Angstgefühle werden im Gebirge nicht selten durch *Schwindelerscheinungen* hervorgerufen. Diese befallen durchaus nicht nur nervöse Menschen, sondern auch absolut gesunde, kräftige, im Tieflande keinerlei nervöse Erscheinungen bietende. Dieser Höhenschwindel äußert sich weniger beim Wandern als beim Haltmachen auf schmalem Terrain und erweckt das Gefühl, als müsse man in die Tiefe fallen oder würde unwiderstehlich in sie hinabgezogen. Seltener ist der Drehschwindel. Es handelt sich um einen von den optischen Eindrücken ausgehenden sog. Augenschwindel, der beim Schließen der Augen schwindet. Von einem immerhin möglichen Labyrinthschwindel im Höhenklima ist nichts bekannt; möglich, daß an den mit Kopfschmerz und Erbrechen — einem migräneartigen Zustande — nicht selten verbundenen Schwindelerscheinungen das Labyrinth beteiligt ist.

Auf die experimentellen Untersuchungen über die Beeinflussung seelischer Vorgänge im Höhenklima wird in Kapitel XI näher eingegangen werden.

Literatur.

1. HELLPACH, W.: Die geopsychischen Erscheinungen, 3. Aufl. Leipzig 1923.
2. BERLINER, B.: Der Einfluß von Klima, Wetter und Jahreszeit auf das Nerven- und Seelenleben. Wiesbaden 1914.

B. Spezielle Wirkungen des Höhenklimas.

Kapitel I.

Das Verhalten des Blutes (1).

A. Die Formelemente des Blutes.

1. Die Erythrocyten.

a) Ihre Menge.

Im einleitenden Teil I wurde schon hervorgehoben, daß die Steigerung der Erythrocytenzahl gegenüber dem Tieflande, die sich bei Hochgebirgsbewohnern — Menschen und Tieren — sowie bei einem Aufstieg zur Höhe aus dem Tieflande findet, die erste objektiv und zahlenmäßig festgestellte Wirkung war, die unter klimatischen Einflüssen an einer sonst konstanten physiologischen Größe beobachtet werden konnte. Nicht nur aus diesem historischen Grunde soll die Besprechung der Erythrocyten in erster Linie stehen, sondern weil sie bis heute ein besonderes wissenschaftliches Interesse behalten hat.

Die Zunahme der Erythrocyten mit der Höhe führte PAUL BERT, auf dessen Veranlassung VIAULT seine Untersuchungen in den bolivianischen und peruanischen Anden in Höhen von 3700 bis über 4000 m anstellte, teleologisch auf die dadurch geschaffene bessere Blut- und Sauerstoffversorgung zurück, indem er annahm, daß sie sich im Laufe von Generationen als zweckmäßige Anpassung an das Höhenklima ausgebildet habe. Aber MÜNTZ (2) zeigte dann, daß die Zunahme in kürzerer Zeit erfolgen könne, denn bei den Nachkommen von Kaninchen, die er 1883 auf dem Pic du Midi (etwa 2870 m) ausgesetzt hatte, fand er 1890 eine starke Zunahme des Bluteisens. Die Erfahrungen, die VIAULT an sich selbst machte, ergaben nun, daß schon 3 Wochen genügten, um eine starke Steigerung der Erythrocytenzahl zu erzeugen.

Blutzellenzählungen sind dann sehr zahlreich auch in geringeren Höhenlagen in den Schweizer Alpen und in deutschen Mittelgebirgen ausgeführt worden, von denen einige hier wiedergegeben seien nach einer von MEISSEN gemachten Zusammenstellung. Angefügt seien einige in außereuropäischen Hochgebirgen im letzten Jahrzehnt an Reisenden und Eingeborenen gewonnene Werte.

Tabelle 15.

Ort und Name des Untersuchers	Höhenlage m	Zahl der roten Blutzellen im Kubikmillimeter
Oslo (LAACHE)	0	4 970 000
Hohenhonnef (SCHRÖDER)	236	5 332 000
Zürich (STIERLIN)	412	5 752 000
Görbersdorf (SCHRÖDER)	561	5 800 000
Reiboldsgrün (F. WOLFF)	700	5 970 000
Davos (KÜNDIG)	1560	6 551 000
Arosa (EGGER)	1800	7 000 000
Kordilleren (VIAULT)	4392	8 000 000
Peruanische Anden (BARCROFT)	4500	—
a) Expeditionsteilnehmer	—	über 6 000 000
b) Eingeborene	—	„ 7 000 000
Pamirplateau (HINGSTON)		
a) an HINGSTON	4400	7 400 000
b) an 7 Höhenbewohnern	4400	7 300 000—7 960 000
Pamirplateau (HINGSTON)	5550	
a) an HINGSTON	—	8 320 000
b) Eingeborene Sarizol	ähnl. Höhe	7 600 000
c) Eingeborene Kirgisen	„ „	7 920 000

Gegen diese Zunahmen war man allerdings mißtrauisch, und zwar schon gegen die gefundenen Zahlen in der Volumeinheit Blutes als solche, sodann aber besonders gegen die Auffassung, es handle sich um eine reelle Zunahme, d. h. um eine der Gesamtzellen im Blute, also um eine wirkliche Neubildung oder vermehrte Ausschwemmung von Zellen aus dem Knochenmarke.

Zunächst leugneten einzelne [GOTTSTEIN (3), MEISSEN und SCHRÖDER (4)] überhaupt, daß die gewöhnliche THOMA-ZEISSsche Zählkammer im Höhenklima brauchbar sei. Es sollte durch veränderte Capillarattraktion zwischen

Blut und Kammerwänden bzw. durch Änderung der Oberflächenspannung des Blutstropfens in verdünnter Luft eine Steigerung von Zellen vorgetäuscht werden. Gottstein wollte dies auch durch Zählung abgetöteter Hefezellen unter normalem und vermindertem Luftdruck gezeigt haben. Meissen und Schröder konstruierten deshalb eine seinerzeit viel gebrauchte Kammer, deren Deckglas einen Schlitz trug („Schlitzkammer"), durch den ein Ausgleich des Luftdruckes innerhalb und außerhalb der Kammer erfolgen konnte. Aber auch mit dieser fanden Turban und Römisch (5) eine Steigerung in der Höhe. Sodann wurde auf den breiten Fehlerspielraum der Thoma-Zeissschen Kammer hingewiesen; jedoch Bürker (6), der eine neue zuverlässige Kammer baute, fand mit dieser gleichfalls die Steigerung mit der Höhe, wenn auch in weniger starkem Grade. Für mittlere Höhen fand er Zunahmen von 4% bis 11,5%, und zwar die stärkste bei der Person, die von vornherein die niedrigsten Werte hatte.

Die Zunahme in der Volumeneinheit als zutreffend zugegeben, beweist sie natürlich nichts für einen gesteigerten Einstrom von Zellen ins Blut und nichts für eine Steigerung der Gesamtblutzellenzahl. Es wurde darauf hingewiesen, daß es sich bei der Blutzellsteigerung in den Hautcapillaren einfach um eine *Verschiebung* der Zellen aus den Capillargebieten des Körperinnern handeln könne. Dies kommt ja vielfach unter verschiedenen Hautreizen vor. Gerade im Höhenklima sind diese sehr kräftig. Die Sonnenstrahlung wirkt auf eine Erweiterung der Hautcapillaren hin, sie können mehr Blut und damit mehr Blutzellen fassen. Dieses Plus wird von den Capillaren der inneren Organe hergegeben. Umgekehrt wirken verengernd die niedrigen Lufttemperaturen und die Luftbewegungen. — Unter dem Einfluß dieser Klimafaktoren kann die Zahl der Erythrocyten in den Hautcapillaren in kürzester Zeit außerordentlich sich verändern. Wohl als krasseste Beispiele fanden die Gebrüder Loewy und Leo Zuntz (7), daß ihr Ohrläppchenblut, je nachdem sie sich bei der Gnifettihütte, 3700 m hoch, in der Sonne oder in der warmen Hütte einerseits, andererseits auf dem Gletscher im Schatten aufhielten, Schwankungen zwischen 7 und 3 Millionen erkennen ließen, die in wenigen Minuten zustande kamen. Daß aber unter Ausschluß der unspezifischen Klimafaktoren die Verteilung der Blutzellen im Hoch- wie im Tieflande in allen Gefäßgebieten gleich ist, konnten Abderhalden, London, Loewy und Mitarbeiter (7a) an nach London „angiostomierten" Hunden zeigen, bei denen sie Blut der Vena portae, Vena hepatica, der Milz- und Nierenvene mit dem der Ohr- und Femoralvene und mit arteriellem Blute verglichen.

Das sind natürlich keine spezifischen Höhenklimawirkungen, sie kommen vielmehr in allen Klimaten mit ähnlich eingreifenden Klimaelementen zustande. — Aber man findet die Steigerung der Blutzellenzahl im Höhenklima auch, ohne daß man sich direkt diesen Klimafaktoren aussetzt. Allerdings verläuft *diese* Zunahme sehr langsam, wie erwähnt verstreichen bis zur Erreichung des Maximums, wenn man sich in 4000 m Höhe begibt, etwa 3 Wochen, in 1800 m Höhe wird es nach BÜRKER schon in der zweiten Woche bei Menschen erreicht.

Man wollte auch dadurch die Blutzellenzunahme erklären, daß man annahm, daß durch die starke Hautmuskel- und Hautgefäßmuskelkontraktion der Blutdruck steige, und es dadurch zu gesteigerter Filtration von Blutplasma in die Lymphwege komme und so zu einer Eindickung des Blutes (BUNGE und ABDERHALDEN). Aber zunächst tritt nur unter besonderen Umständen, durchaus nicht stets, eine Blutdrucksteigerung ein (Kap. III), so daß auf diesem Wege eine Eindickung des Blutes nicht gut stattfinden könnte. — Man hat die Eindickung und damit eine *relative* Steigerung der Blutzellenzahl auch davon abzuleiten gesucht, daß man eine Zunahme der Wasserverdunstung im Höhenklima annahm (GRAWITZ). Daß auch dies jedoch nicht zutrifft, geht aus schon älteren von JAQUET (8) und von SCHAUMAN und ROSENQVIST (9) angestellten Untersuchungen hervor, die bei Kaninchen, welche in wasserdampfgesättigter Luft einer Luftverdünnung ausgesetzt wurden, gleichfalls eine Steigerung der Zellenzahl fanden.

Gegen die Eindickungstheorie spricht weiter, daß die *Dichte* des Blutserums im Höhenklima *nicht* gesteigert, eher vermindert ist [Gebr. LOEWY und ZUNTZ (7)] und daß der *Brechungsexponent* des Serums *sich nicht ändert* [v. KORANYI (10)] im Sinn einer Zunahme, ebensowenig die *Viscosität* [WEBER (11), FRENKEL-TISSOT (12)]. Eher ändern sich diese beiden Größen im Sinne einer *Abnahme*. Auch der *Trockenrückstand des Serums* wird beim Aufenthalt in der Höhe nicht erhöht (EGGER, JAQUET). Es sei schon hier erwähnt, daß WEBER und FRENKEL-TISSOT als Erklärung für das von ihnen gefundene Verhalten des Serums eine *Abnahme der Serumeiweiße,* speziell der Globuline fanden.

Etwas anders lauten die Ergebnisse von PETERS (13), der zwar bei 3 gesunden Kindern eine Abnahme, bei 3 anderen aber eine Zunahme, bei 6 leicht Tuberkulösen gleichfalls eine Abnahme, bei Schwerkranken eine Zunahme der Bluteiweißmenge feststellte.

b) Beschaffenheit der Erythrocyten.

Gegenüber diesen mehr kritischen Gründen kann nun aber eine wirkliche Zunahme von roten Blutzellen durch eine ganze Reihe von Tatsachen erwiesen werden. Zunächst allerdings kann es im Höhenklima oder doch beim Übergang ins Höhenklima zu einer wirklichen Zunahme der Erythrocyten im Blute kommen, ohne daß eine *vermehrte Bildung* von Blutzellen besteht. Es handelt sich hier um das Hineingelangen von Blut aus Depots, in denen es bis dahin vom Kreislauf mehr oder weniger abgeschlossen lag. Zuerst bewies BARCROFT (15) an Hand von Versuchen für die *Milz,* daß das in ihr enthaltene Blut dem allgemeinen Stoffwechsel entzogen ist, daß es nicht, oder doch nur sehr schwer auf Einflüsse reagiert, durch die das Kreislaufblut schnell wesentlich verändert wird, z. B. durch Kohlenoxydeinatmung. Aber bei Sauerstoffmangel wirft sie ihr Blut in den allgemeinen Kreislauf, jedenfalls ein zweckmäßiger Vorgang, um unmittelbar die Widerstandsfähigkeit gegen Sauerstoffmangel zu stärken. Wie BARCROFT für die Katze berechnete und ebenso jüngst LINTZEL und RADEFF (16) für die Ratte bestimmten, beträgt die aus der Milz stammende Blutmenge etwa 5% des Gesamtblutes.

Man hat neuerdings mehrere Blutdepots kennen gelernt, die sich ähnlich wie das in der Milz verhalten, z. B. die subpapillaren Blutplexus der Haut [WOLLHEIM (17)] oder die Gefäße des Splanchnicusgebietes (EPPINGER). Wie weit diese, die für die Klinik der Zirkulationsstörungen eine wichtige Rolle spielen, auch zur Förderung der Anpassung an das Höhenklima dienen können, ist noch unbekannt. In positivem Sinne spricht allerdings der Befund von GOLLWITZER-MEIER, daß unter Sauerstoffmangel der Splanchnicustonus gesteigert wird, wodurch eine Einschwemmung von Blutzellen auch aus dem Splanchnicusgebiet in die Blutbahn erfolgen kann.

Aber dafür, daß auch eine *wirkliche Mehrbildung* roter Blutzellen im Höhenklima einsetzt, spricht schon die *Beschaffenheit* der Zellen selbst. Als kennzeichnend für junge Erythrocyten, die noch nicht ganz gereift, übermäßig schnell in den Kreislauf geworfen werden, gelten seit längerer Zeit schon Unterschiede in ihrer Größe (Anisocytose), Änderungen des färberischen Verhaltens (Polychromatophilie) und Erscheinen kernhaltiger roter Zellen (Erythroblasten). Jüngstens ist den sog. *retikulierten Zellen* besondere Aufmerksamkeit geschenkt worden als Produkten abnormer Knochenmarksreizung. Zu diesen *morphologischen* Besonderheiten kommt eine *physiologische:* ein gesteigerter Sauerstoffverbrauch der roten Zellen, bedingt und quantitativ abhängig von der Zahl der jugendlichen Zellen.

Kernhaltige rote Zellen werden nur in sehr beträchtlichen Höhenlagen, bezüglich im Experiment bei sehr starken und langen Luftverdünnungen (entsprechend 4000—6000 m Höhe), in nur kleiner Zahl gefunden; charakteristischer sind die anderen angegebenen Merkmale. Sie alle werden im Blute von sich im Höhen-

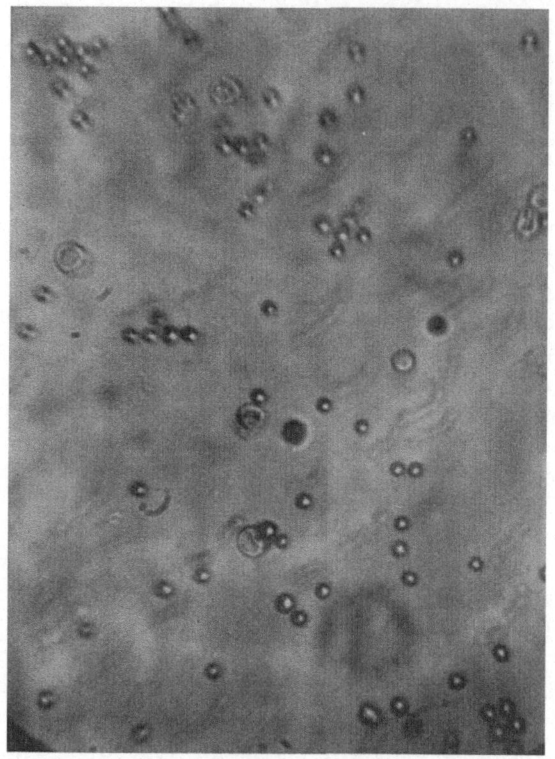

Abb. 15. Makrocyten vom Meerschweinchen.

klima aufhaltenden Individuen um so ausgeprägter, je erheblicher die Höhe ist. Beim Menschen hat schon KNOLL (14) sehr zahlreiche *Mikrocyten* — bis zu 20% der Gesamtzahl — beim Aufenthalt in 1800 m Höhe in den ersten 8—14 Tagen gefunden. Er möchte sie allerdings nicht erklären durch Übertritt aus dem Knochenmark, vielmehr als durch Abschnürung normaler Erythrocyten entstanden. Ihre Bildung würde aber dem gleichen Zwecke dienen, wie eine Zunahme der Zellen, nämlich der Oberflächenvergrößerung und damit einer gesteigerten Möglichkeit der Sauerstoffaufnahme. Aber neben Mikrocyten findet man auch nicht wenige *Makrocyten*, wie Abb. 15 zeigt, die von einem von DRASTICH (23a) untersuchten Meerschweinchen stammt, das 8 Tage unter einer Luftverdünnung, entsprechend 4000—5000 m Höhe gewesen war.

Mißt man genauer die Größe der Blutzellen von Tieren, die einige Tage unter stärkeren Luftverdünnungen waren, so findet man im Mittel eine Größenzunahme. FÖRSTER konnte folgende Werte feststellen für den Durchmesser der roten Blutzellen:

Tabelle 16.

Durchmesser der roten Blutkörperchen	
bei normalen Kaninchen	beim Kaninchen, welches 49 Std. im luftverdünnten Raume von 441 mm Hg war
4% zwischen 5,2 bis 6,0 μ	6% zwischen 5,2 bis 6,0 μ
34% „ 6,0 „ 6,9 μ	34% „ 6,0 „ 6,9 μ
51% „ 6,9 „ 7,8 μ	21% „ 6,9 „ 7,8 μ
11% „ 7,8 „ (8,1 μ)	29% „ 7,8 „ 8,7 μ
	11% „ 8,7 „ (9,0 μ)

Bei den Kontrollen war der mittlere Durchmesser 6,6, bei den verdünnt gewesenen 6,9 μ. Bei letzteren hatten 11% einen Durchmesser von 8,7 (bis 9,0) μ, während diese Durchmesser sich bei den Kontrollen überhaupt nicht fanden. — Ja nach ASZTALOS, ELIAS und KAUNITZ sollen Zellen mit Durchmessern bis 14 μ auftreten können (23c)[1].

Es scheint, als ob die Art des Zustandekommens des Sauerstoffmangels sowie Intensität und Dauer auf das Blutbild Einfluß haben. Nach Beobachtungen von FRANK und HARTMANN (23d) würden *Makro*cyten ein Zeichen von Insuffizienz des rechten Herzventrikels sein; im Höhenklima würden sie auftreten, wenn eine akut einsetzende Anoxyhämie lange genug dauert, um zu einer Reizung des Knochenmarkes mit überstürzter Abgabe noch unreifer Erythrocyten zu führen. Die Zunahme *normaler* Erythrocyten wäre die Folge eines allmählich vor sich gehenden Sauerstoffmangels, der lange Zeit anhält und keinen abnorm hohen Grad erreicht (JOKL [23e]).

Ebenso wie die Anisocytose ist auch die *Polychromasie* ein schon früh und bei stärkeren Luftverdünnungen sehr ausgebreitet

[1] Die Makrocyten sieht man nach DRASTICH und LEJHANEC (23b) nur auftreten bei Verdünnung des Blutes mit physiologischer Kochsalzlösung, nicht bei Benutzung HAYEMscher Lösung. Das ist nach DRASTICH und LEJHANEC ein Zeichen für durch Neubildung entstandene Zellen.

auftretendes Symptom. Sie ist wesentlich an die jungen Blutzellen gebunden, was sich aus den Resistenzverhältnissen der Blutzellen gegenüber hypotonischen Salzlösungen besonders deutlich ergeben wird [NAEGELI (37)]. Sie ist nach Luftverdünnungen von 7 bis 8 Tagen so ausgeprägt, daß nur ganz wenige wirklich orthochromatische Zellen festzustellen sind. Das würde dagegen sprechen, daß die Polychromasie sich *nur* auf die neugebildeten Blutzellen erstreckt. NAEGELI hält es nach der Meinung von SNAPPER (14a), der das gleiche Verhalten nach sehr starken Blutentziehungen beobachtete, für möglich, daß auch im Blute *vorhandene* Zellen umgebildet werden.

Auf *kernhaltige Erythrocyten* untersuchten zuerst die Gebrüder LOEWY und L. ZUNTZ, nachdem sie sich 8 Tage in 2900 m und weitere 8 Tage in 3700 m Höhe aufgehalten hatten. Sie fanden keine. Ebenso wenig fanden sich diese im Blute von Tieren, die später ABDERHALDEN und FOA im Gebirge untersuchten. Auch bei Tieren, die bis zu einer Woche oder etwas länger in Luftverdünnung gehalten waren, waren sie nicht zu finden. Dagegen fanden kernhaltige rote Zellen SCHAUMAN und ROSENQVIST (9) und neuerdings LINTZEL und RADEFF (16) bei Tieren, die *wochenlang* in stark verdünnter Luft gelebt hatten. —

Daß nach einer zehnstündigen Luftballonfahrt in Höhen von 3000 bis 5000 m v. SCHRÖTTER und ZUNTZ keine kernhaltigen roten Blutzellen fanden, dürfte bei der Kürze des Höhenaufenthaltes und der teilweise nicht übermäßigen Höhe nicht auffallen; eher schon der angeblich positive Befund von GAULE, bei dem es sich aber wohl um Kunstprodukte handelt.

Die retikulierten *(vitalgranulierten) Zellen* sind zuerst genauer im Tierversuch bei Erzeugung von Luftverdünnungen, entsprechend etwa 4000—5000 m Höhe, studiert worden. Dabei fand SEYFARTH (19a) schon nach wenigen Stunden, mehr noch nach 24 bis 28 Stunden eine deutliche Zunahme. Nach 3—4tägiger Verdünnung waren sie gestiegen:

bei Kaninchen	von	3—8%	auf	15—35%
bei Ratten	von	3%	auf	10%
bei Mäusen	von	5%	auf	15%
bei Meerschweinchen . .	von	2%	auf	6%.

Nach starken Blutentziehungen stiegen sie in 3—6 Tagen unter Luftverdünnung sogar auf 50—70% aller roten Zellen.

Nach SEYFARTH soll das Steigen der Zahl der retikulierten Zellen das früheste und sicherste Zeichen sein für die Reaktion des Knochenmarkes auf Sauerstoffmangel. — Auch CAMPBELL (25) gibt an, 50% der roten Zellen vitalgranuliert gefunden zu haben nach Hervorrufung starker Hämolyse.

Am *Menschen* ist das Verhalten der retikulierten Zellen auf BARCROFTS Hochperu-Expedition ermittelt worden, und zwar sowohl an den Teilnehmern, wie im Blute dauernd dort lebender Ingenieure, wie in dem der Eingeborenen. Die, wenn auch wechselnde, so doch *bei allen* zu findende zum Teil ganz erhebliche Zunahme zeigt Abb. 16.

In jüngster Zeit hat KAULBERSZ (19b) an Kaninchen, Meerschweinchen und auch am Menschen die Zahl der retikulierten Blutzellen beim Aufsuchen verschiedener Höhen verglichen. Er findet sie in 3100 m Höhe bei ersteren deutlich gesteigert, nicht so am Menschen. Er hat auch Beziehungen zwischen ihnen und der Blutzellresistenz festgestellt, über die S. 83 berichtet wird.

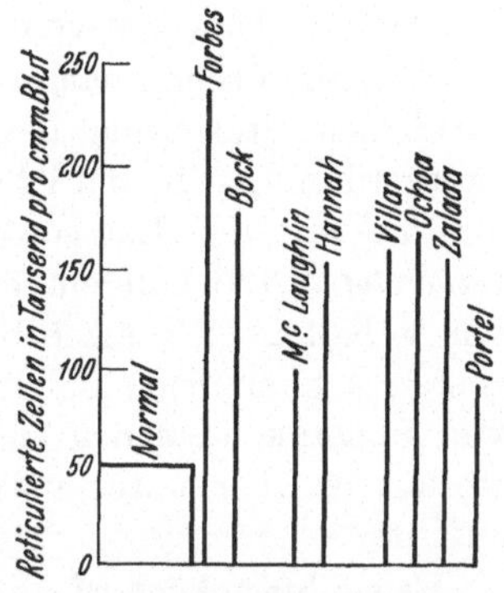

Abb. 16. Verhalten der retikulierten Zellen bei längerem Aufenthalt im Höhenklima. (Nach BARCROFT.)

Nach Untersuchungen von MOLDAWSKI (31) sollen Erkrankungen endokriner Drüsen zu einer teilweise beträchtlichen Vermehrung der vitalgranulierten Zellen führen. Für das Höhenklima ist gleichfalls eine Beziehung von Blutzellenzahl und Hämoglobin zu endokrinen Drüsen, speziell zur Schilddrüse angegeben worden (MANSFELD); nur durch die Tätigkeit der letzteren sollen Zellzahl und Hämoglobin zunehmen. Dies ist von anderer Seite nicht bestätigt worden (vgl. S. 133). Immerhin könnte die noch nicht zu beantwortende Frage aufgeworfen werden, ob die unter Sauerstoffmangel stattfindende Zunahme der retikulierten Zellen vielleicht indirekt über das inkretorische System erfolgt.

Endlich konnte auch der *Sauerstoffverbrauch des Blutes* in Versuchen an Kaninchen gesteigert gefunden werden [LOEWY und FÖRSTER (18)], nachdem diese einige Tage unter Luftverdünnung gewesen waren. Beim *Menschen* hatten früher MORAWITZ und MASING (19) nach mehrtägigem Aufenthalt in 4560 m Höhe keine Zunahme gefunden, wohl aber neuerdings an sich selbst CHIATTELINO und MADON (28a) nach längerem Aufenthalt auf Col d'Olen: 100 ccm Blut verbrauchten in 5 Stunden in Turin 0,27 bezüglich 0,19 ccm, auf Col d'Olen 0,91 bezüglich 0,89.

Die Steigerung der Sauerstoffzehrung wird nach MORAWITZ auf den gesteigerten Gehalt an retikulierten Zellen zurückgeführt.

Wo unter *pathologischen* Verhältnissen eine vermehrte Sauerstoffzehrung besteht (perniziöse Anämie), findet man gleichfalls eine erhöhte Zahl retikulierter Zellen. —

Versuche, die MÜLLER und CRONHEIM (28d) neuestens in Davos und auf Muottas Muraigl an 3 Personen ausgeführt haben, ergaben kein eindeutiges Resultat, dagegen fanden auch sie die Sauerstoffzehrung im Blut von Ratten, die einige Tage in Luftverdünnung gleich $^1/_2$ Atmosphäre gewesen waren, erheblich gesteigert. — Setzten MÜLLER und CRONHEIM ihrem Blute das Tripeptid Glutathion (in der SH-Form) zu, so trat eine erhebliche Steigerung der Sauerstoffzehrung nicht nur im Vollblut, sondern schon im Plasma ein, und zwar nur im Hochgebirge, nicht im Tieflande. Im Hochland müßten also sauerstoffgierige oder sauerstoffübertragende Stoffe im Blut bzw. Plasma aufgetreten sein, die sich im Tieflande nicht bilden.

Man kann schon nach allen diesen Befunden nicht gut an einer wirklichen Steigerung der Blutzellenzahl im Körper bei unter Luftverdünnung befindlichen Wesen zweifeln. Daß es sich hierbei um die mit der Luftverdünnung verbundene *Verminderung der Sauerstoffzufuhr* handelt, ergibt sich schon aus älteren Versuchen von v. KORÁNYI, wonach Sauerstoffzufuhr die bei Luftverdünnung zustande kommende Zellzunahme herabsetzt, und aus Versuchen von SELLIER, in denen sie umgekehrt beim Aufenthalt in sauerstoffarmer aber unter vollem Atmosphärendruck stehender Luft auftritt. —

Es sei hier gleich angefügt, daß man auch der *Sonnenstrahlung*, speziell ihrem ultravioletten Anteil, eine die Blutzellenzahl steigernde Wirkung zugeschrieben hat.

Diese Anschauung (20) stützt sich auf die mehrfach angegebene höhere Hämoglobinmenge im Sommer gegenüber dem Winter und auf den Parallelismus des Hämoglobingehaltes mit der Sonnenscheindauer. Letzterer Angabe ist widersprochen worden. Der höhere Hämoglobingehalt *im Sommer* kann nicht allein auf die stärkere *Belichtung* bezogen werden. — Experimentelle Untersuchungen ergaben ein *wechselndes* Verhalten; die älteren Versuche (zusammengestellt unter 1d S. 43) sprachen für eine Zunahme unter Belichtung, die neueren mit Ultraviolettbestrahlung ergaben teils eine Zunahme der Hämoglobinmenge und der Zahl der roten Blutzellen (BUCHARDI), teils keine Veränderung [KÖNIGSFELD, RIEDEL, BERNER (20a)]. Auf des Letzteren Ergebnisse hat BÜRKER (22) wiederholt hingewiesen.

Unter *natürlichen* Verhältnissen fand man bei viele Monate dauernden Aufenthalten in der Polarnacht keine Abnahme.

Speziell für das *Höhenklima* konnte MEYER (21) zeigen, daß auch bei im Dunkel gehaltenen Tieren die Blutzellvermehrung eintritt, wie diese auch beim Menschen bei bedecktem Himmel vor sich geht. Daß jedenfalls das Licht nicht der *wesentliche* Faktor für die Blutzellzunahme ist, beweisen auch die zahlreichen Erfahrungen, die im Davoser Forschungsinstitut an in dunklen Unterdruckkammern gehaltenen Tieren gemacht wurden, von denen Beispiele noch gegeben werden.

Nach Beobachtungen von LAQUER, WEBER, KESTNER dürfte jedoch Belichtung bei experimentell gesetzten *Anämien* — durch Aderlässe oder Gifte — den Wiederersatz des Blutes zu beschleunigen imstande sein. —

Kann man nach den beigebrachten Tatsachen nicht mehr gut an einer als kompensatorisch aufzufassenden Zunahme der Erythrocyten zweifeln, so interessiert die Frage, *wie weit diese Zunahme gehen kann.* Wenn die Blutzellenzahl auf das Doppelte ansteigen würde, so würde das Blut fast nur noch aus einem Blutzellenbrei bestehen. In Versuchen mit hochgradigen längeren Verdünnungen konnten Werte festgestellt werden, die nicht weit von dieser Grenze entfernt blieben. Aber meist bleiben doch die Erythrocytenzahlen hinter so hohen Anstiegen zurück, und zwar — wie Tabelle 17 zeigt — so, daß schon unter 4000 m Höhe ein Wert erreicht wird, der in höheren Lagen nur wenig überschritten wird; der auch nicht überschritten wird bei Tieren (Ratten), die — in Versuchen von LINTZEL und RADEFF — an Höhen von etwa

Tabelle 17.

Tierart	Dauer der Verdünnung Stunden	Grad der Verdünnung auf mm Hg	Blutzellenzahl im cmm Millionen vorher	nachher	Zunahme um % im Mittel	Beobachter
Ratte . . .	72	300—350	6,0—7,3	7,6—9,7	+ 24,7	GIANNINI
Ratte . . .	einige Wochen	600	9,35	10,3	+ 10,2	LINTZEL-RADEFF
	,,	350	9,35	11,97	+ 28,0	,,
	,,	280	9,35	12,56	+ 34,5	,,
Ratte . . .	72—80	300	6,0	9,84	+ 64,0	BALÓ
Meerschwein	72	310—350	5,9	7,7	+ 30,5	GIANNINI
	96	310—350	5,9	9,5	+ 60,7	GIANNINI
Kaninchen .	72	310—350	5,8	7,2	+ 23,9	GIANNINI
	72	310—350	4,7	5,7	+ 22,0	GABATHULER

8000 m Höhe akklimatisiert wurden und bei denen die Blutzellenzahl auch nur um etwa 30% erhöht war. Das spricht dafür, daß in größeren Höhen neben der Vermehrung der Blutzellenzahl noch *andere Anpassungsvorgänge* in umfänglichem Maße einsetzen müssen, von denen, wie später gezeigt werden wird, eine Zunahme der *gesamten Blutmenge* und auch eine *Beschleunigung des Blutumlaufes* wesentlich sind.

Um einen Einblick zu geben, wie weit bei starken Luftverdünnungen (etwa 6000 m Höhe) im Durchschnitt die Blutzellenzahlen steigen, sind einige Werte auf Tabelle 17 zusammengestellt.

c) Resistenz der Erythrocyten.

Eine Untersuchung der Resistenz der Erythrocyten zeigt Veränderungen gegenüber dem Tieflande. Zuerst scheint WANNER (zit. bei v. ROHDEN) Beobachtungen darüber angestellt zu haben. Er gibt an, daß bei Ferienkindern, die sich in 1500 m Höhe aufgehalten hatten, die (wohl Minimum-) Resistenz in 29% unverändert gefunden wurde, in 65% vermindert war. Dann hat v. ROHDEN festgestellt, daß Höhensonnenbestrahlung die Resistenz der *empfindlichsten* Erythrocyten herabsetzt, die der Hauptmenge aber steigert. — Weiter hat KESTNER Versuche an Hunden mitgeteilt, die Ultraviolettbestrahlungen und Luftverdünnungen ausgesetzt waren. Die letztere soll keinen Einfluß auf die Resistenz gehabt haben, wohl aber die Strahlung[1]. Nimmt man die Strahlungswirkung als vorhanden an, so scheinen nach den neuesten Untersuchungen von NAEGELI (37a) im Höhenklima jedenfalls *zwei* Faktoren wirksam zu sein, da neben der Strahlung auch die Luftverdünnung wirksam ist. Gerade die Bedeutung letzterer ist von NAEGELI festgestellt worden. Ihre an Kaninchen durchgeführten Versuche, in denen die Resistenz gegen hypotonische Kochsalzlösungen geprüft wurde, zeigten nämlich, daß zwar die *Minimum*resistenz etwas sinken kann, d. h. eine kleine Zahl von Zellen wird weniger widerstandsfähig, aber die *Maximumresistenz steigt nicht unerheblich*. Dabei sind die resistentesten Zellen *junge* Blutzellen, wie sich aus ihrem Verhalten gegenüber der MAY-GRÜNWALDschen Farblösung ergibt. Je resistenter sie nämlich

[1] Über die Art, wie Ultraviolettstrahlung die Resistenz der roten Blutzellen in vitro und die der in der Zirkulation kreisenden zu beeinflussen vermag (durch Wirkung auf ihre Lipoide), hat KOEPPE (37b) besondere Untersuchungen ausgeführt.

sind, um so intensiver zeigen sie mit ihr eine Blaufärbung, die ja nur bei jugendlichen Blutzellen gefunden wird.

Strahlung und Luftverdünnung würden danach ähnliche Wirkungen auf die Resistenz der Blutzellen haben. — KESTNER bringt die gesteigerte Resistenz mit der Zellvermehrung im Blute in Beziehung. Er nimmt an, daß gesteigerte Resistenz verlängerte Lebensdauer der Zellen bedeute. Dadurch könnten, ohne daß eine vermehrte Einfuhr von Zellen ins Blut stattfände, doch mehr Zellen als normal im Blute kreisen.

Zu einer ähnlichen Auffassung kommt für den *Menschen* neuerdings KAULBERSZ (11b). Er findet beim Menschen ebenso wie bei Kaninchen und Meerschweinchen eine Resistenzsteigerung der Erythrocyten gegen osmotische Reize im Hochgebirge (3100 m). Aber während sie bei Kaninchen und Meerschweinchen der Reticulocytenzahl parallel geht, besteht sie beim Menschen ohne deutliche Vermehrung der Reticulocyten und KAULBERSZ möchte deshalb, obwohl sonstige junge Zellen im Blut vorhanden sind, annehmen, daß Zellvermehrung und Resistenzerhöhung mit einem längeren Leben der Blutzellen in Verbindung stehen.

KAULBERSZ untersuchte auch die *Saponinresistenz*. Er fand sie in 1500 m deutlich gegenüber dem Tieflande (200 m) *vermindert*. In 3100 m trat keine weitere Abnahme auf, manchmal eine Zunahme.

Der Hinweis sei gestattet, daß bei vielen sekundären Anämien und bei der perniziösen Anämie gleichfalls eine Steigerung der Erythrocytenresistenz zu finden ist.

Bei hämolytischem Ikterus ist die Resistenz der Erythrocyten herabgesetzt. Aufenthalt im Höhenklima bessert den hämolytischen Ikterus. Es wäre möglich, daß dies mit der Resistenzsteigerung der Erythrocyten in Zusammenhang steht.

Von KRÜGER und BISCHOFF ist gefunden worden, daß das Hämoglobin eine bei den verschiedenen Tierarten verschiedene, aber für jede einzelne eine konstante, spezifische Resistenz gegen Säuren und Alkalien besitzt, die mit Zunahme der Reticulocytenzahl ansteigt. Ob in dem reticulocytenreichen Höhenblute gleichfalls diese erhöhte Resistenz gegenüber Alkalien und Säuren besteht, ist nicht untersucht.

2. Das Hämoglobin.

a) Seine Mengenverhältnisse.

Mit den Erythrocyten ändert sich auch der Hämoglobingehalt des Blutes. Aber gewöhnlich besteht kein Parallelismus zwischen beiden Größen, so daß meist die normale Beziehung zwischen Blutzellenzahl und Hämoglobin aufgehoben ist. Meist bleibt der Hämoglobinanstieg gegenüber dem der Zellen zurück, aber in einer Minderzahl der Fälle kann er die Zunahme der Zellen übertreffen.

Letzteres hat zuerst Bürker gefunden, bei dem die Hämoglobinzunahme um 4—6% die der roten Blutzellen übertraf. Meist jedoch wurde in späteren ausgedehnten Untersuchungen. besonders von Knoll, festgestellt, daß das umgekehrte Verhalten häufiger ist. Nach Knoll findet sich ein Zurückbleiben der Hämoglobinmenge gegenüber den roten Blutzellen in 75% der Fälle, nur in 25% das Umgekehrte. Von neueren Untersuchungen seien die von Margaria und Sapegno (21a) genannt. Während die Erythrocytenzahlen in 2900 m Höhe um 12,82% (10 Personen) zunahmen, stieg die Hämoglobinmenge nur um 4,07%. Ebenso war das Verhältnis in den Versuchen von Chiatellino und Margaria: + 12,6% Erythrocyten gegen + 7,64% Hämoglobin am gleichen Orte. — In der *Blutpathologie* oder bei dem *Blutwiederersatz* hat man Analogien hierfür. Bei der Chlorose sind die Blutzellen ärmer als in der Norm an Blutfarbstoff, bei der perniziösen Anämie findet sich ein höherer Gehalt an Hämoglobin als normal. Daher spricht Knoll von einem Chlorose- und einem Perniciosatypus. Das Verhältnis von Hämoglobin zu Blutzellen, der sog. *Färbeindex,* liegt im ersteren Falle unter, im letzteren über 1 (die Norm gleich 1 gesetzt).

Neuerdings bestrebt man sich, die Hämoglobinmenge auf den einzelnen Erythrocyten zu beziehen [nach Bürker (22) $= 30{,}3 \times 10^{-12}$ g], oder auf die Oberfläche eines Erythrocyten [Bürker (22)], oder auf 100 Erythrocytenvolumen [Drastich (23a)]. Die Bezugsgrößen sind also verschieden, aber dadurch werden die Veränderungen, die das Verhältnis von Hämoglobin : Erythrocyten im Höhenklima erfährt, nicht berührt. — Die Zurückführung der Hämoglobinwerte auf die Oberfläche ist darum wichtig, weil nach zahlreichen Untersuchungen am Menschen und an vielen Säugetierarten im Tiefland die gleiche Hämoglobinmenge stets auf die gleiche Oberfläche entfallen soll, so sehr auch Erythrocytenzahl und Hämoglobin differieren mögen[1].

Zuletzt haben Chiatellino und Madon (28) an zwei Personen auf 2900 m Höhe (Col d'Olen) eine Zunahme des Hämoglobins von nur 7%,

[1] Die Formel zur Berechnung des Hämoglobins auf die Oberflächeneinheit ist nach Bürker: $\frac{HB_E}{O_E} = \text{Konstante} = 31 \times 10^{-14}$ g auf 1 μ^2. — Angesichts der starken Anisocytose beim Blut von Höhentieren dürfte eine durchschnittliche Angabe über den Zellendurchmesser und daraus abgeleitet über die Oberfläche nicht leicht sein. Dabei bestehen Unterschiede, je nachdem man frische oder getrocknete Blutzellen untersucht. Darüber findet sich Näheres bei Drastich (23a) und bei Knoll. Sicherer scheint hier die Auszählung der Erythrocyten im Kubikmillimeter bei gleichzeitiger Ermittlung ihrer Gesamtmasse mittels Hämatokrit.

der Blutzellen von 14,5% gefunden. Nach den BÜRKERschen Angaben berechneten sie den Hämoglobingehalt des einzelnen Blutkörperchens und fanden, daß er in der Höhe *sank* und zwar von 32,7 bezüglich 32,9 $\times$ 10^{-12} in Turin, auf 30,6 bezüglich 30,1 (8% Differenz) in der Höhe. Pro qμ Oberfläche nahm er *ab* von 30,6 bezüglich 30,4 $\times$ 10^{14} auf 28,4 bezüglich 27,5 im Hochlande. Diese Befunde stehen eigentlich nicht im Einklang mit der Auffassung von der nach jeder Richtung hin sich erstreckenden Zweckmäßigkeit der Akkommodation des Blutes an die Höhe. Jedenfalls ist die Frage nach dem Verhältnis des Hämoglobins im Höhenklima pro Erythrocyteneinheit oder pro qμ Oberfläche noch nicht genügend geklärt.[1]

Ähnlich wie bei Gesunden verhält sich nach Bestimmungen von KNOLL (14) die *Zunahme von Hämoglobin und roten Blutzellen* im Höhenklima auch *bei Leichttuberkulösen*. Auch bei diesen steigen Erythrocytenzahl und Hämoglobin ebenso stark wie bei Gesunden, und zwar wird auch bei ihnen in 75% der Fälle die Zellenzahl stärker vermehrt als das Hämoglobin, bei 25% jedoch nahm letztere stärker zu. — Auch bei KNOLL war, was schon BÜRKER gefunden hatte, die Zunahme bei *Anämischen* besonders stark. Weiter ist auf die Zunahme auch das *Alter* des Individuums von Einfluß: in Versuchen an Kaninchen und Hunden fanden ABDERHALDEN und LOEWY und MÜLLER (beide besprochen unter 1b), daß die Steigerung bei jüngeren Individuen energischer erfolgte als bei älteren, bei denen wohl das Knochenmark auf die Klimareize weniger anspricht. —

In neueren, an unter stärkeren Luftverdünnungen (entsprechend 4—5000 m Höhe) gehaltenen Tieren durchgeführten Untersuchungen hat sich nun gezeigt, daß Hämoglobin- und Erythrocytenzahl auf Luftverdünnung, wie es scheint, typisch verschieden bei verschiedenen Tierarten sich vermehren. Das drückt sich besonders an dem *Färbeindex* aus. Wie GIANNINI (24) fand, sinkt er bei Ratten und Meerschweinchen unter Luftverdünnung deutlich, bei Kaninchen ändert er sich nicht. Letzteres hatte auch A. CAMPBELL (25) festgestellt. Die bestehenden Unterschiede sind übersichtlich auf Tabelle 18 wiedergegeben.

Aus der Tabelle ergibt sich auch ein Rückgängigwerden der Änderung des Färbeindex wenige Tage nach der Verdünnung. Sie zeigt aber auch einen *Einfluß der Milz* auf die Gestaltung des Färbeindex unter vermindertem Luftdruck. — Bei *entmilzten Meerschweinchen* steigt die Zahl der Erythrocyten nur wenig oder gar nicht durch Luftverdünnung, aber der Färbeindex sank dabei nicht, wie bei den Normaltieren, sondern stieg sogar mehr oder

[1] Vgl. Zusätze 1 im Nachtrag S. 402.

Tabelle 18. Färbeindex (Mittelwerte).

	Ratten	Kaninchen	Meerschweinchen	Entmilzte Meerschweinchen	
				1. Verdünnung	2. Verdünnung
Normal	0,79	0,84	0,91	0,89	1,05
72 Std. Verdünnung . .	0,74	0,85	0,71	1,12	—
96 ,, ,, . . .	—	—	0,64	—	1,08
24 ,, nach Verdünnung	0,90	0,84	0,73	1,00	1,02
48 ,, ,, ,,	0,90	0,84	0,73	1,17	1,00
72 ,, ,, ,,	0,91	0,83	0,92	—	—
96 ,, ,, ,,	0,91	—	—	1,05	—

weniger an. Das heißt, die Hämoglobinzunahme war in diesen Fällen im Verhältnis zu der der Erythrocyten vermehrt.

Die mangelnde Zunahme der Erythrocyten nach Entmilzung unter Luftverdünnung hatte schon DRASTICH beobachtet, aber nicht weiter verfolgt. Bei *Kaninchen* ist im Gegensatz zu den Meerschweinchen die Zunahme von Erythrocyten und Hämoglobin nach Entmilzung *beschleunigt* [GABATHULER jun. (26)], so daß die ASHERsche Auffassung von der hemmenden Wirkung der Milz auf die Blutbildung für Kaninchen jedenfalls zutrifft. Dabei sind die Werte für den Färbeindex bei den entmilzten Kaninchen weniger gleichmäßig als bei den Meerschweinchen. Immerhin überwiegt in den ersten Tagen der Luftverdünnung eine Steigerung der Hämoglobinbildung, so daß der Färbeindex zunächst über 1 steigt.

Die gleiche Wirkung wie beim Kaninchen hat Entmilzung bei *Hunden* in bezug auf Zunahme von Erythrocytenzahl und Hämoglobin in der Höhe. CHIATELLINO und GOLDBERGER (28b) hielten je 3 normale und entmilzte Hunde 4 Wochen auf Col d'Olen (2900 m). Beide Werte, sowohl Erythrocyten wie Hämoglobin, hatten bei den splenektomierten Tieren *mehr* zugenommen als bei den gesunden.

Gegenüber diesen Befunden gibt CAMPBELL (28c) an, keine besondere Wirkung der Entmilzung auf das Verhalten des Blutes bei Kaninchen gesehen zu haben. — Die Wirkung der Splenektomie bei Kaninchen und Hunden ist ein Gegenbeweis gegen die Anschauung, daß die Vermehrung der Blutzellen bei Luftverdünnung nur aus der Abgabe von Blutzellen aus der Milz an das Blut sich herleite[1].

[1] Vergleiche verschiedene Arbeiten von BINET und Mitarbeitern; z. B. C. r. Soc. Biol. Paris **97** (1927).

Aber eigentümlich ist, daß bei wochenlangem Belassen der Tiere unter Verdünnung allmählich ein Ausgleich stattfindet, so daß schließlich Erythrocyten: Hämoglobin sich normal zueinander gestalten. Danach scheint es, als ob nur die *primären* Wirkungen der Luftverdünnung auf Erythrocyten und Hämoglobin durch Entmilzung verändert werden. Unklar ist, ob das *spätere,* der Norm entsprechende Verhalten durch Ausbildung von Kompensationsvorgängen zu deuten ist, die ja gerade für die Milz nach klinischen Erfahrungen als sicher angenommen werden können.

Nach neueren Versuchen von v. ZALKA (27) scheint es, als ob die Milz bei der Hemmung der Blutzunahme bei den unter Luftverdünnung gehaltenen Meerschweinchen als Teil des ausgebreiteten *Reticuloendothelsystems* wirksam würde; wenigstens konnte v. ZALKA zeigen, daß „Blockierung" des Reticuloendothelsystems mittels Eisenzucker oder Carmin die gleiche hemmende Wirkung auf das Blutbild ausübt wie die Splenektomie. Über den Mechanismus müssen weitere Versuche aufklären, ebenso über die von v. ZALKA gefundene Tatsache, daß die unter starker Luftverdünnung sonst auftretenden *schweren Leberschädigungen* nach Blockierung (vgl. Kap. XIII) *sehr abgeschwächt* oder gar nicht festzustellen sind. v. ZALKA führt die hemmende Wirkung auf das Blutbild auf *Abdichtungsprozesse* des Knochenmarkes gegen die Blutbahn zurück, also auf eine besondere Art von Blockade, nicht auf eine hemmende Wirkung der *Blutbildung* in den Blutbildungsorten. Denn das *Knochenmark* befand sich *im Zustande gesteigerter Blutbildung.*

b) Gesamthämoglobin.

Eine sichere Entscheidung der Frage, ob und wieweit eine Blutneubildung im Höhenklima stattfindet, kann gegeben werden durch vergleichende Bestimmung des Gesamthämoglobins bei Geschwistertieren, von denen die eine Hälfte im Tieflande gehalten wird, die andere mehr oder weniger lange Zeit ins Höhenklima verbracht wird. Solche Untersuchungen sind zuerst von WEISS ausgeführt worden, weitere von JAQUET und SUTER am Kaninchen, von ABDERHALDEN an einem sehr großen Material von Ratten und Kaninchen, von LOEWY und MÜLLER an Hunden (Zitate s. unter 1e), endlich in neuester Zeit an Ratten von LINTZEL und RADEFF (16). Am Menschen haben auf dem Pikes Peak DOUGLAS, HALDANE und GENOSSEN (27b) die gleiche Frage untersucht.

Außer Weiss, dessen Ergebnisse Jaquet nicht als beweisend gelten lassen will, haben *alle* genannten Autoren eine deutliche Steigerung der Gesamthämoglobinmenge beim Höhenaufenthalt feststellen können. Eine Zusammenstellung gibt Tabelle 19.

Tabelle 19. Hämoglobingehalt pro Körperkilogramm.

Untersucher	Tierart	Ort	Hämoglobin Gramm pro Körper-kilogramm	Zunahme in %
Jaquet-Suter	Kaninchen	Basel	5,39	—
		Davos	6,59	22,2
Abderhalden	Kaninchen	Basel	7,99	—
	(in die Höhe verbracht)	St. Moritz	9,32	16,65
	Kaninchen	Basel	10,16	—
	(an Ort und Stelle geboren)	St. Moritz	11,04	7,68
	Ratten	Basel	8,92	—
	(in die Höhe verbracht)	St. Moritz	10,62	19,06
	Ratten	Basel	9,92	—
	(an Ort und Stelle geboren)	St. Moritz	10,78	8,70
Loewy-Müller	Hunde	Bern	10,78	—
		Brienzer-Rothorn	13,0	20,5

Das Minimum der Höhenwirkung würde daher betragen: plus 7,7—8,7%, das Maximum plus 20,5—22,2%.

Was sich schon aus der Betrachtung der Hämoglobinwerte in der Volumeneinheit ergab, nämlich, daß auf den *Umfang* der Zunahme das *Alter* der untersuchten Tiere von wesentlichem Einfluß ist, zeigte sich auch bei der Betrachtung der *Gesamt*hämoglobinmenge. Besonders die Untersuchungen von Abderhalden und von Lintzel und Radeff geben dafür ein ausreichendes Material. Danach waren die Hämoglobinmengen pro Kilogramm Tier folgende:

Tabelle 20. Einfluß des Alters auf den Hämoglobingehalt pro Körperkilogramm.

a) Nach Abderhalden.

Alter der Tiere	Hämoglobin pro Körperkilogramm in g beim Aufenthalt in		Unterschied des Hämoglobingehaltes in %
	Basel	St. Moritz	
6—$9^1/_2$ Monate	7,72	8,64	+ 11,92
3—5 „	7,48	9,06	+ 21,12
6 Wochen	8,50	10,96	+ 28,94

b) Nach LINTZEL-RADEFF.

	HB-Gehalt des Körpers Milliontel Mol pro Kilo	HB-Gehalt des Blutes Milliontel Mol pro ccm	Herzgewicht g pro Kilogramm
Ratten			
a) normal	310	9,5	3,5
b) an Verdünnung akklimatisierte junge	660	12,4	4,9
c) an Verdünnung akklimatisierte alte	448	11,9	3,4
d) akut verdünnte	377	11,0	4,5
e) 14 Tage *nach* der Verdünnung untersuchte	425	10,9	4,0
Mäuse			
a) normal	370	9,5	—
b) akklimatisierte	676	14,2	—
c) akut verdünnt	317	10,0	—
d) 8 Tage *nach* der Verdünnung untersuchte	490	11,8	—

Bei ABDERHALDEN betrug die Zunahme bei seinen in mittleren Höhen gehaltenen jungen Tieren bis zu 29%, bei LINTZELs und RADEFFs Tieren, die sich in 8000 m Höhe befanden, stieg die Gesamthämoglobinmenge bei den Mäusen um 80%, bei den jungen Ratten um 113%.

Danach ist also die Hämoglobinbildung um so ausgiebiger, je jünger die Tiere sind. Das erklärt sich daraus, daß die blutbildende Tätigkeit des Knochenmarkes, über deren Anregung im Höhenklima noch gesprochen werden wird, bei jugendlichen Individuen reger ist als bei älteren.

Beim Übergang ins Tiefland nimmt die Gesamthämoglobinmenge wieder ab, beginnend nach ABDERHALDENs Feststellungen etwa am 5.—6. Tage, unter Umständen aber auch schon in den ersten Tagen. Es bleibt aber noch eine ziemlich lange Nachwirkung bestehen, wobei die Hämoglobinmenge länger erhöht bleiben kann als die Zellenzahl (GIANNINI). — Auch hier macht sich ein Einfluß der Milz insofern geltend, als bei entmilzten Tieren die Rückbildung langsamer erfolgt als bei normalen (DRASTICH, GIANNINI).

Der Abbau von Blutzellen und Hämoglobin beim Übergang unter höheren atmosphärischen Druck führt zu *vermehrter Gallenfarbstoffbildung*. Wie GIANNINI fand, kann der Bilirubingehalt des Blutes bis zu 100% erhöht sein, wobei nur die indirekte Diazoreaktion nach HEYMANNS VAN DEN BERGH positiv ist. Eigentümlich ist das Verhalten bei *entmilzten* Tieren; bei ihnen ist die Bilirubinreaktion nach HEYMANNS VAN DEN BERGH nicht ausführbar, da ein ganz anderer Farbton nach Diazozusatz auftritt. Es handelt sich wohl um einen abnormen Hämoglobinabbau.

c) Veränderungen des Hämoglobins im Höhenklima.

Bei den Beziehungen, die sich bis jetzt schon mehrfach zwischen dem Verhalten des Hämoglobins im Höhenklima und bei Blutkrankheiten ergeben haben, erhebt sich die Frage, ob auch nach anderen Richtungen hin Ähnlichkeiten zwischen dem *Hämoglobin im Höhenblut und dem bei Bluterkrankungen* vorliegen. — Von letzteren ist bekannt, daß die Menge des dissoziabel am Hämoglobin gebundenen Sauerstoffs einen von der Norm abweichenden Umfang annehmen kann, so daß man nicht mehr aus der Sauerstoffbindung den Hämoglobingehalt berechnen kann, diesen höchstens aus einer Eisenbestimmung ableiten könnte. So bleibt die dissoziabel gebundene Sauerstoffmenge stark zurück gegenüber den festgestellten Hämoglobinwerten nach Milzexstirpation, ebenso aber auch bei Polyglobulien [MEYER (30)]. Bei der Polyglobulie des Höhenblutes zeigen sich aber diese Abweichungen nicht. Die Sauerstoffbindungsverhältnisse sind normal, solange es nicht zu Acidose im Blute gekommen ist (vgl. unter Blutgase).

Über die *Sauerstoffbindungsfähigkeit* des Hämoglobins wird später eingehender gesprochen werden. Hier sei nur erwähnt, daß beim Übergang in große Höhen — später für Körperruhe, früher für Arbeit — die Bindungsfähigkeit abnimmt und bei kurzen Höhenaufenthalten vermindert bleibt. Als Parallele dazu sei angeführt, daß das gleiche bei der perniziösen Anämie gefunden worden ist. — Es wäre aber sehr gut möglich, daß bei genügend langem Aufenthalte sich andere Bindungsverhältnisse einstellten, die im Sinne einer *gesteigerten Sauerstoffaufnahme ins Blut* wirken konnten. Die verminderte Bindungsfähigkeit ins Blut, die besonders bei niedrigen Sauerstoffdrucken (wie in den Capillaren) ausgeprägt ist, kann ja selbst insofern als ein zweckmäßiger Vorgang betrachtet werden, als dadurch, wie später ausgeführt werden wird, die *Sauerstoffabgabe* vom Capillarblut *an die Gewebe erleichtert* wird. Aber es scheint langsam in sehr großen Höhen sich eine andere Änderung des Hämoglobins vorzubereiten, durch die es fähig wird, bei gleichem Sauerstoffdruck *mehr* Sauerstoff aufzunehmen als im Tieflande. *Diese* Veränderung wurde zwar nicht von DOUGLAS (38) am Blute, auch nicht von BARCROFT (39) am Hämoglobin während eines Höhenaufenthaltes auf Teneriffa gefunden, wohl aber von letzterem (40) an den Eingeborenen in Hoch-Peru (Cerro de Pasco 4500—5000 m). Es würde sich also damit um eine weitere, allerdings erst spät auftretende Form verbesserter Sauerstoffversorgung des Körpers unter dem verminderten Sauerstoffdruck der Atmosphäre handeln.

3. Die farblosen Blutzellen.

Ihnen ist viel weniger Beachtung geschenkt worden als den roten, vielleicht, weil ihre Bedeutung beim gesunden Menschen nicht so zutage liegt und etwaige Änderungen im Höhenklima nicht ohne weiteres deutbar sind.

v. SCHRÖTTER und ZUNTZ fanden bei Luftballonfahrten keine charakteristischen Änderungen, RÖMISCH fand nach einem Aufstieg von 1800 m Höhe aus eine Verminderung der Leukocytenzahl. An zahlreichen gesunden Männern und Frauen, die 9 Tage bis 4 Monate in St. Moritz gewesen waren, hat STÄUBLI das weiße Blutbild verfolgt, ebenso CRAANDIJK bei in Davos Lebenden, dann RUPPANNER bei gesunden Alpenbewohnern (die Arbeiten sind zitiert unter 1 d).

Die Werte schwanken im einzelnen, aber die Mittelwerte zeigen doch bestimmte Eigenheiten. Sie sind (nach STÄUBLI und CRAANDIJK) in der folgenden Tabelle 21 zusammengefaßt.

Tabelle 21.

		St. Moritz bzw. Davos	Normal
Gesamtleukocytenzahl	STÄUBLI	6675	6000—8000
	CRAANDIJK	6660 (Männer)	
Polynucleäre Neutrophile	STÄUBLI	52,6%	70—75%
	CRAANDIJK	53 (m.) bis 55 (w.) %	
Eosinophile (STÄUBLI und CRAANDIJK)		2,2%	1—3%
Lymphocyten	STÄUBLI	27,2%	22—25%
	CRAANDIJK	37,7—35,5%	
Große mononucleäre	STÄUBLI	8,2 } 17,1%	2—3%
Übergangsformen	STÄUBLI	8,9 } 17,1%	
Monocyten (CRAANDIJK)		6,4—6,5%	
Mastzellen (STÄUBLI und CRAANDIJK)		0,4%	0,5%

Als charakteristisch ergibt sich, daß die Gesamtzahl nicht deutlich von der Norm abweicht — nur RUPPANNER (1d) hat niedrigere Werte als die für das Tiefland normalen gefunden. Dagegen ist deutlich eine *Abnahme der polynucleären* Leukocyten und eine *Vermehrung* (nach RUPPANNER absolut und relativ) der *Lymphocyten*.

Beachtenswert ist wohl auch die große Zahl der *Monocyten*, die auch KNOLL (33) feststellen konnte. Später hat MOCZYTZ (34) noch höhere Monocytenwerte, allerdings im Blute von Kranken feststellen können.

Nach dem *Übergang* ins Hochgebirge fand sich eine besondere „Akklimatisations"-Leukocytose, die in 2—3 Wochen rückgängig wurde.

Erwähnenswert ist, daß *bei Lungentuberkulösen* in leichten oder doch einen günstigen Verlauf nehmenden Fällen die Leukocytenzahlen wie bei Gesunden gefunden wurden. Jedoch in *schweren* Fällen und bei Knochentuberkulösen waren sie erhöht. Dabei war eine Steigerung der *Lymphocyten* nicht von ungünstiger Bedeutung, wohl aber eine solche der neutrophilen Leukocyten.

Daß es sich bei diesen Vorgängen um die Wirkung der Luftverdünnung handelt bzw. des durch sie hervorgerufenen Sauerstoffmangels, geht aus Versuchen von GUTSTEIN (32) hervor. Er legte Hunden einen Pneumothorax an, störte dadurch die Sauerstoffversorgung und fand gleichfalls neben Abnahme der Gesamtleukocytenzahl eine Neutropenie, Lymphocytose und eine Eosinophilie. Dasselbe konnte er bei Anämischen feststellen, die täglich 1—1$^1/_2$ Stunden durch die KUHNsche Saugmaske atmeten.

In den letzten Jahren ist das leukocytäre Blutbild vielfach an Tieren verschiedener Art: Ratten, Kaninchen, Meerschweinchen, die mehr oder weniger lange Zeit unter Luftverdünnung gehalten waren, untersucht worden. Auch hierbei fand sich eine *Leukopenie* (vgl. RUPPANNER) neben relativer *Lymphocytose* [BALÓ (41)]. Die Leukopenie bringen BALÓ und SHIBUYA (43) in Zusammenhang mit der Zurückhaltung von Leukocyten im Knochenmarke, die dort durch die Riesenzellen (Megakaryocyten) phagocytiert werden. Am Knochenmark fand SHIBUYA besonders auffallend den Reichtum an *basophilen* Leukocyten, am meisten ausgeprägt an tuberkulös infizierten Meerschweinchen.

Ebenso liegen aus den letzten Jahren mehrfache Untersuchungen über das *Verhalten des weißen Blutbildes im Hochgebirge nach schwerer körperlicher Arbeit* vor.

Die erste ist von Knoll (35) mitgeteilt und betrifft die Skiläufer an den St. Moritzer olympischen Winterspielen. — Im Gegensatz zu dem Verhalten bei Körper*ruhe* tritt bei der *Arbeit* eine erhebliche *Zunahme* der Gesamtleukocytenzahl auf, die wohl auf Ausschwemmung von Leukocyten in die Blutbahn zu beziehen ist, wobei wesentlich die *Neutrophilen* vermehrt sind, während die *Lympho*cyten mit wenigen Ausnahmen *abnehmen*.

Die Monocytenzahlen schwanken. Bei einer Minderzahl waren sie erhöht, und zwar war dies stets bei Hochländern der Fall, wobei bei einer schweizerischen Patrouille die Monocytenwerte auf 35%, 36%, ja 65% stiegen! — Bei den Tiefländern wurde eine Zunahme der Monocyten nicht beobachtet. Knoll bezieht dies auf eine in bezug auf die Monocytenzahlen noch nicht genügende Anpassung an das Hochland; Linksverschiebungen und vermehrte „toxische“ Granulationen kamen nicht zur Beobachtung.

Eine zweite Untersuchungsreihe rührt von Loewy, Vogel Eysern und Oprisescu (36) her. Hier wurden Teilnehmer an den akademischen Winterspielen in Davos 1930 untersucht und zwar Skiläufer und Hockeyspieler verschiedener Nationen. Außerdem wurde das Blutbild festgestellt nach anstrengenden, bis zur Ermüdung führenden, gemessenen Dreh- und Steigarbeiten (Ergostat, Treppensteigen).

Die Ergebnisse waren folgende:

Beim Skilanglauf nahmen, wie bei den St. Moritzer Winterspielen, die neutrophilen Leukocyten erheblich zu, aber zugleich mit einer deutlichen Linksverschiebung, indem die Stabkernigen von 5—7% auf 11—20% anstiegen. Ebenso nahmen die Lymphocyten *ab*, und zwar in sehr erheblichem Maße: von 30—44% auf 7—11%, d. h. mindestens auf ein Drittel, einmal auf ein Sechstel des Ausgangswertes.

Ungleichartig war die Wirkung des Eishockeys, wohl weil es sich hier nicht um eine *Dauerleistung* handelt, vielmehr um mehr oder weniger kurze Maximalleistungen, wechselnd mit schwächeren und unterbrochen von Ruhepausen.

Die *gemessene erschöpfende Arbeit* ergab beim Raddrehen hinsichtlich der Zahl der Leukocyten und der Lymphocyten das gleiche wie der Skilauf, wenn sie wirklich zu Erschöpfung führte. Das war viel leichter zu erreichen beim Treppensteigen; beim bis zur Möglichkeitsgrenze ausgedehnten langsamen Steigen ist die Steigerung der Leukocytenzahl besonders stark — bis zu 100% — mit Steigerung der Segmentkernigen, auch Steigerung der Stabkernigen, wiederum mit Verminderung der Lymphocyten. (Bei bis zur Arbeitsunfähigkeit durch Dyspnoe geschehendem *Schnell*lauf die Treppen aufwärts nahmen umgekehrt die Segmentkernigen ab, die Lymphocyten zu, wobei allerdings eine Linksverschiebung durch Zunahme der Stabkernigen bestehen blieb.)

Kennzeichnend für das Höhenklima scheint die gefundene *Abnahme* der Lymphocyten zu sein.

Für eine *Erklärung* dieser Befunde könnten höchstens Mutmaßungen geäußert werden, wenn man in Betracht zieht, von wie vielen Umständen das weiße Blutbild abhängt, besonders auch, wie es von Inkreten beeinflußt wird, die — wie das Adrenalin — durch erschöpfende Muskelarbeit mobilisiert werden. Den Adrenalineinfluß hat jüngstens SELESNJEW (40a) besonders untersucht.

4. Die Blutplättchen und die Blutgerinnung.

Es ist gelegentlich auf Hochgebirgsexpeditionen beobachtet worden, daß die Gerinnungszeit des aus Wunden fließenden Blutes gegenüber dem Tieflande stark verkürzt war. Diese Gerinnungsbeschleunigung ist z. B. dem Arzte an der letzten internationalen, von DYHRENFURT geführten Himalaya-Expedition, Dr. RICHTER, wieder aufgefallen. Dieselbe Erscheinung fand sich vielfach an Tieren, die einige Zeit unter starker Luftverdünnung zugebracht hatten, so unter anderen häufig bei NAEGELI. Andererseits konnte in diesen Fällen von BALÓ (41) festgestellt werden, daß die (nach FONIO und FLÖSSNER bestimmte) Zahl der Blutplättchen erhöht war. Bei der Bedeutung, die den Plättchen für die Blutgerinnung zugeschrieben wird, war eine Beziehung zwischen beiden Befunden ohne weiteres anzunehmen.

Sie wurde genauer untersucht von KOLOZS (42) an Kaninchen und Meerschweinchen, wobei getrennt der Einfluß der *Luftverdünnung* von dem der Ultraviolettstrahlung geprüft wurde. — Mit wenigen Ausnahmen war nach dem Aufenthalt unter 390 mm (nach Gewöhnung vorübergehend bis zu 270 mm) die *Gerinnung beschleunigt*. Zugleich war die Zahl der Thrombocyten nicht nur absolut, sondern auch relativ, d. h. noch mehr als die Zahl der Erythrocyten vermehrt.

Eigentümlich war, daß die Thrombocytenzahl bald nach dem Ende der Luftverdünnung wieder normal wurde, daß jedoch die Gerinnungszeit noch bis zu einigen Wochen abnorm verkürzt sein konnte.

Auch nach *Ultraviolettbestrahlung* war die Plättchenzahl vermehrt, aber dabei die Gerinnungszeit *nicht* deutlich verkürzt. Die Zunahme der Blutplättchen unter Ultraviolettbestrahlung haben auch LAURENS und SOOY (44a), LAURENS (44b) und GODFREY (45) angegeben. Aber nach den Ergebnissen von KOLOZS wäre im Höhenklima die beschleunigte Gerinnung doch auf Rechnung der Luftverdünnung zu setzen, nicht auf die der Strahlung, die nur eine Steigerung der Plättchenzahl zustande bringt, keine Beschleunigung der Gerinnung, eher eine Verzögerung (45a).

Nach SPADOLINIS (45b) Beobachtungen würde für die Zunahme der Plättchen im Blute an ein Auspressen derselben aus der sich kontrahierenden Milz in die Blutbahn zu denken sein.

Die Ergebnisse von KOLOZS zeigen an zwei Beispielen, daß die ursächlichen Beziehungen zwischen Zunahme der Plättchen und Beschleunigung der Gerinnung doch nicht so eng und gesetzmäßig sein dürften, wie allgemein angenommen wird — wenigstens nicht im Höhenklima. —

Im Zusammenhang mit der Steigerung der Plättchenzahl hat BALÓ die Veränderungen der *Megakaryocyten des Knochenmarkes* studiert, die bei einige Zeit unter Luftverdünnung gewesenen Tieren auftreten. Diese Zellen zeigen Degenerationen, die sich als blasse Kernfärbung und Granulationsschwund kundgeben. BALÓ hält diese Befunde für Erschöpfungszustände infolge übermäßiger Blutplättchenbildung. —

Beim Aufenthalt im Höhenklima tritt nicht selten eine *Lipämie* ein (vgl. S. 98). Wie SCHMITZ und KOCH (46) fanden, kommt es bei Lipämien zu beschleunigter Blutgerinnung, wenn dabei die Gesamtphosphatide, speziell das Kephalin im Blute vermehrt sind. Auf die Möglichkeit des Mitwirkens dieses Faktors an der beschleunigten Gerinnung des Blutes bei im Höhenklima lebenden Wesen sei hingewiesen, wenn auch bis jetzt eine vermehrte Gegenwart von Phosphatiden noch nicht nachgewiesen ist.

B. Verhalten des Gesamtblutes und der Blutflüssigkeit.

1. Physikalische Beschaffenheit.

Untersucht man Blut oder Blutplasma (Serum) mit physikalischen Methoden, so findet man gegenüber dem Blut von Tieflandwesen mannigfache Abweichungen, die zum Teil eine Folge der vorstehend beschriebenen Veränderungen an den zelligen Elementen sind, zum Teil selbständigen Charakter haben. — Eine Folge der Vermehrung der Erythrocyten ist: **a)** schon die Steigerung der Blutdichte. Beispiele dafür finden sich bei ZUNTZ, LOEWY, MÜLLER, CASPARI (S. 192), welche zeigen, daß die Blutdichte im Laufe eines längeren Höhenaufenthaltes um 4—6 Einheiten steigen kann.

Eine weitere Folge der Zellvermehrung ist **b)** die Steigerung der inneren Reibung (Viscosität) des Blutes im Höhenklima. DETERMANN, STÄUBLI, WEBER (11) haben darüber Mitteilung gemacht. Nach DETERMANN (vgl. bei STÄUBLI) nahm die Blutviscosität beim Übergang von Freiburg i. B. nach St. Moritz in

2—11 Tagen um 17,4% zu, nach STÄUBLI (47) bei mehrwöchigem Aufenthalt in St. Moritz um 11%.

Neuerdings hat STIGLER (11a) in Mittelafrika (Uganda) die Blutviscosität mehrerer Personen beim Aufstieg bis zu 4000 m Höhe untersucht. Er fand bei sich selbst 8 Tage nach Beginn des Aufstiegs in 4000 m einen Wert von 5 gegenüber Wien 4,6; bei einem Neger in der gleichen Höhe 6,5, in Wien 4,6—4,9, an einer dritten Person 5,4 gegen 5,0. — Demgegenüber fanden ABDERHALDEN, LONDON, LOEWY und Mitarbeiter an *Hunden* schon in 1550 m, mehr noch in 2450 m Höhe weit erheblichere Zunahmen der Blut-, nur ausnahmsweise der Serumviscosität im Venenblute.

Im Tieflande bestehen nun schon Differenzen zwischen der Viskosität des arteriellen und venösen Blutes; letzteres ist um 8—12% viscöser als ersteres und zwar, worauf zuerst wohl HAMBURGER (48) hingewiesen hat, infolge seines höheren Kohlensäuregehaltes. Die Blutkohlensäure führt zu einer Quellung der roten Zellen. Die Bedeutung dieser Wirkung für das *Höhenklima* hat besonders v. KORÁNYI (49) hervorgehoben. Die Kohlensäurewirkung auf das Blut wächst mit der Zahl der Blutzellen, wodurch die Viscosität des Venenblutes im Höhenklima ceteris paribus erheblicher sein muß als im Tieflande. Diese gesteigerte Viscosität führt zu einer erhöhten Herzarbeit, die sich demnach, wie noch besprochen werden wird (S. 155), am *rechten* Ventrikel stärker als am linken ausprägen und infolgedessen zu einer Hypertrophie überwiegend des *rechten* Herzens führen muß.[1]

Ein Gegengewicht gewissermaßen gegen die Steigerung der Viscosität des *Gesamtblutes* und die darauf beruhende Steigerung der Herzarbeit bildet das Verhalten des *Serums* beim Höhenaufenthalte: die Dichte des Blutplasmas bzw. Serums ist im Höhenklima nicht erhöht, eher vermindert, ebensowenig sind Viscosität und Trockenrückstand gesteigert[2].

c) Molekulare Konzentration und Leitfähigkeit zeigen keine deutlichen Änderungen. Selbst bei Bergtouren in 2900 m Höhe, unter denen Eiweißgehalt des Blutes, Trockenrückstand und spezifisches Gewicht beträchtlich zunahmen, änderten sich molekulare Konzentration und Leitfähigkeit in engen Grenzen [CHIATELLINO und MARGARIA (51a)].

Erwähnt sei, daß GÖBEL (52c) *kolloidchemische Änderungen am Blutserum* von Menschen fand, die er im Höhenklima (in 1500 m Höhe) kurze

[1] Vgl. Zusätze 2 im Nachtrag S. 402.

[2] Bei Kaninchen, die 3 Tage unter Unterdruck gehalten waren, fanden ELIAS, LÖFFLER, TAUBENHAUS eine Wasserabnahme im Venenblute, mehr an der Vena hepatica, weniger an der Vena cava.

Zeit mit Ultraviolettstrahlen lokal bestrahlte. Er erzeugte mittels Binden eine venöse Stauung an den Vorderarmen, bestrahlte den einen und entnahm dann beiden Blut. Die *Oberflächenspannung* des aus dem bestrahlten Arme stammenden Serums war stets von der des unbestrahlten Armes verschieden. Dabei kam es bei den erst kurze Zeit in der Höhe Lebenden zu einer Steigerung, bei den sich längere Zeit oben Aufhaltenden zu einer Abnahme derselben. Wahrscheinlich handelt es sich nicht nur um physikalisch-chemische Veränderungen der Serumeiweißkörper, sondern auch um chemische Vorgänge.

2. Chemische Beschaffenheit.

a) Der Eiweißgehalt des Blutes, insbesondere seine Globuline wurden vermindert gefunden. Die Abnahme des *Gesamt*bluteiweißes scheint aber nur bei *vorübergehendem* Höhenaufenthalt vorzukommen. Neuere Untersuchungen über die Bluteiweiße bei Mensch und Tieren, die in 1500 m Höhe ansässig waren (Kaninchen, Ratten, Meerschweinchen), ebenso an unter stärkeren Luftverdünnungen gehaltenen Tieren liegen von Toth (50) vor. Er trennte die verschiedenen Eiweißstoffe mittels Elektrodialyse. Weitere Bestimmungen wurden von Elias und Taubenhaus (51) ausgeführt, die chemisch die verschiedenen Eiweißanteile bei unter Luftverdünnung gewesenen Kaninchen bestimmten.

Die Ergebnisse von Toth schwankten nach der Tierart. Bei den Ratten war die *Globulinmenge* beim *dauernden* Aufenthalt im Hochlande *niedriger als im Tieflande. Akute* Verbringungen unter Luftverdünnung führten nicht zu einheitlichen Ergebnissen: teils kam es zu Globulinzunahme, teils zu Abnahme. Kaninchen und Meerschweinchen zeigten keine Differenzen mit der Höhe. Dagegen fanden sich bei *Menschen,* die *dauernd* im Hochlande lebten, neben *hohen Werten für das Gesamteiweiß* höhere Albuminmengen und niedrigere Globulinmengen als bei Tieflandbewohnern. Der Globulinanteil betrug im Tieflande 30,6%, im Hochlande 27,5%. Diesem Unterschied möchte Toth keine weitere Bedeutung beilegen.

Die gleichen Verhältnisse, d. h. sowohl den *hohen Eiweißgehalt* wie auch die Abnahme der Globuline fand in Zusammenhang mit seinen Cholesterinbestimmungen auch Schemensky (53) bei den Eingeborenen des Hochgebirges und bei den dort viele Jahre Lebenden. Dabei ist bemerkenswert, daß trotz des *höheren* Gesamteiweißes des Serums im Hochlande doch die *Viscosität geringer* war. Schemensky bezieht dies wohl mit Recht auf die Abnahme des hochviscösen Globulinanteils der Serumeiweiße.

Stärkere, eindeutigere Wirkungen fanden Elias und Taubenhaus (51). Bei 2—3 Tage unter starkem Unterdruck gewesenen

Kaninchen stellten sie eine starke *Albuminzunahme* neben geringerer Globulinabnahme fest, so daß gegenüber den Kontrollen die Albuminwerte um $^1/_6$ gesteigert waren, die Globulinwerte um $^1/_9$ gesunken. Der Quotient A : G war um etwa $^1/_3$ gestiegen. — Die Verfasser suchen die Bedeutung ihres Befundes in einer Beziehung zum Gesamtwasserwechsel ihrer Versuchstiere. —

b) Beim Aufenthalt in übergroßen Höhen, etwa von 5000 m an aufwärts, kommt es, wie zuerst LAUBENDER (52a und 52b) fand, zu einem weiteren *pathologischen Verhalten der stickstoffhaltigen Bestandteile des Blutes,* das sich in einer *abnormen Vermehrung des Reststickstoffes* kundgibt. Schon bei mehrtägigem Aufenthalt zwischen 430 und 380 mm Hg = 4500—5500 m Höhe stieg der Reststickstoff des Blutes um 25%, bei größeren Höhen, entsprechend 330—230 mm Hg stieg er um 40%, wobei mehr die Fraktion des *tief*abgebauten Eiweißes — Harnstoff- und Aminosäurenfraktion — gesteigert war als die Peptonfraktion.

Die Zunahme des Reststickstoffes im Blute ist später auch von ELIAS, LÖFFLER und TAUBENHAUS (52d) bestätigt worden, ebenso die vorwiegende Beteiligung der Harnstofffraktion daran. — Diese untersuchten zugleich, wie sich die verschiedenen Stickstofffraktionen in verschiedenen Venengebieten verhalten. Bei den als Kontrolle dienenden Hungertieren war der Reststickstoff höher in der Vena hepatica als in der Vena cava, bei den Unterdrucktieren war es umgekehrt, er war in der Vena cava höher. Den hohen Reststickstoffgehalt in letzterer beziehen die Verff. auf eine Ausschwemmung eines an Reststickstoff reichen Blutes aus peripherischen Gebieten und deuten die *geringere* Reststickstoffmenge im Blute der Vena hepatica dahin, daß Reststickstoff zum Teil in der Leber zurückgehalten werde.

c) Auch der Gehalt an Lipoiden ist im Höhenklima verändert. Es wurde bereits erwähnt, daß nicht selten bei unter stärkerer Luftverdünnung gewesenen Tieren *eine Lipämie* beobachtet wird [LOEWY und MOSONYI (53), GRIFFEL (56)]. Aber auch schon in mittleren Höhen, wie Davos, findet man Abweichungen gegenüber dem Tieflande.

Experimentell hat zuerst RABBENO (54) den Cholesterin- und Fettgehalt seines Blutes, sowie den im Blute von Hunden und Meerschweinchen nach dem Übergang in 2900 m Höhe, teils auch beim Aufenthalt in der pneumatischen Kammer, festgestellt und mit den Werten in Turin verglichen. Er fand *beiderlei Werte,* besonders die für das Cholesterin *gesteigert,* bezieht dies aber neben der Luftverdünnung auch auf die Kälte. Die *Phosphatidmenge* fand er *nicht* gesteigert.

Weiter hat SCHEMENSKY (55) die Höhe des Blutcholesterins bei sich selbst beim Übergang vom Tiefland zum Hochland (Davos 1550 m), sowie den Cholesteringehalt im Blute von Hunden und Meerschweinchen im Tiefland und in Davos ermittelt. Endlich auch in größerem Maßstabe den bei Gesunden und Kranken, die sich für mehr oder weniger lange Zeit in Davos aufhielten und auch den bei einer größeren Anzahl von *Eingeborenen* festgestellt. — Er fand, daß der *Cholesteringehalt im Hochgebirge über dem im Tieflande* liegt, daß er beim Übergang in die Höhe schnell ansteigt und während der Dauer des Höhenaufenthaltes hoch bleibt. Setzt man das Maximum des Blutcholesterins im Tieflande zu 180 mg-%, so findet man im Hochgebirge Werte, wie im Tieflande nur unter pathologischen Zuständen, etwa bei Nephritiden. Viele Werte lagen über 200 mg-%, manche bei Eingeborenen zwischen 350 und 480 mg-%. — Auch Meerschweinchen, deren Blutcholesterin weit niedriger liegt als beim Menschen (nur 30—40 mg-% im Tieflande), zeigten Zunahmen auf 71—88 mg-%, d. h. um 100%.

SCHEMENSKY konnte in einem Falle an einem Meerschweinchen nach einer Luftverdünnung von 2 Tagen keine Cholesterinsteigerung finden, wohl aber eine solche bei einem Hunde nach längerer *Bestrahlung* mit natürlicher oder künstlicher Höhensonne.

Endlich hat GRIFFEL (56) zahlreiche Versuche über *Gesamtfett- und Cholesteringehalt des Serums* an Kaninchen ausgeführt mit besonderer Rücksicht auf den Einfluß der Luftverdünnung, der die Tiere 4—6 Tage lang in Unterdruckkammern ausgesetzt waren. — Bei allen 10 untersuchten Tieren fand er erhebliche *Zunahmen.* So war nach 4tägiger Luftverdünnung das Gesamtfett um 100—388% gestiegen, das Gesamtcholesterin um 154 bis 284%. Nach 5—6tägiger Verdünnung war die Steigerung für das Fett 127—583%, für das Cholesterin 91—352%. — Zwei Tage nach Entfernung aus den Kammern waren die Werte wieder der Norm nahe. In den Versuchen GRIFFELs war darauf geachtet, daß keine Anämie mit der durch sie veranlaßten Lipämie durch die verschiedenen Blutentnahmen zustande kam, und es wurden zugleich hungernde Kontrolltiere untersucht. Auch bei diesen kam es zu Lipämie, die jedoch weit geringer war als die bei Luftverdünnung. Zudem bietet die Verdünnungslipämie insofern etwas von der Hungerlipämie Abweichendes, als im Mittel bei ersterer das Gesamtfett mehr gesteigert war als das Cholesterin, bei letzterer umgekehrt das Cholesterin mehr zugenommen hatte. —

Eine Erklärung der Luftverdünnungslipämie ist nicht ohne weiteres zu geben, sie dürfte auch nicht für alle Fälle gleich sein. GRIFFEL bezieht sich auf die in hochgradigen Verfettungen bestehenden *Veränderungen der Leber,* die durch den mit der Luftverdünnung einhergehenden Sauerstoffmangel veranlaßt sind (vgl. Kap. XIII). GRIFFEL weist darauf hin, daß auch *bei Lebererkrankungen,* die mit Verfettungen des Leberparenchyms einhergehen, es zu Hyperlipämie und Hypercholesterinämie kommt. Aber wenn auch in GRIFFELs Versuchen Leberveränderungen (Verfettungen) zustande kamen, so ist das doch nicht der Fall bei den Cholesterinämien, die RABBENO und SCHEMENSKY schon in Höhen von 2900 m bezüglich 1500 m beobachteten. Ein Zusammenhang mit irgendeiner Krankheit, in deren Verlauf es im Tieflande, wie besonders STEPP (57) nachwies, zu Lipämien kommt, besteht gleichfalls nicht, auch keine Temperatursteigerung oder Unterernährung, so daß vorläufig eine zureichende Deutung für die Höhenlipämie in mittleren Höhen nicht gegeben werden kann, es sei denn, daß hier die Sonnenstrahlung das wirksame Moment wäre. Das müßte weiter geprüft werden. Vielleicht handelt es sich um eine Transportlipämie aus nicht klaren Ursachen. — Ebenso müßte geprüft werden, wie sich unter zu Verfettung führenden starken Luftverdünnungen das freie zum Estercholesterin verhält. Nach THANNHAUSER (56a) zeigen manche Lebererkrankungen die Erscheinung, daß das freie Cholesterin im Verhältnis zum Estercholesterin mehr oder minder *gesteigert* ist. Die Frage ist, wie sich die unter Luftverdünnung entstehenden Leberverfettungen in dieser Hinsicht verhalten.

SCHEMENSKY hebt hervor, daß im Höhenklima vielleicht eine stärkere Blutmauserung statthat, ein erhöhter Untergang an roten Blutzellen, wobei aus deren Stromata mehr Lipoide frei werden, so daß auf diese Weise der höhere Lipoidgehalt des Blutes eine Erklärung finden könnte. —

Man bringt heute vielfach die Höhenklimawirkung in Verbindung mit dem vegetativen Nervensystem, besonders die Wirkung seiner Strahlung. Wie später ausgeführt werden wird (Kap. XII), spricht eine Anzahl von Befunden dafür, daß die Strahlung zu einer Schwächung des Sympathicus, einer Sympathicushypotonie führe, also zu einem Überwiegen des Parasympathicus. Nun führen aber parasympathische Erregungen bzw. parasympathische Gifte (Cholin) zu einem *Sinken* des Blutcholesterinspiegels, was den im Höhenklima gemachten Erfahrungen widersprechen würde (58).

Rabbeno bringt die Cholesterinämie im Höhenklima in Beziehung zum Cholesterin der *Nebennieren,* das den gleichen Gang zeigt wie das des Blutes. Beim Höhenaufenthalt stieg es um 50—100%, um für die Dauer des Höhenaufenthaltes hoch zu bleiben.

d) Nicht wenige Untersuchungen haben sich mit dem Niveau des Blutzuckers beim Aufenthalt im Höhenklima befaßt, aber die Ergebnisse waren schwankend, so daß sich etwas Eindeutiges noch nicht sagen läßt[1].

Die Ergebnisse waren darum schwankend, weil im Höhenklima, wie es scheint, zwei Faktoren wirksam werden: die Strahlung und die Luftverdünnung. — Über die Wirkung der *Strahlung* auf den Blutzucker liegen schon seit langer Zeit Untersuchungen vor. So hat Frenkel-Tissot (60) ihn im Hochgebirge unter Sonnen- und Ultraviolettbestrahlung bestimmt. Er fand eine Art Regulierung des Blutzuckers durch die Bestrahlung, indem ursprünglich hohe Werte eine Neigung zum Sinken, niedrige und normale eine zum Steigen zeigten. Nach Glühlichtbädern, die zu Hyperthermie führten, fand er Steigerungen des Blutzuckers.

Sodann hat Rothmann (61) unter Bestrahlung eine *Abnahme* der Blutzuckerwerte gefunden. Er bezieht dies im Zusammenhang mit der gleichfalls von ihm gefundenen Blutdrucksenkung und der Steigerung der Zuckertoleranz auf eine Abnahme des Sympathicotonus. Weiter hat Messerle (62) wiederholt die Strahlungswirkung zunächst im Tieflande, später auch im Hochgebirge untersucht. Er fand, daß, entsprechend den Befunden Rothmanns, Sonnen- und Quarzlampenbestrahlung die Blutzuckernüchternwerte *senken,* wie sie auch (vgl. Kap. VIII) zu einer Abflachung der Kurve der alimentären Hyperglykämie nach Zuckerzufuhr führen. — Im *Hochgebirge* an einer größeren Zahl von Personen mit und ohne Bestrahlung ausgeführte Versuche ergaben, daß sich in der Höhe bei längerem Aufenthalt eine leichte Hyperglykämie ausbildet, wobei Zuckerzufuhr zu einer schnelleren und steiler ansteigenden Zuckerzunahme im Blute führte als im Tieflande, manchmal auch mit einem höheren Maximum. Nach

[1] Nach einer Angabe Wolfers (59) sollen starke Schwankungen der Blutzuckerwerte sich finden bei in kurzen Zwischenräumen (alle 5 Minuten) vorgenommenen Bestimmungen. Die Differenzen können bis zu 25% des Ausgangswertes betragen. Von anderer Seite sind solche starken Schwankungen nicht gefunden worden. Sollten sie häufiger vorkommen, so wäre damit der Boden für die Prüfung experimenteller Einflüsse auf den Blutzucker sehr erschüttert.

Bestrahlung dagegen sank auch im Hochgebirge der Blutzuckerspiegel, und bei alimentärer Hyperglykämie verlief die Kurve flacher. Die Zuckertoleranz war nach Bestrahlung erhöht. — Nach MESSERLE besitzt das Höhenklima zwei entgegengesetzt wirkende Faktoren: die Luftverdünnung, bezüglich den Sauerstoffmangel, der die Ansprechbarkeit des Sympathicus steigert, und die Strahlung, die sie herabsetzt oder die parasympathische Ansprechbarkeit erhöht. Die *Gesamtwirkung* des Höhenklimas auf den Blutzucker wäre nach MESSERLE die Resultante beider Faktorengruppen, die im Einzelfall bestimmt wird durch die herrschende Einstellung des vegetativen Nervensystems.

Endlich haben vergleichend in Turin und auf dem Col d'Olen GOLDBERGER (64) und FERRALORO (65) das Verhalten des Blutzuckers bestimmt. GOLDBERGER untersuchte 4 Personen. In der Höhe nahm allmählich der Blutzuckerspiegel *zu*, um nach der zweiten Woche den Tieflandwert um 30—40% zu übertreffen. Auch unter Sonnenbestrahlung soll er *zu*genommen haben und zwar mehr als allein durch die Höhe, um allerdings eine halbe Stunde nach der Bestrahlung wieder zu sinken. Auch bei den 3 Personen FERRALOROs fand sich eine Steigerung des Blutzuckers in der Höhe; aber im Gegensatz zu den Befunden anderer Autoren verliefen nach gleicher Zuckerzufuhr die Blutzuckerkurven im Hochland und Tiefland parallel zueinander, so daß die Blutzucker*zunahme* in beiden Fällen gleich war. Demnach wäre nach FERRALORO die Zuckerverbrennung im Hochlande nicht gesteigert. Die auch von ihm gefundene erhöhte Zuckertoleranz soll von einer verminderten Durchlässigkeit der Nieren für Zucker herrühren.

In 1550 m und in 2450 m Höhe war bei *Hunden* eine Änderung des Blutzuckers gegenüber dem Tieflande nicht zu finden [ABDERHALDEN, LONDON, LOEWY und Mitarbeiter (65a)]. Dagegen fand BAYEUX (65b) in Montblanchöhe eine Abnahme des Blutzuckers und auch eine Verminderung des glykolytischen Vermögens des Blutes.

In der pneumatischen Kammer fand bei sehr starken Verdünnungen AGGAZZOTTI (65c) gleichfalls eine Abnahme des Blutzuckers bei Kaninchen und Meerschweinchen.

An mehr oder weniger lange Zeit (3—11 Tage) unter starken Luftverdünnungen (340 mm Hg) gehaltenen Meerschweinchen haben auch LAUBENDER (66) und WERTHEIMER (67) Blutzuckerbestimmungen ausgeführt. Im Gegensatz zu AGGAZZOTTI fanden sie im Mittel *keine* Differenz zwischen den unter Luftverdünnung gehaltenen und den Kontrolltieren, so daß WERTHEIMER das Zuckerzentrum im Gegensatz zu anderen Zentren in der Medulla oblongata für sehr resistent gegen Sauerstoffmangel hält.

Auf neuere Versuche von ALTMANN (68) über die *alimentäre Blutzuckerkurve* bei starken Luftverdünnungen und auf solche über den Leber- und Muskelglykogengehalt bei starken Verminderungen des Luftdruckes, die WERTHEIMER ausführte, wird im Kapitel über den Kohlenhydratstoffwechsel zurückgekommen werden. Ebenso wird später die von BREHME und GYÖRGY am Menschen, von MONASTERIO an Kaninchen gefundene Tatsache erörtert werden, daß Adrenalin den Blutzucker im Höhenklima bzw. bei Luftverdünnung weit mehr emportreibt als im Tieflande.

Aus dem vorstehend zusammengestellten Material geht hervor, daß die Ergebnisse widersprechend gewesen sind, und daß ein klarer Einblick in die Blutzuckerverhältnisse bis jetzt nicht gewonnen ist. Überwiegend ist nur die Senkung des Blutzuckers bei Bestrahlung und seine mäßige Zunahme im mittleren Höhenklima angegeben. In sehr erheblichen Höhen ist an Tieren mehrfach eine Abnahme oder auch keine Änderung zu finden gewesen. Auch der Gang der alimentären Blutzuckerkurven war wechselnd und dementsprechend auch die Auffassung der gewonnenen Ergebnisse. Vorläufig ist nicht klar erkennbar, inwieweit die gefundenen Unterschiede mit der Höhe und dem Zustand der untersuchten Individuen zusammenhängen. Hier werden erst weitere Untersuchungen unter Berücksichtigung aller Einzelheiten Klärung bringen können.

c) Die Mineralbestandteile des Blutes. Daß auch diese auffälligen Änderungen unterliegen, ist verschiedentlich festgestellt worden. Während Mineralverschiebungen in den *Organen* sowohl als Folge der Bestrahlung wie der Luftverdünnung ermittelt wurden, ist für das Blut bisher hauptsächlich der Strahlungswirkung nachgegangen worden.

PINCUSSEN (69) hatte festgestellt, daß unter Ultraviolettbestrahlung charakteristische Veränderungen des Kalium- und des Calciumgehaltes des Blutes eintreten, wobei das Verhältnis von Kalium zu Calcium kleiner wird. Derselbe Autor hat dann Untersuchungen an Kaninchen unter Bestrahlung mit *natürlicher Höhensonne* in Davos ausgeführt und das Verhalten von K : Ca : Mg bestimmt. Er fand auch hier eine starke Abnahme des Quotienten K : Ca im Blute. Dieser Abnahme entsprach eine erhebliche *Zu*nahme des Kalium : Calcium-Quotienten im Harn derart, daß er bei dem einen Tier (Karottenfutter) auf das Doppelte, bei dem anderen (Hafer) auf das Vierfache stieg. PINCUSSEN möchte seine

Ergebnisse am Blute so deuten, daß durch die Bestrahlung die Vaguswirkung zugunsten der Sympathicuswirkung herabgesetzt, also ein sympathicotonischer Effekt erzielt wurde. Diese Anschauung würde also der im vorigen Abschnitte besprochenen entgegengesetzt sein.

Höhenaufenthalt ohne Bestrahlung setzte zunächst K- und Ca-Menge im Blut herab. Allmählich stiegen sie bis zu den ursprünglichen Werten.

Aber Bestrahlung ruft auch andere Veränderungen der Blutmineralien hervor. Wie zuerst A. Hess und Unger (70) fanden, und wie später durch Sonne (71), Schultzer (72), Gates und Grant (73) bestätigt wurde, nimmt neben dem anorganischen Calcium der Phosphorgehalt im Blute zu. Das scheint schon bei Gesunden zuzutreffen, deutlicher sind diese Wirkungen noch bei der Rachitis, bei der die abnorm niedrigen Calcium- und Phosphorwerte zur Norm gebracht werden. Diese Wirkungen wurden durch ultraviolette Strahlen hervorgebracht.

Die Untersuchungen über den K-, Ca-, Na-, Mg-Gehalt des Blutes bei Bestrahlung sind in letzter Zeit sehr zahlreich geworden. Eine Zusammenstellung findet sich in Pincussens Photobiologie (Leipzig 1930). Wenn auch im einzelnen sich Unterschiede in den Befunden ergaben, so bestätigt sich doch im ganzen die Tatsache einer Steigerung von Ca, Mg, Na und einer Abnahme von K unter Bestrahlung. —

An Hunden, die im Tieflande, in 1550 m und in 2450 m Höhe untersucht wurden, fand sich eine Abnahme des K im Beginn des Höhenaufenthaltes, das Ca zeigte Schwankungen, die *höchsten Werte für Ca wie auch für Phosphorsäure wurden in 2450 m Höhe gefunden*. Die Alkalireserve nahm mit der Höhe ab [Abderhalden, London, Loewy und Mitarbeiter (65a)]. — Da in diesen Versuchen die Hunde fast ununterbrochen im Hause gehalten wurden, kann für die Steigerungen des Blutkalkes und des Blutphosphors mit der Höhe die Strahlung nicht gut in Betracht kommen. Es muß vielmehr die *Luftverdünnung* als ursächliches Moment herangezogen werden, so wie sie auch den Mineralbestand in den *Organen* zu verändern vermag (vgl. Kap. XIII).

Die Behandlung der Rachitis mit künstlicher Ultraviolettbestrahlung ist ja seit Huldschinskys (74) Entdeckung jetzt allgemein eingeführt. Aber schon das in der Sonne des *Höhenklimas* enthaltene Ultraviolett kann Rachitis zum wenigsten verhüten. Bernhard (75) gibt an, daß die auf der Schattenseite enger Hochtäler lebenden oder in lichtlosen Häusern gehaltenen Kinder leichter an Rachitis erkranken als die auf der Sonnenseite aufwachsenden.

Über das Verhalten der Mineralbestandteile des Blutes im Höhenklima ist sonst so gut wie nichts bekannt.

Und doch müssen Veränderungen ausgelöst werden, in mittleren Höhen durch die infolge primärer Reizung des Atemzentrums sich ergebende Überventilation, in größeren — zu verbreiteterem Sauerstoffmangel führenden — durch die sich ausbildende Acidose.

Abderhalden und Mitarbeiter (65a) fanden, wie vorstehend erwähnt, die theoretisch geforderte Abnahme der Alkalireserve (vgl. S. 104). Peters und Mitarbeiter (75a), die besonders eingehend die Blutveränderungen bei Reaktionsänderungen des Blutes untersucht haben, konnten bei absichtlicher Überventilation, die bis zum Auftreten von Tetaniesymptomen geführt wurde, keine Abnahme der Gesamtbasen des Blutes finden. Aber bei einer durch mäßigen Sauerstoffmangel herbeigeführten leichten Überventilation fanden auch sie eine Abnahme der Alkalireserve des Blutes. Dabei nahm die Chloridmenge durch Einströmen aus den Geweben zu. Bei *starkem* Sauerstoffmangel nahmen die organischen Säuren zu und bewirkten eine Abgabe von Basen seitens der Gewebe, also eine Basenzunahme im Blute.

Stets tritt bei einer Abnahme des kohlensauren Alkalis des Blutes das Chlornatrium für dieses ein. Es wird gespalten und sein Kation dient nun der Kohlensäurebindung. Blutalkalien und Blutchloride verhalten sich also reziprok. Alkalose und Acidose des Blutes führen auch an anderen Blutelektrolyten zu kompensatorischen Vorgängen. Deren Mengen erfahren danach Veränderungen, wobei aber das Elektrolytgleichgewicht als Ganzes möglichst erhalten bleibt.

Über alle diese Vorgänge, die ja auch im Höhenklima verwirklicht sein müssen, stehen Untersuchungen noch aus. Nur Brehme und György (75b) fanden an sich eine Zunahme der Gesamtbasen des Blutes im Gebirge, die schon in 1550 m einsetzte, in 2450 m noch ausgeprägter war. Sie betrachten, entsprechend den Befunden von Peters und Genossen, dies als Zeichen vorhandener Anoxyhämie.

f) Die Fermente des Blutes. Beim Aufenthalt im Höhenklima wird das Blut auch in Hinsicht auf seine fermentative Tätigkeit beeinflußt. Eine Veränderung fermentativer Wirkungen des Blutes anzunehmen lag nahe angesichts der Effekte, die die Bestrahlung mit kurzwelligem Lichte auf die Wirksamkeit von Fermenten ausübt. Besonders Pincussen und Schüler haben zahlreiches Material beigebracht, aus dem die schädigende Wirkung kurzwelliger Bestrahlung auf die verschiedensten Fermente hervorgeht. Eine Zusammenfassung, auch in theoretischer Hinsicht, findet sich in PINCUSSENs Photobiologie, Kap. XVII. Neben den Arbeiten der PINCUSSENschen Schule wären Untersuchungen von KOLDAJEW und ALTSCHULLER (76) zu nennen, die an ultraviolett bestrahlten Kaninchen feststellten, daß die Serumamylase und die Katalase abnahmen, die Lipase jedoch zunahm. Diese Ergebnisse, sowie die weiteren (Kap. VI), wonach unter Bestrahlung am Stoffwechsel beteiligte Fermente beeinflußt werden, so daß der Stoffwechsel in andere Bahnen gelenkt werden kann, legten den Gedanken nahe, daß in dem an kurzwelligen Strahlen reichen *Höhenklima* die Fermente des Blutes irgendwie in ihrer Wirksamkeit verändert werden.

Im Höhenklima selbst sind erst wenige Untersuchungen ausgeführt worden, vielfach am Menschen, die nur das Verhalten der *Blutkatalase* betreffen. Wie auf andere fermentative Prozesse wirkt auch auf die *Katalase* Bestrahlung schwächend, und zwar nicht nur künstliche Ultraviolettbestrahlung, sondern schon *Sonnenbestrahlung in mittleren Höhen.* Das hat PINCUSSEN (77) für Davos in Versuchen an Kaninchen erwiesen. — Aber ein *Höhenaufenthalt,* bei dem die Versuchsindividuen nicht intensiver Bestrahlung ausgesetzt wurden, hatte eine gegenteilige Wirkung. Zuerst fand VIALE (78) eine *Steigerung* der Blutkatalasewirkung in der Höhe, dann hat ALEXEEFF (79a) feststellen können, daß der Katalasegehalt des Blutes bei den Höhenbewohnern um Taschkent höher ist als bei den benachbarten Tiefländern und daß er beim Übergang zur Höhe schon nach 3 Wochen erheblich gestiegen war, um nach 6—7wöchigem Höhenaufenthalt um 70% höher zu liegen als im Beginn (79b). ALEXEEFF untersuchte auch die Wirkung einzelner Faktoren des Höhenklimas auf den Katalasegehalt des Blutes. Er fand, daß eine Steigerung eintrat mit abnehmenden Lufttemperaturen und zunehmenden Luftbewegungen und umgekehrt eine Abnahme der Katalasewirkung bei hohen Temperaturen und Windstille.

Auch RIGONI (80a) hat mittels besonderer Methode (Bestimmung der minimalen H_2O_2-Menge, durch welche die Blutzellen fixiert werden), vergleichend in Padua und auf dem Col d'Olen an Menschen und auch an Kaninchen die Katalasemengen in den Blutzellen bestimmt. Auch er fand in allen Fällen eine Zunahme der Blutkatalase, ansteigend mit der Dauer des Höhenaufenthaltes.

Demgegenüber hat RADEFF (80b) ausschließlich die *Wirkung der Luftverdünnung* an Tieren (Ratten und Mäusen) untersucht, die einige Zeit bei einem Luftdruck von 280 mm, entsprechend etwa 8000 m Höhe gehalten waren. RADEFF fand, wie schon ALEXEEFF, eine erhebliche Steigerung der Katalase, die der Zunahme an roten Blutzellen und an Hämoglobin annähernd parallel ging, so daß der sog. Katalase*index* nur wenig verändert war. Beim Wiederverbringen unter Atmosphärendruck nahm der Katalasegehalt allmählich im Laufe von Wochen wieder zu den ursprünglichen Werten ab, auch wieder parallel zur Wiederabnahme der roten Blutzellen.

Der Höhenaufenthalt und der verminderte Luftdruck haben also eine der Bestrahlung entgegengesetzte Wirkung auf die Blutkatalase. *Wie* die Steigerung der Blutkatalase zustande kommt, und ob sie eine besondere Bedeutung hat und welche Bedeutung, ist nicht ganz klar. ALEXEEFF möchte die Katalasesteigerung in Verbindung mit der Steigerung der Oxydationsprozesse im Höhenklima bringen in dem Sinne, daß die Katalasesteigerung einen gesteigerten Schutz gegenüber den erhöhten Oxydationsprozessen gewährt.

g) Hämopoietine. Im Serum von Tieren, die einige Zeit (es genügen 24—48 Stunden) unter Luftverdünnung waren, entsprechend 410—480 mm Bar., finden sich Stoffe, deren Herkunft und Beschaffenheit nicht geklärt sind, die jedoch die eigentümliche Wirkung haben, *die Blutbildung anzuregen*. CARNOT und DEFLANDRE (81) hatten solche von ihnen als *Hämopoietine* bezeichneten Stoffe im Serum anämischer Tiere gefunden. MÜLLER (82) stellte sie auch im Serum von Meerschweinchen, die unter Luftverdünnung gewesen waren, fest, wenn er dieses Mäusen injizierte. — Eingehender hat die Frage FÖRSTER (83) studiert, der Serum von Kaninchen, die unter Luftverdünnung gewesen waren, durch Aderlässe anämisch gemachten Kaninchen einspritzte und die Schnelligkeit des Blutwiederersatzes ermittelte. FÖRSTER fand, daß der Wiederersatz erheblich beschleunigt wurde. Während nach Aderlässen sonst noch 1—2 Tage lang die Blutzellenzahl weiter abzunehmen pflegt, kommt es bei Behandlung mit dem Serum luftverdünnter Tiere zu keinem weiteren Abfall, ja am zweiten Tage war schon eine Wiederzunahme um im Mittel 13,8% zu konstatieren. Die Wirkung wird am besten durch umstehende Abbildung deutlich, die die mittleren Verhältnisse wiedergibt.

Für die Erklärung könnte man an eine *un*spezifische Serumwirkung denken. Aber Injektionen von Normalserum oder Milch hatten keinerlei Wirkung. Es muß sich also um spezifische Effekte handeln, vielleicht auf Grund von Reizungen des Knochenmarkes.

In FÖRSTERs Versuchen gelang es nur, die Wiederzunahme der Blutzellen bis zum normalen Ausgangspunkt hervorzurufen. In späteren Untersuchungen konnte aber GABATHULER (26) eine Polyglobulie herbeiführen. — Die Frage wäre, *wo* diese Hämopoietine gebildet werden. Entmilzt man Kaninchen und setzt sie Luftverdünnungen aus, so wirkt auch *deren* Serum hämopoietisch und dieses stärker als das Serum normaler Kaninchen. Aus der Milz können also die Hämopoietine nicht stammen. Dagegen gibt NAKAO (84) an, daß durch Entfernung der Schilddrüse die Wirkung der Hämopoietine verringert wird, wie nach der Ansicht von ASHER und MANSFELD die Schilddrüse überhaupt in ursächlicher Beziehung zu der Blutzellzunahme im Hochgebirge stehen soll. — Jedenfalls harrt auch die Frage der Herkunft der Hämopoietine noch ihrer Lösung.

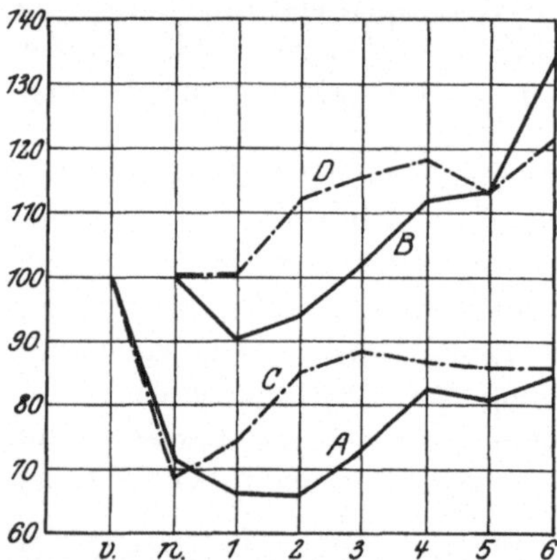

Abb. 17. *v* Blutzellenzahl *vor* der Blutentnahme = 100. *n* Blutzellenzahl *nach* der Blutentnahme in °/₀ von *v*. *A* und *B* Kontrolltiere. *C* und *D* gespritzte Tiere. *A* und *C* bezogen auf die Normalwerte = 100. *B* und *D* bezogen auf die 24 Stunden nach der Anämisierung gefundenen Werte = 100. Abszisse = Tage.

Vielleicht besteht eine Beziehung zu der bei der Luftverdünnung bestehenden Acidose. DETRE (85) zeigte, daß der Wiederersatz des Blutes bei anämisch gemachten Tieren (Kaninchen) durch Zufuhr von Salz- oder Phosphor- oder Schwefelsäure per os ganz erheblich beschleunigt werden konnte.

Wie jüngstens SÁNDOR (85a) in systematischen Versuchen feststellte — in Bestätigung einer vereinzelten Beobachtung von FÖRSTER —, stellt sich die hämopoietische Wirkung des Serums von unter Luftverdünnung gehaltenen Tieren nur bei *anämisch* gemachten Tieren ein. Bei Normaltieren tritt bei Injektion gleicher Dosen vielmehr eine *Abnahme* von Hämoglobin und Erythrocyten ein.

h) Bei der Besprechung der Blutzuckerverhältnisse unter Bestrahlung wurde ihre Beziehung zum sympathischen Nervensystem wiederholt erwähnt. Das sympathische Nervensystem steht nun seinerseits in funktionellen Beziehungen zum hormonalen System und im Falle der Blutzuckerveränderungen — ebenso wie in betreff des Blutdruckes (Kap. III) und auch der Hautpigmentierung — in besonderer Beziehung zum *Adrenalsystem.*

Von FELDMANN und AZUMA (86) wurde untersucht, wie sich unter Bestrahlung die vasoconstrictorischen Kräfte des Blutserums verhalten, die gleichfalls mit dem Adrenalsystem Beziehungen haben. Sie fanden, daß Bestrahlung der rasierten Bauchhaut von Kaninchen mit Hochgebirgssonne (in 1550 m Höhe) zu einer *Abnahme* der vasoconstrictorischen Fähigkeit des Serums führte (geprüft mit der TRENDELENBURGschen Durchspülungsmethode). Diese Wirkung kam aber nur so lange zustande, wie die Bestrahlung nicht zu einer Hautpigmentierung geführt hatte. Dann wirkte Bestrahlung nicht mehr auf die die vasoconstrictorisch wirkenden Stoffe des Serums liefernden Organe. — Also auch hier besteht eine Analogie zum Blutzucker und zum Blutdruck, die nach eingetretener Pigmentierung auch nicht mehr durch Bestrahlung beeinflußt werden.

FELDMANN und AZUMA beziehen ihre Ergebnisse auf eine Beeinflussung der *Nebennieren* durch Bestrahlung, die zu einer verminderten Bildung oder zu einem vermindertem Übertritt von Adrenalin in den Kreislauf führt, eine Anschauung, der schon KÖNIGSFELD früher Ausdruck gegeben hatte.

i) Organische Säuren. Das Auftreten bezüglich die Zunahme organischer Säuren im Blute bei unter starken Luftverdünnungen gehaltenen Tieren hat zuerst ARAKI (87) nachgewiesen. Er fand *Milchsäure,* also ein intermediäres Produkt des Kohlenhydratstoffwechsels, und die Milchsäure ist bis jetzt die einzige organische Säure geblieben, deren Verhalten weiterhin ermittelt wurde. Auch am Menschen ist dann beim Aufenthalt im Hochgebirge und ebenso unter Luftverdünnung im pneumatischen Kabinett die Blutmilchsäure bestimmt worden. So von RYFFEL (88), der ihre Menge nach einem vierstündigen Aufenthalt bei 450—460 mm Bar. erheblich gesteigert fand, ferner von DOUGLAS (89), der beim Höhenaufenthalt gleichfalls eine Zunahme feststellte, und von LAQUER (90). Letzterer fand sie ohne körperliche Anstrengung in 2900 m, nicht in 4560 m Höhe. Den vermehrten Gehalt in 2900 m möchte LAQUER angesichts der beträchtlichen Schwankungen des normalen Milchsäurespiegels nicht als abnorm gesteigert betrachten. Auch an ruhenden Hunden fand LAQUER in 2400 m keine Vermehrung gegenüber der Ebene

(10,9 und 12,7 mg-% in letzterer, 15,5 mg-% in der Höhe); aber auch diese Steigerung sieht LAQUER nicht als reell an, wobei zu bemerken ist, daß es sich um einen in dieser Höhe aufgewachsenen, also an sie gewöhnten Hund gehandelt hat. Steigerungen, die LAQUER nach dem Radfahren gefunden hat, sind aber nicht fortzudeuten. In der Ebene fand er 12 mg-%, in 1550 m Höhe 27 mg-%, in 2400 m 28,8 mg-%. Daß, wie LAQUER auf Grund dieser Zahlen betont, die Sauerstoffversorgung auch bei starker Muskelarbeit bis zu 2400 m ausreicht, wird kaum anerkannt werden können.

Gegenüber den Befunden von LAQUER fand sich bei 2 Begleitern BARCROFTs (91) eine dreifache Vermehrung des Blutmilchsäuregehaltes auf dem Monte Rosa: in der Ebene 12—13 mg-%, in 2900 m 17—18, in 4560 m aber 36—39 mg-%. Das Blut wurde am Morgen nach der Ankunft entnommen.

WINTERSTEIN und GOLLWITZER-MEIER (92) fanden bei Tieflandhunden schon in Davos, bei Davoser Kaninchen in 3600 m Höhe im *venösen* Blute eine Änderung der Kohlensäurebindungskurve im Sinne einer Acidose (vgl. S. 118), die sie nach einem früheren Befunde von WINTERSTEIN (93) auf das Auftreten von Milchsäure zurückführen. Bemerkenswert ist dabei, daß das *arterielle* Blut eine Reaktionsverschiebung viel weniger erkennen ließ, so daß die Bindungskurven des arteriellen und venösen Blutes auseinander fallen. Das *arterielle* Blut gibt also im Höhenklima kein zutreffendes Maß für die Milchsäurebildung in den Geweben. Im Tieflande findet man diese Reaktionsdifferenz zwischen beiden Blutarten nicht; im Höhenklima müssen also saure Produkte beim Durchgang durch die Lungen oxydiert werden.

Entgegen diesen Erfahrungen konnte LASNITZKI (92a) bei Kaninchen, die bis zu 2 Tagen unter starker Luftverdünnung waren, keine Steigerung der Milchsäure im Ohrvenenblute nachweisen. Die Folgerung, daß überhaupt keine Steigerung der Milchsäurebildung im Körper stattgefunden hat, ist wohl nicht gerechtfertigt.

C. Die Blutgase im Höhenklima.

1. Vorbemerkungen.

Vielfache Gründe trugen dazu bei, Bestimmungen der Blutgase im Höhenklima und bei vermindertem Luftdruck vorzunehmen. Sie sind nicht die gleichen für den Sauerstoff und für die Kohlensäure des Blutes, auch nicht die gleichen für das arterielle und venöse Blut.

Die Kenntnis des *Sauerstoff*gehaltes des *arteriellen* Blutes sollte Aufschluß geben über den Umfang der Sauerstoffzufuhr zu den Geweben; der *Zufuhr,* nicht der Versorgung der Gewebe mit Sauerstoff, denn letztere ist nicht unmittelbar von der Sauerstoff*menge* des zuführenden Blutes abhängig, sondern von der Sauerstoff*spannung* des Blutplasmas. — Die Sauerstoffbestimmung im gemischten *Venen*blute unterrichtet über die mittlere Ausnutzung des Sauerstoffs in den Organen und kann in Verbindung mit der Feststellung des Gesamtstoffwechsels durch einen Respirationsversuch nach einem zuerst von FICK angegebenen Prinzip die Blutumlaufgeschwindigkeit berechnen lassen.

Die Bestimmung der *Kohlensäure* des Blutes dient wesentlich der Lösung theoretischer Fragen, besonders nach den Basen-Säureverhältnissen des Blutes.

Die Kohlensäure ist bekanntlich im Gegensatz zum Sauerstoff verhältnismäßig locker im Blute gebunden. Ihre Menge schwankt stark mit dem Druck, unter dem sie steht, also die Kohlensäure des arteriellen Blutes mit der Kohlensäurespannung in den Lungenalveolen. Da diese aber selbst erheblichen Schwankungen unterliegt, und zwar schon bei Körper*ruhe* in Abhängigkeit von Änderungen der Form und des Umfanges der Atmung, aus welchen Gründen diese auch zustande kommen mögen: psychisch, reflektorisch oder anders, sich aber auch bei körperlicher Betätigung verschieden einstellt je nach Art und Umfang der Reaktion des Atemzentrums auf die bei der Muskelarbeit gebildeten Atemreize, so muß auch die Blutkohlensäure analoge Schwankungen zeigen infolge des Austausches zwischen Blutkohlensäure und alveolarer Kohlensäure durch die Lungenwandungen hindurch.

Veränderungen der Blutkohlensäure sagen also an sich nichts Bestimmtes aus, sie müssen ergänzt werden zunächst durch Bestimmungen der Kohlensäure*spannungen* in den Lungenalveolen. Letztere Bestimmungen haben sich allgemein als aufschlußreicher erwiesen als die der Kohlensäure*mengen*. Findet man in einem Klima, speziell im Höhenklima eine nur durch klimatische Einflüsse erklärbare Abnahme der Kohlensäurespannung in den Lungenalveolen, so kann dies zweierlei bedeuten. Es kann nämlich eine *Steigerung der Atmung*, die auf irgendeinen Atemreiz erfolgt oder Folge geänderter Erregbarkeitsverhältnisse im Atemzentrum ist, eine *primäre Wirkung* sein, der sekundär die Abnahme der alveolaren Kohlensäurespannung und damit der Kohlensäuremenge im Blute folgt. Oder es sind *primäre Veränderungen am Blute* vorhanden, die aus irgendwelchen Umständen entstehen, und diese können zu Atemsteigerungen mit ihren eben genannten Folgen führen. Beide Vorgänge haben eine ganz verschiedene theoretische und praktische Bedeutung. Im ersteren Falle spricht man mit WINTERSTEIN von centrogenen, im letzteren von hämatogenen Atemreizungen. In beiden Fällen werden die Reaktionsverhältnisse des Blutes ganz verschieden beeinflußt: im ersteren entsteht stets eine Alkalose des Blutes, die man *relative Alkalose* nennen kann, da infolge der vermehrt durch die Atmung abgegebenen Kohlensäure das normale Verhältnis zwischen ihr und der Bicarbonatmenge des Blutes zugunsten eines Überwiegens der Alkalien gestört ist. Da die Alkalien allmählich das Blut verlassen — sie erscheinen im Harn und machen ihn alkalisch —, so wird die Alkalose allmählich rückgängig.

Bei der *hämatogenen* Atemreizung handelt es sich um die Anwesenheit saurer Produkte im Blute, die dem intermediären Stoffwechsel der Gewebe entstammen und nicht bis zu den natürlichen Endprodukten abgebaut worden sind. — Aus der Pathologie, am längsten vom Diabetes, sind ja solche Störungen im Abbau organischen Materiales mit Verbleiben saurer organischer Produkte im Blute bekannt. Diese sauren Produkte erhöhen die Spannung der Kohlensäure im Blute. Dadurch und vielleicht durch diese sauren Produkte selbst kommt es zu einer Steigerung der Atmung mit der ihr folgenden Abnahme der alveolaren Kohlensäurespannungen und der Kohlensäuremengen des Blutes. Im Gegensatz zur Blutalkalose im ersteren Falle besteht hier also eine *Blutacidose*. Über deren verschiedene Formen, kompensierte oder unkompensierte, wird in Kapitel XIV zu sprechen sein.

Diese Vorbemerkungen allgemein physiologischer und pathologisch-physiologischer Art schienen mir notwendig zur Verständlichmachung der Wirkung des Höhenklimas, besonders der größerer Höhen auf das Verhalten der Blutgase.

2. Die normale Sauerstoffmenge

des Blutes ist so sehr von seinem Hämoglobingehalt abhängig, daß dagegen die physikalisch gelöste kaum in Betracht kommt. Diese spielt nur eine Rolle bei der Atmung reinen Sauerstoffes, die ja therapeutisch beim Aufenthalt in großen Höhen von Bedeutung ist. Dabei steigen die gelösten Sauerstoffmengen (und Spannungen) gegenüber der Atmung atmosphärischer Luft auf das Fünffache.

Während das Blut im letzteren Falle nur 0,44 ccm Sauerstoff in 100 ccm gelöst enthält, steigt diese Menge auf 2,20 ccm bei Sauerstoffatmung, eine Menge, die an sich schon etwaigen Sauerstoffmangel hinausschieben kann. Dagegen bindet jedes Gramm Hämoglobin 1,34 ccm Sauerstoff, so daß bei einem Hämoglobinprozentgehalt von 13—15 g allein durch das Hämoglobin 17,4—20,1 Vol. % gebunden sind.

Auch diese Sauerstoffmenge ist vom Druck abhängig, aber bei der dissoziablen chemischen Verbindung des Sauerstoffes mit dem Hämoglobin besteht keine Proportionalität zwischen dem Sauerstoffdruck und der aufgenommenen Sauerstoffmenge, vielmehr sind die Bindungsverhältnisse derart, wie Abb. 18 und Tabelle 22 zeigen.

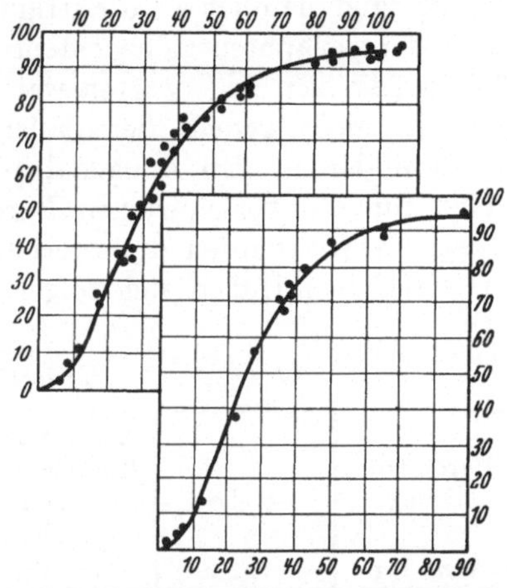

Abb. 18. Menschenblut, 2 Perss. O-Sättigung bei 40 mm CO_2-Spannung. Abszisse: O_2-Spannung in mm Hg; Ordinate: Prozentische O_2-Sättigung. Die Kurven sind berechnet aus den Einzelwerten (schwarze Punkte) mittels der Formel: $y/100 = \frac{K \cdot x^r}{1 + K x^r}$ y = Sättigungsgrad, x = O_2-Spannung. (Nach BARCROFT.)

Abbildung und Tabelle geben die Verhältnisse wieder, die bei der Temperatur des menschlichen Körpers (38°) bestehen und bei dem mittleren alveolaren Kohlensäuredruck von 40 mm in den Lungenalveolen.

Setzt man die Sauerstoffaufnahme ins Blut aus reinem Sauerstoff, d. h. also die bei einem Druck von 760 mm Sauerstoff aufgenommene Menge = 100, so ist das Blut bei Herabsetzung des Sauerstoffdruckes auf $^1/_5$, gleich dem in der Atmosphäre, immer noch zu 96% gesättigt. Bei einem Druck von $^3/_4$ Atmosphären (= 570 mm Bar.) noch zu 95%, bei 100 mm, das ist der Sauerstoffdruck, der im Mittel in den Lungenalveolen beim Leben unter vollem Atmosphärendruck besteht, noch zu 94%. Bei einem Druck von $^1/_2$ Atmosphäre zu 92%. — Diese

Tabelle 22.

Sauerstoffdruck mm Hg	Barometerdruck mm Hg	Höhe m	Sauerstoffsättigung des Blutes %	Sauerstoffdruck mm Hg	Barometerdruck mm Hg	Höhe m	Sauerstoffsättigung des Blutes %
760	—	—	100	70	335	6500	90
159	760	0	96	60	288	7700	88
100	480	3500	94	50	240	8900	82
90	432	4500	93	40	192	—	72
80	385	5400	92	30	144	—	55

Werte sind durch Versuche in vitro ermittelt. Aber Bestimmungen der Sauerstoffmenge im durch Punktion gewonnenen Arterienblut, wie sie BARCROFT in Hoch-Peru (4500 m) vorgenommen hat, ergaben mit den in vitro gewonnenen übereinstimmende Werte. BARCROFT fand nämlich eine Sättigung von im Mittel 85%, die bei dem der genannten Höhe entsprechenden Sauerstoffdruck in den Lungenalveolen zu erwarten war, denn das arterielle Blut sättigt sich ja nicht gemäß der Sauerstoffspannung der Atmosphäre, sondern der in den Lungenalveolen herrschenden. Deren Höhe zeigt für die verschiedenen Barometerdrucke Tabelle 23. Nach dieser Tabelle würden die arteriellen Sauerstoffsättigungen für die verschiedenen Höhen sich folgendermaßen gestalten.

Tabelle 23.

Barometerdruck mm Hg	Höhe m	Sauerstoffdruck in den Lungenalveolen mm Hg	Sauerstoffsättigung %	Ort
760	0	100	95	Tiefland
600	2100	72	91	Teneriffa
540	2900	64	89	Col d'Olen
460	4350	52	85	Cerro de Pasco
435	4560	50	82	Monte Rosaspitze
330	7000	40	72	Mount Everest

In jüngster Zeit haben EWIG und HINSBERG (93a) in 3400 m Höhe (Jungfraujoch) eine Sauerstoffsättigung zu 81—83% für das arterielle Blut festgestellt, die den von ihnen gefundenen alveolaren Sauerstoffspannungen entsprechen würde.

Der Befund BARCROFTS, sowie der von EWIG und HINSBERG ist für die Theorie des Gasübertrittes durch die Lunge ins Lungencapillarblut wichtig, denn er spricht zugunsten eines den physikalischen Gesetzen der Diffusion folgenden Vorganges. Näheres darüber wird im Kapitel Atmung besprochen werden.

In der pneumatischen Kammer hat FLEISCH (93b) die Beziehungen von Barometerdruck zu Sauerstoffsättigung des Blutes an Kaninchen untersucht. Er findet, daß letztere geringer ist, wenn die Tiere unmittelbar starken Druckerniedrigungen ausgesetzt werden, höher, wenn sie allmählich, im Laufe einiger Stunden, unter immer niedrigeren Barometerdruck kommen. Es würde also danach schon in wenigen Stunden eine Art Akklimatisation eintreten. Die gefundenen *Mittel*werte zwischen plötzlicher und allmählicher

Verbringung unter Unterdruck zugleich mit Angabe der nicht ganz sicher berechneten alveolaren Sauerstoffspannungen gibt Tabelle 24 wieder.

Tabelle 24.

	Barometerdruck mm Hg				
	730	630	530	430	330
Alveolare O_2-Spannung maximal, mm	102	85	69	52	35
Sauerstoffsättigung des arteriellen Blutes in %	91,9	88,3	80,7	68,2	48,4

Die Werte weichen nicht unerheblich von den am Menschen gefundenen ab, die Sauerstoffbindung würde viel lockerer sein.

Anders gestaltet sich die *Dissoziationskurve* des O_2-Hämoglobins bei anderen Kohlensäurespannungen als der oben angegebenen von

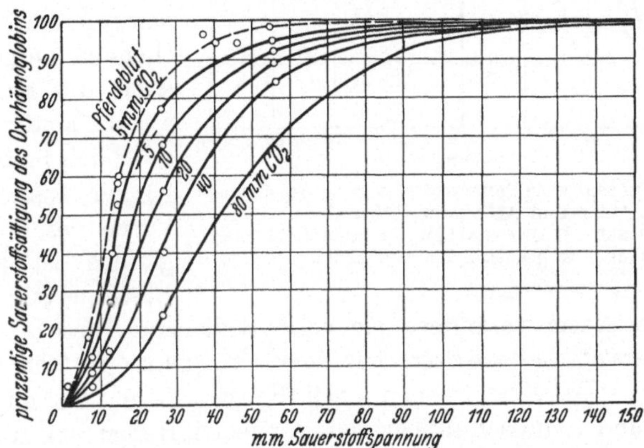

Abb. 19. Dissoziationskurven des Oxyhämoglobins (des Hundesblutes bei 38°) unter verschiedenen Kohlensäurespannungen.

40 mm. Die Kohlensäure vermag, wie auch andere Säuren, die Bindung des Sauerstoffs am Hämoglobin zu lockern. Das zeigt besonders deutlich eine ältere Kurvenschar von Bohr (94) (Abb. 19).

Abb. 19 zeigt aber nicht nur, daß mit steigender Kohlensäurespannung trotz gleicher Sauerstoffspannung immer weniger Sauerstoff gebunden wird, sondern auch — und darum sind diese Verhältnisse gerade für das Höhenklima wichtig —, daß bei *hohen* Sauerstoffdrucken, also beim Leben unter vollem Atmosphärendruck, die Kohlensäurewirkung viel geringer ist als bei niedrigeren

Sauerstoffdrucken, die sich beim Höhenaufenthalt in den Lungenalveolen finden. Wenn also, was meist der Fall ist, die alveolare Kohlensäurespannung im Höhenklima herabgesetzt ist, so wird die Sauerstoff*aufnahme* in das Lungencapillarblut verbessert sein, das arterielle Blut käme sauerstoffreicher zu den Organen, aber die *Entnahme* des Sauerstoffs seitens der Gewebe müßte infolge seiner festeren Bindung an das Hämoglobin erschwert sein. — In Wirklichkeit jedoch ist die Sauerstoffabgabe an die Gewebe verbessert, da das Blut andere Säuren enthält, die, wie die Kohlensäure, in den Lungen die Sauerstoffaufnahme wenig beeinträchtigen, in den sauerstoffverbrauchenden Organen jedoch die Sauerstoffabgabe an die Gewebe erheblich befördern.

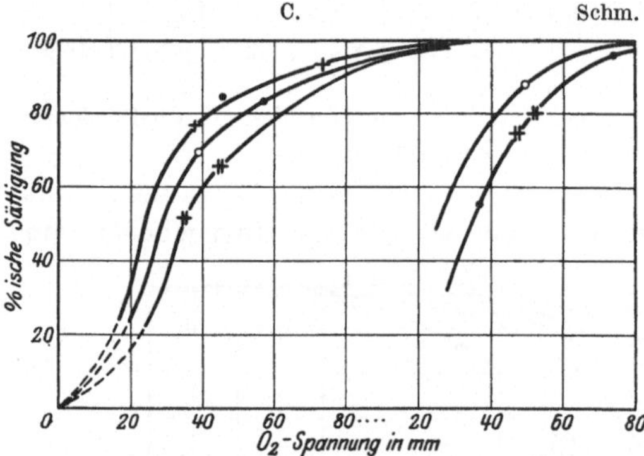

Abb. 20. Prozentische Sauerstoffsättigung des Blutes bei Ruhe und Arbeit im Höhenklima. + Davos Ruhe, ╫ Davos Arbeit; ○ Muottas Muraigl Ruhe, ● Muottas Muraigl Arbeit.

Die Dissoziationskurve des Oxyhämoglobins ist also bei Blutsäuerung gegenüber der Norm verändert, sie verläuft flacher. Diese *Abflachung der Sauerstoffbindungskurve* hat schon Barcroft in 3000 m Höhe gefunden. Dasselbe können auch Kurven (Abb. 20) zeigen, die Loewy und Genossen (95) in verschiedenen Höhen bei Ruhe und Arbeit gewonnen haben.

Sie untersuchten zwei Personen in 1550 m und 2450 m Höhe. Die Arbeit bestand in Raddrehen. Abb. 20 läßt erkennen, wie Höhe und Arbeit die Sauerstoffaufnahme bei gleichem Sauerstoff- (und Kohlensäure-) druck herabsetzen, die Kurven abflachen.

Wie erwähnt, hatte Barcroft Sauerstoffbestimmungen im menschlichen Arterienblute in Hoch-Peru vorgenommen. Untersucht wurden 10 Personen, und zwar Expeditionsmitglieder und Eingeborene. Die prozentische Sauerstoffsättigung lag unterschiedslos zwischen 82,5% und 87,5% (einmal 91%), in der Mehrzahl der Fälle zwischen 85 und 87%. — Weitere Bestimmungen wurden an Tieren ausgeführt, so von Mosso und Marro (96), die an mit

Äther betäubten Hunden auf dem Monte Rosa nur eine geringe Abnahme der arteriellen Sauerstoffmenge fanden. Dann von SCHLAGINTWEIT (97), der an einem Hunde in der gleichen Höhe und an 4 Bergeseln in 2900 m aus der besonders zugänglich gemachten Carotis Blut entnahm. SCHLAGINTWEIT selbst glaubt aus seinen Zahlenwerten keine starke Abnahme des Sauerstoffs gegenüber dem Tieflande ableiten zu sollen, aber eine kritische Betrachtung seiner Versuche (98) zeigt, daß sie ihrer Anlage nach keine Schlüsse auf den Grad der prozentischen Sauerstoffsättigung seiner Blutproben zulassen, daß diese aber jedenfalls viel niedriger liegt, als SCHLAGINTWEIT annimmt.

3. Die Kohlensäurebindung im Blute.

Die Blutkohlensäuremengen sind, wie schon erwähnt, so sehr von der Atmung abhängig und darum schon unter normalen Verhältnissen so schwankend, daß ihre Messung allein nichts Bestimmtes aussagt. Wichtig dagegen ist ihre Beziehung zu den herrschenden Kohlensäurespannungen, d. h. das *Verhältnis von Kohlensäuremenge zu Spannung* im Blute. Dieses Verhältnis ist in vitro nicht schwer festzustellen, aber man darf die im Einzelfall gefundenen Werte nicht ohne weiteres verallgemeinern, und sie gelten nur unter bestimmten Bedingungen für die Verhältnisse im lebenden Körper. Denn einerseits bestehen *individuelle* Unterschiede im Verlaufe der Kohlensäurebindungskurve des Blutes, andererseits ist sie vom *Sauerstoff*gehalt des Blutes abhängig. Eine für das *zirkulierende* Blut zutreffende Kohlensäurebindungskurve müßte also ermittelt werden bei dem im arteriellen bezüglich venösen Blute vorhandenen Sauerstoffgehalt.

Vergleicht man sauerstoffgesättigtes und sauerstofffreies Blut miteinander, so nimmt letzteres mehr Kohlensäure auf als ersteres. Nach CHRISTIANSEN, DOUGLAS, HALDANE (99) soll bei den im Blute herrschenden Kohlensäurespannungen sauerstofffreies Blut $^1/_{10}$ mehr Kohlensäure aufnehmen als sauerstoffgesättigtes, das wären 5—6 Vol.-%. Diese Zahlenwerte sind übrigens aus hier nicht zu erörternden Gründen nicht wahrscheinlich (vgl. unter 95), aber im Prinzip ist die Differenz vorhanden.

Allerdings sind die Unterschiede im Sauerstoffgehalt des arteriellen und venösen Blutes nicht groß genug, um im *Tieflande* einen Unterschied des Verlaufes der Kohlensäurebindungskurve beider Blutarten sicher zu erweisen. Im Höhenklima bestehen nun solche nach den schon erwähnten Versuchen von WINTERSTEIN

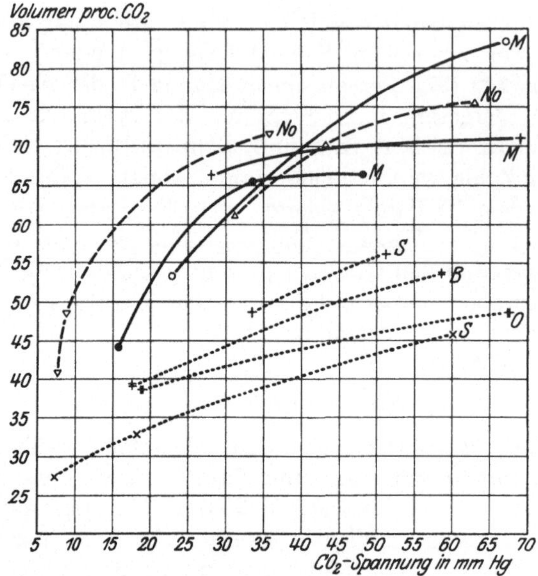

Abb. 21. Kohlensäurebindungskurven normal und nach Säurevergiftung beim Kaninchen.
——— M Methylalkohol. – – – – No Normal. · · · · · · S Salzsäure.
· · · · · · B Buttersäure. · · · · · · O Oxybuttersäure.

und Gollwitzer-Meier (92). Hier spielt allerdings die Mitwirkung pathologischer Säuren eine Rolle, die im venösen Blut in größerer Menge vorhanden sind als im arteriellen und die die Kohlensäurebindung schwächen. Wie sehr das durch pathologische Säuren, die in den Blutkreislauf gelangen, geschehen kann, geht am besten aus Versuchen hervor, in denen das Blut von Tieren im Normalzustande und nach deren Säurevergiftung untersucht wird. Als Analogon zu den Verhältnissen im Höhenklima kann

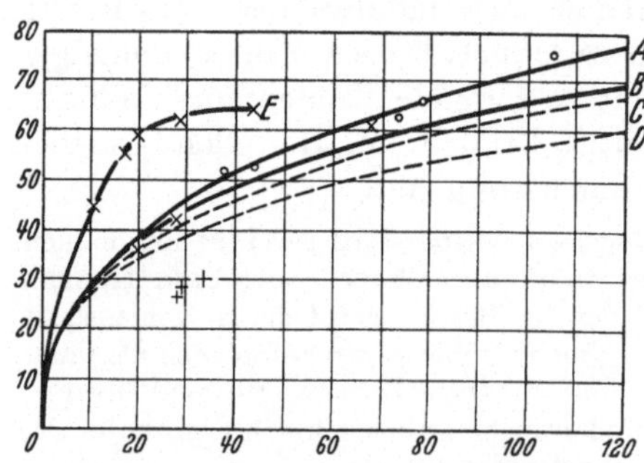

Abb. 22. Normale Kohlensäurebindungskurven. CO_2-Bindung im Blut bei Körpertemperatur. A Menschenblut. B dasselbe nach Abzug der physikalisch absorbierten CO_2. C Ochsen- und Hundeblut. D dieselben nach Abzug der gelösten CO_2 (C und D nach Jaquet und Bohr). +++ CO_2-Bindung im Menschenblut nach Muskelarbeit. E : CO_2-Bindung im Serum nach Jaquet.

Abb. 21 dienen, die Versuchen von LOEWY und MÜNZER (100) entnommen ist. —

Die normale mittlere Kohlensäurebindung (Eukapnie) gibt Abb. 22 für Menschen-, Hunde- und Ochsenblut wieder.

Aus ihr läßt sich ersehen, wie sich am normalen Blute die den verschiedenen alveolaren Kohlensäurespannungen entsprechenden Kohlensäuremengen im Blute verhalten, in welchem Ausmaße also die Blutkohlensäure durch Verminderung der alveolaren Kohlensäurespannung, wie sie meist im Höhenklima gefunden wird, herabgesetzt wird.

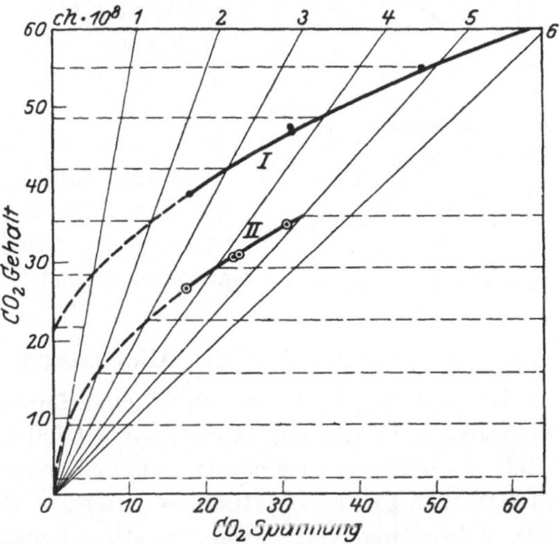

Abb. 23. Kohlensäurebindung: bei Meakins in Meereshöhe I. Derselbe 1—2 Tage nach der Ankunft in Cerro II.

Aber im Höhenklima kommt ein neuer Faktor hinzu, der Einfluß auf *Lage* und *Form* der Kohlensäurebindungskurve hat, eben das Auftreten pathologischer Säuren im Blute. Sie setzen die Fähigkeit des Blutes zur Kohlensäurebindung herab, indem sie sich des der Kohlensäure zur Verfügung gewesenen Alkalis bemächtigen. Die Bindungskurven verlaufen abnorm flach, die bei den jeweiligen Kohlensäurespannungen vom Blute aufgenommenen Kohlensäuremengen sind geringer als normal. Man spricht von einer *Hypokapnie*. Diese Hypokapnie fand BARCROFT (91) in 4350 m Höhe (Cerro de Pasco), LOEWY und Genossen (95) stellten sie bei Körperruhe schon in 2450 m, bei nicht sehr anstrengender und nicht zu Dyspnoe führender Muskelarbeit schon in 1500 m fest. Als Beispiele können die Kurven auf den Abb. 23 und 24 dienen. Abb. 23 zeigt die von BARCROFT gefundene Abnahme der Kohlensäuremenge. Abb. 24, daß bei Körperruhe die Kohlensäurebindung in 1550 m Höhe am größten ist, viel geringer bei Muskelarbeit in gleicher Höhe und 1000 m höher.

Anstrengende Muskelarbeit führt ja schon im Tieflande, infolge Auftretens von Säuren im Blute, zu einer Hypokapnie, die so erheblich sein kann, daß die Kohlensäurebindungsfähigkeit um 30—40% herabgesetzt wird[1]. Aber im Hochgebirge ist sie bei gleicher Muskelarbeit bei weitem stärker ausgeprägt. Die Acidose kann dabei doppelt so stark sein wie im Tieflande, d. h. es kommt bei einer bestimmten Arbeit zu einer Acidose gleich der bei der doppelten Arbeit im Tieflande. Das stellten PARSON und BARCROFT schon 1911 auf dem Monte Rosa fest (101), später letzterer in Hoch-Peru, dasselbe ergab sich auch in Versuchen in der verdünnten Luft der pneumatischen Kammer, in der Arbeit auf einem Fahrradergometer geleistet wurde (102).

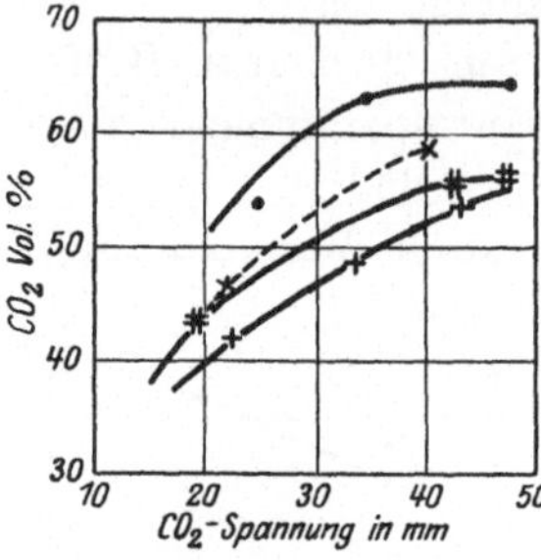

Abb. 24. Kohlensäurebindung im Höhenklima.
Bei C: ● Davos Ruhe, # Muottas Muraigl Arbeit, + Davos Arbeit ——
Bei Sch: × Davos Ruhe - - -

4. Die Alkalireserve.

Die Bindungskurve der Blutkohlensäure zeigt die Kohlensäuremengen an, die frei und in salzartiger Bindung im Blute vorhanden sind. In letzterer Beziehung kommen wesentlich die Bicarbonate in Betracht [Y. L. HENDERSON (103)], so daß die Bindungskurve das Verhältnis von freier zu Bicarbonatkohlensäure bedeutet $\left(\frac{H_2CO_3}{NaHCO_3}\right)$. Dieses Verhältnis stellt für die Norm eine konstante Größe dar (HASSELBALCH) und ist ein Ausdruck für die aktuelle Reaktion (Wasserstoffionenkonzentration) des Blutes. Dabei macht die *freie* Kohlensäure rund $^1/_{20}$ der gesamten aus. Man kann danach aus der Kenntnis ersterer auf die Bicarbonatmenge schließen, also auf die Alkalimenge, die der Kohlensäure zur Bindung zur Verfügung steht. Neuerlich bezeichnet man diese als *Alkalireserve*. Unter normalen Bedingungen muß diese der durch die Bindungskurve ermittelten Gesamtkohlensäuremenge parallel gehen. — Man bestimmt heute vielfach die Alkalireserve, um einen Einblick in die aktuelle Reaktion des Blutes

[1] Näheres hierüber sowie über Blutacidose — kompensierte und unkompensierte — findet sich in OPPENHEIMERs Handbuch der Biochemie, 2. Aufl.. Bd. 6, S. 50 f. 1923.

zu gewinnen (vgl. S. 122), die in dem Verhältnis $\frac{H_2CO_3}{NaHCO_3}$ ausgedrückt liegt.

Wenn H_2CO_3 gegenüber $NaHCO_3$ überwiegt durch Steigerung der Kohlensäure oder Abnahme des Alkalis, so steigt damit die Wasserstoffionenkonzentration (C_H), und das Blut wird saurer und umgekehrt alkalischer bei Abnahme der Kohlensäure im Verhältnis zur Alkalimenge.

Nun besagt eine Veränderung der Alkalireserve, z. B. eine Abnahme, die überwiegend beobachtet wird, an sich allein nichts für eine Reaktionsänderung des Blutes, denn, wenn die Kohlensäure in gleichem Maße abgenommen hat, bleibt das Verhältnis beider zueinander und damit die Reaktion ungeändert. So sind die Folgen einer Hyperventilation, die ja (vgl. Kap. IV) meist im *Höhenklima* gefunden wird, die, daß zunächst primär Kohlensäure aus der Lunge abdunstet, so daß das Blut daran verarmt. Es entsteht also eine relative Alkalose. Dann verläßt das überschüssige Alkali die Blutbahn, so daß das normale Verhältnis von Säure zu Alkali sich wieder anbahnt. Aber die Alkalireserve ist infolge Abwanderung eines Teiles abnorm vermindert.

Zu demselben Zustande kann es aber auch kommen, wenn mäßige Mengen abnormer Säuren in das Blut übertreten, also bei einer primären mäßigen Acidose, wie sie gleichfalls im Höhenklima verwirklicht ist. Hierbei ist zunächst das Blut abnorm sauer, kann aber durch Abdunstung der durch die fremden Säuren aus dem Bicarbonat frei gemachten und überschüssig im Blut kreisenden Kohlensäure seine normale Reaktion wieder annehmen. Hierbei ist aber gleichfalls, und zwar primär und nicht wie bei der Überventilation sekundär, die Alkalireserve vermindert.

Gegenüber diesem, als *kompensierte* Acidose bezeichneten Falle steht der als *unkompensierte* bezeichnete Zustand. Bei ihm ist das normale Verhältnis von $\frac{H_2CO_3}{NaHCO_3}$ gestört, die Alkalireserve entspricht nicht mehr der Kohlensäurespannung. Sie kann ihr gegenüber erhöht oder erniedrigt sein. Letzterer Fall, also eine *unkompensierte Acidose* ist im Höhenklima nicht selten gefunden worden, wie sich aus dem nächsten Abschnitt ergeben wird.

So häufig die *Kohlensäurebindungskurve* im Höhenklima oder unter Luftverdünnung untersucht worden ist, so selten ist die Alkalireserve direkt ermittelt worden im Gegensatz zum Tieflande, wo ihre Bestimmung in Krankheiten zu wichtigen Aufschlüssen über die Basen-Säureverhältnisse des Blutes geführt hat (Literatur vgl. Fußnote S. 120). ABDERHALDEN, LONDON und Mitarbeiter (104) geben an, daß bei ihren Versuchshunden mit zunehmender Höhe (bis 2450 m) die Alkalireserve des Blutes abnahm; dasselbe berechnet sich für den Gornergrat (3100 m) für Tieflandhunde, für den Monte Rosa für Davoser Kaninchen aus den Versuchen von WINTERSTEIN und GOLLWITZER-MEIER.

In Selbstversuchen haben neuerdings EWIG und HINSBERG (93a) in 3400 m die Alkalireserve ihres Blutes ermittelt. Auch sie finden, daß sie abnimmt, und zwar am ersten Aufenthaltstage weniger als in späteren, so daß die bei 40 mm CO_2-Spannung gebundenen Kohlensäuremengen schließlich um 4,0—5,7 Vol.-% geringer waren als im Tieflande. — Bei ihnen sanken durch Arbeit auf dem Standrad die Werte etwas gegenüber der Ruhe; aber im Hochgebirge nicht mehr als im Tieflande.

5. Die Blutreaktion im Höhenklima.

In den beiden vorangehenden Abschnitten ist häufig auf die Reaktion des Blutes Bezug genommen worden und zwar auf die *aktuelle* Reaktion, auf die Wasserstoffionenkonzentration (C_H). Sowohl die Kohlensäurebindungskurve wie die Alkalireserve können ihrer Ermittlung dienen und sie gelten geradezu als indirekte Methoden der C_H-Bestimmung, wobei die Berechnung letzterer aus der Kohlensäurebindungskurve fast bessere Ergebnisse zu liefern scheint als die direkte Methode mittels Gasketten [1].

Auch am Blute scheidet man diese aktuelle Reaktion von einer zweiten, der *potentiellen* oder Titrationsalkalescenz, die die Menge des durch starke Säuren bestimmbaren Alkalis anzeigt, während die *aktuelle* das Gleichgewicht angibt, das zwischen Basen und Säuren im Blute besteht. Beide Methoden unterrichten also über ganz verschiedene Dinge, wobei die Titrationsalkalescenz in gewissem Sinne der Alkalireserve an die Seite gestellt werden kann. Da Begriff und Bestimmung der aktuellen Reaktion jünger sind als die der potentiellen, so ergibt sich von selbst, daß die Ermittlung letzterer früher auf das Blut angewendet wurde und man die „Blutalkalescenz" früher ausschließlich durch Titration zu bestimmen suchte. Solche Bestimmungen sind nun

[1] Die Formel, um aus der Kohlensäurebindungskurve C_H zu berechnen, ist von HASSELBALCH (105) angegeben worden.

auch mehrfach am Blute bei Höhenaufenthalt ausgeführt worden. Dabei fand GALEOTTI (106) auf der Monte Rosaspitze (4560 m) eine Abnahme der Blutalkalescenz um 36—47%, später stellten DURIG und ZUNTZ (107) in 2100 m eine Abnahme um 10% fest. Dasselbe fanden in der verdünnten Luft der pneumatischen Kammer AGGAZZOTTI (108) und RYFFEL (109). Jedoch sind, wie aus den vorangehenden Abschnitten hervorgeht, diese Abnahmen mehrdeutig, und die stets gemachte Annahme, daß es sich bei der Alkalescenzabnahme um die Wirkung in das Blut gelangter pathologischer Säuren handelt, ist durch diese Bestimmungen nicht erwiesen und braucht nicht zuzutreffen.

Viel wichtiger sind die Ergebnisse der Messung der *aktuellen* Reaktion, sei es, daß diese direkt bestimmt oder indirekt aus der Kohlensäurebindungskurve oder der Alkalireserve berechnet wird. Findet sich eine *normale* C_H, so brauchen immerhin keine normalen Verhältnisse vorzuliegen, es kann sich um eine kompensierte Acidose oder Alkalose handeln, finden sich aber Abweichungen von der Norm, die fast immer nach der sauren Seite gelegen sind, handelt es sich also um eine *unkompensierte Acidose,* so zeigt dies, daß pathologische saure Produkte im Blute vorhanden sind, die zu schwereren Störungen des Basen-Säurengleichgewichtes geführt haben. Denn die normale aktuelle Reaktion, also die Wasserstoffionenkonzentration ist ein biologischer Faktor, der mit großer Zähigkeit festgehalten wird.

In Krankheiten, die mit der Bildung saurer intermediärer Stoffe einhergehen, findet man die C_H kaum geändert, selbst in schwersten Diabetesformen hält sie sich annähernd normal und erst im Koma kommt es zu einer deutlichen Verschiebung nach der sauren Seite. Gegenüber dem Normalwert von 7,4—7,3 fanden im Koma CULLEN und JONAS sowie ENDRES Werte von 7,23 bis 6,94. — Im Höhenklima sind bisher Bestimmungen der aktuellen Blutreaktion zwischen 1500 und 4500 m Höhe vorgenommen worden. Die Ergebnisse waren, wie zu erwarten war, verschieden. Zuweilen waren, meist erst in sehr hohen Gebirgslagen — nur in einer Untersuchungsreihe von FRITZ schon in 1550 m, in einer von GIGON in einer von 2000 m — Veränderungen der C_H nach der sauren Seite schon bei Körper*ruhe* gefunden, stets aber schon von *mittleren* Höhenlagen an bei Körper*arbeit*.

In Cerro de Pasco fand BARCROFT bei seinen Mitarbeitern (mittels indirekter Methode) bei Körperruhe keine einheitlichen

Ergebnisse, teilweise eine Steigerung der C_H, aber auch Abnahmen, also teils eine Verschiebung nach der sauren, teils nach der alkalischen Seite. Ebenso fanden WINTERSTEIN und GOLLWITZER-MEIER (92) auf dem Gornergrat (3100 m Höhe) bei einem Hunde eine Verschiebung der (berechneten) C_H nach der sauren Seite, bei einem zweiten keine Veränderung. Bei Kaninchen hier und auf dem Monte Rosa eine Alkalisierung. — ABDERHALDEN und Genossen (104) konnten bei direkter Bestimmung an Hunden keine Veränderung bis 2450 m Höhe feststellen. Dagegen fanden BREHME und GYÖRGY (75b) bei sich selbst eine stärker saure Reaktion (direkte p_H-Bestimmung) nach Ankunft auf 2450 m bei BREHME, nach Ankunft auf 3450 m bei BREHME und GYÖRGY. p_H ging bei ersterem von 7,41 auf 7,33 in 2450 m hinab; in 3450 m betrugen die Abnahmen bei BREHME von 7,39 auf 7,34 und bei GYÖRGY von 7,41 auf 7,31.

Umgekehrt haben EWIG und HINSBERG (93a) in 3400 m Höhe eine Verschiebung von p_H nach der alkalischen Seite gefunden.

Einheitliche und klar übersehbare Ergebnisse sind danach bisher nicht gewonnen worden.

GIGON (110) beobachtete eine akute Herabsetzung von p_H (direkte Bestimmung) bei einem Kaninchen, das für 2 Stunden einer Luftdruckerniedrigung von 748 mm auf 600 mm ausgesetzt wurde. p_H sank dabei von 7,38 auf 7,11. — FRITZ (111) fand an 10 Kaninchen mittels der Indicatorenmethode von HOLLÓ und WEISS, daß ihr p_H im Tieflande (Budapest) 7,52, in Davos 7,40 betrug. — Er bestätigt bei Kaninchen das starke Hinabgehen von p_H beim Aufenthalt unter Unterdruck entsprechend 480 und 360 mm Barometerdruck mittels der Kohlensäurebindungsmethode.

FRITZ kam dabei zu einem interessanten Ergebnis in bezug auf den verschiedenen Grad der Acidose bei Kaninchen und Katzen. Man sollte erwarten, daß letztere als Carnivoren, die befähigt sind, durch Ammoniakhergabe der Säurebildung zu begegnen, gegen Luftverdünnung widerstandsfähiger wären als erstere. Aber FRITZ fand das Umgekehrte: Die Kohlensäurebindungsfähigkeit war bei den Katzen, obwohl sie einer Luftverdünnung von nur 480 mm Bar. ausgesetzt waren, stärker herabgesetzt als bei den Kaninchen, die bei 360 mm gehalten wurden. Nach Versuchen in vitro von BARCROFT (112) dürften diese Unterschiede mit dem verschiedenen Elektrolytgehalt des Blutes zusammenhängen.

Entsprechend der stärkeren Veränderung der Blutreaktion gingen die Katzen bei Luftverdünnungen von 480—430 mm unter

Krämpfen zugrunde, während die Kaninchen meist 250 mm, stets 280 mm Bar. ertrugen.

Die Beobachtung von FRITZ von der geringen Widerstandsfähigkeit von Katzen gegen Luftverdünnung entspricht der schon vor einem Jahrhundert aus den Anden berichteten Tatsache, daß in 4000 m Höhe Katzen nicht gehalten werden können, da sie unter Krämpfen zugrunde gehen.

Sehr deutlich sind die Änderungen *bei Muskelarbeit* und die Unterschiede, die dabei zwischen Hochland und Tiefland bestehen, im Sinne einer *weit stärkeren Säuerung* in ersterem. Bei übermäßig anstrengender Arbeit wächst ja auch schon im Tieflande die C_H des Blutes (Literatur vgl. Fußnote S. 120), aber im Hochlande ist bei gleicher Muskelarbeit die Abweichung viel größer. Das hatte BARCROFT schon 1911 auf dem Monte Rosa gesehen, dasselbe ergab sich ihm in Hoch-Peru bei direkter Bestimmung und auch in der verdünnten Luft der pneumatischen Kammer. Die betreffenden Werte zeigt Tabelle 25.

Tabelle 25.

Name	Ort	Arbeit in mkg pro Min.	Abnahme der p_H um	Ort	Arbeit in mkg pro Min.	Abnahme der p_H um
REDFIELD	Boston	750	0,12	Cerro	193	0,11
BARCROFT	Cambridge	640	0,08	Kammer	370	0,08

Aus der Tabelle geht hervor, daß die Abnahme der Wasserstoffzahl unter Luftverdünnung im Höhenklima und in der Kammer die gleiche war wie bei vollem Atmosphärendruck trotz bei weitem geringerer Arbeitsleistung.

Gleichsinnige und in den gleichen Grenzen liegende Änderungen der C_H fanden LOEWY und Genossen (95) nach Dreharbeit am Ergostaten in 1550 m (Davos) und in 2450 m Höhe (Muottas Muraigl). Am ersteren Orte war die berechnete p_H bei Körperruhe 7,409, bei Arbeit 7,343; an letzterem bei Arbeit 7,302[1].

Aus den hier zusammengestellten Zahlenangaben geht hervor, daß auch im Höhenklima das Blut meist seine Reaktion in weiten Grenzen festhält, und daß die Individualität, d. h. die Summe

[1] Das wären die sog. „regulierten" Wasserstoffzahlen; die auf 40 mm CO_2-Spannung „reduzierten" wären 7,420 zu 7,335 zu 7,361.

der kompensierenden Faktoren maßgebend dafür ist, ob und in welcher Höhe schon bei Körper*ruhe* sich Abweichungen von der Norm einstellen. Gegenüber den bei Muskeltätigkeit gebildeten Stoffwechselprodukten ist die Kompensationsfähigkeit des Körpers im Höhenklima schon von mittleren Höhen an erheblich herabgesetzt.

Bemerkenswert ist dabei, daß die die Blutreaktion regulierenden Kräfte soweit gehen können, daß bei Untersuchung des Blutes *extra corpus* zwar eine Zunahme saurer Valenzen festzustellen ist, so daß die Kohlensäurebindungskurve abnorm nach Lage und Form verläuft, daß also eine *un*kompensierte Acidose vorliegen würde, daß jedoch *im Körper* die alveolare Kohlensäurespannung so stark herabgesetzt ist, daß dadurch eine Kompensation der pathologischen Säuren zustande kommt, also eine *kompensierte* Acidose besteht.

Die vorstehend mitgeteilten Werte zeigen, daß es im Höhenklima zu einer Acidose kommen kann. Dieses abnorme Verhalten sucht der Organismus zu kompensieren, so daß sich sekundäre Veränderungen in alkalotischer Richtung einstellen, über die im Kapitel XIV gesprochen werden wird.

Man bezieht gewöhnlich die Reaktionsänderungen im Höhenklima auf die verminderte Sauerstoffspannung der Atmosphäre. Neuere Untersuchungen, insbesondere von KROETZ (113), haben gezeigt, daß auch Ultraviolettbestrahlung imstande ist, zu einer vorübergehenden Blutacidose mit Vermehrung von C_H zu führen, die KROETZ auf das Auftreten saurer Eiweißabbauprodukte zurückführt und die mit Änderungen des Mineralbestandes des Blutes verbunden sind.

Ob der Ultraviolettanteil der Hochgebirgssonnenstrahlung genügt, um für sich diese Veränderungen herbeizuführen, ist zweifelhaft und angesichts der darüber mitgeteilten Erfahrungen nicht wahrscheinlich.

Literatur.

Ältere Literatur bei:

1a. JAQUET: Physiologie des Höhenklimas. Basel 1904.
1b. ZUNTZ, LOEWY, MÜLLER, CASPARI: Höhenklima und Bergwanderungen. Berlin 1906.
1c. DURIG, KOLMER, REICHEL, RAINER, CASPARI: Denkschr. Akad. Wiss. Wien, Math.-naturwiss. Kl. **86** (1909).
1d. COHNHEIM: Erg. Physiol. **1911**.
1e. LOEWY: Handbuch der Balneologie, Klimatologie usw., Bd. 3. Leipzig 1924. —
2. MÜNTZ, A.: C. r. Acad. Paris **112** (1891).

3. GOTTSTEIN: Berl. klin. Wschr. **1898**; Münch. med. Wschr. **1899**.
4. MEISSEN u. SCHRÖDER: Münch. med. Wschr. **1898**.
5. RÖMISCH: Festschrift zum 50jährigen Bestehen des Städtischen Krankenhauses zu Dresden.
6. BÜRKER mit JOOS, MOLL, NEUMANN: Z. Biol. **61** (1913).
7. LOEWY, A., J. LOEWY, LEO ZUNTZ: Pflügers Arch. **66** (1896).
7a. ABDERHALDEN, LONDON, LOEWY u. Mitarbeiter: Pflügers Arch. **216** (1927).
8. JAQUET: Arch. f. exper. Path. **45**.
9. SCHAUMAN u. ROSENQVIST: Z. klin. Med. **35** (1898).
10. KORÁNYI, v., KORÁNYI u. RICHTER: Physikalische Chemie und Medizin, Bd. 2. Leipzig 1908.
11. WEBER: Z. Biol. **70** (1920).
11a. STIGLER, R.: Festschrift der 53. Hauptversammlung des Deutschen und Österreichischen Alpenvereins. Wien 1927.
12. FRENKEL-TISSOT: Schweiz. med. Wschr. **1922**, Nr 52.
13. PETERS: Z. physik. u. diät. Ther. **25** (1921).
14. KNOLL: Schweiz. med. Wschr. **1924**, Nr 5.
14a. SNAPPER: Biochem. Z. **24** (1912).
15. BARCROFT: Nature (Lond.) **1922** u. Die Atmungsfunktion des Blutes. Berlin 1927.
16. LINTZEL u. RADEFF: Pflügers Arch. **222** (1929).
17. WOLLHEIM: Klin. Wschr. **1927** u. **1928**.
18. LOEWY u. FÖRSTER: Biochem. Z. **145** (1924).
19. MORAWITZ u. MASING: Dtsch. Arch. klin. Med. **98** (1910).
19a. SEYFARTH, C.: Klin. Wschr. **1927**, Nr 11.
19b. KAULBERSZ, J.: Z. exper. Med. **1932**.
20. Zusammenstellung der wichtigsten älteren Literatur bei LOEWY: Über Klimatophysiologie. Leipzig 1931.
20a. BERNER: Strahlenther. **5**.
21. MEYER, C. F.: Einfluß des Lichtes im Höhenklima. Diss. Basel 1900.
21a. MARGARIA u. SAPEGNO: Arch. di Fisiol. **26** (1928).
22. BÜRKER: Pflügers Arch. **195** (1922); auch in Verh. Klimat. Tagg Davos **1925** und im Handbuch der normalen und pathologischen Physiologie, Bd. 6.
23a. DRASTICH: Pflügers Arch. **219** (1928).
23b. DRASTICH u. LEJHANEC: Pflügers Arch. **218** (1927).
23c. ASZTALOS, F., H. ELIAS u. H. KAUNITZ: Klin. Wschr. **41** (1931).
23d. FRANK u. HARTMANN: Klin. Wschr. **1931**.
23e. JOKL, E.: Arbeitsphysiol. **4** (1931).
24. GIANNINI: Z. exper. Med. **64** (1929).
25. CAMPBELL, ARG.: J. of Physiol. **65** (1928).
26. GABATHULER, A. jun.: Z. exper. Med. **65** (1929).
27a. ZALKA, v.: Z. exper. Med. **76** (1931).
27b. DOUGLAS, HALDANE, HENDERSON, SCHNEIDER: Philos. trans. roy. Soc. B **203** (1913).
28a. CHIATTELINO u. MADON: Arch. di Fisiol. **28** (1930).
28b. CHIATTELINO u. GOLDBERGER: Boll. Soc. Biol. sper. **4** (1929).
28c. CAMPBELL, A.: J. of Physiol. **65** (1928).

28d. Müller u. Cronheim: Biochem. Z. **234** (1931).
29. Yamamoto: Arb. med. Univ. Okayama **2** (1930).
30. Meyer, P.: Klin. Wschr. **9** (1930).
31. Moldowski, J. W.: Z. klin. Med. **114** (1930).
32. Gutstein, M.: Fol. haemat. (Lpz.) **26 I** (1921).
33. Knoll, W.: Beitr. Klin. Tbk. **49** (1922).
34. Moscytz, N.: Z. klin. Med. **166** (1927).
35. Knoll, W.: Die sportärztlichen Ergebnisse der zweiten olympischen Winterspiele in St. Moritz 1928. Bern 1928.
36. Loewy, Vogel Eysern u. Oprisescu: Arb.physiol. **5** (1931).
37a. Naegeli, Clara: Biochem. Z. **231** (1931).
37b. Köppl: Strahlenther. **23** (1926).
38. Douglas: J. of Physiol. **40** (1910).
39. Barcroft: J. of Physiol. **42** (1911).
40. Barcroft: The physiol. of life in the Andes. Nature (Lond.) **1922**. Auch: Die Atmungsfunktion des Blutes. Berlin 1927.
40a. Selesnjew: Klin. Wschr. **10** (1931).
41. Bálo, J.: Z. exper. Med. **59** (1928).
42. Kolozs, E.: Biochem. Z. **222** (1930).
43. Shibouja, K.: Z. exper. Med. **63** (1928).
44a. Laurens u. Sooy: Proc. Soc. exper. Biol. a. Med. **22** (1914).
44b. Laurens: Physiol. Rev. 8 (1928).
45. Godfrey, L. St.: J. prevent. Med. **1930**.
45a. Hausmann u. Mayerhofer, Trauner: Beide zit. in Lehrbuch der Strahlentherapie, Bd. 1.
45b. Spadolini: Arch. di Fisiol. **26** (1928).
46. Schmitz u. Koch: Biochem. Z. **223** (1930).
47. Stäubli: Z. Baln. **3**, Nr 19—23 (1910/11).
48. Hamburger: Osmotischer Druck und Ionenlehre. Wiesbaden 1902.
49. Korányi, A. v.: Verh. Klimat. Tagg Davos **1925**. Basel 1926.
50. Toth, A.: Biochem. Z. **201** (1928).
51. Elias u. Taubenhaus: Z. exper. Med. **71** (1930).
51a. Chiatelino u. Margaria: Arch. di Fisiol. **27** (1929).
52a. Laubender: Biochem. Z. **162** (1925).
52b. Laubender: Biochem. Z. **165** (1925).
52c. Goebel: Biochem. Z. **190** (1927).
52d. Elias, Löffler, Taubenhaus: Z. exper. Med. **73** (1930).
53. Loewy u. Mosonyi: Pflügers Arch. **218** (1927).
54. Rabbeno: Boll. Soc. Biol. sper. **1** (1926); Arch. di Sci. biol. **9**, 1—3 (1926).
55. Schemensky: Z. klin. Med. **111** (1929).
56. Griffel, W.: Biochem. Z. **222** (1930).
56a. Thannhauser u. Schaber: Klin. Wschr. **1926**, Nr 7.
57. Stepp, W.: Münch. med. Wschr. **65** (1918).
58. Nito, de: Rass. Ter. e Pat. clin. **1** (1929).
59. Wolfer: Verh. Schweiz. Naturforsch. Ges. Davos **1929**.
60. Frenkel-Tissot: Dtsch. Arch. klin. Med. **133** (1920).
61. Rothmann, St.: Z. exper. Med. **36** (1923); Klin. Wschr. **1923**.
62. Messerle: Schweiz. med. Wschr. **1927** u. **1928**.

63. MESSERLE: Z. exper. Med. **60** (1928).
64. GOLDBERGER: Boll. Soc. Biol. sper. **4** (1929).
65. FERRALORO: Arch. di Sci. biol. **13** (1929).
65a. AGGAZZOTTI: Arch. di Sci. biol. **5** (1923).
65b. BAYEUX: C. r. Acad. **151** (1910).
66. LAUBENDER, W.: Biochem. Z. **165** (1925).
67. WERTHEIMER, E.: Z. exper. Med. **70** (1930).
68. ALTMANN, FR.: Z. klin. Med. **114** (1930).
69. PINCUSSEN: Biochem. Z. **161** (1925).
70. HESS, A. u. UNGER: J. of exper. Med. **36** (1927); J. of biol. Chem. **50** (1922).
71. SONNE: Verh. Klimat. Tagg Davos **1925**. Basel 1926.
72. SCHULTZER: C. r. Soc. Biol. Paris **1925**.
73. GATES u. GRANT: Proc. Soc. exper. Biol. a. Med. **22** (1925).
74. HULDSCHINSKI: Dtsch. med. Wschr. **1926**.
75. BERNHARD, O.: Sonnenbehandlung in der Chirurgie, 1923. S. 45.
75a. PETERS, BULGER, EISENMANN, LEE: J. of biol. Chem. **67** (1926).
75b. BREHME u. GYÖRGY: Biochem. Z. **186** (1927).
76. KOLDAJEW u. ALTSCHULLER: Z. physiol. Chem. **186** (1930).
77. PINCUSSEN, L.: Biochem. Z. **168** (1926).
78. VIALE: Atti Accad. naz. Lincei **33** (1924).
79a. ALEXEEFF: Biochem. Z. **173** (1926).
79b. ALEXEEFF: Biochem. Z. **192** (1928).
80a. RIGONI, M.: Arch. di Fisiol. **28** (1930).
80b. RADEFF: Biochem. Z. **220** (1930).
81. CARNOT u. DEFLANDRE: C. r. Acad. Paris **143**.
82. MÜLLER: Arch. f. Hyg. **75**.
83. FÖRSTER, J.: Biochem. Z. **145** (1924).
84. NAKAO: Biochem. Z. **163** (1925).
85. DETRE: Klin. Wschr. **1929**, 28.
85a. SÁNDOR: Z. exper. Med. **1932**.
86. FELDMANN u. AZUMA: Z. exper. Med. **62** (1928).
87. ARAKI: Z. physiol. Chem. **15** (1891).
88. RYFFEL: J. of Physiol. **39** (1910).
89. DOUGLAS: Erg. Physiol. **14** (1914).
90. LAQUER: Z. Biol. **70** (1919); Pflügers Arch. **203** (1924).
91. BARCROFT: Die Atmungsfunktion des Blutes. Berlin 1927.
92. WINTERSTEIN, H. u. K. GOLLWITZER-MEIER: Pflügers Arch. **219** (1928).
93. WINTERSTEIN, H.: Biochem. Z. **70** (1915).
93a. EWIG u. HINSBERG: Z. klin. Med. **115** (1931).
93b. FLEISCH, A.: Pflügers Arch. **218** (1928).
94. BOHR: Nagels Handbuch der Physiologie. Braunschweig.
95. LOEWY u. Gen.: Pflügers Arch. **207** (1925).
96. MOSSO u. MARRO: Arch. ital. de Biol. (Pisa) **41**.
97. SCHLAGINTWEIT: Z. Biol. **70** (1920).
98. LOEWY: Jber. Physiol. **1920**.
99. CHRISTIANSEN, DOUGLAS, HALDANE: J. of Physiol. **48** (1914).
100. LOEWY u. MÜNZER: Biochem. Z. **134** (1923).
101. PARSON u. BARCROFT: Report of Monte Rosa exped., 1911. Philos. transact. **206**.

102. BARCROFT: Lancet **1921**.
103. HENDERSON: Erg. Physiol. 8 (1909).
104. ABDERHALDEN, KOTSCHNEFF, LONDON, LOEWY u. Mitarbeiter: Pflügers Arch. **216** (1927).
105. HASSELBALCH: Biochem. Z. 78 (1917).
106. GALEOTTI: Arch. ital. de Biol. (Pisa) **41** (1904).
107. DURIG u. ZUNTZ: Skand. Arch. Physiol. (Berl. u. Lpz.) **39** (1913).
108. AGGAZZOTTI: Arch. ital. de Biol. (Pisa) **47** (1907).
109. RYFFEL: J. of Physiol. **39** (1910).
110. GIGON: Verh. Klimat. Tagg Davos **1925**.
111. FRITZ: Biochem. Z. **170** (1926).
112. BARCROFT: The respiratory function of the blood, 1914. Vgl. auch Naturwiss. **1922**, Nr 42.
113. KROETZ, CH.: Biochem. Z. **151** (1924).

Kapitel II.

Die Blutmenge im Höhenklima. Ursachen der Blutvermehrung. Das Blut der Neugeborenen.

1. Die Gesamtblutmenge.

Die auf S. 87f. mitgeteilten Daten über das Gesamthämoglobin und seine Vermehrung im Höhenklima mußten die Frage nahelegen, ob die *Gesamtblutmenge* gleichfalls eine Zunahme erfährt oder ob die Zunahme der gesamten Hämoglobinmenge sich nur im Rahmen der Zunahmen in der Volumeneinheit Blut bewegt. Eine Betrachtung der Werte, die LINTZEL und RADEFF (1) an Ratten erhielten, ergibt, daß bei diesen, die allerdings längere Zeit sehr hohen Verdünnungen ausgesetzt waren, eine erhebliche Steigerung der Gesamtblutmenge festzustellen war[1]. Dasselbe berechnet sich aus den Versuchen, die HALDANE und Mitarbeiter auf dem Pikes Peak (4300 m) an sich anstellten. (CO-Methode; 10—20% Zunahme.)

Mittels der *direkten* colorimetrischen Methode nach GRIESBACH (Kongorotmethode) hat dann LAQUER (2) in 1550 m Höhe seine Blutmenge während eines vierwöchigen Aufenthaltes fortlaufend bestimmt und mit der im Tieflande verglichen. Er fand, daß schon in dieser mittleren Höhe eine Zunahme festzustellen war, die etwa 5% betrug. LAQUER erwähnt, daß es sich auf Grund seines methodischen Vorgehens um einen Minimalwert handelt. Wenn hier eine Änderung der Gesamtblutmenge beim *Übergang*

---

[1] Vgl. dazu auch Tabelle auf S. 89. Zunahme auf die Gewichtseinheit = 50—100%.

ins Höhenklima vorliegt, so hat später LIPPMANN (3) an fünf jüngeren Davoser Eingeborenen die Blutmengen nach gleicher Methode bestimmt. Während die Erythrocytenzahlen zwischen 5,8 und 7 Millionen und der Hämoglobinwert bei 130 Einheiten nach SAHLI lagen — d. h. + 20% gegenüber dem Tieflande — fanden sich für die Gesamtblutmenge Werte zwischen 5,3 und 6,1 Liter = 7,4—10% des Körpergewichtes. Als Normalwerte für das Tiefland gibt GRIESBACH 7,2% an, SEYDERHELM und LAMPE nehmen 8,2% als Tieflandsmittelwert. Also auch hier war die Gesamtblutmenge vermehrt, was eine *dauernde* Veränderung gegenüber dem Tieflande bedeutet.

Eine sehr geringe Zunahme ihrer Blutmenge verzeichnen MARGARIA und SAPEGNO (4). Bei einem 15—25 Tage dauernden Aufenthalt auf Col d'Olen (2900 m) stieg sie um nur 1,8%. — *Keine* Zunahme der Blutmenge konnten ABDERHALDEN und Mitarbeiter bei Hunden feststellen, die einige Wochen in 1550 und 2450 m Höhe verblieben. Hier mag die Zeit zur Zunahme der Blutmenge zu kurz gewesen sein, vielleicht auch bei MARGARIA und SAPEGNO. — Am auffallendsten ist die größere Blutmenge bei den Eingeborenen.

Das bisher vorliegende Material ist leider gering und müßte, um einen näheren Einblick zu gewähren, erheblich unter Heranziehung verschiedener Höhenlagen vermehrt werden.

2. Die Ursachen der Blutzell- und Bluthämoglobinvermehrung im Höhenklima.

Bei der Besprechung der Steigerung der Blutzellenzahl und des Hämoglobins ist bereits auf einige ursächliche Faktoren eingegangen worden. Hier soll eine etwas breitere *Zusammenfassung* gegeben werden. — Man kann die wirksamen Momente für diese Vermehrung in äußere und innere, exogene und endogene, einteilen. Was *erstere* betrifft, so handelt es sich um die Frage, welche höhenklimatischen Faktoren die wirksamen sind. Im wesentlichen kommen zwei in Frage: die Strahlung und die Luftverdünnung. Für die Wirkung ersterer treten neuerdings besonders KESTNER und Mitarbeiter ein, die in ihr den hauptsächlichen Faktor für die Zunahme an Blutzellen und Hämoglobin sehen.

Schon in *älteren* Arbeiten (5) ist die fördernde Wirkung des Sonnenlichtes auf beide Größen behauptet worden. Aber es ist unsicher, ob es sich dabei wirklich um eine absolute oder nur um eine relative Zunahme handelt. Den positiven Angaben stehen aber negative gegenüber, die unter natürlichen Bedingungen gewonnen waren (z. B. Vergleich von Polarwinter und Polarsommer), so daß ein sicheres Urteil nicht zu bilden ist. Bezogen sich diese Beobachtungen auf die *Gesamt*sonnenstrahlung, so treten in den letzten Jahren die Ultraviolettstrahlen in den Vordergrund, denen man die vorwiegende Bedeutung für die Sonnenwirkung auf das Blut zuspricht. Untersuchungen mit *künstlichen* Ultraviolettstrahlern haben nun auch wieder (6) unter sich verschiedene Ergebnisse gehabt, zum Teil sind Zunahmen, zum Teil kein Einfluß gefunden worden. Dagegen soll der ultraviolette Anteil der *Sonnenstrahlung,* wie auf Grund neuerer Untersuchungen behauptet wird, steigernd auf Zellenzahl und Hämoglobin wirken.

Daß zum Beweise dessen die jahreszeitlichen Unterschiede herangezogen werden — höhere Werte im Sommer, niedrigere im Winter — ist wohl nicht gerechtfertigt, da neben dem verschiedenen Verhalten des Klimas ja auch das persönliche Verhalten ein ganz verschiedenes in beiden Jahreszeiten ist. Aber es sind auch direkte Bestimmungen während eines ein- bis mehrmonatigen Aufenthalts an der See gemacht worden mit dem Ergebnis, daß Erythrocytenzahlen und Hämoglobin eine Zunahme zeigten. Diese Untersuchungen rühren von KESTNER, HÄBERLIN und mehreren Mitarbeitern her. Die Zunahmen sind, wenn auch gering, so doch deutlich. Aber es handelt sich bei ihren Versuchspersonen nicht um gesunde Individuen mit normalen Blutwerten, sondern um anämische und dabei um Kinder, deren Blutbildung also noch nicht vollendet war. Betrachtet man die gefundenen Zunahmen näher, so ergibt sich, daß, wenn sie auch mehr oder weniger erheblich sind, sie nie über die normale Tieflandhöhe hinausführen, wie es für das Höhenklima charakteristisch ist. Viel erheblicher sind die Steigerungen, die in *Davos,* also im Hochlande, gleichfalls an schwächlichen, blutarmen Kindern PETERS (6a) gefunden hat. Nach 6—12 Wochen war die Hämoglobinmenge um 12—29 Sahlieinheiten gestiegen.

Für das Höhenklima ist, wie schon erwähnt wurde (S. 81), schon vor 30 Jahren gezeigt worden, daß Belichtung nicht erforderlich ist zur Steigerung der Zellenzahl und des Blutfarbstoffes in der Höhe, und dasselbe zeigen die zahlreichen neueren Untersuchungen, in denen Tiere, die in halbdunklen Kästen stärkeren Luftverdünnungen ausgesetzt wurden, enorme Zunahmen an beiden Werten erfuhren (vgl. S. 81). — So ergibt sich, daß eine positive Wirkung der *Strahlung* im Sinne einer Höhenklimawirkung bis jetzt nicht erwiesen werden konnte, daß diese jedoch ohne Strahlung allein durch *Luftverdünnung* zustande kommt. Daß es sich bei dieser um die Abnahme des Sauerstoffdruckes handelt, geht daraus hervor, daß Aufenthalt unter Luftverdünnung mit Sauerstoffatmung nicht die Blutzellbildung anregt (v. Korányi), wohl aber Atmung sauerstoffarmer Luft unter Atmosphärendruck [Sellier (6b), David (6c)].

Eine weitere Frage ist, *wodurch* die Luftverdünnung wirksam wird, welches die *inneren* Faktoren sind, auf deren Beeinflussung durch das Höhenklima ihre Wirkung auf das Blut beruht. Zunächst seien zwei *negative* Punkte besprochen, d. h. worauf die Steigerungen *nicht* zurückzuführen sind. Seitdem Barcroft auf die Milz als Blutreservoir hingewiesen hat, findet man die Annahme vertreten, daß die aus ihr ausgepreßte Blutmenge die Zunahmen an Zellen und Farbstoff erkläre. Daß dies nicht der Fall ist, ergibt sich schon aus einer quantitativen Betrachtung. Aus der Milz sollen 5—10% der zirkulierenden Blutmenge in den Kreislauf übertreten können. Schon am Menschen findet man im Höhenklima weit höhere Anstiege. Bei unter Luftverdünnung gehaltenen Tieren können sie 50—60—80% der Norm betragen. Die zahlenmäßigen Belege finden sich im Kapitel I. Dann aber kann die Milz herausgenommen werden und trotzdem findet bei Kaninchen und Hunden — nicht bei Meerschweinchen, bei denen besondere Verhältnisse vorliegen — unter Luftverdünnung oder bei Verbringung ins Höhenklima die Vermehrung von Zellen und Hämoglobin weiter statt. Bei den unter Luftverdünnung gehaltenen Kaninchen von Gabathuler sowie bei den in 2900 m Höhe untersuchten Hunden von Chiatellino und Goldberger war sie deutlich *stärker* als normal. Danach ist also die Steigerung nicht an die Milz gebunden.

Sodann ist angegeben worden, daß die Wirkung des Höhenklimas auf das Blut durch die *Schilddrüse* vermittelt wird, aber ich selbst konnte bei thyreoidektomierten Kaninchen eine Zunahme unter Luftverdünnung feststellen, und Abderhalden, London und Mitarbeiter fanden dasselbe an ins Hochgebirge verbrachten Meerschweinchen. Danach dürfte also auch die Schilddrüse nicht für die Höhenwirkung verantwortlich sein.

Man muß nun in erster Linie an eine direkte Beeinflussung der Blutbildungsstätten, besonders des Knochenmarkes unter Luftverdünnung, d. h. durch den herabgesetzten Sauerstoffdruck denken. Daß das Knochenmark beim Aufenthalt im Hochgebirge verändert wird, im Sinne einer gesteigerten Funktion, hinsichtlich der Blutbildung, ist mehrfach erwiesen worden. Zuerst von LOEWY und MÜLLER (7) an Hunden. Das Knochenmark von Geschwisterhunden, von denen ein Teil in Bern verblieb, ein Teil mehrere Monate in 2300 m gehalten wurde, ergab wesentliche Unterschiede: letzteres erwies sich schon makroskopisch als rötliches jugendliches Mark, ersteres als Fettmark. Mikroskopisch fand sich die Blutbildungszone bei den Höhentieren viel ausgebreiteter als bei den Tieflandtieren.

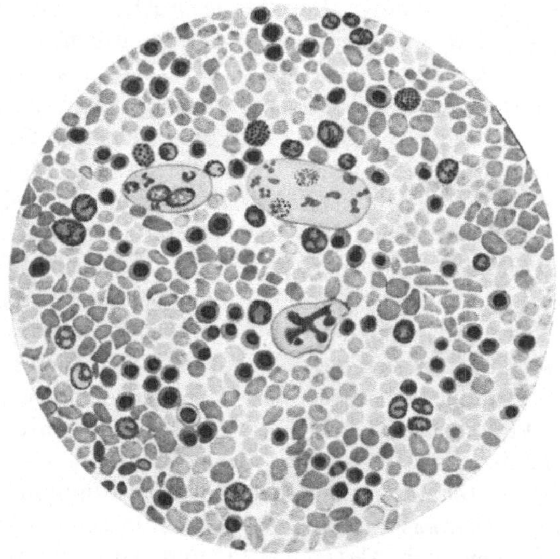

Abb. 25. Beschaffenheit des Knochenmarkes unter Luftverdünnung. (Nach BÁLO.)

Dann hat BÁLO (8) an Ratten, die 72—80 Stunden starken Luftverdünnungen ausgesetzt waren, das Knochenmark genauer untersucht. Auch er fand gegenüber den Davoser Kontrolltieren eine Ausbreitung der Bildungsherde der Erythrocyten, die Zeichen einer lebhaften Vermehrung der kernhaltigen roten Blutzellen aufweisen. Dabei waren viele Zellen mit *basophilem* Protoplasma anzutreffen.

BÁLO fand weiter, daß die Megakaryocyten von Leukocyten umgeben sind und daß diese von den Megakaryocyten aufgenommen — phagocytiert — werden, so daß sich 5—6 Leukocyten in einem Megakaryocyten finden können. Den Zustand des Knochenmarkes zeigt Abb. 25.

Wie BÁLO findet auch SHIBUYA (9) eine verstärkte Erythrocytenbildung im Knochenmark von Kaninchen, Meerschweinchen, Ratten, die unter Unterdruck waren. Ebenso findet auch er die Phagocytose von Leukocyten durch die Riesenzellen des Knochenmarkes, jedoch fand er diese auch bei den Davoser Kontrolltieren mehr entwickelt als BÁLO. SHIBUYA legt Gewicht auf eine an die Intensität der Luftverdünnung gebundene erhebliche Steigerung der basophilen Leukocyten des Knochenmarkes. Über eine Steigerung dieser Elemente im Knochenmarke war bisher nichts bekannt. Sie war bei den gegen Luftverdünnung widerstandsfähigeren Ratten geringer als bei den weniger widerstandsfähigen Meerschweinchen.

Die gefundenen Knochenmarksveränderungen haben Analogien in den bei schweren anämischen Zuständen, speziell bei der perniziösen Anämie sich findenden. —

Die bisherigen Untersuchungen des Knochenmarkes betreffen Höhen von 2300—5000—6000 m. In diesen ist Sauerstoffmangel als Ursache ohne weiteres annehmbar. Anders könnte es sein in den niedrigeren Höhenlagen bis hinab zu 500 m, in denen ja Blutzellvermehrung gefunden worden ist. Für diese Höhen liegen keine Untersuchungen des Knochenmarkes vor. Um die Zunahme von Blutzellen und Blutfarbstoff auch in *ihnen* zu erklären, machten schon SCHAUMAN und ROSENQVIST (10) die seinerzeit sehr unwahrscheinlich klingende Annahme, daß das Knochenmark hinsichtlich seiner blutbildenden Tätigkeit auf seine normale Sauerstoffzufuhr eingestellt sei und eine, wenn auch geringe Abnahme dieser es zu gesteigerter Tätigkeit anrege. Diese Annahme klang darum unwahrscheinlich, weil man damals mit einer stark überschüssigen Sauerstoffzufuhr zu den Geweben unter normalen Bedingungen rechnete. Durch die neueren Untersuchungen hat sich jedoch herausgestellt, daß auch für eine Reihe anderer Funktionen die Sauerstoffzufuhr im Tieflande nur wenig den normalen Bedarf übersteigt, und daß insbesondere die lebenswichtigen Zentren im verlängerten Mark und in höheren Hirnabschnitten wie das Atemzentrum, das Vasomotoren- und Herzzentrum schon durch geringe Abnahme der Sauerstoffspannung der Atmosphäre, die in 1000 bis 1500 m Höhe besteht, zu erhöhter Tätigkeit gebracht werden. Wegen der Einzelheiten sei auf die Kapitel III Kreislauf und I Blut verwiesen.

Die Annahme von SCHAUMAN und ROSENQVIST hat demnach heute nichts Unwahrscheinliches mehr, und das um so weniger, als gerade die Sauerstoffversorgung des Knochenmarkes wenig umfangreich ist.

Für die blutbildende Wirkung größerer Höhen sind als ursächlicher Faktor die *Leber*, bezüglich die Veränderungen herangezogen worden, die die Leber bei starken Luftverdünnungen erfährt (vgl. darüber Kap. XIII). Auf diese Möglichkeit hat DURIG (11) hingewiesen. Auch sie mag für größere Höhen gelten, jedoch nicht, soweit unsere heutigen Kenntnisse reichen, für Höhen von 1500 oder selbst für 2000—3000 m. So bleibt vorläufig nur die Annahme einer direkten Anregung der hämopoietischen Tätigkeit des Knochenmarkes durch einen selbst wenig sinkenden Sauerstoffdruck.

3. Das Blut der Neugeborenen.

Angeschlossen seien hier einige Mitteilungen über das *Blut der Neugeborenen*, das ja schon im Tieflande eigentümliche Abweichungen von dem Verhalten in den übrigen Lebensaltern zeigt. Nach den neuesten und wohl sichersten Untersuchungen von BÖRNER (12), wo auch die ältere Literatur aufgeführt ist, sind die Zahl der Blutzellen und der Hämoglobingehalt gesteigert, bei ziemlich starken individuellen Unterschieden, erstere im Mittel um nur 2% gegenüber der von jungen Männern, letzterer um 22%. Dazu kommt nach den Feststellungen von SECKEL (13), daß auch die *Blutmenge* erhöht ist, indem sie im Mittel zu 12% des Körpergewichtes gefunden wurde, gegenüber nur 8% beim Säugling.

Wie die Verhältnisse im Hochgebirge liegen, war bisher nicht untersucht. Im Davoser Krankenhause hat auf meine Bitte der damalige Assistenzarzt Dr. PUNSCHEL die Hämoglobinmengen, die Erythrocytenzahl, die Menge der Leukocyten und ihre Art am Blute von 7 Gebärenden und deren Neugeborenen untersucht. Die Mütter waren an die Davoser Höhe akklimatisiert. Die gefundenen Werte sind in der folgenden Tabelle 26 zusammengestellt[1].

Auch hier finden sich starke individuelle Unterschiede, im Mittel aber das gleiche wie im Tieflande: Beim Neugeborenen eine größere Menge an Hämoglobin und an Erythrocyten und auch wieder wie im Tieflande eine stärkere Zunahme des ersteren als der letzteren,

---

[1] Sowohl dem Direktor des Krankenhauses, Herrn Dr. SCHREIBER, wie auch Herrn Dr. PUNSCHEL spreche ich für ihr liebenswürdiges Entgegenkommen meinen besten Dank aus.

Tabelle 26.

Nr.	Hämoglobin	Im Kubikmillimeter		Art der Leukocyten					Entnahme des mütterl. Blutes vor der Geburt	Mutter in Davos
		Erythrocyten	Leukocyten	Polynucl.	Lymphocyten	Eosinophile	Mononucl.	Übergangsformen		
	%	Millionen		%	%	%	%	%	in Stunden	seit Jahren
1. a) mütterl. Blut	89	4 680	10 000	78	14,5	1,5	3,0	2,50	$9^1/_2$	seit Geburt
b) kindl. Blut	90	4 436	17 600	35	52,0	3,1	9,9 (Mono- und Übergangsformen zusammen)			
2. a) mütterl. Blut	90	4 016	15 000	88	9,3	0,7	1,3	0,7	10 u. 20 Min.	seit 1 Jahr
b) kindl. Blut	100	4 512	16 667	57,7	35,3	1,7	3,7	1,3		
3. a) mütterl. Blut	93	5 344	14 800	72,7	20,7	0,7	4,0	2,0	1	seit Geburt
b) kindl. Blut	96	6 208	16 200	39,3	52,3	2,7	3,0	2,7		
4. a) mütterl. Blut	95	4 552	8 433	80,0	12,0	1,3	2,7	3,3	$9^1/_2$	seit 2 Jahren
b) kindl. Blut	99	4 704	10 600	41,0	53,3	2,3	2,7	0,7		
5. a) mütterl. Blut	83	4 624	15 700	80,3	12,7	1,0	3,0	2,3	1	seit 7 Jahren
b) kindl. Blut	111	5 152	14 100	44,3	47,3	1,7	4,7	2,0		
6. a) mütterl. Blut	90	4 784	7 800	86,0	9,3	2,0	2,0	0,7	1	seit Geburt
b) kindl. Blut	100	4 480	9 133	61,0	33,4	2,3	2,0	1,0		
7. a) mütterl. Blut	81	4 320	10 200	74,0	20,0	1,3	1,3	2,7	16 Tage	seit Geburt
b) kindl. Blut	90	5 002	20 900	65,0	24,7	3,7	3,3	3,3		
Mittelwerte Mutter	89	4 617	10 276	79,9	14,1	—	—	—		
Mittelwerte Kind	98	4 927	14 930	49,0	42,6	—	—	—		
kindl. Blut	+10,1 %	+6,74 %	+45,3 %	−38,7 %	+202,1 %	—	—	—		

nämlich +10,1% gegenüber +6,74%. Die Unterschiede liegen in den Grenzen der im Tieflande gefundenen, was zu erwarten war.

Die *Leukocyten* sollen nur eine kurze Erwähnung finden; ihre Gesamtzahl liegt bei den Neugeborenen um 45,3% höher als bei den Müttern, die polynucleären Leukocyten liegen um 33,7% niedriger, die Lymphocyten um 202% höher.

Was sich am Blute der Neugeborenen findet (von den Leukocyten wird im folgenden abgesehen), entspricht qualitativ den Veränderungen im Hochgebirge, quantitativ sind aber die Veränderungen viel geringer als in Höhen mit ausgesprochenem Sauerstoffmangel. ANSELMINO und HOFFMANN (14) haben für die qualitativ gleichen Veränderungen in beiden Fällen die gleiche Ursache herangezogen, nämlich eine mangelhafte Sauerstoffversorgung, die bei den Neugeborenen durch einen mangelhaften Übertritt von Sauerstoff aus der mütterlichen Placenta ins fetale Blut zustande kommt. Abgesehen von rechnerischen Erwägungen stützen sie sich auf den außerordentlich geringen Sauerstoffgehalt des Nabelvenenblutes, den HASELHORST und STROMBERGER (15) an menschlichen Neugeborenen fanden, und der im Mittel nur 3,53 Vol-% Sauerstoff bei einer Sättigung von 20% betrug.

Es handelt sich also um außerordentlich niedrige Werte, die sonst nur bei hochgradiger Asphyxie gefunden werden. Sie liegen auch erheblich niedriger als die in den Tierversuchen an Ziegen neuerdings wieder von HUGGETT (16) ermittelten. Zudem finden sich auch bei HASELHORST und STROMBERGER so starke individuelle Unterschiede, daß einige Werte den in den mütterlichen Arterien gefundenen nahekommen. Man müßte sich eigentlich fragen, ob nicht die abnorm niedrigen Werte durch irgendwelche mit den Versuchsbedingungen verbundene Besonderheiten bewirkt seien und nicht den normalen Verhältnissen entsprechen. Angesichts der Werte von HASELHORST und STROMBERGER muß die Erregbarkeit des fetalen Atemzentrums sehr weit unter der Norm liegen, daß es nicht schon intrauterin mit Atembewegungen antwortet. Nach Versuchen von HUGGETT (17) würde dies zutreffen. Zum Zustandebringen des ersten Atemzuges würde das im Atemzentrum strömende Blut fast vollständig oder vollständig sauerstoffrei sein müssen.

Im *Höhenklima* und zwar in denjenigen Höhen, in denen auch nach Akklimatisation bzw. bei den Eingeborenen eine volle Sauerstoffsättigung des arteriellen Blutes nicht mehr zustande kommt,

z. B. in den Hochanden in 4000—4500 m Höhe, wo dieses im Mittel (vgl. S. 114 und 116) nur zu 85% mit Sauerstoff gesättigt ist, müßte die Sauerstoffzufuhr zu den fetalen Organen noch *weit erheblicher erschwert* sein. — Leider liegen keinerlei Untersuchungen des fetalen Blutes oder des von Neugeborenen aus solchen Höhen vor. Aber eine bemerkenswerte Tatsache scheint doch festzustehen, die nicht nur im Sinne der eigentlich selbstverständlichen verschlechterten Sauerstoffversorgung der Frucht im Höhenklima spricht, sondern auch die *Folgen des gesteigerten Sauerstoffmangels* anzeigt. In den chilenischen Anden nämlich, in Höhen von 4500 m ab, ist die *Zahl der asphyktisch geborenen und an Asphyxie zugrunde gehenden Kinder weit erheblicher als in tieferen Regionen.*

Darüber schreibt mir KNOCHE (Santiago de Chile), der von wissenschaftlicher Seite bisher allein auf diese Vorgänge geachtet zu haben scheint, folgendes:

„In der Mine Collahuasi, die ich im Mai 1914 besuchte, gehen sowohl im Gebiet der Mine selbst (4812 m), als auch bei der Schmelze (4500—4600 m) eine besonders große Anzahl von Neugeborenen an Sauerstoffmangel zugrunde[1]. Dabei handelt es sich um Sprößlinge der Hochlandindianer, Quechuas und Aymaras, welche nur 700—1000 m tiefer ihr normales Dasein verbringen. Es ist natürlich keineswegs ausgeschlossen, daß schon im Wohngebiet selbst die Zahl der asphyktischen Neugeborenen bereits größer ist als in den Tieflandgegenden, daß die noch größere Höhe in den Minen demnach den Effekt nur steigert. Mein Gewährsmann war vor allem die Gattin eines englischen Mineningenieurs, welche sehr intelligent und welterfahren den indianischen Frauen im gegebenen Augenblick helfend zur Seite stand. Ihre Angaben wurden mir von dem gesamten europäisch-nordamerikanischen Personal bestätigt."

Eine physiologisch begründete und als zutreffend zu bezeichnende eindeutige Erklärung läßt sich vorderhand mangels irgendwelcher einschlägiger Untersuchungen nicht geben. Aber man kann annehmen, daß die Erregbarkeit des Atemzentrums so weit gesunken ist, daß in sehr vielen Fällen der sonst zum ersten Atemzug führende Reiz nicht mehr ausreicht, einen Atemzug auszulösen.

---

[1] 40—50% aller. Nach mündlicher Mitteilung von KNOCHE.

Literatur.

1. Die hier nicht gegebenen Literaturhinweise finden sich in Kap. I, Blut.
2. LAQUER, F.: Klin. Wschr. **1924**.
3. LIPPMANN, A.: Klin. Wschr. **1926**.
4. MARGARIA u. SAPEGNO: Arch. di Fisiol. **26** (1928).
5. Handbuch der Balneologie, Klimatologie usw., Bd. 3, S. 43. Leipzig 1924.
6. Literatur z. B. bei HAUSMANN: Lehrbuch der Strahlentherapie, oder bei PINCUSSEN: Photobiologie. Leipzig 1930.
6a. PETERS: Dtsch. med. Wschr. **1920**.
6b. SELLIER: Influence de la tension de l'oxygène. Bordeaux 1895.
6c. DAVID: Münch. med. Wschr. **1927**.
7. Bei ZUNTZ, LOEWY, MÜLLER, CASPARI: Höhenklima und Bergwanderungen. Berlin 1906.
8. BÁLO, J.: Z. exper. Med. **59** (1928).
9. SHIBUYA, K.: Z. exper. Med. **63** (1928).
10. SCHAUMAN u. ROSENQVIST: Z. klin. Med. **35** (1898).
11. DURIG, A.: Verh.ber. 7. sportärztl. Tagg München **1930**. Jena 1931.
12. BÖRNER: Pflügers Arch. **220** (1928).
13. SECKEL: Klin. Wschr. **1930**.
14. ANSELMINO u. HOFFMANN: Arch. Gynäk. **143** (1931).
15. HASELHORST u. STROMBERGER: Z. Geburtsh. **98** (1930).
16. HUGGETT: J. of Physiol. **62** (1926/27).
17. HUGGETT: J. of Physiol. **61** (1926).

Kapitel III.

Verhalten des Blutkreislaufes (1).

1. Pulsfrequenz.

Die Kreislaufsverhältnisse im Höhenklima könnten von wesentlicher Bedeutung für den Aufenthalt in großen Höhen werden, wenn sie sich mit der Höhe derart änderten, daß die Blut- und damit die Sauerstoffversorgung der Gewebe verbessert würden. In den letzten Jahren war es möglich, diesem Grundproblem mit geeigneten Methoden nachzugehen. Bis dahin wurde mehr oder weniger eingehend das Verhalten einzelner am Kreislauf beteiligter Faktoren untersucht, aber weder die für einen einzelnen Faktor gefundenen Ergebnisse noch die Kombination mehrerer konnten über die maßgebende Größe, nämlich über den *Blutumlauf im Höhenklima*, über das *Herzminutenvolumen*, etwas Bestimmtes aussagen.

Was am meisten im Hochgebirge untersucht wurde, war die *Pulsfrequenz*. Aber die meisten *älteren* Bestimmungen, die z. B. von KRONECKER (2) in seiner „Bergkrankheit“ zusammengestellt sind,

sind nicht verwertbar, da sie nach aktiven Aufstiegen gemacht wurden, und die gefundenen Werte noch unter der Wirkung der vorangehenden Muskelarbeit standen. Gerade im Hochgebirge macht sich die Nachwirkung körperlicher Tätigkeit weit länger bemerkbar als im Tieflande. — Dazu kommt, daß die *un*spezifischen Reize des Höhenklimas, wie Luftbewegungen, Temperaturverhältnisse, Strahlung, ebenso wie in den anderen Klimaten, die Pulsfrequenz beeinflussen, nur noch stärker, entsprechend ihrer stärkeren Ausbildung.

Soll die *spezifische* Höhenwirkung auf den Puls ermittelt werden, so müssen auch die unspezifischen Höhenfaktoren ausgeschaltet werden. Am besten nimmt man die Pulszählung frühmorgens nüchtern vor dem Aufstehen vor. — Die so gewonnenen Pulszahlen zeigen eine deutliche *Zunahme mit der Höhe,* die allseitig bestätigt worden ist. Allerdings ist die Höhenlage, in der die Pulsfrequenzsteigerung deutlich wird, individuell sehr verschieden, ebenso auch der Umfang der Zunahme. Die Höhenwirkung ist auch stärker ausgeprägt bei an die Höhe nicht gewöhnten Personen, als bei solchen, die vor kürzerer oder längerer Zeit in der Höhe waren.

Zum Teil erhebliche Zunahmen des Pulses wurden schon durch JACCOUD, EGGER und VERAGUTH bei Besuchern der bündnerischen Hochtäler: des Engadins und Arosas (beide 1800 m hoch gelegen) gefunden. Gefunden wurde auch die allmähliche Wiederabnahme bei längerem Höhenaufenthalt. Aber schon in 500 m Höhe (Brienz) konnten ZUNTZ, LOEWY, MÜLLER, CASPARI bei sich eine

Tabelle 27. Pulsfrequenzen (früh nach dem Erwachen im Bett gemessen).

Ort und Datum	Höhe m	bei A. L.	bei J. L.	bei L. Z.	Bemerkungen
Berlin, 6.—9. 9. .	34	64	60	60	
Brunnen, 27. 8.. .	—	66	60	—	
Col d'Olen, 10. 8..	2900	78—84	72—78	88	Am Morgen nach dem Aufstieg
Gnifettihütte, 17. 8.	3700	76—80	86—88	80—84	Am Morgen nach dem Aufstieg. — Nach 8tägigem Aufenthalt auf Col d'Olen
Gnifettihütte, 19. 8.	3700	74	58—60	80	
Gnifettihütte, 20. 8.	3700	68	—	68	

Pulsfrequenzsteigerung gegenüber Berlin nachweisen. Bei anderen Personen tritt sie erst in 1000 m oder 2000 m Höhe auf, ja bei DURIG und Genossen (3) war bis an 3000 m Höhe eine deutliche Änderung der Pulsfrequenz nicht festzustellen. Über den *Umfang* der Pulszunahme kann Tabelle 27 orientieren, die die Frequenzen auf der Expedition der Gebrüder LOEWY mit L. ZUNTZ zeigt.

Daß sie aber auch bei vollkommen Berggewohnten eintritt, konnte MOSSO (4) an italienischen Bergsoldaten zeigen. Ihre Pulsfrequenzen waren folgende:

Tabelle 28.

Ort	Höhe m	Pulsfrequenzen pro Min.	
		Niedrigste	Höchste
Turin	276	48,8	58,4
Gressoney . . .	1627	49,4	62,2
Lager Indra . .	2521	54,4	61,0
Lintyhütte . .	3048	54,6	65,0
Gnifettihütte .	3700	62,7	69,0
Margheritahütte	4560	71,8	79,0

Allerdings sind die Steigerungen mäßig und, daß sie auch bis zu weit größeren Höhen mäßig bleiben können, zeigen die Ergebnisse an einem an die Höhe gut akklimatisierten Teilnehmer an der zweiten englischen Himalayaexpedition, die HINGSTON mitteilt. In Meereshöhe 72 (im Sitzen), blieb die Pulsfrequenz die gleiche bis 5000 m Höhe, um in 6400 m auf 108 zu steigen.

Ganz beträchtlich geht die Pulszahl empor, sobald man in Höhen kommt, in denen ausgesprochener Sauerstoffmangel sich geltend macht. So war es bei ZUNTZ und Genossen und auch bei DURIG und Mitarbeitern auf der Monte Rosaspitze.

Abb. 26 veranschaulicht das rapide Emporsteigen im Beginn, den allmählichen Wiederabfall und ein Sinken *unter* die Norm nach dem Wiederabsteigen in die Tiefe bei zwei Teilnehmern der DURIGschen Expedition. Letzteres fanden später auch HASSELBALCH und LINDHARD (5) an sich selber. Das Bild zeigt weiter, daß die *Körpertemperaturen* den gleichen Gang nehmen wie die Pulsfrequenzen.

Erwähnt sei, daß das eigentümliche Hinabgehen *unter* die ursprüngliche Tieflandnorm nach der Rückkehr aus der Höhe sich, wie für die Pulsfrequenz und die Körpertemperatur, auch für die Atemfrequenz und den Gesamtstoffwechsel hat feststellen lassen.

Als noch nicht geklärter und, wie es scheint, nicht wieder erhobener Befund sei angeführt, daß auf der Expedition von ZUNTZ und Genossen beim Übergang von Brienz (500 m) zum Brienzer Rothorn (2100 m) bei 5 von den 6 Teilnehmern zunächst eine *Abnahme* der Pulszahl unter die Brienzer Werte, später erst ein Anstieg über sie auftrat.

Daß der die Pulsfrequenz steigernde Höhenklimafaktor für größere Höhen (etwa von 2500 m ab) die *Luftverdünnung* ist, bezüglich der durch sie veranlaßte Sauerstoffmangel, geht aus der Art, in der die Pulsfrequenzen bestimmt wurden, hervor, da ja bei den morgendlichen Ruhewerten im Bette ein anderer Klimafaktor nicht wirksam sein konnte. Daß die Luftverdünnung den *wesentlichen* Faktor darstellt, ergibt sich auch aus Zählungen in der verdünnten Luft der pneumatischen Kammern, wobei gleichfalls eine Pulszunahme gefunden wurde. So von v. LIEBIG (6), PAUL BERT

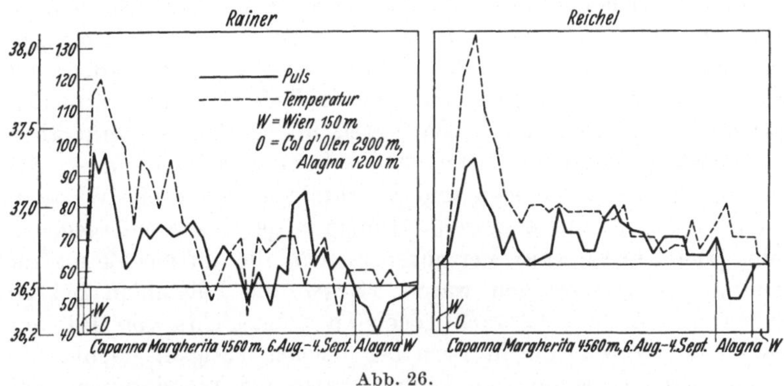

Abb. 26.

und MOSSO. Letztere lieferten den direkten Beweis für den Sauerstoffmangel als wirksames Moment dadurch, daß sie durch Sauerstoffatmung die Pulsfrequenz wieder herabsetzen konnten.

v. LIEBIG fand bei Luftverdünnungen gleich Höhen von nur 1000 m schon den Puls erhöht. Früher hat man diese Erhöhung, ebenso wie die in 500 m Höhe bei ZUNTZ und Genossen nicht durch Sauerstoffmangel erklären zu können geglaubt, da man Sauerstoffmangel in diesen Höhen nicht für möglich hielt. Neuere Untersuchungen von LOEWY (7), die im folgenden näher besprochen werden, zeigten jedoch, daß *lokaler* Sauerstoffmangel besonders in den lebenswichtigen Zentren der Medulla oblongata (Atemzentrum, Herzzentrum, Vasomotorenzentrum) schon in mittleren Höhen (1550 m) vorhanden sein kann. Man würde also nicht, wie es geschehen ist, die Steigerung der Pulsfrequenz in mittleren Höhen auf andere Weise, z. B. mechanisch durch Empordrängen des Zwerchfells, dadurch geänderte Lungen- und Herzstellung, zu erklären brauchen.

Hervorgehoben sei, daß die Pulsfrequenzsteigerung bei Körperruhe im Höhenklima durch *Erregung des Herzzentrums* durch Sauerstoffmangel zustande kommen dürfte, und daß der Reiz von diesem auf nervösem Wege, sei es als Hemmung des Vagus oder Erregung des Sympathicus, dem Herzen übermittelt wird. Wenigstens führt am ausgeschnittenen Herzen Speisung mit sauerstoffarmem Blut nicht zu Pulssteigerung.

Von Mosso und Fuchs (8) ist beobachtet worden, daß in sehr großen Höhen die Pulsfrequenzen ungleich werden, derart, daß Perioden mit hohen Frequenzen mit solchen geringerer abwechseln können. —

Viel deutlicher sind die *Pulszunahmen,* die im Hochgebirge *nach Muskeltätigkeit* einsetzen. Schon bei geringen Arbeitsleistungen und schon in mittleren Höhen können sie erheblich werden und Werte erreichen, die nicht nur die im Tieflande bei maximalen körperlichen Leistungen beobachteten übertreffen, sondern auch die höchsten bei fieberhaften Erkrankungen bekannten. — Im Handbuche der Balneologie und Klimatologie sind solche Werte in Bd. 3, S. 222 zusammengestellt. Einige mögen hier wiedergegeben sein. Bei Kroneckers Versuchspersonen, die auf das Zermatter Breithorn hinaufgetragen waren, stiegen die Pulszahlen bei 20 Schritten auf dem schwach geneigten Schneefelde von 106 auf 140—144, während sie in Bern bei gleicher Tätigkeit nicht oder kaum geändert waren. — Loewy hatte bei Wanderungen auf den bayerisch-tiroler Bergstraßen, ohne daß Ermüdung, Atemnot oder Herzklopfen vorlagen, 160—176 Pulse gegen 100—120 bei gleicher Steigarbeit im Tieflande. — Auf der Monte Rosaspitze hatten Zuntz beim Aufsitzen 92—108 Pulse gegen 80 im Liegen, Loewy 110 im Sitzen gegen 84 im Liegen, Caspari 66 im Liegen, 96 im Sitzen, 109 im Stehen.

Gewöhnung an die Höhe und an die Muskelarbeit lassen die Pulsfrequenz weniger ansteigen. Sehr gut zeigen das die auf der Zuntzschen Expedition gewonnenen Erfahrungen. So waren die Pulszahlen nach den *ersten* Aufstiegen von Brienz (500 m) zum Brienzer Rothorn (2300 m), also bei einem Aufstiege um 1800 m in 4—5 Stunden, bei Caspari 158—175, in den *späteren* nur noch 120—130. Bei dem wohltrainierten Kolmer 130—140 gegenüber 90—100. Bei dem dann folgenden Aufstieg zur Monte Rosaspitze waren die Pulszahlen nur 132 bei Zuntz und Loewy, 128 bei Kolmer, 100 bei Caspari.

Die außerordentlichen Pulsfrequenzen, die man bei Körperarbeit im Hochgebirge antrifft, bedeuten noch keine schlechte

Prognose. Wichtiger ist, wie lange nach Schluß der Arbeit der Puls noch hoch bleibt. Bei kräftigen Herzen sinkt alsbald — in den ersten 1—2 Minuten — die Pulszahl beträchtlich, um dann langsamer in 15—30 Minuten den Ruhewert zu erreichen [STAEHELIN (9)]. Bedenklich ist ein über Stunden sich erstreckendes Hochbleiben der Pulszahl über dem Ruhewert.

Aber selbst bei bester Gewöhnung und bestem sportlichem Training kann in übermäßigen Höhen die Pulsfrequenz beim Bergsteigen enorm ansteigen. So betrug sie bei zwei Teilnehmern der Mount Everest-Expedition beim Steigen zwischen 8200—8500 m Höhe 160—180, während der eine von beiden in gleicher Höhe bei Körper*ruhe* nur 64 Pulse, im Tiefland nur 44 Pulse hatte.

Wie schnell bei durch monatelangen Höhenaufenthalt gut an die Höhe akklimatisierten und für Bergsteigen trainierten Menschen der Puls selbst nach erheblichen Steigerungen, die übrigens durch relativ geringe Muskeltätigkeit zustande kamen (5maliges Besteigen eines Stuhles in 15 Sek.), wieder normal werden kann, zeigen die Werte eines Mitgliedes der englischen Mount Everest-Expedition, welche Tabelle 29 wiedergibt[1].

Tabelle 29. Pulszahl eines Mitgliedes der englischen Mount Everest-Expedition.

Höhe in m	Pulszahl in der Min., sitzend	Pulszahl in der Min., stehend	Pulszahl in der Min. nach körperlicher Arbeit	Zeit in Sek., bis der Puls wieder normal wird
0	72	72	84	20
2100	72	84	96	15
4350	72	84	108	40
5050	72	96	120	20
6400	108	120	144	20

Die Frage ist häufig ventiliert worden, ob die Steigerung der Pulsfrequenz eine besondere Bedeutung habe, ob sie einen zweckmäßigen Vorgang darstelle, geeignet, die Blutströmung zu beschleunigen und damit die Blut- und Sauerstoffversorgung der Gewebe zu verbessern. An sich darf man bekanntlich aus einer Pulserhöhung diesen Schluß nicht ziehen, ja es sind pathologische Zustände bekannt, wie die paroxysmale Tachykardie, bei der mit der krankhaften Beschleunigung des Pulses eine beträchtliche Verlangsamung

[1] Vgl. Zusatz 3 im Nachtrag S. 404.

der Blutströmung einhergeht. — Jedoch gerade mit der durch Sauerstoffmangel erzeugten Pulsfrequenzsteigerung geht, wie GOLLWITZER-MEIER (9a) zeigte, eine *Steigerung* der Blutströmung einher. Sie wird sehr erheblich bei einer Abnahme des Sauerstoffgehaltes des Arterienblutes auf etwa die Hälfte. Sie kann hierbei bis zum Fünffachen der Norm steigen. Eine solche Abnahme wird selbst bei Ersteigung der höchsten irdischen Höhenlagen nicht erreicht; aber bei Abnahmen des Sauerstoffgehaltes des Arterienblutes, die sich beim Aufenthalt auf 4000—5000 m Höhe finden, war der Blutumlauf noch um etwa 30% gesteigert.

2. Die Pulsform.

Nicht nur die Puls*frequenz* ändert sich mit der Höhe, sondern häufig auch die *Pulsform*. Nicht selten kommt es zu Arrhythmien, die entweder durch Pulsbeschleunigungen während der Einatmung und Verlangsamungen während der Ausatmung zustande kommen, oder durch Extrasystolien. Diese Pulsformen werden nicht durch die Höhe als solche hervorgebracht, vielmehr durch die *nicht*spezifischen Faktoren des Höhenklimas und mehr noch durch Überanstrengung des Herzens beim Bergsteigen, sofern nicht die erreichten Höhen an sich zu Sauerstoffmangel führen. — Daß Luftverdünnung als solche das Verhalten der Pulsform nicht ändert, ergibt sich am besten aus den Sphygmogrammen, die im pneumatischen Kabinett erhalten wurden. Wie zuerst v. LIEBIG (a. a. O.), dann LAZARUS und SCHIRMUNSKI (10) zeigten, bleiben bis zu starken Verdünnungen die Pulsbilder ungeändert. Im Gebirge fanden dasselbe HELLER, MAGER und v. SCHRÖTTER (11) beim Aufenthalt in der Simonyhütte (am Dachstein 2210 m), MOSSO (a. a. O.) an drei seiner Bergsoldaten in 4560 m Höhe, DURIG und Genossen an der gleichen Stelle und CONWAY (12) an seinem Schweizerführer Zurbriggen in 7000 m Höhe am Himalaya.

Häufig sieht man aber im Hochlande, viel häufiger als im Tieflande, Abweichungen der Pulsform, die sich als *Ermüdungspuls* kennzeichnen. Solche fanden schon CHAUVEAU und LORTET (zitiert im ersten Teil) am Montblanc, die ersten, die 1866 Pulsbilder im Hochgebirge aufnahmen. Ermüdungspulsbilder finden sich weiter bei KRONECKER nach kurzen Märschen in 1800 m und in 3000 m (Gornergrat) und bei CONWAY nach Aufstiegen von $^3/_4$ Stunden in über 7000 m Höhe.

Auf die *Form* des Ermüdungspulses braucht hier, da sie gegenüber dem Tieflande nichts Charakteristisches bietet, nicht näher eingegangen zu werden. Daß sie im Hochgebirge um so vieles leichter als im Tieflande auftritt, erklärt sich einerseits daraus, daß das Herz im Hochgebirge bei Muskeltätigkeit mehr Arbeit zu leisten hat als bei gleicher Muskelbetätigung im Tieflande. Die Muskeltätigkeit geht, wenigstens bis zu vollendetem Training, mit einem höheren Energieaufwand einher (vgl. Kap. V), verlangt also eine höhere Sauerstoffzufuhr, also vermehrte Blutzufuhr, während das Umtreiben schon der *gleichen* Blutmenge, wie später noch ausgeführt wird, eine höhere Herzarbeit in der Höhe erfordert als im Tieflande. Dabei ist der Sauerstoff*bedarf* des Herzens selbst gesteigert, während die Sauerstoff*versorgung* des Herzens ungünstiger ist als im Tieflande. Es wirken also verschiedene Faktoren zusammen, um eine leichte Ermüdbarkeit des Herzens zu erzeugen.

3. Der Blutdruck im Hochgebirge.

Auch das *Verhalten des Blutdrucks* im Hochgebirge ist schon frühzeitig beachtet worden, weil man glaubte, aus seinen Werten praktisch wichtige Schlüsse besonders auf die Herztätigkeit und Herzkraft ziehen zu können. Nun ist der Blutdruck aber das Ergebnis aus dem Zusammenwirken einer Reihe von Kreislauffaktoren, speziell auch peripherischer, die Funktion der Capillaren betreffender, und diese spielen im Höhenklima eine größere Rolle als im Tieflande. Es würde sich also in jedem Falle zunächst um eine Analyse der einzelnen am Zustandekommen des Blutdrucks beteiligten Kreislauffaktoren handeln, bevor man eine Deutung der Blutdruckwerte geben könnte.

Auch auf den Blutdruck wirken mannigfache unspezifische Klimafaktoren ein, deren unter sich verschiedene Effekte vielfach untersucht worden sind: Temperatureinflüsse, Luftfeuchtigkeit, Strahlungsverhältnisse. Aber zu ihnen kommt im Höhenklima die *Luftverdünnung*. Sie ist schon in pneumatischen Kabinetten untersucht worden, so von FRÄNKEL und GEPPERT (13) an Hunden, ebenso von LOEWY (14) bei Verdünnungen gleich etwa 5000 m Höhe, weiter von LAZARUS und SCHIRMUNSKI (a. a. O.) an Hammeln, von MOSSO am Menschen bei Verdünnungen entsprechend 7000 m Höhe. In allen diesen Untersuchungen sind Veränderungen des *systolischen* Druckes nicht gefunden worden. Daß auch der *diastolische* Blutdruck bis zu Verdünnungen auf 420 mm Bar. sich nicht ändert, zeigte STAEHELIN. Somit würde also auch die *Pulsamplitude* ungeändert bleiben.

Im Höhenklima selbst könnten aber infolge des Zusammenwirkens seiner verschiedenen den Blutdruck beeinflussenden Faktoren die Ergebnisse andere sein. Jedoch auch hier fand sich in den älteren Versuchen selbst bei schon beginnendem Sauerstoffmangel keine eindeutige Blutdurckänderung. So fanden sich in mehrfachen Untersuchungen von VERAGUTH und von STÄUBLI in St. Moritz geringe Zunahmen oder geringe Abnahmen; keine Änderungen bei Blutdruckmessungen, die Mosso auf der Monte Rosaspitze an italienischen Bergsoldaten vornahm; minimale Zunahmen ebenda durch DURIG und Genossen. Gelegentlich der Mount Everest-Expedition hat der als Arzt sie begleitende HINGSTON (15) zahlreiche Blutdruckmessungen in verschiedenen Höhen — von Meereshöhe ab bis zu 6400 m — an vielen Teilnehmern vorgenommen. Auch hier finden sich überwiegend eine Konstanz, bei einzelnen mäßige Abnahmen, bei wenigen mäßige Zunahmen.

Bei Sonnenbädern im Hochgebirge bei trockener Luft fand HEDIGER (16) bei ungewohnten Personen eine Blutdruck*steigerung* im Gegensatz zu den Sonnenwirkungen im Tieflande und auch den gewöhnlichen Strahlungswirkungen im Hochlande. Unter Benützung seiner isotonischen Pulsregistrierung konnte er den Blutdrucksteigerungen folgende periodische Blutdruckschwankungen, das Auftreten sog. MAYERscher Wellen, feststellen. Auch MESSERLE fand unter besonderen Umständen — bei stark erhitzter Haut — *Steigerungen* des Blutdruckes unter Bestrahlung mit der Hochgebirgssonne.

In den letzten Jahren sind die Blutdruckverhältnisse im Höhenklima mehr systematisch untersucht worden, wobei sich doch gewisse Besonderheiten ergeben haben. Zunächst konnte LÜSCHER (17) zeigen, daß beim Übergang von Bern zum Jungfraujoch eine Blutdrucksteigerung bei einem älteren Bergführer um 15 mm, bei einem älteren Arzt um 45 mm auftrat. Sodann konnte GROSSMANN (18) feststellen, daß bei älteren (über 40 Jahre alten) Personen die Blutdruckwerte schon in Davos höher liegen konnten als im Tieflande. Dann hat LOEWY (7) bei mehreren jüngeren und einem älteren Arzte den Blutdruck vergleichend im Tieflande, in Davos (1550 m), auf Muottas Muraigl (2450 m) und auf dem Jungfraujoch (3450 m) bestimmt. Schon in Davos fanden sich bei dem älteren Arzte Steigerungen um 20—25 mm, bei einem der jüngeren Ärzte mit labilem Blutdruck solche von 30 mm. Noch mehr gesteigert war er in den höheren Lagen; bei dem älteren Arzte auf Muottas Muraigl um 40 mm, wie denn — ebenso wie bei LÜSCHER und GROSSMANN — auch bei LOEWY das höhere Alter empfindlicher gegen die Höhe zu sein schien.

Daß es sich bei diesen Blutdrucksteigerungen um die *Wirkung des Sauerstoffmangels* handelt, konnte LOEWY dadurch zeigen, daß durch Sauerstoffatmung die Blutdrucksteigerung rückgängig gemacht wurde, vielfach bis auf die Tieflandwerte. Abb. 27 zeigt die Ergebnisse an einer der Versuchspersonen LOEWYs und zwar sowohl die Wirkung zunehmender Höhe auf den Blutdruck, wie auch die senkende Wirkung der Sauerstoffatmung.

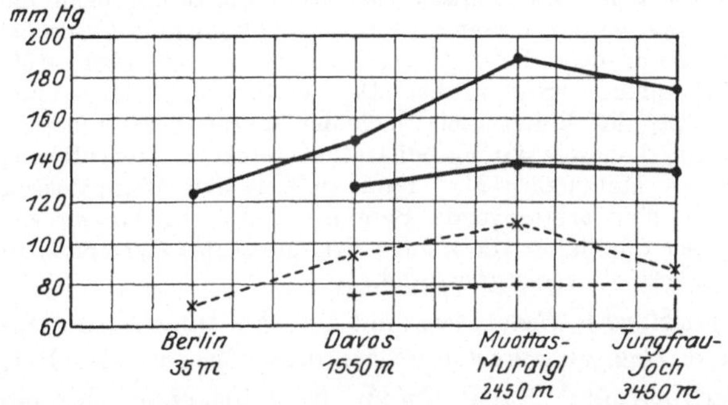

Abb. 27. Steigerung des Blutdruckes mit der Höhe, Herabsetzung durch Sauerstoffatmung. ——— Systolische Druckwerte. - - - - - Diastolische Druckwerte. Obere Linie in jeder Gruppe *ohne*, untere *mit* Sauerstoffatmung.

LOEWY erklärt die Blutdrucksteigerung mit zunehmender Höhe durch einen im Vasomotorenzentrum sich ausbildenden Sauerstoffmangel, der eine zentrale Erregung setzt im Sinne einer vasokonstriktorischen Wirkung. Bei *älteren* Personen würde der zentrale Sauerstoffmangel sich leichter als bei jüngeren ausbilden können, da bei ihnen durch verminderte Elastizität der Capillaren oder durch beginnende sklerotische Prozesse an den Präcapillaren der Sauerstoffübertritt in das Vasomotorenzentrum erschwert wird. Diese Anschauung LOEWYs von der Reizung des Vasomotorenzentrums durch Sauerstoffmangel im Hochgebirge wird gestützt durch Versuchsergebnisse von ROBERTS (19), der an Tieren die Blutzufuhr zu den Hirnzentren durch Unterbindung der Arteriae vertebrales und der Carotiden mehr oder weniger abdrosselte. Er fand, daß das Vasomotorenzentrum gegen Sauerstoffmangel sehr empfindlich war. Die Anschauung, daß beeinträchtigte Durchblutung und damit lokaler Sauerstoffmangel im Vasomotorenzentrum zu Blutdrucksteigerung führt unter Auftreten von Milchsäure im

Blute, ist dann vielfach experimentell festgestellt worden. Die neuesten Untersuchungen darüber stammen von RAAB (19a).

POPESCU-INOTESTI und GABRIEL fanden bei Gesunden und mehr noch bei Hypertonikern eine Blutdruck*senkung,* wenn sie diese eine an Stickstoff immer mehr angereicherte, an Sauerstoff bis an die Grenze des Erträglichen verarmte Luft atmen ließen. Diese Blutdruck*senkung* dürfte auf die allzustarke Verminderung der Sauerstoffzufuhr zurückzuführen sein. Atmung reinen Stickstoffes ergaben LOEWY und MAYER (21) gleichfalls keine Blutdrucksteigerungen, vielmehr entweder keine Wirkungen auf den Blutdruck oder Senkungen. Diese gegensätzliche Wirkung kommt dadurch zustande, daß bei *übermäßiger* Beschränkung der Sauerstoffzufuhr nicht mehr allein das Vasomotoren*zentrum* erregt wird unter Betätigung der Vasoconstrictoren, daß vielmehr nun auch die — weniger leicht ansprechenden — Vasodilatatoren der Peripherie erregt werden. Das geschieht nach HESS und FLEISCH, sobald die p_H des Blutes sich nach der sauren Seite ändert. POPESCU und GABRIEL konnten die Vasodilatation direkt an den Hautcapillarem feststellen. — MORPURGO (21a) fand an sich eine Blutdrucksenkung im Anschluß an eine anstrengende Bergbesteigung. Er bezieht sie auf Erschlaffung der Capillaren, die infolge Ermüdung des Herzens allzu mangelhaft mit Sauerstoff versorgt wurden.

Von *praktischer Bedeutung* sind Beobachtungen, die HECHT (22) über die *Wirkungen schneller Höhenänderungen* mittels Bergbahnen auf Blutdruck und Pulsfrequenz in mehrfachen Untersuchungsreihen gemacht hat. Zunächst auf der Raxalpbahn, mit der in 8 Minuten von 500 auf 1500 m hinaufgefahren wurde, nachdem zuvor von 1000 m auf 500 m hinabgefahren war. Sodann benützte HECHT die österreichische Zugspitzbahn, auf der in 16—20 Minuten von 1245 auf 2850 m emporgefahren wurde. — Die Ergebnisse waren im Prinzip auf beiden Bahnen die gleichen, indem der Blutdruck sich individuell verschieden verhielt. Sowohl bei der Hinab- als bei der Hinauffahrt finden sich Steigerungen des Blutdruckes, ebenso Senkungen oder Konstanz, annähernd in dem gleichen Prozentsatz der Fälle für Hinauf- und Hinabfahren. Ein Einfluß des Alters war hinsichtlich einer Steigerung des Blutdruckes nicht festzustellen, eher fand sich eine Senkung desselben mit dem Alter. Auch bei *Hypertonikern* nahm der Blutdruck bei der Auffahrt häufiger ab als zu. Dabei wirkte die größere Höhendifferenz und die erreichte absolut höhere Lage bei der Zugspitzbahn im Durchschnitt mehr erregend als die Fahrt auf die Rax, bei der nach HECHT der schnelle passive Aufstieg mehr eine Reiz*milderung* denn eine Erregung auslösen soll.

Angeschlossen dürfen hier vielleicht die Blutdruckverhältnisse bei Flugzeugfahrern werden. Bei Höhen*änderungen* — bei Aufstiegen wie bei

Abstiegen — kommt es bei ihnen nach BEYNE (22b) zu verschieden starken Blutdrucksteigerungen, wobei die systolischen Druckwerte mehr erhöht werden als die diastolischen. Bei horizontalen Flügen sollen sich die ursprünglichen Werte wieder herstellen. — Die Steigerungen nach dem Landen sollen Stunden bis Tage bestehen bleiben können.

In der pneumatischen Kammer haben neuerdings JAENISCH und HAUG (23) viele Personen mit normalem und mit krankhaft erhöhtem Blutdruck bei einer 2000 m Höhe entsprechenden Verdünnung untersucht. Bei ersteren kam es überwiegend zu einer Blutdruck*senkung,* letztere — mit 150—190 mm Blutdruck — ergaben ebenfalls überwiegend eine Senkung, wenn sie keine pathologischen Organbefunde erkennen ließen. Nur bei denjenigen Hypertonikern, die Zeichen von Hirn- oder Nierensklerose zeigten, traten erheblichere Blutdrucksteigerungen (von 20—40 mm systolisch, 5—15 mm diastolisch) auf.

Blutdruckveränderungen und speziell Blutdrucksteigerungen sind also beim Höhenaufenthalt nicht selten. Letztere haben keine üble Bedeutung, wenn es sich um Gesunde handelt, die im Tiefland normale Blutdruckwerte haben, oder um Personen, die zwar schon im Tieflande Hypertonien, aber sog. reine, essentielle Hypertonien, aufweisen. Es hat sich gezeigt, daß die Blutdrucksteigerungen in der Höhe vielfach nach kürzerer oder längerer Zeit des Höhenaufenthaltes zurückgehen, und daß sie, wo sie bestehen bleiben, keine Beschwerden zu verursachen brauchen.

Solchen Hypertonikern würde man vom Höhenaufenthalt nicht abzuraten brauchen. Vorsicht wäre nur bei den mit sklerotischen Prozessen behafteten Kranken geboten.

Bemerkenswert ist, wie im Laufe von Jahren die Blutdruckverhältnisse in der Höhe sich ändern können. Mit dem zunehmenden Alter war in einem, Jahre hindurch beobachteten Falle ein Fortschreiten der Erscheinungen festzustellen. Zunächst betrug der Blutdruck im Tieflande 125—130 mm, in Davos 150 mm; später im Tieflande 135 mm, in Davos 155 mm und weiterhin 145 : 165—180 mm. Dabei vermochte 2—3 Minuten dauernde Sauerstoffatmung in Davos *anfangs* den Blutdruck auf die Tieflandwerte hinabzusetzen, später blieb er trotz der Sauerstoffzufuhr über die Tieflandwerte erhöht. Langsames Treppensteigen steigerte ihn um 30—35 mm.

Hingewiesen sei schließlich auf sehr umfassende Untersuchungen von GROBER (24), der teils in den Alpen, teils auf Teneriffa neben dem Verhalten des Pulses auch das des Blutdruckes in 9 verschiedenen Höhenlagen bis zu 3450 m Höhe teils bei vollkommener Körperruhe in stündlich wiederholten Bestimmungen 14 Stunden hindurch verfolgt hat, teils das Verhalten nach gemessener Muskelarbeit. Die Werte bei Körperruhe können als „Standardwerte" des Tagesganges des Blutdruckes betrachtet werden. Wesentliche Differenzen in den verschiedenen Höhenlagen fanden sich nicht, nur wurden die für das Tiefland normalen 2—3 Blutdrucksteigerungen im Laufe des Tages in der Höhe mehr und mehr unkenntlich, und es traten unregelmäßige Blutdruckschwankungen auf.

Unter *Muskelarbeit* (Kniebeugen) nahm in GROBERs Untersuchungen in der Höhe nicht nur das Erschöpfungsgefühl beträchtlich zu, sondern es stieg auch die Pulsfrequenz mit zunehmender Höhenlage stärker an, um langsamer zur Norm zurückzukehren. Ebenso wurde der Blutdruck mehr durch die Arbeit gesteigert als im Tieflande. Die Wirkungen waren bei der älteren Versuchsperson ausgesprochener als bei den jüngeren. Durch Gewöhnung an die Höhe wurden die Höhenwirkungen weniger ausgeprägt.

Bei LOEWYs (7) 3 Versuchspersonen waren die Ergebnisse verschieden. In Davos war er bei allen in unmittelbarem Anschluß an Dreharbeit erhöht, ebenso auf dem Jungfraujoch, auf der dazwischen liegenden Höhe von Muottas Muraigl nur bei einer.

Im Gegensatz zum Verhalten des *arteriellen* Blutdruckes soll nach SCHNEIDER und SISCO der *venöse* erheblich herabgesetzt sein, ja manchmal negativ werden.

4. Wirkung der Höhe auf das Herz.

Wie sich im Höhenklima die Herzarbeit bei Körper*ruhe* verhält, war bis vor kurzem nicht sicher bekannt; sicher schien nur zu sein, daß bei *Muskeltätigkeit* die Herzarbeit gegenüber dem Tieflande gesteigert ist, und daß es im Höhenklima bei körperlichen Anstrengungen leichter zu Herzermüdungen kommt als im Tieflande.

In den letzten Jahren sind die Vorgänge am Herzen sowohl im Höhenklima selbst wie unter experimentell gesetztem Sauerstoffmangel an Mensch und Tier genauer untersucht worden. Die Untersuchungen am Menschen rühren von BARCROFT (25) her und sind in Hochperu (Cerro de Pasco 4500—5000 m Höhe) ausgeführt worden. Es handelt sich um Röntgenuntersuchungen. Bei 3 Personen fand sich eine *Verkleinerung* des Herzschattens, bei 2 anderen keine deutliche Abnahme. Erstere bezieht BARCROFT auf die gleichfalls von ihm gefundene *Verminderung des Herzschlagvolumens,* die noch besprochen werden wird. Daß es in anderen Fällen *nicht* zur Verkleinerung kam, erklärt er dadurch, daß die diastolische Spannung der Herzmuskelfasern in der einen Gruppe der Fälle herabgesetzt war, in der anderen nicht. Diese Differenz würde man auf eine verschiedene Leistungsfähigkeit des Herzens zurückführen können, die also aus dem Verhalten des Röntgenbildes zu schätzen wäre.

Nach körperlichen Betätigungen treten im Höhenklima leicht *Herzerweiterungen* auf, die BARCROFT vielfach in Cerro de Pasco beobachten konnte, und die, wenn sie in übergroßen Höhen aufgetreten waren, 1—3 Wochen lang, auch nach dem Abstieg noch bestehen bleiben konnten. Das hat SOMERVELL (26) von der Mount Everest-Expedition von 1922 aus Höhen von 7500 m, die ohne Sauerstoffatmung erreicht wurden, berichtet, dasselbe HINGSTON von der Expedition von 1924.

Nun werden Höhen, die sich bis zu 10000 m und mehr erstrecken, heute nicht selten im Flugzeug erreicht, und die Frage ist, wie denn die abnorm geringe Sauerstoffspannung dieser Höhen auf das Herz wirken würde. In praxi kommt sie ja kaum zur Wirkung, weil von 5000 m an Sauerstoff geatmet wird. — Die Frage nach der Wirkung abnorm niedriger Sauerstoffspannung auf das Herz wurde zuerst von TAKEUCHI (27), einem Schüler BARCROFTS, untersucht derart, daß er Katzen, deren Herz freigelegt war, sehr sauerstoffarme Luft atmen ließ. Er fand *akut eintretende Herzvergrößerungen*. Dasselbe konnten LOEWY und MAYER (21) durch Röntgenaufnahmen feststellen bei Menschen, die einige Minuten Stickstoff atmeten. Auch hier kam es schon bei Körperruhe, leichter noch bei geringer körperlicher Betätigung (Hanteln) zu akuten Herzerweiterungen, die bald den einen, bald den anderen Herzabschnitt betrafen, häufiger die Pulmonalis, seltener die Ventrikel. An ersterer betrug die Zunahme des Querdurchmessers 1,3—2,8 cm. — Man nimmt an, daß der Sauerstoffmangel über den Nv. vagus zu den Herzerweiterungen führt.

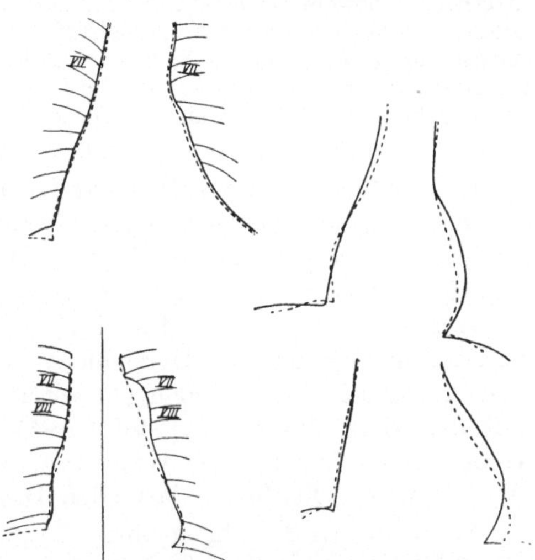
Abb. 28. Akute Erweiterungen verschiedener Herzabschnitte beim Menschen infolge Stickstoffatmung. ----- Normale Grenzen. ——— Grenzen bei Stickstoffatmung.

Abb. 28 gibt einen negativ und drei positiv verlaufene Versuche wieder.

Wie empfindlich das Herz gegen Sauerstoffmangel ist, ergibt sich auch aus Versuchen von DIETRICH und EBSTER, wonach im Strychnintetanus bereits nach einer Minute Erstickungslähmung des Herzens eintritt. Eine *Schwächung* der Herztätigkeit muß nach den Untersuchungen von AHLGREN (27a) schon einsetzen durch Verschiebung der aktuellen Reaktion des Blutes nach der sauren Seite hin.

Es steht wohl nicht im Widerspruch hierzu, wenn es ASHER, KAWAI und SCHEINFINKEL (27b) gelang, bei Kaninchen lange Zeit die Herztätigkeit zu erhalten, obwohl sie eine Luft mit nur 4,2% Sauerstoff (= 31,9 mm Druck) einatmeten. Hier wurde künstliche Atmung durchgeführt mit Massage des Thorax und des Bauches und ein Dauereinlauf von Adrenalin vorgenommen, um künstlich ausgiebigen Blutkreislauf aufrecht zu erhalten. Es handelte sich also nicht um natürliche Verhältnisse.

Die vorstehend zusammengestellten Versuchsergebnisse können ein Verständnis anbahnen nicht nur für die Erschöpfungszustände des Herzens, die vielfach bei anstrengenden Bergbesteigungen beschrieben worden sind (z. B. von MOSSO), sondern auch für diejenigen, denen man schon im Tieflande nach akuten Überanstrengungen begegnet, und auch für die Herzerweiterungen, die man bei unkompensierten Herzfehlern oder bei schweren Anämien nach körperlichen Anstrengungen antrifft. Die Versuche zeigen, daß das Herz durch Sauerstoffmangel sehr schnell geschädigt werden kann, indem seine Widerstandskraft gegenüber dem auf seiner inneren Oberfläche lastenden Druck herabgesetzt ist. —

Was man aus der allgemeinen Physiologie her kennt und aus der Pathologie der Kreislaufstörungen, nämlich, daß das Herz häufigen nicht übertriebenen Beanspruchungen wie jeder Skeletmuskel sich allmählich anpaßt, an Masse zunimmt und kräftiger wird, dasselbe sehen wir auch im Höhenklima eintreten. In mannigfachen Tierbeobachtungen ergab sich, daß die gesteigerten Anforderungen, die an die Herzleistung im Höhenklima gestellt werden, zu einer Massenzunahme desselben, zu einer *Hypertrophie* führen können. Bei längere Zeit unter Luftverdünnung gewesenen Ratten fand schon LOEWY (28) auffallend große Herzen, aber genauer gingen erst LINTZEL und RADEFF (29) den Herzgewichten bei unter Luftverdünnung gewesenen Ratten nach. Sie konnten feststellen, daß sowohl bei akuten Verbringungen unter starke Luftverdünnung, wie auch bei allmählicher Eingewöhnung an solche, und zwar im letzteren Falle in höherem Maße als im ersteren, das Herzgewicht zunahm. Das war besonders bei *jungen* Tieren der Fall, bei denen das Herzgewicht die Norm um 30—40% übertreffen konnte. Bei *alten* Ratten fand sich diese Zunahme des

Herzgewichtes nicht deutlich ausgeprägt. Hierauf wird noch einmal im Kapitel XIII, eingegangen werden.

Schon vor langer Zeit war festgestellt worden, daß im Höhenklima der *rechte* Ventrikel mehr zunimmt als der linke. Zunächst hatte STROHL (30) angegeben, daß das Herzgewicht des Alpenschneehuhns (in 2000—3000 m Höhe lebend) beträchtlicher sei als das des ihm nahe verwandten in 600 m Höhe lebenden Moorschneehuhns. Bei ersterem machte es 16,3%, bei letzterem 11,9% des Körpergewichtes aus.

Man könnte mit STÄUBLI (31) daran denken, daß bei den Alpenschneehühnern infolge des in der verdünnten Luft verminderten Auftriebes der Arbeitsaufwand beim Fliegen gesteigert sei und damit eine Arbeitshypertrophie des Herzens eintreten könnte. Aber dabei müßte in erster Linie der *linke* Herzabschnitt an Masse zunehmen. Nun konnte STROHL aber zeigen, daß bei dem Alpenschneehuhn nicht der linke, vielmehr vorzugsweise der *rechte* Ventrikel an Masse zugenommen hat, nämlich die linke Kammer nur um $^{2}/_{10}$, die rechte Kammer aber um $^{9}/_{10}$—$^{17}/_{10}$. Nach HEGER und LEMPEN (32) soll ein gleiches Verhalten bei Hochgebirgskälbern der Fall sein. Auch das Elektrokardiogramm soll dem bei Hypertrophie des rechten Ventrikels entsprechen.

Die Erklärung wurde in verschiedener Weise versucht. STROHL glaubte mit KRONECKER Stauungserscheinungen im Lungenkreislaufe und damit erschwerte Entleerung des rechten Ventrikels annehmen zu sollen. Auf diese Anschauung wird spater gelegentlich der Besprechung der mechanischen Wirkungen des Höhenklimas (Kap. XVIII) noch eingegangen werden. STÄUBLI wollte die Hypertrophie des rechten Ventrikels durch den gesteigerten Kohlensäuregehalt des Venenblutes erklären, der zu erhöhter Viscosität und damit erhöhten Widerständen für die Blutaustreibung aus dem rechten Ventrikel führte. Am klarsten hat, einem ähnlichen Gedankengang folgend, v. KORÁNYI, wie schon im Kapitel II ausgeführt wurde, die Hypertrophie gerade des rechten Ventrikels herzuleiten gesucht. — v. KORÁNYI weist darauf hin, daß die Wirkung der Kohlensäure auf die Blutviscosität mit der Blutzellenzahl wachse und damit im Höhenklima das Venenblut viscöser sein muß als im Tieflande, die Arbeit des rechten Ventrikels also gegenüber dem Tieflande vermehrt sein muß. v. KORÁNYI weist auch darauf hin, daß der kleine Kreislauf nicht in dem Maße wie der große über Regulationsmittel verfüge, um durch Gefäßerweiterungen in den Lungen dem rechten Ventrikel seine Arbeit zu erleichtern.

5. Über den Blutumlauf im Höhenklima.

Schon im Jahre 1895 versuchte LOEWY (14) die Blutstromgeschwindigkeit bei Hunden, die in der verdünnten Luft der pneumatischen Kammer gehalten wurden, zu messen. Er fand keine Änderung gegenüber der bei Atmosphärendruck. Ebensowenig DOI (33), der die Bestimmungen mit anderen Methoden und unter Einatmung sauerstoffarmer Luftgemische wiederholte. Mit dem methodologischen Fortschritt sind dann am Menschen Versuche gemacht worden, das Blutminutenvolumen und den Blutumlauf (und damit die Herzarbeit) zu ermitteln. Die älteren von KUHN, HALDANE-DOUGLAS-HENDERSON und SCHNEIDER, sowie von SCHNEIDER und SISCO ausgeführten (1b) sind nach den heutigen Anforderungen noch nicht mit genügend zuverlässiger Methodik durchgeführt. Sie ließen auf geringe Schwankungen der Blutströmung im Höhenklima bei Körperruhe schließen.

Auch die im pneumatischen Kabinett von HASSELBALCH und LINDHARD (33a) ausgeführten Bestimmungen bei Verdünnungen, die schon zu Bergkrankheitserscheinungen führten, ließen keine oder eine nur geringe Steigerung des Minutenvolumens erkennen bei über einige Tage ausgedehnten Aufenthalten in der Kammer. Die Verfasser möchten die geringen Steigerungen nicht auf Sauerstoffmangel beziehen.

Dagegen gibt neuerdings TALENTI (33b) an, mittels der DOUGLAS-HALDANEschen Methode eine deutliche Zunahme von Herzminuten- und Herzschlagvolumen bei schnellen starken Luftverdünnungen gefunden zu haben. Die Werte stiegen von 7,4 Liter und 101 ccm bei 400—406 mm Bar. auf 10,8 Liter und 131 ccm und in einem zweiten Versuch von 6,9 Liter und 109 ccm auf 9,7 Liter und 147 ccm bei 397 mm Bar.

Mit verbesserter Methodik wurden später bei der BARCROFTschen Hochperu-Expedition das Herzschlagvolumen und die umlaufende Blutmenge an 2 Expeditionsmitgliedern ermittelt. Die dazu notwendigen Bestimmungen am Arterienblute wurden an dem durch Radialispunktion direkt gewonnenen Arterienblute ausgeführt. BARCROFT benutzte 2 Methoden, die keine übereinstimmenden Ergebnisse hatten. Nach der einen sank das Minutenvolumen von 5,1 Liter in Seehöhe auf 4,1 Liter in Cerro de Pasco bei der einen der beiden Versuchspersonen, von 5,2 auf 4,7 Liter bei der zweiten. Dagegen war mit der zweiten Methode eine Steigerung von 5,3 auf 6,4 bezüglich von 7,8 auf 9,6 Liter festzustellen. Wie bei allen vorhergehenden Untersuchungen ist eine *stärkere* Beschleunigung, die man als Ausgleich für den verminderten Sauerstoffgehalt des Blutes auffassen könnte, nicht vorhanden.

Das *Herzschlagvolumen* war bei beiden Personen um $^1/_4$ des Tieflandwertes herabgesetzt. BARCROFT möchte dies auf eine Schwächung des Herzens zurückführen.

So wenig wie bei Körper*ruhe* die Blutströmung wesentlich verändert war, so wenig auch bei *Muskelarbeit*. Im Tieflande wuchs sie bei einer Arbeit auf dem Fahrradergometer von 252 mkg um 9—10 Liter, in 4500 m Höhe bei einer Arbeit von 230 mkg um 12 Liter, also auch nur eine sehr wenig gegenüber dem Tieflande beschleunigte Strömung, die kaum eine kompensatorische Rolle spielen kann.

In den letzten Jahren ist der *Blutumlauf im Hochgebirge* weiterhin von zwei Seiten bestimmt worden mit neuen Methoden und mit anderen Ergebnissen. Zunächst hat ihn GROLLMANN (34) mit der modernen und zuverlässigen Acetylenmethode an 2 Personen ermittelt, einerseits im Tieflande, andererseits auf dem Pikes Peak (etwa 4300 m), der mittels Bergbahn erreicht wurde. GROLLMANN fand, daß oben das Herzminutenvolumen langsam zunahm, um nach 5 Tagen ein Maximum, das etwa 40% über dem Tieflandwert lag, zu erreichen. Dann nahm die Umlaufgeschwindigkeit wieder ab bis zu den Tieflandwerten, und zwar parallel mit der allmählich vor sich gehenden Steigerung der Hämoglobinwerte. Nach Rückkehr in die Tiefe sank das Minutenvolumen zunächst *unter* die Norm, um zu dieser zurückzukehren mit der allmählichen Wiederabnahme der Hämoglobinmenge.

Weitere Versuche von GROLLMANN mit Atmung von Gasgemischen verschieden niedriger Sauerstoffspannung ergaben, daß es neben der *allmählichen* Anpassung des Herzminutenvolumens an die verminderte Sauerstoffspannung in der Höhenatmosphäre auch eine *sofort* eintretende gibt, wenn die Sauerstoffspannung der Einatmungsluft und damit Menge und Spannung des Sauerstoffes im Blute unter einen bestimmten Wert fallen. Dieser Wert entsprach einer Sauerstoffsättigung des arteriellen Blutes von 83%, das ist ein Sättigungswert, der wie auf S. 113 besprochen, einer Höhe von etwa 5500 m (= $^1/_2$ Atmosphäre) zukommen würde.

Endlich haben EWIG und HINSBERG (35) mit anderer Methode vergleichende Untersuchungen in Freiburg i. B. und auf dem Jungfraujoch ausgeführt, auf letzterem alsbald nach der Ankunft und nach 8—14tägiger Akklimatisation an die Höhe. — Ihre Ergebnisse bestätigen teils die GROLLMANNschen, teils erweitern sie sie nach manchen Richtungen. EWIG und HINSBERG finden eine

Abnahme der arteriellen Sauerstoffsättigung in der Höhe, die jedoch geringer ist, als sie ohne Kompensation seitens des Organismus wäre. Ebenso ist der Sauerstoffgehalt des Venenblutes nicht auf den theoretischen Wert hinabgesetzt. Steigernd auf beide Werte, also regulierend, wirkt einerseits die Steigerung der Atmung (im Beginn um 20%, später um 23%), sodann aber in höherem Maße eine *Zunahme des Herzminutenvolumens*. Ebenso wie bei GROLLMANN war diese anfangs am stärksten ausgesprochen (+ 28%), um später mit Zunahme des Hämoglobingehaltes und der zirkulierenden Blutmenge wieder rückgängig zu werden (auf + 14%). Bald nach der Ankunft auf Jungfraujoch sind nach Rechnung der Verfasser durch die Gesamtheit der Regulationseinrichtungen $^4/_5$ der Wirkungen, die der verminderte Sauerstoffdruck erzeugen würde, kompensiert. Die arterielle Sauerstoffsättigung lag anfangs bei 82%, die venöse bei 60%. Nach geschehener Akklimatisation lag die arterielle Sauerstoffsättigung bei 84%, also etwas unterhalb der Höhe, die BARCROFT in Peru 1000 m höher beobachtet hatte, wohl infolge noch nicht vollendeter Anpassung.

Danach würde für Höhenlagen bis zu etwa 4500—5000 m eine Blutstrombeschleunigung nur als — wenn auch sehr wichtiges, weil schnell einsetzendes — Aushilfsmittel in Betracht kommen, das zur Kompensation der mangelhaften Sauerstoffversorgung der Gewebe sich einstellt, bis die Steigerung an Blut und Blutfarbstoff genügend geworden ist, diese Kompensation zu übernehmen. — Nur wenn ein so erheblicher Sauerstoffmangel einsetzt, daß unmittelbare Schädigungen drohen, würde die Blutstrombeschleunigung einen gewissermaßen selbständigen Regulationsvorgang darstellen.

Von besonderem Interesse sind die festgestellten Regulationsvorgänge in bezug auf den Kreislauf *bei Muskelarbeit,* die Aufschluß darüber geben können, wie trotz der verminderten Sauerstoffzufuhr der Körper Arbeit zu leisten vermag, und zwar selbst bis zu beträchtlichen Höhen in normaler Weise. EWIG und HINSBERG fanden diesbezüglich, daß die *Sauerstoffausnützung* des sauerstoffarmen arteriellen Blutes im Hochgebirge *in den Capillaren bei weitem schlechter war als im Tieflande.* Während in diesem 57% des Sauerstoffmehrverbrauches bei Arbeit durch verbesserte Sauerstoffausnützung des arteriellen Sauerstoffes in den Capillaren bestritten wurde, waren es im Hochgebirge nur 30%. Aber zum Ausgleich dessen *steigt das Minutenvolumen* um 60% mehr als bei der gleichen Arbeit im Tieflande. Das ist ein zahlenmäßiges Beispiel für die wiederholt gemachte Angabe der stärkeren Inanspruchnahme des Herzens bei Muskeltätigkeit im Hochgebirge. In den Versuchen von Ewig und Hinsberg genügte diese Blutstrombeschleunigung um die Muskeltätigkeit normal ablaufen zu lassen, denn die sog. „Sauerstoffschuld" war nicht größer als im Tieflande.

Auch hier zeigt sich der Vorgang der Anpassung. Denn ebenso wie bei Körperruhe ging nach 8—14 Tagen auch bei Körperarbeit das Herzminutenvolumen zurück unter verbesserter Sauerstoffausnützung in den Capillaren.

Daß die Muskelarbeit nicht bei *allen* Menschen in solchen Höhen unter normalem Stoffwechsel verläuft, wird später gezeigt werden.

Wie aus den Untersuchungen von Grollmann und von Ewig und Hinsberg hervorgeht, kommt es für die Feststellung deutlicher Steigerungen der Blutströmung auf den *Zeitpunkt* an, in dem die Untersuchung stattfindet. Sie kann zu früh oder zu spät vorgenommen werden, wobei der Anstieg zum Maximum und der Wiederabfall in individuell verschieden langer Zeit stattfinden dürften.

Vielleicht sind die im wesentlichen negativen Ergebnisse früherer Untersucher am Menschen nicht so auf eine unzureichende Methodik, wie auf das Verpassen des richtigen Zeitpunktes für die Untersuchung zurückzuführen.

Für das *Zustandekommen der Blutstrombeschleunigung* im Höhenklima dürfen hier vielleicht die Versuche von Eppinger, Kisch und Schwarz (35a) Erwähnung finden, die sich auf Kranke mit unkompensierten Herzfehlern beziehen. Auch bei ihnen leidet ja die Sauerstoffversorgung der Gewebe, wenn auch aus anderen Gründen, Not. Durch den Sauerstoffmangel kommt es zur Säurebildung — Abnahme der Alkalireserve des Blutes, Zunahme seines Milchsäuregehaltes —, die unter *verschlechterter Ausnützung des arteriellen Blutsauerstoffes* innerhalb bestimmter Grenzen zu einer *Zunahme des Blutkreislaufes* führt. Es bestehen Unterschiede gegenüber den Befunden von Ewig und Hinsberg, die vielleicht auf die bereits eingetretenen Kompensationen in den Versuchen letzterer zu beziehen sind.

Auch Versuche von Gollwitzer-Meier (35b) dürften als Analoga heranzuziehen sein für das Auftreten einer Minutenvolumenerhöhung in großen Höhen. Gollwitzer-Meier fand, daß Steigerung der Wasserstoffionenkonzentration in den bulbären Zentren neben Steigerung des arteriellen Druckes zu einer Erhöhung des Venendrucks führt durch nervös eingeleitete Venenkontraktionen. Durch diese kommt es zu Verschiebungen des Venenblutes gegen die großen Venenstämme hin und damit im Zusammenhang wiederum zu einer *Vermehrung des Herzminutenvolumens.*

6. Der Kreislauf in den Hautcapillaren.

Von LÜSCHER (17) wurde der *Blutdruck in den menschlichen Hautcapillaren* in 3450 m Höhe (Jungfraujoch) verglichen mit dem im Tieflande. Eindeutige Veränderungen fand LÜSCHER nicht. Dann hat LIEBESNY (36) den *Capillarkreislauf* beim Menschen (am Nagelfalz mit Hilfe des Hautmikroskopes) im Hochland wie im Tiefland untersucht. Er fand charakteristische Unterschiede, die er mit der Höhe in Beziehung brachte. Im Tieflande besteht eine gleichmäßige Füllung der Hautcapillaren und eine gleichmäßige, homogene Strömung. Demgegenüber fand LIEBESNY im Hochlande eine ungleichmäßige Capillarfüllung, bei einzelnen Untersuchten Ansammlungen größerer Mengen von roten Blutzellen in Klumpen, durch die die Capillaren an diesen Stellen ausgedehnt wurden zu „capillaren Varicen". Daneben war die Strömung verlangsamt und ungleichmäßig, es bestand eine sog. *körnige* Strömung. — Dagegen konnte LÜSCHER auf dem Jungfraujoch keine Besonderheiten der Capillarströmung erkennen und FINSTERWALD (37) konnte zeigen, daß die von LIEBESNY beobachtete körnige Strömung eine Wirkung der niedrigen Temperatur war. Sie kommt bei Kältewirkung auch im Tieflande zustande und fehlt im Hochlande, wenn bei genügend hohen Temperaturen untersucht wird.

Sehr genau hat neuestens VANOTTI (38) das Verhalten der Hautcapillaren, die Capillarströmung und die Änderungen des Capillardruckes vergleichend in Zürich bzw. Luino, auf dem Col d'Olen (2900 m) und auf der Punta Gnifetti (4560 m) verfolgt. VANOTTI betont, daß es schwer ist, über die reine Wirkung der Luftverdünnung etwas Genaues auszusagen, da neben dieser die veränderte Herztätigkeit, die Ermüdung, Kälte und Bestrahlung am Ergebnis mitwirken.

Nach der Analyse seiner capillarmikroskopischen Untersuchungen (mittels des Opakilluminators) schließt er, daß die Gestaltung der Capillaren stets unter dem Einfluß des herrschenden Blutdruckes stehe, aber beeinflußt wird von dem Milieu, speziell der Hauttemperatur, und von endogenen Momenten wie Stoffwechselprodukten, die bei der Muskelarbeit und der Ermüdung entstehen. Durch diese Momente werden Form und Durchmesser der Capillaren und damit die Strömungsgeschwindigkeit verändert.

In der Höhe waren die Capillaren erweitert, besonders der venöse Schenkel, nach VANOTTI auf Grund vermehrter Herztätigkeit, die Strömung war beschleunigt. Vor allem waren Veränderungen bei Ermüdungszuständen sichtbar, wobei in den erweiterten Capillaren der Blutstrom verlangsamt war bis zu teilweiser Stagnation.

Der *Capillardruck,* der im allgemeinen abhängig war vom arteriellen Blutdruck, wurde beeinflußt wiederum von der Hauttemperatur und der Ermüdung; bei letzterer ist er infolge der Capillarerweiterung herabgesetzt trotz hohen arteriellen Druckes. Auch die *Zahl der gefüllten Capillaren* ist in der Höhe vermehrt. — Es ergibt sich sonach bei VANOTTI ein sehr komplexes Verhalten, aus dem die eigentliche Höhenwirkung schwer herauszuschälen ist. Über Änderungen der Blut*verteilung* im Höhenklima wird in Kapitel XVIII berichtet werden.

Literatur.

1. Die ältere Literatur bis zum Jahre 1906 ist ausführlich zusammengestellt in: Höhenklima und Bergwanderungen. Berlin 1906, Kap. XII. Die neuere im Handbuch der Balneologie und Klimatologie usw., Bd. 3, S. 219f. Weitere in: Heutiger Stand der Physiologie des Höhenklimas. Berlin 1926.
2. KRONECKER, H.: Die Bergkrankheit. Berlin u. Wien 1903.
3. DURIG, RAINER, REICHEL, KOLMER: Denkschr. Akad. Wiss. Wien, Math.-naturwiss. Kl. **86** (1909).
4. MOSSO, A.: Der Mensch auf den Hochalpen. Leipzig 1899.
5. HASSELBALCH u. LINDHARD: Skand. Arch. Physiol. (Berl. u. Lpz.) **25** (1911).
6. LIEBIG, v.: Der Luftdruck usw. Braunschweig 1898.
7. LOEWY: Pflügers Arch. **207**; Erg. Physiol. **24** (1925).
8. FUCHS, R.: Sitzgsber. physik.-med. Soc. Erlangen **40** (1908).
9. STAEHELIN, R.: Einfluß der Muskelarbeit auf die Herztätigkeit. Naumburg 1897.
9a. GOLLWITZER-MEIER: Pflügers Arch. **220** (1928).
10. LAZARUS u. SCHIRMUNSKI: Z. klin. Med. **7**.
11. HELLER, MAGER, v. SCHRÖTTER: Z. klin. Med. **33** u. **34**.
12. CONWAY: Climbing and explorat. in the Karakorum Himalaya. London 1894.
13. FRÄNKEL u. GEPPERT: Über die Wirkungen der verdünnten Luft. Berlin 1883.
14. LOEWY: Die Respiration und Zirkulation bei Änderung des Druckes usw. der Luft. Berlin 1897.
15. HINGSTON: Bericht abgedruckt bei BARCROFT: Die Atmungsfunktion des Blutes, S. 188. Berlin 1927.
16. HEDIGER: Schweiz. med. Wschr. **1923**.
17. LÜSCHER, E.: Schweiz. med. Wschr. **1923**.
18. GROSSMANN: Z. klin. Med. **102** (1925).
19. ROBERTS, FR.: J. of Physiol. **59** (1924).
19a. RAAB, W.: Arch. int. Med. **47**; Med. Klin. **1931**.
20. POPESCU-INOTESTI u. GABRIEL: Zbl. inn. Med. **45** (1924).
21. LOEWY u. MAYER: Klin. Wschr. **1926**.
21a. MORPURGO: Verh. Klimat. Tagg Davos **1925**. Basel 1926.

22a. HECHT, V.: Wien. med. Wschr. **77** (1927); **78** (1928).
22b. BEYNE: Ann. Hyg. publ. **4** (1928).
23. JAENISCH u. HAUG: Münch. med. Wschr. **1929**.
24a. GROBER, J.: Z. physik. Ther. **31** u. **32** (1926); **35** (1928).
24b. KNOCHE, W.: Z. physik. Ther. **35** (1929).
25. BARCROFT, J.: Die Atmungsfunktion des Blutes. Berlin 1927.
26. SOMERVELL: J. of Physiol. **60** (1925).
27. TAKEUKI: J. of Physiol. **60** (1925).
27a. AHLGREN: Skand. Arch. Physiol. (Berl. u. Lpz.) **58** (1929).
27b. ASHER, KAWAI, SCHEINFINKEL: Z. Biol. **89** (1929).
28. LOEWY: Biochem. Z. **185** (1927).
29. LINTZEL u. RADEFF: Pflügers Arch. **222** (1929).
30. STROHL: Zbl. Physiol. **24** (1910).
31. STÄUBLI: Z. Baln. **3** (1910/11).
32. HEGER u. LEMPEN: Congr. de physiol. **1920**.
33. DOI: J. of Physiol. **55** (1921).
33a. HASSELBALCH u. LINDHARD: Biochem. Z. **68** (1915).
33b. TALENTI: Arch. di Sci. biol. **10** (1927).
34. GROLLMANN: Amer. J. Physiol. **93** (1930).
35. EWIG u. HINSBERG: Klin. Wschr. **39** (1930).
35a. SCHWARZ: Klin. Wschr. **1929**.
35b. GOLLWITZER-MEIER: Klin. Wschr. **1930**, Nr 19.
36. LIEBESNY: Wien. med. Wschr. **1921**, 71.
37. FINSTERWALD: Beitr. Klin. Tbk. **54** (1923).
38. VANOTTI: Klin. Wschr. **6**, 31.

Kapitel IV.

Atmung.

A. Die Atemmechanik.

Schon frühzeitig ist man auf Änderungen aufmerksam geworden, die die Atmung beim Übergang in die Höhe erfährt und die schon in mittleren Höhen deutlich werden. Hier werden sie gewöhnlich in wenigen Tagen rückgängig. Je höher man kommt, um so beständiger ist die Wirkung, und die hervorgerufenen Veränderungen können in Höhen über 4000 m über 3—4 Wochen sich unverändert erhalten. Atemfrequenz, Atemtiefe, Atemgröße, Atmungskraft werden betroffen, die alveolaren Gasspannungen ändern sich, das Atemzentrum kann Abweichungen in seiner Reaktion auf Reize zeigen, auch die Atmungsregulation ist abweichend von der im Tieflande. An diesen Wirkungen sind zum Teil unspezifische, zum Teil die spezifischen Höhenklimareize beteiligt.

Am längsten und am häufigsten beobachtet, weil am einfachsten festzustellen, ist

1. Die Atemfrequenz.

Ihre Veränderungen gegenüber dem Tieflande sind nicht umfangreich, wenigstens nicht bei Körperruhe und kommen bei ihr eindeutig nur zum Ausdruck, wenn die Zahl der Atemzüge morgens vor dem Verlassen des Bettes bei voller Ruhe bestimmt wird. Denn im Höhenklima setzen sich die Nachwirkungen nach körperlicher Betätigung wie für andere Funktionen so auch für die Atmung lange Zeit, viel länger als im Tieflande, fort. Auch muß man natürlich bei *freier* Atmung, nicht gelegentlich von Atmungsversuchen die Zählungen vornehmen. — In neuerer Zeit ist der Atemfrequenz wenig Beachtung geschenkt worden, da das von früher her angesammelte Material einen ausreichenden Überblick gewährte. Man muß sich also auf das ältere beziehen und besonders auf solche Untersuchungen, die an einer größeren Zahl von Personen angestellt wurden und die einen längeren Höhenaufenthalt umfassen. Bezüglich der einzelnen älteren Untersuchungen sei auf die Literaturangaben unter 1b und 1c verwiesen.

In Betracht kommen zunächst Beobachtungen von WEBER, der an 30 Personen bei deren Aufenthalt von 2—20 Wochen im Hochlande einen Anstieg der Atemfrequenz in 82% der Fälle, eine Abnahme in 6% fand. Ferner die von ZUNTZ und Genossen, bei denen sie in 5 Höhenlagen an 6 Personen bestimmt wurde, dann die von DURIG und Mitarbeitern, in denen an 4 Personen die Frequenz bis zu 4560 m hinauf festgestellt wurde. Die folgende Tabelle 30 zeigt die Ergebnisse von ZUNTZ und Genossen. Sie gibt zugleich die Atemtiefen und läßt auch die individuellen

Tabelle 30.

Ort	Höhe m	W.		K.		C.		M.		L.		Z.	
		Frequenz pro Min.	Tiefe ccm	Frequenz pro Min.	Tiefe ccm	Frequenz pro Min.	Tiefe ccm	Frequenz pro Min.	Tiefe ccm	Frequenz pro Min.	Tiefe ccm	Frequenz pro Min.	Tiefe ccm
Berlin . . .	34	10,0	566	17,2	382	14,5	401	13,0	447	11,5	438	—	—
Brienz. . .	500	7,5	646	14,7	432	13,5	363	9,9	502	11,6	394	7,3	648
Rothorn . .	2300	7,6	690	16,0	412	15,5	365	13,0	420	13,6	246	7,0	782
Col d'Olen .	2900	8,2	723	—	—	—	—	9,7	585	—	—	—	—
Monte Rosa	4560	6,0	885	18,0	462	12,1	699	8,2	1079	15,7	399	6,0	1495

Differenzen erkennen: zum Teil eine Zunahme bis zur Monte Rosaspitze, zum Teil Zunahmen nur bis zu geringeren Höhen, in einem Falle eine Abnahme.

Gleiche Unterschiede in der Wirkung fand früher schon Mosso (1a) an seinen Bergsoldaten (vgl. seine Zahlenwerte unter 1b, S. 311). — Allmählich, je nach der Höhe in Tagen bis Wochen, kehren die Atemfrequenzen zu den Tieflandwerten zurück.

Im allgemeinen ergab sich, daß beim Aufstieg zur Höhe das Training, Alter, Gewöhnung an sie keine erkennbare Rolle in bezug auf die Beeinflussung der Atemfrequenz spielen. Weiter war festzustellen, daß in der Mehrzahl der Fälle eine Zunahme, seltener Konstanz, nur selten eine Abnahme zu finden waren, endlich daß Zunahmen schon in *mittleren* Höhen (1100—1800 m) deutlich waren (Stäubli). Die Zunahmen bewegen sich zwischen 2 und 5, die Abnahmen zwischen 1 und 3 Atemzügen. Bei Mosso wurden letztere gefunden bei denjenigen seiner Soldaten, die von Turin *direkt* zum Monte Rosagipfel aufgestiegen waren, nicht mit Unterbrechungen, die also eine sehr erhebliche Arbeit geleistet hatten.

Wie enorm bei Muskeltätigkeit in übermäßigen Höhen (7000 m) die Atemfrequenz steigen kann, zeigen Somervells Beobachtungen am Himalaya. Beim Bergaufsteigen war sie 50—55 pro Minute. Auf jeden Schritt aufwärts kamen 7—10 Atemzüge.

Wie die Atemfrequenz wird auch die *Atemtiefe* mit der Höhe verändert und zwar auch wieder nicht einheitlich, indem sie sowohl zu- wie abnehmen kann. Beispiele dafür finden sich wieder bei Mosso, bei Durig und Genossen und auch auf der vorstehenden Tabelle. Dabei besteht eine deutliche Gegensätzlichkeit zwischen ihr und der Frequenz, indem gewöhnlich bei hoher Frequenz sich eine geringe Atemtiefe und umgekehrt große Tiefe des Atemzuges bei niedriger Frequenz finden. Einige Ausnahmen zeigt die vorstehende Tabelle. So bei W. auf Col d'Olen, bei K. und L. auf der Monte Rosaspitze.

Eine physiologisch bedeutsame Rolle spielt erst das Produkt aus Atemfrequenz und Atemtiefe, die sog. Atemgröße.

2. Die Atemgröße,

also das *Minutenvolumen der Atmung* bei Körperruhe, stellt sich im Höhenklima derart, daß es unreduziert in der überwiegenden Zahl der Fälle größer ist als im Tieflande. Dabei treten auch wieder beträchtliche individuelle Unterschiede in bezug auf die Höhe, in der die Steigerung der Atemgröße einsetzt, sowie im Umfang dieser Steigerung hervor. Bei MERMOD (2) war sie schon in 1100 m vorhanden, in Davos fand LOEWY (9) sie bis zu etwa 30% erhöht, JAQUET und STAEHELIN (3) fanden sie noch nicht in 1600 m, wohl aber in dieser Höhe ZUNTZ und SCHUMBURG (4). Die Steigerung betrug bei ihnen rund 20%. VERAGUTH (5) ermittelte sie in 1800 m in den ersten Aufenthaltstagen zu 31 %, bei ZUNTZ, LOEWY, MÜLLER, CASPARI (1b) war sie deutlich von 2100 m an, bei DURIG (1c) zum Teil schon in 1200 m Höhe, sehr stark in 4560 m.

In je größere Höhen man kommt, um so mehr steigert sich das Atemvolumen, so daß es in Monte Rosahöhe bei 3 Teilnehmern der Expedition von ZUNTZ und Genossen die Tieflandwerte um mehr als 60% (63%, 75%, 78%) übertraf. — Eine vollständige tabellarische Zusammenstellung aller Werte bis zum Jahre 1906 findet sich bei DURIG und Genossen.

Über die *Häufigkeit* der Steigerung der Atemvolumina gibt auf Grund von Bestimmungen an 89 Personen die folgende Aufstellung von DURIG Aufschluß.

Tabelle 31.

Höhe m	Anzahl der untersuchten Personen	Das Atemvolumen		
		nimmt zu bei Personen	nimmt ab bei Personen	bleibt gleich bei Personen
unter 600	7	—	3	4
„ 1000	2	1	1	—
bis 1500	11	8	2	1
„ 2000	1	1	—	—
„ 2500	10	4	4	2
„ 3000	13	8	3	2
„ 4000	16	11	2	3
„ 5000	29	24	3	2
	89	57 = 64%	18 = 20%	14 = 15,7%

Danach trat sie bei 64% der Untersuchten auf, war schon in 1500 m Höhe deutlich, um von 3000 m an stark zu überwiegen.

Den *Gang der Steigerung* und die individuellen Verschiedenheiten unter gleichen Bedingungen kann die nach den Ergebnissen von ZUNTZ und Genossen zusammengestellte kleine Tabelle 32 zeigen.

Tabelle 32. Prozentuale Veränderung der Atemgröße.

Ort u. Meereshöhe	W.	K.	C.	M.	L.	Z.
Berlin, 34 m	—	—	—	—	—	—
Brienz, 500 m	—14,4	— 3,31	—17,3	—15,1	— 9,3	— 3,1
Brienzer Rothorn, 2300 m	+ 8,17	+ 3,65	+17,70	+ 9,96	+14,94	+15,86
Col d'Olen, 2900 m .	+22,98	—	—	+14,19	—	—
Monte Rosa, 4560 m .	+ 9,51	+32,58	+76,08	+63,36	+37,09	+78,47

Auffallend könnte scheinen, daß ausnahmslos bei allen Teilnehmern in Brienz (500 m) die Atemvolumina abgenommen haben. Jedoch wurden in Brienz die Versuche frühmorgens im Bette ausgeführt, während sie in Berlin im Laboratorium durchgeführt wurden, nachdem einige Stunden zuvor ein knappes Frühstück genommen war. Dieser Abnahme kommt also wohl kaum eine reelle Bedeutung zu.

Bis zu 2900 m sind die Steigerungen mäßig, um auf der Monte Rosaspitze mit *einer* Ausnahme — wo wohl eine Ermüdung des Atemzentrums, für deren Vorkommen später (S. 174) Hinweise gebracht werden, angenommen werden kann — sehr erheblich zu werden. Ähnlich hohe Werte findet man hier auch in den Untersuchungen von Mosso (11), Zuntz und Durig (7), Durig und Genossen (1c).

Die Wirkung der Klimareize auf die Atemmechanik ist also individuell ganz verschieden, zumal die Steigerung in quantitativer Hinsicht. Die Frage erhebt sich, ob und wie weit etwa eine *Gewöhnung* an die Höhe eine Rolle spielt, in dem Sinne, daß dadurch das Atemvolumen eine geringere Steigerung erfährt. Beim Aufenthalt auf der Monte Rosaspitze war bei Zuntz, Durig und des letzteren drei Mitarbeitern selbst in 3—4 Wochen keine Abnahme des in den ersten Tagen gefundenen Atemvolumens zu erkennen. Vielleicht, daß bei noch längerem Aufenthalt in dieser Höhe sich allmählich Kompensationen ausgebildet hätten, die zu einer besseren Sauerstoffversorgung des Atemzentrums und damit zu einem Hinabgehen der Lungenventilation geführt hätten. — Für *mittlere* Höhen (1500 m) kommt es allmählich zu einer Einschränkung der gesteigert gewesenen Atmung, wenigstens bei jungen, gesunden Menschen. Bei *älteren* Personen kann sie für lange Zeit, noch, wie von Loewy beobachtet worden ist, $1^1/_2$ Jahre nach dem Aufsuchen der Höhe bestehen. Es besteht, wie auch in anderen Beziehungen, eine erschwerte Akklimatisation bei älteren Menschen an die Höhe.

Man hat auch in *dem* Sinne an eine Gewöhnung gedacht, daß ein wiederholter Besuch des Hochgebirges dazu führen sollte, daß bei späteren selbst mit einem Zwischenraum von mehreren Jahren erfolgenden Besuchen eine geringere Ventilationssteigerung in gleichen Höhen zustande kommen sollte. Dahin deutende Beobachtungen liegen für ZUNTZ und LOEWY vor (1b, S. 314). Aber im Gegensatz hierzu konnte DURIG weder an sich, noch an einem seiner Teilnehmer (K., der 5 Jahre zuvor an der ZUNTZschen Expedition beteiligt war), eine Gewöhnung finden, vielmehr war die Lungenventilation auf den späteren Expeditionen mehr gesteigert als auf den früheren. Ob man auch hier von individuellen Verschiedenheiten sprechen darf, oder ob Unterschiede in den Versuchsbedingungen dafür verantwortlich zu machen sind, läßt sich nicht entscheiden. —

Die Steigerung der Atmung im Höhenklima stellt einen *Kompensationsvorgang* dar, insofern dadurch die Luft- und damit die Sauerstoffzufuhr zu den Lungen erhöht und der Sauerstoffübertritt ins Blut verbessert werden und zugleich der Blutkreislauf angeregt wird.

Wie weit Kompensationen durch maximale Atmungssteigerung gehen können, darüber liegen ältere Untersuchungen vor (7a). Aus ihnen geht hervor, daß ausgiebige Atemsteigerungen so erhebliche Erhöhungen der Sauerstoffspannung in den Lungen zustande zu bringen vermögen, daß diese um $^1/_5$ bis $^1/_3$ Atmosphärendruck höher liegen kann, als bei wenig umfänglicher Atmung, so daß das Blut sich bei weitem besser mit Sauerstoff sättigen kann.

Eine andere Frage ist aber, wie weit diese Kompensation *im Höhenklima* geht, ob sie wenigstens so weit reicht, daß die gleiche Luft- bezüglich Sauerstoffmasse dem Körper zugeführt wird wie im Tieflande. Das läßt sich entscheiden, wenn die geatmeten Luftquanta auf den Normalzustand *reduziert* miteinander verglichen werden. Die umfassendste Zusammenstellung des hierüber vorliegenden Zahlenmateriales findet sich bei DURIG (1c). Aus ihr ergibt sich, daß die *reduzierten Luftvolumina* mit ganz wenigen Ausnahmen in der Höhe *geringer* sind als im Tieflande. Solche Ausnahmen finden sich bei MOSSO, den Gebrüdern LOEWY und L. ZUNTZ und bei DURIG, bei denen das reduzierte Atemvolumen in der Höhe das im Tieflande überragt.

Das *Zurückbleiben gegenüber den Tieflandswerten* ist seinem Ausmaße nach sehr verschieden, so daß einzelne Zahlenangaben sich erübrigen. Erwähnt sei nur, daß es meist — selbst bis über 4000 m

Höhe — gering ist; es beträgt 3—5—10%, daß es aber auf der Monte Rosaspitze bis zu 40% betragen kann. Dabei ist auffallend, daß gerade bei fast allen berggewohnten Alpini Mossos das reduzierte Atemvolumen sehr stark in der Höhe erniedrigt war, um 27—40%, trotzdem sie in der Höhe weniger Beschwerden hatten als die nicht so berggewohnten Personen, deren reduzierte Atemluftmengen wenig oder gar nicht hinter den im Tieflande zurückstanden, die also ihrem Körper ebensoviel oder nur um etwas weniger Sauerstoff zuführten. Bei ersteren müssen also andere Kompensationen bestehen, die die Sauerstoffversorgung verbessern.

Daß die Atemmechanik, so wichtig sie für die Sauerstoffzufuhr zum Körper ist, nicht *allein* für die Sauerstoffversorgung der Gewebe ausschlaggebend ist, ergibt sich auch aus anderen Erfahrungen, über die z. B. Mosso und Zuntz und Genossen berichten. Sie zeigen, daß Menschen mit geringer Atemgröße und flacher Atmung größere Höhen ertragen können (wie z. B. Berson auf seiner in 10800 m Höhe führenden Freiballonfahrt von 1901), als solche mit tieferer Atmung und größerem Atemminutenvolumen (wie der ihn begleitende Süring). Die Prüfung der Atemmechanik führt also nicht für *alle* Fälle zu brauchbaren Ergebnissen, kann vielmehr nur einen allgemeinen Anhalt geben.

Was *die Ursachen der Atemsteigerungen bei Körperruhe* in der Höhe betrifft, so schied man früher die größeren Höhen (etwa von 2500—3000 m an) von den geringeren. In ersteren sollte der Sauerstoffmangel der maßgebende Faktor sein, für letztere nahm man reflektorische Beeinflussungen des Atemzentrums an, die von der Haut und den Sinnesorganen ausgehen sollten. Welche Klimaelemente hier wirksam werden sollten, ist schwer zu sagen, da der direkte Einfluß von Kälte, Luftbewegung, Strahlung ausgeschlossen war. Allerdings könnte man an eine Nachwirkung der über Tags wirksam gewesenen Klimareize denken. Die Bedeutung dieser reflektorischen Wirkungen ergibt sich am besten aus den Beobachtungen, die Loewy und Müller (8) im Seeklima anstellten. Auch hier fanden sich bei Versuchen, die früh vor dem Verlassen des Bettes angestellt wurden, an 3 Personen stets Zunahmen der Atemvolumina gegenüber den in Berlin, und zwar um 2,4%, um 13% und um 18%. Ein Zweifel an einer lang dauernden Wirkung klimatischer Faktoren auf die Atemgröße kann danach nicht bestehen, und man wird sie deshalb auch für das Höhenklima gelten lassen müssen. Aber Zuntz und Durig, die auf dem Monte

Rosa den steigernden Einfluß von Wind, Kälte, Bestrahlung untersuchten, fanden, daß deren Wirkung die der Höhe nicht erklären konnte.

Neuere Untersuchungen von LOEWY (9) zeigten dann aber, daß auch schon *in mittleren Höhen* (1550 m) an der Atemsteigerung *Sauerstoffmangel* die wesentliche Rolle spielen muß. Denn er konnte durch kurz dauernde Sauerstoffatmung auch in Davos schon die vorhandenen Steigerungen fast ganz oder ganz zum Schwinden bringen.

Daß in 3200 und in 3450 m Höhe KESTNER, PEEMÖLLER und SCHADOW (10) das gesteigerte Atemvolumen durch Sauerstoffatmung herabsetzen konnten, war auch auf Grund der *älteren* Anschauungen vorauszusehen.

Um einige Beispiele zu bringen, waren die Atemvolumina:

Person	Zürich Liter	Davos Liter	Muottas Muraigl Liter	Jungfraujoch Liter
A.				
Ohne Sauerstoff	5,1	4,94	5,5	6,9
Mit Sauerstoff	—	—	4,9	4,95
B.				
Ohne Sauerstoff	6,3	6,1	6,8	8,0
Mit Sauerstoff	5,9	—	5,6	5,9

Bei 8 weiteren Personen wurde mit *einer* Ausnahme schon in Davos das Atemvolumen durch Sauerstoff vermindert (im Tieflande geschieht dies nicht oder minimal) und zwar zweimal über 30%, zweimal zwischen 15 und 20%, dreimal zwischen 7 und 15% [1]. — Die höchsten Einschränkungen fanden sich bei *älteren* Personen, d. h. also, daß deren Atmung durch den Höhenaufenthalt am meisten gesteigert war. Für den Blutdruck war das gleiche gezeigt worden, daß nämlich ältere Personen leichter mit Blutdrucksteigerungen reagieren als jüngere. Die Ursachen dieser Altersunterschiede sind wohl beide Male die gleichen. Sie ergeben sich, wie schon in Kapitel III 3 erwähnt, daraus, daß die im Alter einsetzende Sklerose der Präcapillaren, wie in anderen Gefäßgebieten, so auch in den nervösen Zentren den Sauerstoffübertritt erschwert und bei Luftdruckerniedrigung Sauerstoffmangel in ihnen früher zustande kommen läßt als bei jüngeren Menschen.

[1] Ein Teil des Zahlenmaterials findet sich unter Lit. Nr. 9.

Man muß also die bisherige Scheidung nach Höhenlagen, etwa solche über oder unter 3000 m, mit Rücksicht auf die die Atmungssteigerungen erzeugenden Faktoren fallen lassen.

Man hat die sehr geringen Steigerungen der Lungenventilation, die man unter selbst erheblichen Luftverdünnungen in der pneumatischen Kammer findet, geltend gemacht, um die in *mittleren* Gebirgslagen in höherem Grade gefundenen nicht mit einem geringen Sauerstoffmangel zu erklären. Jedoch kann dies mit der kurzen Dauer, die gewöhnlich die Versuche in der Kammer haben — nur HASSELBALCH und LINDHARD sowie HALDANE bilden eine Ausnahme, — erklären, worauf zuerst E. ARON aufmerksam machte. Der Aufenthalt ist zu kurz, als daß sich genügend atemreizende Stoffe bilden könnten.

Auf den Unterschied zwischen Höhenklima und pneumatischer Kammer hatte schon LOEWY (7a) aufmerksam gemacht in bezug auf die Beeinflussung von Atemfrequenz und Atemvolumen. Bestätigt hat ihn FLEISCH (11a). Bei seinen 5 Versuchspersonen stieg im Mittel die Atemfrequenz deutlich erst von 480 mm Bar. an. Bei 330 mm betrug die Zunahme 38%. Das nicht reduzierte Atemvolumen begann erst von 430 mm ab zu steigen und war bei 330 mm um 56% gestiegen.

Wodurch allerdings der Sauerstoffmangel zur Atmungssteigerung führt, ist heute noch strittig.

Die verschiedenen Annahmen hat FLEISCH (11) zusammengestellt. Nach einer zuerst von ROSENTHAL geäußerten Meinung soll der Sauerstoffmangel einen direkten Atmungsreiz bilden, ebenso wie die Kohlensäure. Diese Anschauung ist neuerdings wieder von amerikanischen Autoren aufgenommen worden, aber sie ist nicht positiv begründet. Am meisten vertreten ist die, daß bei Sauerstoffmangel die Wasserstoffionenkonzentration im Atemzentrum wächst, was eine Steigerung der Atmung zur Folge haben muß. Nach einer dritten Annahme soll die Erregbarkeit des Atemzentrums für Reize in der Höhe gesteigert sein. Das ist jedoch auf Grund theoretischer Erwägungen und experimenteller Erfahrungen (vgl. darüber S. 177) zweifelhaft. Nicht mehr in Frage kommt die Theorie von HENDERSON, nach der ein unbekannter chemischer Stoff als Reiz wirken sollte.

Die Frage ist also noch offen. Betreffs der Steigerung der Wasserstoffionenkonzentration im Höhenklima im allgemeinen sei auf Kapitel XIV verwiesen.

3. Atemvolumen bei Körperarbeit.

Deutlicher noch als bei Körperruhe findet man bei gleicher Körperarbeit die Atmung mit der Höhe gesteigert. Das hatten schon ZUNTZ und SCHUMBERG (4), die Gebrüder LOEWY mit L. ZUNTZ (12) festgestellt, dasselbe ZUNTZ und Genossen bei ihren an 6 Personen ausgeführten Untersuchungen. Weiter fanden es ZUNTZ und DURIG (8), DURIG und Genossen (1c) und letztens

Loewy (13) an einer Reihe jüngerer Ärzte. Dabei handelte es sich in letzterem Falle um Dreh-, sonst um Marscharbeit.

Die Steigerung betrifft schon die horizontale Fortbewegung, mehr noch die Steigarbeit. Sie ist so erheblich, daß die *reduzierten* Atemvolumina nicht, wie bei Körperruhe, mehr oder weniger hinter den im Tieflande zurückbleiben, sondern sie erreichen, ja übertreffen können. Bei Durig und Genossen waren auf der Monte Rosaspitze die Atemvolumina im Mittel aller 4 Personen folgendermaßen gegenüber Wien verändert.

Ventilation pro Meterkilogramm Steigarbeit in Kubikzentimeter:

	beobachtet	reduziert
Wien.	54,4	45,4
Monte Rosa . . .	111,6	62,2

Am besten, weil für verschiedene Höhen vergleichbar und die individuellen Unterschiede an 6 unter gleichen Bedingungen lebenden Personen zeigend, wenn auch vielleicht im einzelnen etwas getrübt durch die nicht überall gleichen Bodenbedingungen für den Marsch, werden die Änderungen der nicht reduzierten, wirklich geatmeten Luftvolumina wiedergegeben durch die folgende, der Expedition von Zuntz entstammenden Werte:

Tabelle 33. Atemvolumen für das Meterkilogramm Steigarbeit.

Ort	Höhe	Für jedes Meterkilogramm Steigarbeit sind erforderlich Kubikzentimeter Atemluft bei					
		W.	K.	C.	M.	L.	Z.
Berlin	34	26	19	19	25	15	20
Brienz I	500	27	28	27	34	33	22
Brienz III*	500	—	22	—	25	35	—
Brienzer Rothorn . .	2300	29	28	34	38	43	48
Col d'Olen	2900	41	—	—	36	—	—
Monte Rosa	4560	—	89	95	—	—	80

* I vor, III nach Besuch des Brienzer Rothorns.

Sie zeigen, daß schon in 500 m Höhe die Atemleistung für gleiche Arbeit meist gesteigert ist, ferner, wie sie mit der Höhe zunimmt, um auf der Monte Rosaspitze außerordentliche Werte zu erreichen. Die Steigerungen sind individuell schwankender als bei Durig und sind weit erheblicher als bei letzterem und seinen Begleitern. Sie können schon in Brienz 100% ausmachen und betragen auf der Monte Rosaspitze das 4—5fache der Tieflandwerte. Dies dürfte mit dem verschiedenen Trainingszustande und der geringeren Leistungsfähigkeit zusammenhängen.

Diese starken Atmungssteigerungen führen dazu, daß die alveolaren Sauerstoffspannungen bei der Arbeit trotz des stark erhöhten Sauerstoffbedarfes höher liegen als bei Körperruhe.

Die Zahlen, die sich im Mittel der 6 Teilnehmer für die ZUNTZsche Expedition berechnen, seien hier vorweg in Tabelle 34 wiedergegeben.

Tabelle 34.

Ort und Höhe	Sauerstoffspannung in mm Hg	
	bei Ruhe	bei Arbeit
Berlin, 34 m, bzw. Wien, 150 m . . .	101—109	100—108
Brienz, 500 m	81—94	90—100
Brienzer Rothorn, 2300 m	62—72	74—81
Col d'Olen, 2900 m	57—69	64—71
Gnifettihütte, 3700 m	54—56	57—64
Monte Rosa-Spitze, 4560 m	38—61	55—63

Die erheblichen Atmungssteigerungen bei Muskelarbeit stehen im Zusammenhang mit dem gesteigerten Stoffwechsel im Höhenklima und ebenso auch die starken individuellen Differenzen mit solchen des Stoffumsatzes bei gleicher Arbeit, abgesehen davon, daß infolge verschieden günstiger Sauerstoffversorgung der arbeitenden Muskeln atemreizende intermediäre Stoffwechselprodukte in verschiedener Menge gebildet werden mögen. In mittleren Höhen (1500—1800 m) braucht man keine Steigerungen bei für Körperarbeit gut trainierten Eingeborenen gegenüber dem Tieflande zu finden. Demgegenüber ist das Atemvolumen um so höher, je weniger trainiert man ist und je mehr der Stoffumsatz durch die Arbeit gesteigert wird.

Bezieht man die Atemvolumina Trainierter und Untrainierter nicht auf die gleiche Arbeitsleistung, sondern auf den dafür aufgewendeten Sauerstoffverbrauch, berechnet man also, wie groß die *Atemvolumina für den Kubikzentimeter Sauerstoffverbrauch* sind, so findet man in beiden Fällen die gleichen Atemsteigerungen. Das ergibt sich aus den Werten, die LOEWY und KNOLL (14) an den von ihnen untersuchten Skiläufern fanden.

Auch DURIG und Mitarbeiter haben ihre Atmungsvolumina bei Muskelarbeit mit dem Sauerstoffverbrauch in Beziehung gesetzt. Legen sie das *reduzierte* Atemvolumen zugrunde, so finden sie, daß selbst auf Monte Rosahöhe die Atmung in demselben Maße durch Arbeit gesteigert wurde, wie im Tieflande. Auf den Kubikzentimeter Sauerstoffverbrauch wurden 16—18 ccm geatmet.

4. Die Atmungsform im Höhenklima.

Ist schon im Tieflande die Atmung keine absolut gleichmäßige, so ist doch der Wechsel in der zeitlichen Aufeinanderfolge und der Tiefe der einzelnen Atemzüge sehr gering im wachen Zustande, erheblicher allerdings im Schlafe. Aber bei weitem ausgesprochener ist die Ungleichmäßigkeit der Atmung in großen Höhen. Mosso (15) war der erste, der hierauf hinwies und der überhaupt die Atmungsform im Hochgebirge am eingehendsten studiert hat. Insbesondere weist er auf den *Wechsel der Tiefe* hin, durch den Perioden von

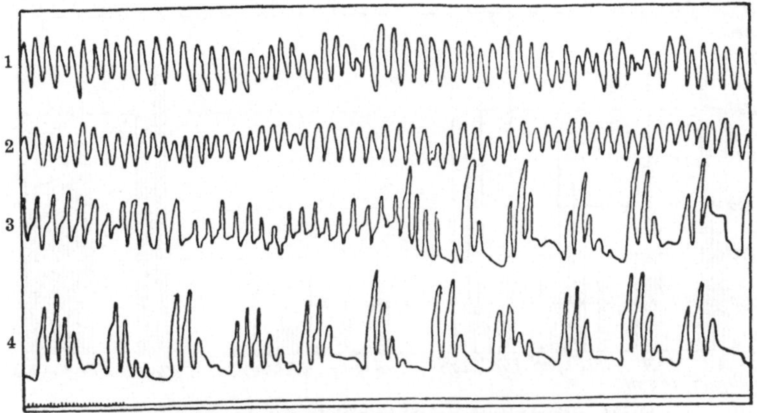

Abb. 29. Ausbildung der CHEYNE-STOKESschen Atmung.
Linie 1: Atmung *vor* Beginn des Schlafes; Linie 2: *bei* Beginn desselben; Linie 3: während tieferen Schlafes; Linie 4: Fortsetzung von Linie 3.

allmählich zu- und wieder abnehmenden Atemzügen entstehen. Mosso nennt diese Form direkt „periodische Atmung". Er fand sie deutlich ausgeprägt schon in 3000 m Höhe, mehr noch in 3600 m und ganz besonders deutlich, so daß sie ohne weiteres an den Bewegungen des Thorax zu sehen ist, auf der Monte Rosaspitze.

Alle späteren Untersucher konnten diese Beobachtung bestätigen, z. B. HASSELBALCH und LINDHARD (16) schon auf dem Brandenburger Hause in 3290 m. — Zuerst tritt eine Verlängerung der Exspiration auf, bewirkt durch die Ausbildung einer Atempause am Ende des Exspiriums, dann kommt es zu der periodischen Atmung, die in die CHEYNE-STOKESsche Atmungsform übergeht. Diesen Übergang zeigt Abb. 29 nach Mosso.

Zugleich sei eine Abbildung von ZUNTZ, LOEWY, MÜLLER, CASPARI wiedergegeben, die die Differenzen der Atemtiefe zahlenmäßig an zwei Teilnehmern der Expedition erkennen läßt. Die die einzelnen Atemzüge bedeutenden senkrechten Striche sind auf der Abb. 30 zwar in gleicher Entfernung voneinander angelegt, aber die Atemzüge folgen in Wirklichkeit einander in verschiedenen Abständen.

Man sieht, daß bei C. die Atemtiefe zwischen 300 und 1600 ccm, bei L. zwischen 200 und 600 ccm schwankt.

Die periodische und die CHEYNE-STOKESsche Atmung, die man unter *krankhaften* Verhältnissen beobachtet, werden auf eine Schädigung der Erregbarkeit des Atemzentrums zurückgeführt. Ebenso

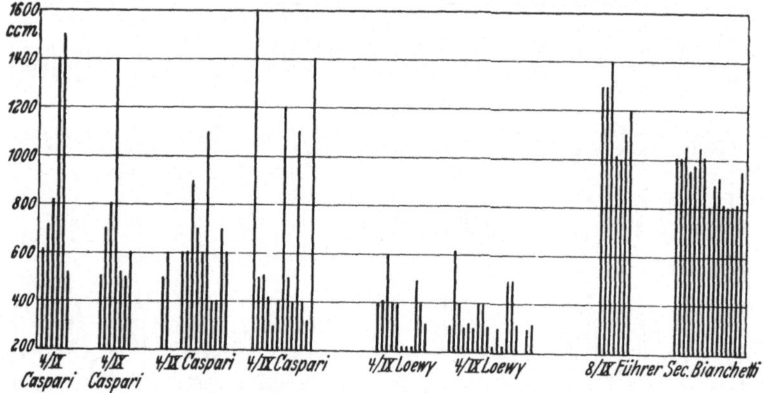

Abb. 30. Schwankungen der Atemtiefe auf dem Monte Rosa.

beziehen die meisten Autoren auch die im *Höhenklima* zu beobachtende auf eine solche, hervorgerufen durch Sauerstoffmangel. Für *Schädigung des Atemzentrums* in übergroßen Höhen (Monte Rosaspitze) sprechen auch andere Erfahrungen, über die weiterhin (S. 178) berichtet werden wird. Daß. Sauerstoffmangel das ursächliche Moment ist, ergibt sich daraus, daß Sauerstoffatmung imstande ist, die CHEYNE-STOKESsche Atmung zu beseitigen. Daß letzteres nicht *stets* zu beobachten war und auch die periodische Atmung nicht in allen Fällen gebessert wird, mag an der zu kurzen Sauerstoffatmung gelegen gewesen sein. — Mosso ist wohl der einzige, der die pathologischen Atmungsformen im *Hochlande* nicht auf den Sauerstoffmangel zurückführen will, sondern auf den Mangel an Kohlensäure im Blute, auf *Akapnie,* weil Kohlensäureeinatmung bessernd auf die veränderte Atmung wirkte. Nun ist Kohlensäure wohl der energischeste Atemreiz und ihre Wirkung kann sich auch gegenüber einem geschwächten Atemzentrum geltend machen, schließt also eine Schwächung nicht aus. Als *direkter* Atemreiz wird sie schneller wirken als die Sauerstoffeinatmung, denn für den Sauerstoff ist nicht erwiesen, daß er einen solchen darstellt. Er kann nach allgemeiner Annahme nur wirken durch Wiederherstellung der normalen Stoffwechselprozesse in den Geweben, im vorliegenden Falle im Atemzentrum.

Eine vertiefte Einsicht in den Ablauf der Atmung haben Versuche gebracht, die FLEISCH (17) mittels seines *Pneumotachographen* ausgeführt hat. Er maß die *Stromgeschwindigkeit der Atemluft* in der pneumatischen Kammer bei Verdünnungen, welche Höhen zwischen 45 und 7000 m entsprachen. Bei Luftverdünnungen zwischen 730 und 480 mm Barometerdruck fanden sich keine Änderungen der maximalen Stromgeschwindigkeiten, dann nahm zunächst die für die Exspiration (von 430 mm an), später (von 380 mm an) die für die Inspiration zu. Bei 330 mm Barometerdruck war die inspiratorische Stromgeschwindigkeit um 25%, die exspiratorische um 57% erhöht. Von einem Barometerdruck von 380 mm an war auch die *Form* des Pneumotachogramms verändert; es verläuft spitzer dadurch, daß die maximale exspiratorische Stromgeschwindigkeit schneller erreicht wird als vorher.

B. Das Atemzentrum.

Die vorstehenden Erörterungen führten zu Fragen, die mit dem Zentrum der Atemtätigkeit in Berührung stehen. Auf dessen Verhalten ist früh schon die Aufmerksamkeit gelenkt worden, denn die einfache Tatsache der Steigerung der Atmung bei Körperruhe unter Ausschluß der unmittelbaren Einwirkung der Höhenklimafaktoren, abgesehen von der nicht auszuschließenden Luftdruckerniedrigung im Hochlande, mußte die Frage entstehen lassen, ob etwa *Änderungen seiner Erregbarkeit* im Spiele seien. Die ersten, die experimentell an diesen Gegenstand herantraten, waren HASSELBALCH und LINDHARD (16). Sie benutzten eine für andere, besonders pharmakologische Zwecke viel verwendete Methode, nämlich die Kohlensäureeinatmung als Atemreiz und untersuchten, ob durch Kohlensäure erzeugte gleiche Kohlensäurespannungen in den Lungenalveolen im Hochlande anders wirkten als im Tieflande. Sie fanden an sich, daß der gleiche Kohlensäurereiz im Hochgebirge stärker die Atmung steigerte als im Tieflande (Kopenhagen). Angedeutet war die Steigerung schon in Innsbruck, am stärksten war sie in den ersten Tagen des Höhenaufenthaltes (2390 m) und an diesen unter Sonnenbestrahlung.

Gleichfalls eine steigernde Wirkung des Kohlensäurereizes auf die Atmung fand ROHRER (17) am Menschen sowie in Versuchen an Kaninchen auf Muottas Muraigl (2450 m). Diese stärkere Wirkung blieb 14 Tage lang erhalten und war bei der einen der beiden Versuchspersonen in den *letzten* Tagen, bei den Kaninchen in den *ersten* Tagen am intensivsten. Endlich hat LOEWY (13) an 5 jungen Ärzten vergleichend im Tieflande, in 1550, 2450, 3450 m Höhe die Wirkung der Kohlensäure auf die Atemvolumina untersucht. Er konnte die Befunde seiner Vorgänger bestätigen mit *einer* Ausnahme, bei der der Kohlensäurereiz mit der Höhe *keine* verstärkte Wirkung zeigte. — In je höheren Lagen untersucht wurde, um so stärker wirkte die Kohlensäure steigernd auf die Atemvolumina. Zahlenmäßig gibt dies die Tabelle 35 wieder.

Tabelle 35. Wirkung der Kohlensäure auf die Atemgröße in verschiedenen Höhen.

Ort u. Person	Alveolare CO_2-Spannung mm	Lungenventilation ccm/min	Ort u. Person	Alveolare CO_2-Spannung mm	Lungenventilation ccm/min
C.			E.[1]		
Zürich	38,75	6 355	Zürich	42,05	9 575
Davos	38,61	10 100	Davos	42,36	9 125
Muottas Muraigl	38,64	10 200	Muottas Muraigl	40,84	8 800
Jungfraujoch .	36,79	11 400	Zürich	34,64	5 450
Schm.			Davos	38,31	5 300
Davos	39,96	6 260	Muottas Muraigl	37,85	5 980
Muottas Muraigl	39,61	11 300	Zürich	46,76	18 650
Bl.			Davos	44,59	17 100
Davos	41,98	5 762			
Jungfraujoch .	39,89	25 867			

[1] E. verhält sich refraktär als einziger.

Man hat diese erhöhte Wirksamkeit des Kohlensäurereizes auf ein leichteres Ansprechen des Atemzentrums, auf eine gesteigerte Erregbarkeit, auf eine „Sensibilisierung" (HEDIGER) durch das Höhenklima zurückgeführt, die man ebenso für das Herzzentrum durch die in Kapitel III, S. 144. besprochene Steigerung der Pulsfrequenz gegeben sah. Ja, man nahm an, daß überhaupt der Körper im Höhenklima gegen Reize sensibilisiert sei. Von der gesteigerten Erregbarkeit sprachen auch HASSELBALCH und LINDHARD, sowie ROHRER und BARCROFT. Aber, was als Erregbarkeitssteigerung betrachtet wird, konnte auch das Ergebnis einer *Reizsummation* sein, indem in höheren Lagen zu dem Reiz der Kohlensäure der des Sauerstoffmangels sich addierte. Das konnte man nicht annehmen, solange man den Beginn des Sauerstoffmangels in etwa 3000 m Höhe verlegte. Aus den in diesem Kapitel S. 169 besprochenen Untersuchungen von LOEWY muß jedoch gefolgert werden, daß schon in Höhen von 1500 m Sauerstoffmangel in manchen Körpergebieten, besonders in den lebenswichtigen nervösen Zentren besteht, denn Sauerstoffatmung beseitigte ja die zustande gekommenen Höhenwirkungen. So mußte man daran denken, daß die stärkere Wirkung des Kohlensäurereizes in der Höhe, und zwar schon in mittleren Höhen, nicht auf einer gesteigerten Erregbarkeit beruhte, vielmehr auf dem Zusammenwirken von Kohlensäurereiz und bestehendem Sauerstoffmangel. Daß es sich in Wirklichkeit so verhält, geht daraus hervor, daß, wie LOEWY weiter fand, *gleichzeitige Sauerstoffatmung die gesteigerte Kohlensäurewirkung in der Höhe rückgängig machte,* so daß dabei — wie stets mit Ausnahmen (*eine* Ausnahme bei 5 Personen) — die Kohlensäure annähernd oder vollkommen so wie in tieferen Regionen oder wie im Tieflande wirkte.

So war bei der einen Person bei gleichen alveolaren Kohlensäurespannungen das Atemvolumen in Davos 10,1 l, auf Muottas Muraigl 10,2 l, auf dem Jungfraujoch unter Sauerstoffatmung fast ebenso hoch, nämlich 10,6 l. Bei einer zweiten Person ging das Atemvolumen, das auf dem Jungfraujoch bei 29,3 bis 29,6 mm alveolarer CO_2-Spannung 16,4—17,1 l betrug, unter gleichzeitiger Sauerstoffaufnahme selbst bei der höheren alveolaren Kohlensäurespannung von 35 mm auf 6,0 l, bei 45 mm auf 7,67 l hinab. Ersterer Wert lag noch *unter* den Davoser Normalwerten mit 6,26 l. — Im ganzen fand LOEWY, daß bei der einen Person überhaupt keine Steigerung der Kohlensäurewirkung mit der Höhe festzustellen war, bei zwei anderen die gesteigerte Kohlensäurewirkung durch Sauerstoff aufgehoben, bei zwei weiteren stark herabgesetzt war.

Bei dieser Wirkung der Sauerstoffzufuhr kann man nicht gut die gesteigerte Kohlensäurewirkung in der Höhe allein mit einer gesteigerten Erregbarkeit des Atemzentrums erklären. Da, wo die Atemwerte durch den Sauerstoff auf die Tieflandswerte gebracht wurden, liegt überhaupt keine Steigerung der Erregbarkeit vor, ebensowenig bei der gegen Kohlensäure refraktären Person. Bei den anderen, bei denen nur eine Einschränkung gefunden wurde, könnte neben dem Sauerstoffmangel eine gewisse Erregbarkeitssteigerung bestehen. Ob diese Annahme aber überhaupt gemacht werden muß, muß noch sichergestellt werden.

Gegen eine Erregbarkeitssteigerung des Atemzentrums im Höhenklima sprechen auch Versuche von BARCROFT (19). Er leistete in der pneumatischen

Kammer Arbeit am Fahrradergometer einerseits bei Atmosphärendruck, andererseits bei Luftverdünnung. Die in beiden Fällen gefundenen Atemgrößen waren annähernd gleich, wenn die Wasserstoffionenkonzentration des Blutes sich um gleiche Größen geändert hatte. —

Erscheint so die Annahme einer Erregbarkeits*steigerung* des Atemzentrums im Höhenklima *mehr als zweifelhaft, teilweise gar nicht gerechtfertigt,* so kann umgekehrt eine *Herabsetzung in übergroßen Höhen* als gesichert angesehen werden. Dafür sprechen die vorstehend angeführten Veränderungen der Atmungsform, das Einsetzen der CHEYNE-STOKESschen Atmung, dafür auch die Erfahrung MOSSOS, daß auf der Monte Rosaspitze die Kohlensäure bei einigen seiner Begleiter *weniger* intensiv wirkte als in tieferen Regionen — SCHNEIDER (19a) gibt an, daß für Höhen über 4300 m die Kohlensäure nicht mehr steigernd auf die Atmung wirken soll —, dafür endlich auch Erfahrungen über die Dauer des Atemhaltes im Höhenklima.

Die Dauer des Atemhaltes im Höhenklima. In bezug auf die maximale Zeitspanne, die es möglich ist, die Atmung willkürlich zu unterbrechen, bestehen zwar starke individuelle Unterschiede, aber beim gleichen Individuum ist sie im Tieflande ceteris paribus stets gleich oder schwankt nur in den Grenzen von wenigen Sekunden. Die Dauer des willkürlichen Atemhaltes ist von zahlreichen Bedingungen abhängig, die auch bei einer und derselben Person wechseln können: von der Atemmechanik, ob die Atmung flacher, tiefer, umfänglicher wird; von der Lungenstellung, daneben von Änderungen der Intensität des Gaswechsels. Durch alles dies wird die Höhe der alveolaren Kohlensäurespannungen und damit des hauptsächlichen Reizes zur Anregung der Atmung verändert. Diese Faktoren spielen im Höhenklima eine Rolle, so daß dadurch die Dauer des Atemhaltes geändert werden kann. Dazu kommt als neuer Faktor der im Höhenklima sich einstellende Sauerstoffmangel. Von Bedeutung ist auch die Veränderung des Stoffwechsels, die in größeren Höhen eintritt. — Eine Veränderung in der Dauer des Atemhaltes besagt also zunächst nichts in bezug auf ihre Ursache, speziell nichts über etwaige Änderungen der Erregbarkeit des Atemzentrums.

Da mit zunehmender Höhe der Sauerstoffvorrat in den Lungen fortschreitend abnimmt, wird dadurch ein Moment der *Verkürzung des Atemhaltes* in der Höhe gegeben. Schlüsse auf eine Steigerung der Erregbarkeit des Atemzentrums darf man daraus nicht ziehen.

Ja auch aus einem Gleichbleiben des Atemhaltes kann man nichts weiter folgern, denn die obengenannten Faktoren können im Höhenklima derart beeinflußt worden sein, daß ihre Wirkungen sich gegenseitig aufheben.

Bis jetzt ist mit einer Ausnahme der Atemhalt ohne Berücksichtigung der Atemmechanik und des Stoffwechsels bestimmt worden. Dabei ergab sich für mittlere Höhen, ja in vielen Fällen bis hinauf zur Monte Rosaspitze eine *Verkürzung seiner Dauer*. So fand Mosso ihn z. B. in Turin in einem Falle zu 29 Sekunden, auf letzterer zu 11 Sekunden oder in anderen Fällen in Turin zu 29 bis 47 Sekunden, in der Höhe zu 16—20 Sekunden. Nur LOEWY (13) hat an seinen Versuchspersonen zugleich wenigstens den Gaswechsel und das Atemvolumen festgestellt. Bei Gleichbleiben beider Größen in Zürich und Davos (der Stoffwechsel war in *allen* Höhen gleich) fand sich eine sehr starke, 30—55% betragende Verkürzung des Atemhaltes zwischen Zürich und Davos bei allen 4 untersuchten Personen. Im Mittel sank die Dauer des Atemhaltes von 37 auf 19 Sekunden. Auf Muottas Muraigl findet sich dann keine weitere Verkürzung, eine geringe auf dem Jungfraujoch. — Auffallend ist die in *allen* Fällen festgestellte sprungweise Abnahme des Atemhaltes zwischen Zürich und Davos. Für ihre Deutung ist hier wohl allein in Betracht zu ziehen der geringere Sauerstoffvorrat in den Lungen, während Sauerstoffmangel im Atemzentrum mit Rücksicht auf das Verhalten der Atemvolumina noch nicht anzunehmen ist. — Vielleicht, daß in Davos die Lungenstellung verengt war. Dafür, daß nur *geringfügige* weitere Verkürzungen in den höheren Stationen gefunden wurden, könnte die gesteigerte Atmung, durch die der Reiz sowohl der Kohlensäure sowie des Sauerstoffmangels vermindert wurden, in Betracht kommen.

Daß die Verkürzung des Atemhaltes auch noch *bis in außerordentliche Höhen* erfolgen kann bei an diese akklimatisierten Personen, zeigen die Ergebnisse von HINGSTON (25) auf der zweiten englischen Himalaya-Expedition. Sie sind gekürzt auf der Tabelle 36 wiedergegeben.

Die gleiche Verkürzung fand bei der DYHRENFURTschen Himalaya-Expedition RICHTER (25a) bis zu 6000 m Höhe an drei Personen. Der Atemhalt sank zwischen 2100 m und 6000 m bei der einen Person von 35 auf 20 Sekunden, bei der zweiten von 55 auf 18 Sekunden, bei der dritten von 73 auf 15 Sekunden.

Tabelle 36. Verkürzung des Atemhaltes mit der Höhe (nach HINGSTON).

Höhe in m	Zeit in Sekunden, welche der Atem angehalten wurde				
	R. W. H.	E. O. S.	B. B.	J. K. H.	A. C. L.
0	64	—	120	90	120
2100	40	40	60	42	80
4350	39	32	35	90	47
5050	20	23	35	23	30
6400	14	17	—	17	—

Ebenso sank er bei EWIG und HINSBERG in 3400 m Höhe auf 25—46 Sek. gegenüber 62—102 Sekunden im Tieflande.

Letztere Autoren fanden ihn nach Sauerstoffatmung verlängert. Unter der Annahme, die sie auf Grund ihrer Bestimmungen der p_H des Blutes machen, nämlich daß während des Atemhaltes die p_H des Blutes in der Höhe nicht wesentlich anders sich einstelle als im Tieflande, schließen sie auf erhöhte Erregbarkeit des Atemzentrums beim Höhenaufenthalt.

Während die Versuche, in denen eine Verkürzung des Atemhaltes gefunden wird, bis jetzt nichts Sicheres über die Erregbarkeitsverhältnisse des Atemzentrums aussagen, ist es anders mit denjenigen, in welchen sich in der Höhe eine *Verlängerung des Atemhaltes* gegenüber dem Tieflande fand. Darüber berichtete MOSSO. So betrug bei seinem Mitarbeiter GALEOTTI der Atemhalt in Turin 8 Sekunden, auf der Monte Rosaspitze 12—14 Sekunden. Dies kann kaum anders als durch eine verringerte Erregbarkeit des Atemzentrums erklärt werden, ebenso wie das vorher erwähnte verminderte Ansprechen gegenüber dem Kohlensäurereiz.

C. Die Vitalkapazität.

Zunächst wurde beim Aufenthalt in der verdünnten Luft der pneumatischen Kammer gefunden, daß die Vitalkapazität sank. v. VIVENOT (20) beobachtete dies zuerst. Seine Angabe wurde bestätigt durch SCHIRMUNSKI (21), von LIEBIG (22), J. LAZARUS (23). Letztere fanden eine Abnahme um im Mittel 4—6%. Nur PAUL BERT (24) hatte bei 420 mm Barometerdruck eine Abnahme um 50% angegeben.

Diese Abnahme der Vitalkapazität wurde später auch im Hochgebirge festgestellt, zuerst wurde von ZUNTZ und SCHUMBERG (4), dann von den Brüdern LOEWY und L. ZUNTZ, ZUNTZ und Genossen und DURIG und Genossen. Im Hochgebirge waren die Abnahmen der Vitalkapazität meist größer als in der pneumatischen Kammer. Bei Mossos Bergsoldaten finden sich Abnahmen um 6—10%, bei anderen bis zu 20%. Letztere Abnahme ist meist auf der Monte Rosaspitze gefunden worden.

Aber schon in niedrigeren Lagen trifft man sie: in 2900 m und in 2450 m. — Für den Umfang der Abnahme spielt eine wesentliche Rolle, ob man sich seit längerer Zeit in körperlicher Ruhe befindet oder von Muskelarbeit ermüdet ist. Im letzteren Falle ist die Abnahme erheblicher. In einigen Fällen (J. Loewy und L. Zuntz) ist in 3600 m Höhe eine Rückkehr zu den Tieflandwerten beobachtet worden, in 4560 m war das selbst in Wochen nicht der Fall.

Wie weit nach körperlichen Hochleistungen die Vitalkapazität im Hochgebirge herabgesetzt werden kann, zeigen die bei den St. Moritzer Winterspielen gefundenen Verhältnisse. Die Abnahmen betrugen nach Skiläufen über 28 und 50 km 10—25% bei kräftigen Läufern, bei schwächlicheren 28—48% (31a).

Die *Ursache* der Verminderung der Vitalkapazität bei Körperruhe wird gewöhnlich in der Ausdehnung der Darmgase gesehen, infolge deren das Hinabtreten des Zwerchfells behindert ist. Schon Durig (1c) hat sich kritisch hiergegen gewendet und darauf hingewiesen, daß im Laufe von Tagen die Darmgase schließlich entleert werden müßten, und auf etwaige Veränderungen des intrapleuralen Druckes als ursächliches Moment hingewiesen. Daß auch für den Umfang der Vitalkapazität ursächlich die *Sauerstoffversorgung der Atemmuskeln* von Bedeutung ist, konnte Loewy dadurch feststellen, daß er sie *nach kurzer Sauerstoffatmung auf die Tieflandwerte hinaufgehen* sah. Er fand dies in 2450 m Höhe (Muottas Muraigl) bei vollkommen ausgeruhten Personen, die sich zu Studienzwecken oben aufhielten, und bei denen die Vitalkapazität um 0,3—0,5 l vermindert war. Um so mehr werden die mit Sauerstoff mangelhaft versorgten Atemmuskeln in Monte Rosahöhe unfähig sein, den Brustkorb so zu dehnen und zu komprimieren, wie es im Tiefland geschehen kann, ebenso in 5420 m, wo Richter auf der Dyhrenfurtschen Himalayaexpedition die gleiche Wirkung des O_2 fand. Wir hätten hier nur die gleiche Erscheinung, die auch sonst an den Skelettmuskeln in der Höhe wahrgenommen wird, und über die in Kapitel V und XIII weiteres berichtet werden wird. So wäre auch verständlich, daß in *geringeren* Höhen die herabgesetzte Vitalkapazität in kürzerer Zeit wieder zu den Tieflandwerten zurückkehren kann, während dies in

Höhen über 4000 m während einer Zeit von 3—4 Wochen nicht zu geschehen braucht, da bis dahin keine ausreichende anderweite Anpassung an die stark herabgesetzte Sauerstoffspannung der Atmosphäre stattgefunden zu haben braucht.

Ewig und Hinsberg möchten zur Erklärung der Abnahme der Vitalkapazität an Tonusschwankungen der Bronchialmuskulatur denken infolge von Änderungen des Vagustonus.

v. Liebig hatte auf Grund theoretischer Erwägungen und von Modellversuchen angegeben, daß unter Luftverdünnung die *Lungenstellung verengt* sei, die Lungen weniger lufthaltig seien. Dafür sprechen Versuche von E. Aron (18). Er bestimmte den intrapleuralen Druck bei Kaninchen unter Atmosphärendruck und unter Luftverdünnung. Im letzteren Falle fand er ihn — bei $^1/_2$ Atmosphärendruck — beträchtlich herabgesetzt, indem er im ersteren Falle bei Inspiration — 5,7 mm, bei Exspiration — 2,6 mm betrug, bei $^1/_2$ Atmosphärendruck jedoch nur —3,1 bzw. —0,8 mm. Man hat diesen Befund mit den ausgedehnten Darmgasen in Beziehung gebrach. Inwieweit die Vitalkapazität dadurch beeinflußt wird, ist nicht sicher zu sagen.

Mit Pechs manometrischer Maske hat Bayeux (18a) gelegentlich eines Montblancaufstieges das Maximum der Atemgröße pro Sekunde bestimmt. Er fand eine Abnahme mit der Höhe, zunächst für die Exspiration, in größeren Höhen auch für die Inspiration. Rückkehr von der Höhe bewirkte selbst bei körperlicher Ermüdung ein Wiederansteigen der Werte über das ursprüngliche Maximum hinaus. Subcutane *Sauerstoffinjektionen* steigerten die Höhenwerte bis zur Norm. Die Abnahmen der Atmungswerte betrugen in 4370 m Höhe 19% in dem einen, 33% in einem zweiten Falle.

Man bringt seit Hutchinson, der den Begriff der Vitalkapazität einführte, diese in Beziehung zum Gesundheitszustand und zur allgemeinen Leistungsfähigkeit des Menschen. Einer bestimmten Körpergröße entspricht ein bestimmter Umfang der Vitalkapazität. Neuerdings bringt man sie neben der Körpergröße in Zusammenhang mit dem Körpergewicht, dem Brustumfang und dem Brustspielraum, so daß für jedes Individuum eine bestimmte normale Vitalkapazität errechnet werden kann. Da eine hohe Vitalkapazität einen großen Sauerstoffvorrat in der Lunge bedeutet — etwaige Schwankungen der Residualluft würden gegenüber den sehr beträchtlichen individuellen Unterschieden der Vitalkapazität an Bedeutung zurücktreten —, kann man geneigt sein, die Vitalkapazität mit der Widerstandsfähigkeit gegen Luftverdünnung in Verbindung zu bringen. Jedoch ist diese Beziehung nicht regelmäßig vorhanden.

So berichtet schon Mosso von einem kräftigen Träger, der bei 174 cm Länge und 77 kg Gewicht nur 4 Liter Vitalkapazität hatte, dabei nie bergkrank war, während einer seiner Begleiter bei 59 kg und 4,2 Liter Vitalkapazität schwer bergkrank war. Mosso gibt an, nicht wenige Personen getroffen zu haben (Mitglieder des Club alpino italiano), die nie bergkrank wurden und deren Vitalkapazität viel geringer war als die anderer, die in der Höhe krank wurden.

Auch der *Grad* der Verminderung, die die Vitalkapazität im Höhenklima erfährt, geht nicht regelmäßig parallel der Widerstandsfähigkeit gegen die Höhe: bei geringer Abnahme kann Bergkrankheit eintreten, bei erheblicher nicht (Durig).

D. Die Atemmuskelkraft im Höhenklima.

Nach den Erfahrungen über die Bedeutung genügender Sauerstoffzufuhr für den Umfang der Vitalkapazität sollte man annehmen, daß die maximale Kraft der Atemmuskeln pneumatometrisch gemessen in größeren Höhen vermindert sein müsse. Wohl auf Grund dieser Annahme und der individueller Differenzen ist die pneumatometrische Untersuchung in England zur Prüfung von Fliegern auf ihre Höhentauglichkeit eingeführt worden. Eingehende Untersuchungen darüber liegen nicht vor. Stigler (18b) gibt an, daß er am Elgon (Uganda) die Atemmuskelkraft in 3900 m Höhe nicht gegenüber der Tiefbene vermindert gefunden hätte. Herabgesetzt war sie nur unmittelbar nach einer Hochtour. Dann teilt Hingston (25) Werte von Teilnehmern an der zweiten englischen Himalaya-Expedition mit. Auffallenderweise und ihm selbst unerwartet *stieg* die exspiratorische Kraft mit der Höhe, und zwar zu Werten (150—210 mm Hg), wie man sie im Tieflande kaum findet. Zu beachten ist, daß die untersuchten Personen sich monatelang in übergroßen Höhen befanden und an diese akklimatisiert waren, so daß schädliche Wirkungen nicht vorhanden waren. Hingston selbst bezieht seine Ergebnisse auf die *allgemeine* Kräftigung der Muskulatur, die durch die vorangegangenen Bergmärsche durch Tibet zustande gekommen war. — Dagegen war der maximale Atemdruck bei Teilnehmern an der Dyhrenfurtschen Himalaya-Expedition unverändert oder erniedrigt gefunden worden. Hier wird auf die Gefahr hingewiesen, daß die maximale Ausatmung mit *Preß*bewegungen verbunden wird, wodurch die erzielten Werte in fälschender Weise emporgetrieben werden [Richter (25a)].

Ein anderes Ergebnis erhielt Hingston, wenn er die Kraft der Atemmuskulatur maß nach der *Ausdauer* für die Leistung einer bestimmten Arbeit. Solche Ausdauerproben werden, wie Hingston angibt, in der englischen Luftflotte vorgenommen, um die Fähigkeit, der Ermüdung zu widerstehen, zu prüfen. Es handelt sich darum, eine Quecksilbersäule von 40 mm Höhe möglichst lange auf dieser Höhe zu halten. Dabei trat nun bei allen 10 von HINGSTON aufgeführten Personen eine mit der Höhe beträchtlich fortschreitende *Verkürzung der Zeit* ein. Die folgende Tabelle soll einige Beispiele geben.

Tabelle 37.

Höhe in m	Zeit in Sekunden, während der 40 mm Hg gehalten wurden:				
	W. H.	S.	B.	V. H.	H. S.
0	45	—	—	—	—
2100	35	30	50	35	50
4350	30	30	40	—	25
5050	23	23	15	17	22
6400	15	15	15	10	—

E. Die alveolaren Gasspannungen im Höhenklima.

Die Möglichkeit der Sauerstoffaufnahme ins Blut und der Kohlensäureabgabe aus diesem hängt nicht direkt mit der Beschaffenheit der Atmosphäre zusammen, wird vielmehr geregelt durch die Zusammensetzung der die Lunge füllenden Gasmasse, durch die Höhe der Spannungen, welche die Gase der Alveolarluft besitzen. In der Norm geht, wie in Kapitel II erörtert wurde, soviel Sauerstoff in das Lungencapillarblut über und wird soviel Kohlensäure aus ihm entfernt, daß die Spannungen beider Gase sich im Lungencapillarblut und in den Lungenalveolen annähernd ausgleichen. Dabei wird im Tieflande, wie S. 113 besprochen, das arterielle Blut zu 95—96% mit Sauerstoff gesättigt und enthält 45—50 Vol.-% Kohlensäure.

1. Die alveolaren Sauerstoffspannungen im Höhenklima.

Im Höhenklima nimmt, je höher um so mehr, die Sauerstoffzufuhr zu den Lungenalveolen ab, und bei gleichbleibendem Sauerstoffverbrauch, d. h. bei gleicher Entnahme von Sauerstoff aus ihnen, muß die Sauerstoffmenge und somit die Sauerstoffspannung in den Lungenalveolen mehr und mehr sinken. Nimmt in bedeutenden Höhen noch der Verbrauch zu, was, wie in Kapitel V gezeigt werden wird, meist der Fall ist, so müssen die alveolaren

Sauerstoffspannungen noch schneller sinken. Von ihnen hängen der Grad der Sauerstoffsättigung des Hämoglobins und die Sauerstoffspannung im Blutplasma ab, und letztere ist für den Umfang des Sauerstoffübertrittes zu den Geweben maßgebend. Sinkt sie unter einen bestimmten Wert, so genügt die übertretende Sauerstoffmenge nicht mehr zur Bestreitung der oxydativen Prozesse der Gewebe, und es kommt zu mehr oder weniger ausgesprochenen anoxybiotischen Vorgängen mit ihren Folgen. Die Grenze, bei der das geschieht, ist für die verschiedenen Gewebe sehr verschieden, und manche Zentren des verlängerten Markes zeigen Zeichen von Sauerstoffmangel schon, wenn der Sauerstoffgehalt des Blutes mit unseren Methoden nicht sicher vermindert gefunden wird. Wie früher mitgeteilt, treten schwere Krankheitserscheinungen schon auf, wenn die Sättigung des Hämoglobins verhältnismäßig wenig gesunken ist, auf im Mittel etwa 85%.

Für die Höhe der *Kohlensäure*spannung spielt die *Ventilationsgröße* die wesentliche Rolle: je mehr sie steigt, um so mehr Kohlensäure wird aus den Lungenalveolen und sekundär aus dem Blute entfernt, so daß vorauszusehen ist, daß in allen Fällen, bei denen es zu Atemsteigerung in der Höhe kommt, die alveolare Kohlensäurespannung sinken muß.

Es ist deshalb — für die Sauerstoffspannung aus anderen Gründen als für die der Kohlensäure — von Wert, die alveolaren Gasspannungen in der Höhe zu ermitteln. Man kann dies bekanntlich indirekt tun durch rechnerische Ermittlung aus der Zusammensetzung der Ausatmungsluft oder durch direkte Entnahme der letzten Anteile der exspirierten Luft, wie es HALDANE und PRIESTLEY vorgeschlagen haben. Bei beiden Methoden kommt man zu den gleichen, mit einem Spielraum von einigen Millimetern Hg schwankenden Werten [ZUNTZ und DURIG (7)].

Bei ZUNTZ, LOEWY, MÜLLER, CASPARI findet sich eine Zusammenfassung von Werten (Anhangstabelle 27), die auf Expeditionen zwischen 1895—1903 gewonnen worden sind. Zu ihnen kommen noch von MOSSO auf dem Monte Rosa ermittelte Werte, ferner die der DURIGschen Expeditionen (die letztausgeführte an 4 Personen), sowie solche von WARD (26) an 3 Personen (1908).

Die alveolaren Sauerstoffspannungen nehmen mit der Höhe dauernd ab. Das zeigt die auf S. 114 wiedergegebene Übersichtstabelle der Versuche verschiedener Autoren. Das sollen im einzelnen die Zahlen zeigen, die DURIG und Genossen auf dem Monte Rosa erhalten haben. Die Tabelle 38 gibt die Mittelwerte ihrer Befunde.

Tabelle 38. Sauerstoffdruck in den Lungenalveolen in verschiedener Höhe (Mittelwerte).

Ort	Höhe m	D.	K.	Ra.	Re.	Gesamt-mittel
Wien	150	109,2	110,0	109,9	105,3	108,6
Semmering . . .	1000	98,9	—	—	93,4	96,1
Alagna	1200	96,2	94,1	94,8	89,4	93,6
Sporner Alpe . .	1326	95,0	—	—	—	—
Col d'Olen . . .	2900	63,7	—	—	—	—
Cap. Margherita .	4560	I 57,0	55,0	52,8	57,8	55,6
		II 56,6	55,5	54,9	56,4	55,8

I Am Beginn des Aufenthaltes. II Am Schluß des Aufenthaltes.

Bei DURIG und Begleitern findet sich ein fast gleiches Absinken der alveolaren Sauerstoffspannungen mit zunehmender Höhe. Aber das ist nicht in allen Fällen so; bei ZUNTZ und Genossen z. B. finden sich beträchtliche individuelle Unterschiede auf gleichen Höhen. So in 2300 m um 10 mm, in 2900 m um 12 mm, in 4560 m um 23 mm, laut Tabelle auf S. 172.

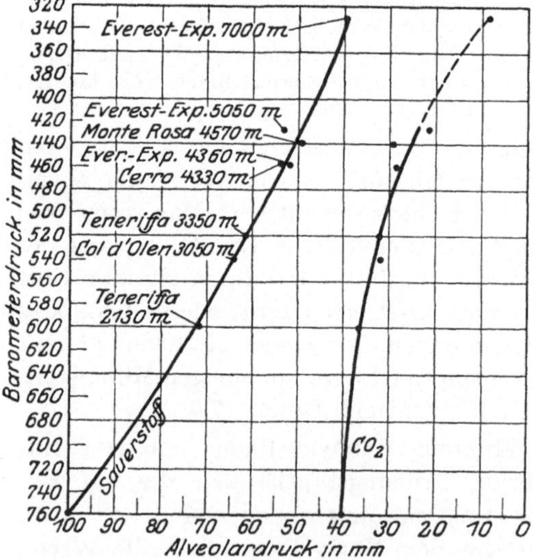

Abb. 31. Alveolare Sauerstoff- und Kohlensäurespannungen in verschiedenen Höhen. (Nach BARCROFT.)

Diese Differenzen haben für die Sauerstoffversorgung des Körpers eine nicht unerhebliche Bedeutung, denn die alveolare Sauerstoffspannung lag, wie die Übersichtstabelle S. 172 zeigt, im ungünstigsten Falle in 2900 m so niedrig wie im günstigsten in 4560 m; es wurden also etwa 1600 m Höhendifferenz ausgeglichen.

Wie aus den in Kapitel II, S. 113 wiedergegebenen Werten für die Sauerstoffsättigung des Blutes hervorgeht, vermögen die in

4560 m gefundenen alveolaren Spannungen von im Mittel etwa 55 mm das Blut nur zu 80—85% mit Sauerstoff zu sättigen, entsprechend der Sättigung, die in Cerro de Pasco (4500 m) in dem durch Arterienpunktion gewonnenen Blute wirklich gefunden wurde.

Eine Übersicht über die gewonnenen Mittelwerte bis zu 7000 m Höhe gibt die aus Barcroft entnommene Abb. 31.

Die Anschauung liegt nahe, daß die Krankheitserscheinungen, die sich in diesen Höhen einstellen, mit der niedrigen alveolaren Sauerstoffspannung unmittelbar in Zusammenhang stehen. Aber dagegen sprechen zahlreiche Erfahrungen. Trotz gleich niedriger alveolarer Sauerstoffspannung kann auf der Monte Rosaspitze der eine gesund und leistungsfähig bleiben, andere können mehr oder weniger schwer bergkrank werden. So fanden Zuntz und Genossen bei einem Führer, der den Elbrus (6500 m) bestiegen hatte und auf der Cap. Regina Margherita gesund war, eine Sauerstoffspannung von nur 53,6 mm in den Alveolen, sie selbst waren bergkrank, trotzdem bei einzelnen die alveolaren Sauerstoffspannungen 57 und 61 mm betrugen. — Ferner war bei verschiedenen Bergbesteigungen die gleiche Person bei gleichen alveolaren Sauerstoffspannungen das eine Mal krank, das andere Mal gesund. Die Erscheinungen der Bergkrankheit sind abhängig von der Sauerstoffversorgung der Gewebe, die alveolaren Sauerstoffspannungen sind nur die Voraussetzung für eine genügende oder ungenügende Sauerstoffversorgung des *Blutes*. Die erstere wird aber außer vom Sauerstoffgehalt des zuführenden Blutes geregelt durch zirkulatorische Momente, wie Geschwindigkeit des Blutumlaufes, Weite und Zahl der offenen Capillaren. Diese letzteren Größen sind einem Wechsel unterworfen, so daß verschiedene Wirkungen auf die Gewebe, im vorliegenden Falle speziell auf das Großhirn und andere Teile des Zentralnervensystems — mit deren mangelhafter Sauerstoffversorgung es zu den Störungen der Bergkrankheit kommt —, zustande kommen können trotz gleicher alveolarer Sauerstoffspannungen.

Bei *Muskelarbeit* erfolgt eine derart feine Regelung der Luft- und damit der Sauerstoffzufuhr zum Körper, eine derartige Steigerung der Atemvolumina wesentlich durch Erhöhung der Atemtiefe, daß der um das Vielfache vermehrte Sauerstoffbedarf annähernd oder vollkommen gedeckt wird, oder daß sogar eine Überkompensation stattfindet. Das äußert sich darin, daß die alveolaren Sauerstoffspannungen die gleichen bleiben wie bei

Körperruhe oder sogar über ihnen liegen. Auch das zeigt Tabelle 34, S. 172. Bei DURIG und Genossen liegen sie in mittleren Höhen bei Muskeltätigkeit wenig *unter* den Ruhespannungen, auf der Monte Rosaspitze aber über ihnen. Diese individuellen Differenzen dürften mit dem verschiedenen Training für Muskelarbeit und der verschiedenen körperlichen Leistungsfähigkeit zusammenhängen derart, daß die besser Trainierten mit einer geringeren Atmungssteigerung auskommen, ihre alveolaren Sauerstoffspannungen also niedriger bleiben. Die Überkompensation, d. h. die *höhere* Lage der alveolaren Sauerstoffspannungen bei Körperarbeit gegenüber Körperruhe fand sich bei den weniger Leistungsfähigen.

2. Die alveolaren Kohlensäurespannungen im Höhenklima.

Die Werte, auf die die alveolaren Kohlensäurespannungen im Hochgebirge sich einstellen, haben im Vergleich zu den der alveolaren Sauerstoffspannungen eine geringe physiologische Bedeutung. Trotzdem sind sie vielfach bestimmt worden, von verschiedenen Gesichtspunkten aus, wobei wohl am interessantesten die Folgerungen aus ihrem Verhalten sind, die Mosso für die Entstehung der Bergkrankheit gezogen hat. Er beobachtete ein Hinabgehen der Kohlensäurespannung mit der Höhe und betrachtete dies als Ursache der im Höhenklima auftretenden Krankheitserscheinungen („Akapnie"). Überblickt man die vorliegende Literatur, so findet man überwiegend eine mit der Höhe einhergehende Senkung der Kohlensäurespannungen, und zwar an den meisten Teilnehmern der verschiedenen Höhenexpeditionen. Außer den in diesem Kapitel bereits erwähnten seien noch die von WARD (26) und HALDANE und Mitarbeitern (27) auf dem Pikes Peak und die englischen Himalaya-Expeditionen genannt.

Tabelle 39. Alveolare Kohlensäurespannungen bei Körperruhe.

Ort	Höhe	CO_2-Spannung in mm Hg	
		bei DURIG	bei REICHEL
Wien . . .	150	32,0	35,1
Semmering	1000	29,0	34,1
Alagna . .	1200	28,9	33,9
Sporner Alpe	1326	27,0	—
Monte Rosa:			
Beginn .	4560	19,6	20,8
Ende .	4560	20,6	21,5

Die mit der Höhe erfolgende Abnahme der Kohlensäurespannung in den Lungenalveolen erfolgt meist ziemlich gleichmäßig. Als Beispiel sei das Verhalten bei Durig und einem seiner Begleiter, auf Mittelwerte berechnet, angeführt.

Bei ihnen waren danach auf der Monte Rosaspitze die Kohlensäurespannungen auf nahe an 20 mm herabgesetzt, auf der gleichen Höhe lag sie nach Somervell (28) bei teilweiser Akklimatisation bei den fünf Teilnehmern an der englischen Himalaya-Expedition (19—23 mm), ähnlich auch bei Schneider (28a), der in 4300 m (Pikes Peak) 25—30 mm fand. In 7000 m Höhe betrug sie nach Somervell nur noch 7—9 mm.

Dieses Verhalten ist als etwas Gesetzmäßiges hingestellt worden, ja man hat berechnet, um wieviel für eine Herabsetzung des Barometerdruckes um 100 mm die alveolare Kohlensäurespannung abnehmen soll. So fanden Hasselbalch und Lindhard eine Abnahme dabei um 3,8 mm, Barcroft um 4 mm, Liljestrand und Magnus (29) um 3 mm, Schneider um 2,4 mm. Das sind nicht unerhebliche Unterschiede.

Haldane und Mitarbeiter (27) geben an, daß die Abnahme der Kohlensäurespannung beim Übergang in die Höhe (Pikes Peak 460 mm Barometerdruck) allmählich sich verstärkt, um in 3 bis 14 Tagen einen konstanten Wert zu erreichen, den *akklimatisierten* Wert der alveolaren Kohlensäurespannung. — Bemerkenswert ist, daß M. Fitzgerald (30) bei *dauernd* verschiedene Höhen bewohnenden, also an sie gewöhnten Personen gleichfalls die Kohlensäurespannung mit zunehmender Höhe niedriger fand. Sie berechnet für eine Senkung des Barometerdruckes um 100 mm eine ähnliche Abnahme, wie vorstehend angegeben, nämlich 4,2 mm, gleich etwa $^1/_{10}$ der Norm.

Nun ist aber die Senkung der Kohlensäurespannung abhängig allein von dem Umfange der Lungenventilation, und da diese sich in der Höhe sehr verschieden gestaltet, die Lungenventilation sogar gar nicht zu steigen braucht, müßte die Senkung der Kohlensäurespannung gleichfalls verschieden ausfallen, ja unter Umständen fehlen. Das ist tatsächlich der Fall. Zunächst fand U. Mosso an italienischen Bergsoldaten zwischen Gressoney (1600 m) und 4560 m Höhe keine deutliche Änderung. Auch bei Zuntz und Genossen findet sich eine Konstanz bei demjenigen Teilnehmer, dessen Atemvolumen durch die Höhe nicht geändert wurde, ebenso ein Beispiel bei Barcroft. An einem Teilnehmer der Schneiderschen Expedition auf den Pikes Peak sank sie bei einem Höhenunterschied von 1800 m nur um 3 mm. Bei dauernd in Davos Lebenden fand Rengger (31) nur in einer Minderzahl gegenüber dem Tiefland verminderte Werte. Ihr Gesamtmittel war 37,8 mm.

Meist ist neben der Kohlensäurespannung das Atemvolumen nicht bestimmt worden. Wo dies der Fall war, fand sich die zu erwartende Beziehung, daß die Kohlensäurespannungen sich umgekehrt wie die Atemvolumina verhielten. Die Höhe *an sich* ist danach ohne Einfluß auf die alveolare Kohlensäurespannung. Das geht auch sehr deutlich aus den Bestimmungen in der pneumatischen Kammer hervor. In ihr bleibt die Atemgröße bis zu starken Verdünnungen, die über 4000 m Höhe entsprechen können, gewöhnlich ungeändert und damit auch die alveolaren Kohlensäurespannungen.

Sie nahmen ab in Versuchen von Hasselbalch und Lindhard (15) mit steigendem Atemvolumen in ihren schon erwähnten Kammerversuchen. Hasselbalch und Lindhard weisen dem Sinken der alveolaren Kohlensäurespannung nach verschiedener Richtung eine erhebliche Bedeutung zu. Zunächst darin, daß gemäß ihrem Sinken die alveolare Sauerstoffspannung steigen muß, was an der Grenze beginnenden Sauerstoffmangels die durch ihn veranlaßten Beschwerden hinauszuschieben vermag. Aber sie weisen auch auf eine theoretisch wichtige Folgerung hin für den Fall, daß gesetzmäßig mit dem sinkenden Luftdruck die Kohlensäurespannungen in den Alveolen sinken. Wenn nämlich dabei die Wasserstoffionenkonzentration dieselben Werte wie für das Tiefland behielte, so würde die Differenz der alveolaren Kohlensäurespannungen in Höhe und Tiefe ein Maß abgeben für die Wasserstoffionenkonzentration der im Höhenklima im Körper gebildeten Säuren, bzw. der im Überschuß ausgeschiedenen Basen.

Bei *Körperarbeit* addieren sich die von der Arbeit herstammenden Reize zu den klimatischen und sie beeinflussen zusammen die Kohlensäurespannungen.

Im Tieflande verhalten sich diese bei Körperarbeit verschieden, je nachdem die Sauerstoffzufuhr zureichend ist oder nicht und je nach dem Grade der Ventilationssteigerung. Sie brauchen gegenüber Körperruhe nicht verändert zu sein, sie können sinken, aber auch steigen.

Im Höhenklima kommt dazu der Reiz des Sauerstoffmangels, der ja bei Muskelarbeit mit ihrem vielfach gesteigerten Sauerstoffbedarf eher eintreten muß als im Tieflande. Daher ist im Höhenklima stets eine Abnahme der Kohlensäurespannungen bei Arbeitsleistung zu finden gewesen, die stärker ist als die, der man im Tieflande begegnet und die mit steigender Höhe zunimmt. So betrug sie beim Bergaufgehen:

Bei Z.: in 500 m 36,7 mm (Körperruhe 38,7 mm); in 2300 m 28,3 mm (31,6 mm ruhend); in 4560 m 20,6 mm (27,2 mm ruhend).

Bei C.: in 500 m 39,0 mm (Körperruhe 46,6 mm); in 2300 m 32,0 mm (40,3 mm ruhend); in 4560 m 21,5 mm (25,4 mm ruhend). Nach Skiläufen über 28 km wurden schon in 1800 m Höhe alveolare CO_2-Spannungen gefunden, die bis zu 14,5 mm hinabgingen (31a).

v. SCHRÖTTER und ZUNTZ (33) haben, um ein anschaulicheres Bild zu erhalten, berechnet, wie viel Luft auf jeden Millimeter alveolarer Kohlensäurespannung geatmet wird. Bei dieser Berechnung ergibt sich, daß zwar individuell dem Grade nach verschieden, aber doch stets mit der Höhe diese Luftmenge steigt. Beispiele dafür können die von ZUNTZ und Gen. gefundenen Werte geben, auf Grund deren Tabelle 40 zusammengestellt ist.

Tabelle 40.

Auf 1 mm Kohlensäurespannung in den Lungen wurden pro Minute geatmet von:

Person	Ort	Kubikzentimeter pro Min.		Art der Arbeit
		bei Körperruhe	bei Körperarbeit	
W.	Brienz	108,9	504,7	Bergauf 25,0%
	Rothorn	145,3	640,5	„ 25,0%
	Col d'Olen	164,3	871,7	„ 45,0%
K.	Berlin	—	689,0	„ 18,2%
	Rothorn	169,6	1007,6	„ 25,0%
	Monte Rosa	280,2	1579,1	„ 22,4%
C.	Brienz	103,2	887,8	„ 25,0%
	Rothorn	140,4	1129,0	„ 25,0%
	Monte Rosa	333,6	1904,0	„ 22,4%
M.	Berlin	—	790,2	„ 26,2%
	Brienz	115,7	856,1	„ 25,0%
	Rothorn	145,3	1086,0	„ 25,0%
	Col d'Olen	176,5	1291,0	„ 45,0%
L.	Brienz	110,7	886,6	„ 25,0%
	Rothorn	135,6	1091,1	„ 25,0%
Z.	Berlin	143,9	573,7	„ 26,2%
	Brienz	122,9	668,7	„ 25,0%
	Rothorn	167,8	1418,6	„ 25,0%
	Monte Rosa	330,4	1918,0	„ 28,8%

F. Der Gasdurchtritt durch die Lungenwand.

Die Anschauungen über die Wanderung von Sauerstoff und Kohlensäure durch die Lungenwandungen haben zunächst zwar rein theoretisches Interesse, sie stehen aber mit der Frage der

Sauerstoffversorgung im Höhenklima in Verbindung zunächst zur Entscheidung der Frage, ob angesichts der oben besprochenen Herabsetzung der alveolaren Sauerstoffspannungen und des dadurch verminderten Druckgefälles zwischen Alveolen und Lungencapillaren ein rein physikalischer Vorgang genügt, um auch die maximal bei anstrengender Muskelarbeit verbrauchten Sauerstoffmengen dem Blute zuzuführen. Die Kohlensäure braucht hier nicht in Betracht gezogen werden, da bei ihrer etwa 30mal größeren Diffusionsgeschwindigkeit ihr Durchtritt unter allen Lebensbedingungen gewährleistet ist.

Gegenüber der Jahrzehnte geltenden von der PFLÜGERschen Schule begründeten Lehre (Literatur unter 32) von dem Gasdurchtritt nach rein physikalischen Gesetzen hat zuerst BOHR (36) Bedenken kritischer Art geltend gemacht. Er wollte dann in Versuchen festgestellt haben, daß unter Umständen die Sauerstoffspannungen im arteriellen Blute höher lägen als in den Lungenalveolen, die der Kohlensäure niedriger. Er nahm deshalb für den Sauerstoff eine Gassekretion in den Lungen an. Mit anderer Methodik hat dann HALDANE (37) ähnliche Beobachtungen gemacht. Wenn aber BOHR annahm, daß die sekretorischen Vorgänge erst bei Bedarf einsetzen, d. h. bei Atmung sauerstoffarmer Luft oder bei überstarkem Sauerstoffverbrauch, so fand HALDANE in allen Fällen, am meisten, wenn er sehr sauerstoffreiche Gasgemische atmen ließ, ein Überwiegen der Sauerstoffspannung im Blute gegenüber der in den Lungenalveolen. Die Lehre von der Gassekretion hat heute kaum noch Anhänger, einerseits, weil die von HALDANE benutzte Methode für nicht einwandfrei gehalten wird, andererseits weil Nachprüfungen der BOHRschen Ergebnisse, besonders durch A. und M. KROGH (38) nie Werte ergeben haben, welche nicht mit der physikalischen Theorie übereinstimmten.

Besonders muß auf Ergebnisse gelegentlich der BARCROFTschen Peru-Expedition hingewiesen werden (19, S. 57), in denen trotz des auf 51—59 mm (gegenüber 100 mm im Tiefland) hinabgegangenen alveolaren Sauerstoffdruckes und einer auf 82—87% herabgesetzten Sauerstoffsättigung des arteriellen Blutes bei schon deutlichen Symptomen von Sauerstoffmangel die Sauerstoffspannungen im Arterienblut, das durch Arterienpunktion entnommen wurde, nie merklich höher, überwiegend niedriger lagen als in den Lungenalveolen. Unter diesen Bedingungen hätte aber die Gassekretion sicher angeregt werden müssen. Ebensowenig sprachen für sie die Verhältnisse bei den lange Zeit oben lebenden englischen Bergwerksingenieuren und den Eingeborenen.

Barcroft hatte früher schon in Versuchen mit einigen Mitarbeitern (zit. unter 32, S. 122) nach einem 6tägigen Aufenthalte in sauerstoffarmer Luft, wobei die Sauerstoffspannung zum Schluß 84 mm betrug, am Blut aus der Radialarterie die Sauerstoffspannung bestimmt und mit der der Alveolenluft verglichen. Auch hier fand sich, daß die Sauerstoffspannung im Blute der in der Alveolenluft entsprach.

Liegen so keine Beweise für eine aktive Tätigkeit der Lunge beim Gasdurchtritt vor, so entsteht die Frage, wieviel Sauerstoff durch Diffusion durch die Lungen treten kann und ob soviel, daß auch unter ungünstigsten Umständen, wie bei maximalem Sauerstoffverbrauch im Hochgebirge, der Sauerstoffbedarf gedeckt werden kann. Diese Frage ist mehrfach unter Anderen von Durig und neuerdings von Barcroft erörtert worden. Zu ihrer Erklärung sind mannigfache Untersuchungen über den Umfang des Gasdurchtritts durch die Lungenwände bei bestimmten Druckverhältnissen bzw. für jeden Millimeter Druckdifferenz vorgenommen worden (vgl. 32). Dazu war es nötig, die Lungenoberfläche des Menschen zu kennen, die Dicke seiner Alveolarwandungen, die in den Lungen vorhandenen Druckdifferenzen. Alle diese Faktoren, am wenigsten die Druckdifferenzen, sind unsicher, und so kam man zu ganz verschiedenen maximalen Luftmengen, die übertreten können. Nach den Berechnungen von Bohr würden im Höhenklima die übertretenden Sauerstoffmengen gegenüber dem maximalen Sauerstoffverbrauch weit zurückstehen, höhere Werte fand Krogh, nach den von Zuntz und Loewy gefundenen Zahlen würden sie genügen können. Die Grundlagen zu einer sicheren Entscheidung sind heute noch nicht gegeben. Nur die Tatsache steht fest, *daß* die notwendigen Mengen, ohne daß eine aktive Tätigkeit der Lungen dabei erwiesen ist, in das Blut übergehen können.

Ein Fortschritt war es, daß Krogh (38) eine Methode (Kohlenoxydmethode) angab, bei der man den Gasdurchtritt, insbesondere den des Sauerstoffs, berechnen konnte ohne Kenntnis der Größe der Lungenoberfläche und der Dicke der Lungenwandungen, indem er feststellte, wieviel Gas tatsächlich durch die Gesamtlunge bei bestimmten Druckdifferenzen hindurchtritt. Krogh kommt dabei zu dem Ergebnis, daß der Diffusionskoeffizient — d. h. die pro Minute und Millimeterdruckdifferenz übertretende Sauerstoffmenge — bei

Ruhe 23—43 ccm, bei Körperarbeit 37—56 ccm ausmacht, und er berechnet weiter, daß die von ihm auf diesem Wege gefundenen Sauerstoffmengen genügen, um den größten Sauerstoffbedarf auch bei erheblich vermindertem Luftdruck zu decken.

Auf zwei Punkte sei noch hingewiesen, die imstande wären, die Berechnung der Gasdiffusion durch die Lungenwände im Höhenklima zu komplizieren. In Kapitel XVIII wird näher ausgeführt werden, daß beim Aufenthalt unter erheblichen Luftverdünnungen eine Hyperämie der Lungen sich ausbildet, die auf einer Erweiterung offener und einer Öffnung bis dahin geschlossener Reservecapillaren beruht. Dadurch kann die Sauerstoffaufnahme ins Blut erleichtert werden, und BARCROFT weist darauf hin, daß die Lungenhyperämie somit ein zweckmäßiger Vorgang sein könnte.

Demgegenüber könnte an ein zweites gegenteilig wirkendes Moment gedacht werden, nämlich daran, daß unter geringem alveolarem Sauerstoffdruck Ernährungsstörungen der Alveolarepithelien und damit Störungen ihrer Durchlässigkeit zustande kommen könnten, im Verein mit der mehrfach gemachten Angabe, daß die Lungenwände eine Verdickung zeigen sollen. Es könnte dadurch zu einer Erschwerung des Sauerstoffdurchtrittes kommen. In der Pathologie scheint diese herabgesetzte Durchlässigkeit der Lungencapillaren, von BRAUER als *Pneumonose* bezeichnet, bei zu chronischen Stauungen in den Lungen führenden kompensierten Mitralstenosen vorhanden zu sein [SCHOEN (39)]. Bei kürzeren Aufenthalten in 4500 m Höhe war von ihr nichts nachzuweisen.

Die KROGHsche Kohlenoxydmethode ist von BARCROFT zur Lösung einer anderen Frage benützt worden, nämlich der, ob der Diffusionskoeffizient sich im Höhenklima anders stellt als im Tieflande, ob etwa in ersterem mehr Sauerstoff diffundiert als in letzterem. Es fanden sich zwischen Lima und Cerro bei 8 Mitgliedern seiner Expedition nur geringe Unterschiede, wobei der Diffusionskoeffizient oben meist etwas höher, zum Teil etwas tiefer lag. Dabei fand sich weiter als wichtiges Ergebnis, daß diejenigen Personen, deren Diffusionsfaktor im Tieflande hoch lag (über 40 ccm), weniger von der Höhenkrankheit befallen waren als die übrigen oder gar nicht. Die oben akklimatisierten englischen Ingenieure hatten alle Diffusionsfaktoren über 40 (43,4 bis 65,3). So scheint die KROGHsche, allerdings nicht einfach und nur mit besonderer Apparatur ausführbare Methode den besten Einblick in die Widerstandskraft gegen Höhenerkrankung zu geben.

Über die Änderungen, die die Atmung und die Atmungsorgane bei *Dauer*aufenthalt in der Höhe erfahren, wird in Kapitel XXIX (Anthropologisches) berichtet werden.

G. Die Gasspannungen in den Geweben bei Luftverdünnung.

Alle bisher mitgeteilten Werte für die alveolaren Gasspannungen bezogen sich auf die *atmenden* Lungen. Dabei arterialisiert die sich stets erneuernde Lungenluft das in die Lungen venös eintretende Lungenarterienblut, so daß das aus ihnen austretende Blut hinsichtlich seiner Sauerstoff- und Kohlensäurespannungen mit den bestehenden Gasspannungen in den Lungenalveolen praktisch ausgeglichen ist. Nicht weniger als die Gasspannungen des *Arterien*blutes müssen, wie schon im Kapitel II ausgeführt wurde, die des *Venenblutes* interessieren, und zwar für Fragen des Stoffwechsels und des Kreislaufes. Man kann auch diese aus der Analyse der Alveolarluft kennen lernen. Hält man den Atem an, erneuert also die Luft in den Lungen nicht, so gleicht sich die vorhandene Gasmasse allmählich mit den Spannungen des eintretenden Lungenarterienblutes aus und die alveolaren Gasspannungen entsprechen dann den des Venenblutes. Die *Sauerstoff*spannung des Venenblutes auf diese Weise zu ermitteln gelingt nicht, weil der Ausgleich zu langsam erfolgt, aber die *Kohlensäure*spannung kann man feststellen, weil der Ausgleich für die Kohlensäure nur 15—20 Sekunden dauert [Loewy und Michel (34)], und der Atem solange angehalten werden kann.

Derartige Versuche sind einige von Loewy (9) in Davos ausgeführt worden. Dabei fand er bei der *einen* Person für die arterielle Kohlensäurespannung 30 mm, für die venöse 42 mm, bei einer *zweiten* 35 bzw. 44 mm. Diese Versuche können für sich allein und ohne Vergleich mit anderen Höhen nichts aussagen.

Man kann aber auf andere Weise die venösen alveolaren Spannungen indirekt ermitteln. Gasansammlungen in Körperhöhlen — Brustraum und Bauchraum — setzen sich in Spannungsgleichgewicht (Literatur unter 32) mit den *venösen* Gasspannungen, so daß man aus ihrer Zusammensetzung auf diese schließen kann. Ihre Zusammensetzung wird stets derart, daß etwa 90% Stickstoff, 4% Sauerstoff, 6% Kohlensäure gefunden werden.

Auf dieser Grundlage hat Campbell (35) Kaninchen 200 bis 300 ccm Stickstoff in die Bauchhöhle gebracht, die Tiere einem

Unterdruck ausgesetzt und nach erfolgtem Spannungsausgleich die Gasspannungen des Pneumoperitoneums untersucht. Gegenüber den Normalwerten von 35—45 mm fand er für die intraperitonealen Gasspannungen Abnahmen. Die Sauerstoffspannung sank dabei bis zum Tode der Tiere nicht unter 20—30 mm Druck. Stieg die Hämoglobinmenge allmählich an, dann stiegen auch die Sauerstoffspannungen. Für die Kohlensäure fand sich gleichfalls eine Abnahme, wohl infolge des vorhandenen Sauerstoffmangels und dadurch erzeugter Acidose.

Literatur.

1a. Mosso: Der Mensch auf den Hochalpen. Leipzig 1899.
1b. Zuntz, Loewy, Müller, Caspari: Höhenklima und Bergwanderungen. Berlin 1906.
1c. Durig mit Reichel, Rainer, Kolmer: Denkschr. Akad. Wiss. Wien, Math.-naturwiss. Kl. **86** (1909).
1d. Stäubli: Z. Baln. **3** (1910/11).
1e. Stäubli: Handbuch der Balneologie und Klimatologie, Bd. 3. **1924.**
2. Mermod: Bull. Soc. Vaudoise Sci. naturelles **15.**
3. Jaquet u. Staehelin: Arch. f. exper. Path. **46.**
4. Zuntz u. Schumburg: Pflügers Arch. **63** (1896).
5. Veraguth: Le climat de la haute Engadine. Paris 1887.
6. Durig, A.: Wien. klin. Wschr. **1911**; auch unter 1c.
7. Zuntz u. Durig: Arch. f. Physiol. **1904.**
8. Loewy u. Müller: Pflügers Arch. **103.**
9. Loewy, mit Constamm, Ernst, Schmid, Blaschko: Pflügers Arch. **207**; Erg. Physiol. **24** (1925).
10. Kestner, Peemöller u. Schadow: Pflügers Arch. **217.**
11. Fleisch, A.: Pflügers Arch. **214** (1926).
12. Loewy, A., J. Loewy, L. Zuntz: Pflügers Arch. 66, **1896.**
13. Loewy u. Knoll: Z. Hyg. **104** (1925).
14. Mosso, A.: Der Mensch auf den Hochalpen. Leipzig 1899 u. La respirazione periodica. Turin 1905.
15. Hasselbalch u. Lindhard: Skand. Arch. Physiol. (Berl. u. Lpz.) **25** (1911).
16. Fleisch, A.: Pflügers Arch. **209** (1925).
17. Rohrer: An. schweiz. Ges. Baln. usw. **17** (1922).
18. Aron, E.: Virchows Arch. **143** (1896).
18a. Bayeux: C. r. Acad. Paris **180** (1925).
18b. Stigler: Zbl. f. Physiol. **25** (1911) und: Rassenphysiologische Studien in Uganda (Vortrag des Vereins zur Verbreitung naturwissenschaftlicher Kenntnisse in Wien) **1919.**
19. Barcroft, J.: Lancet **1921**, 1281.
19a. Schneider: Amer. J. Physiol. **1926.**
20. Vivenot, v.: Über die Wirkungen der verdichteten Luft. Erlangen 1868.

21. SCHIRMUNSKI: Über den Einfluß der verdünnten Luft usw. Inaug. Diss. Berlin 1877.
22. LIEBIG, v.: Die Bergkrankheit. Dtsch. Vjschr. öffentl. Gesdh.pfl. **28**.
23. LAZARUS, J.: Arch. f. Physiol. **1891**.
24. BERT, PAUL: La pression barométrique. Paris 1877.
25. HINGSTON, R. W. G.: Zit. bei BARCROFT: Die Atmungsfunktion des Blutes. Berlin 1927.
25a. RICHTER: In der Beschreibung der DYHRENFURTschen Himalayaexpedition **1932**.
26. WARD, R. O.: J. of Physiol. **37** (1909).
27. HALDANE, DOUGLAS, HENDERSON, SCHNEIDER: Philos. trans. roy. Soc. B **203** (1912).
28. SOMERVELL: J. of Physiol. **60** (1925).
28a. SCHNEIDER: Amer. J. Physiol. **65** (1923).
29. LILJESTRAND u. MAGNUS: Pflügers Arch. **193** (1922).
30. FITZGERALD, M.: J. of Physiol. **37** (1919).
31. RENGGER-PERLMANN: Arch. Konstit.lehre **1927**.
31a. LOEWY: Die sportärztlichen Ergebnisse der II. Olympischen Winterspiele. Bern 1928.
32. LOEWY: OPPENHEIMERs Handbuch der Biochemie, 2. Aufl., Bd. 6, S. 106. 1928.
33. SCHRÖTTER, v. u. ZUNTZ: Pflügers Arch. **103**.
33a. CAMPBELL, J. A.: J. of Physiol. **65** (1928).
34. LOEWY u. MICHEL: Z. klin. Med. **99** (1923).
36. BOHR: NAGELs Handbuch der Physiologie, Bd. 1. 1905. Spätere Arbeiten zusammengefaßt unter 32.
37. HALDANE: Organism. and environment. Oxford 1917.
38. KROGH, A. u. M.: Skand. Arch. Physiol. (Berl. u. Lpz.) **23** (1910); auch J. of Physiol. **49** (1915).
39. SCHOEN: Klin. Wschr. **1930**, Nr 40.
40. HARROP, G.: Proc. Soc. exper. Biol. a. Med. **19** (1922).

Kapitel V.

Der Gesamtstoffwechsel im Höhenklima.

1. Der Gesamtstoffwechsel bei Körperruhe.

Ebenso wie auf Blut, Kreislauf, Atmung das Höhenklima anregend wirkt, so auch auf den Gesamtstoffwechsel, gemessen an den Gaswechselwerten. Die Untersuchungen darüber sind erst in den 90er Jahren des vorigen Jahrhunderts mit zuverlässigen Methoden begonnen worden infolge der Kompliziertheit der notwendigen Apparatur, die für improvisierte Höhenlaboratorien erst eine spezielle Ausbildung erfahren mußte. Vielleicht, daß manche der im folgenden mitgeteilten, auf den verschiedenen Höhenexpeditionen gefundenen Unterschiede auf die mehr oder minder vollkommene Methodik zurückzuführen sind, so daß die großen von Expedition zu Expedition gefundenen Differenzen zahlenmäßig nicht ganz zutreffend sind[1]. Das gilt aber nicht für die Wirkungen, die sich an den Mitgliedern der gleichen Expedition zeigten, an denen im Tieflande und in den verschiedenen Höhenlagen die Untersuchungen in gleicher Weise ausgeführt wurden.

Allerdings ist auch hierbei zu beachten, daß das körperliche Verhalten nicht stets das gleiche war, teils, daß nicht stets der gleiche Grad körperlicher Ruhe gewahrt war, volle körperliche Durchwärmung bestand, teils daß die Bestimmungen noch unter der Nachwirkung vorangegangener körperlicher Arbeit standen. Aus Beobachtungen von Herxheimer (2) scheint hervorzugehen, daß intensive körperliche Arbeit, besonders körperliche, wenn auch kurz dauernde Höchstleistungen, bei nicht an die Höhe akkommodierten Personen imstande sind, zu Steigerungen des Grund-(Erhaltungs-)umsatzes zu führen, die sich noch nach 24 bis 48 Stunden bemerklich machen.

Die benutzten Methoden waren im einzelnen verschieden. Stets wurden sowohl der Sauerstoffverbrauch, wie die Kohlensäureausscheidung bestimmt, abgesehen von den ältesten Höhenversuchen und den von U. Mosso 1894 ausgeführten, in denen nur die Kohlensäureausscheidung gemessen wurde. Auf nicht wenigen, besonders den älteren Expeditionen, aber auch auf einzelnen neueren, kam das Zuntz-Geppertsche Verfahren zur Verwendung, von englisch-amerikanischen Forschern wurde das von Douglas angegebene benutzt oder auch das Benedictsche, oder es wurden (wie von Kestner) nach Schadow gebaute Apparate benutzt.

Dabei muß hervorgehoben werden, daß, nachdem erkannt ist, daß lokaler Sauerstoffmangel schon in *mittleren* Höhen bestehen kann, man auch in *diesen* schon keine Geräte benutzen darf, die, wie diejenigen von Krogh, Benedict, Knipping mit Sauerstoff gefüllt sind. Denn die bei ihrer Benutzung erfolgende Sauerstoffatmung hebt die durch den Sauerstoffmangel zustande kommenden Wirkungen auf. Diese Geräte können im Höhenklima nur verwendet werden, um etwaige, während längeren Höhenaufenthaltes eintretende Veränderungen des Gaswechsels festzustellen.

Alle älteren Untersuchungen, wie überhaupt die meisten, wurden in den Alpen durchgeführt; dazu kommen mehrfache auf Teneriffa [Durig und Zuntz (3), Kestner (4)] und aus den nordamerikanischen Gebirgen [Schneider (5), Haldane und Mitarbeiter (6)].

Die ersten, die überhaupt den Gaswechsel im Hochgebirge untersuchten, wobei nur die Kohlensäureausscheidung bestimmt

---

[1] Eine eingehende Kritik findet sich bei Durig: Denkschr. Akad. Wiss. Wien, Math.-naturwiss. Kl. **86**, 137 f.

wurde, waren Mermod (in St. Croix, 1100 m) und Marcet (Alpen und Pic von Teneriffa) gewesen. Aber ihre in den 70er Jahren des vorigen Jahrhunderts ausgeführten Versuche, ebenso auch die von Veraguth im Engadin (1887) vorgenommenen sind mit nicht vollkommener Methodik durchgeführt worden.

Dann folgten Mosso (1894), Zuntz und Schumburg (1895), die Gebrüder Loewy mit L. Zuntz (1896), Bürgi (7), Zuntz und Genossen (1901), Zuntz und Durig (1903), Durig und Genossen (1906) und nach ihnen die noch zu nennenden neueren.

Zusammengefaßt ist, auch unter Berücksichtigung der vorstehend gemachten Vorbehalte, zu sagen, *daß das Höhenklima den Erhaltungsumsatz zu steigern vermag.* Allerdings die *Höhe,* in der diese Steigerung beginnt, und ihr *Umfang* sind individuell sehr verschieden. Neben der Empfänglichkeit für die Höhenklimareize spielt auch die Gewöhnung an sie eine Rolle. Einen Überblick über die vorhandenen Unterschiede können die folgenden Aufstellungen bieten. Tabelle 41 zeigt den außerordentlich verschiedenen *Beginn* der Gaswechselsteigerung mit der Höhe nach Versuchen in den Alpen und auf Teneriffa.

Tabelle 41.

Höhe m	Der Gaswechsel war gesteigert Personenzahl	Der Gaswechsel war nicht gesteigert Personenzahl	Personen
500	8	—	H. u. L.; Z. u. Gen.
1000	2	—	D. u. Gen.
1100	1	—	M.
1300	2	—	D. u. Gen.
1550	3	1	L. u. Gen.
1600	2	2	J. u. St.; Z. u. Sch.
2300	—	6	Z. u. Gen.
2900	3	2	A. u. J. L.; L. u. N. Z.; D.
3100	8	1	Z. u. D.; K. u. Gen. (Teneriffa).
3450	7	2	L. u. Gen.; K. u. Gen.
3700	1	—	
4560	10	1	J. L. u. Z.; Z. u. Gen.; D. u. Gen.
	47	15 *	* Dazu die Mossoschen Alpini.
	Summa = 62		

Über den *Umfang* des Anstieges des Ruhegaswechsels gibt Auskunft Tabelle 42.

Tabelle 42. Umfang der Änderungen des Ruhegaswechsels in verschiedenen Höhen.

Höhe m	Minimum %	Maximum %	Mittel %	Zahl der Untersuchten
500	+ 1,1	+ 12,4	+ 3,97	6
1000	+ 4,1	+ 7,2	+ 5,6	2
1000—2000	+ 1,0	+ 15,9	+ 9,16	5
2000—3000	— 8,2 (?)	+ 10,7	+ 1,35	15
3000—4000	+ 5,3	+ 21,9	+ 10,6	7
4560	+ 9,9	+ 45,1	+ 22,0	10

Auf Tabelle 41 sind 62 Bestimmungen verwertet, davon 47 (= 76%) mit Steigerungen. Die Tabelle zeigt weiter, daß man für die einzelnen Höhenlagen eine Verhältniszahl nicht gut angeben kann. Ob man Steigerungen findet oder nicht, hängt ganz davon ab, welche Personen gerade zur Untersuchung kommen, und es ist ein Zufall, daß gerade in den geringeren Höhen gegen die Höhenklimafaktoren empfindliche Personen zur Untersuchung kamen, ein Zufall allerdings, durch den wir erfahren, welche geringen Erhebungen aus dem Tiefland genügen, um den Grundumsatz verändern zu können.

Aber selbst bei den gleichen auf mehreren Expeditionen untersuchten Personen finden sich vereinzelt in *gleichen* Höhen auffällige Differenzen, so daß auch zeitliche Unterschiede zu bestehen scheinen. Über ihre Ursache können zunächst höchstens Vermutungen gehegt werden, die sich auf Kreislaufverschiedenheiten beziehen. — Bemerkenswert ist, daß es selbst in Höhen zwischen 3000 und 4000 m noch gegenüber den Höhenklimafaktoren refraktäre Personen gibt, und daß erst auf der Monte Rosaspitze so gut wie bei allen der Ruhegaswechsel gesteigert wird.

Etwas auffallende Werte fanden Loewy und Genossen (13) insofern, als bei einigen von ihnen der Gaswechsel in 2450 m *niedriger* gefunden wurde als in den voraufgehenden Versuchen in 1550 m Höhe. Ob dies allein durch eine zustandegekommene Akklimatisation zu erklären ist, ist zweifelhaft. *Dafür* würde sprechen, daß Sauerstoffatmung, die, wie S. 204 besprochen werden wird, den durch die Höhe gesteigerten Gaswechsel zu senken vermag, bei *diesen* Personen keine weitere Senkung herbeiführte.

Was die auf Tabelle 42 berechneten *quantitativen Veränderungen* betrifft, so zeigen auch diese die beträchtlichen individuellen

Unterschiede, einerseits in der Spanne zwischen den Minimal- und Maximalwerten, andererseits im Verhalten der Mittelwerte, die durchaus nicht mit der Höhe steigen. Letzteres erklärt sich auch wieder daraus, daß in den verschiedenen Höhen eben zufällig in einer Mehr- oder Minderzahl auf das Klima reagierende Personen untersucht wurden.

Aber auch, wenn man das Verhalten ein und derselben Person in verschiedenen Höhen betrachtet, findet man durchaus nicht stets mit der Höhe gleichmäßige Steigerungen, vielmehr nicht selten in größeren Höhen geringere als in niedrigeren Höhenlagen. Auch in diesen Fällen ist schwer zu entscheiden, wieweit eine im Verlauf der Aufstiege erfolgende Anpassung am Ergebnis beteiligt ist, wieweit etwa differente Versuchsbedingungen es mit verschulden.

Da wo eine Steigerung des Grundumsatzes beim Aufstieg zu *mittleren* Höhen auftritt, wird sie allmählich bei längerem Aufenthalt rückgängig, ja auch noch in 3450 m Höhe. So bei DURIG in 1000 m Höhe (Semmering) und in 1300 m (Sporner Alpe), in 3450 m bei einem der KESTNERschen Teilnehmer. Aber in 4560 m Höhe war selbst bei 3—4wöchigem Aufenthalt kein Wiederabsinken zu beobachten, ebensowenig, wie das nach den Angaben auf S. 171 für die Atmung der Fall war. Für diese Höhe haben vorhergehendes Training und Gewöhnung an die Höhe keinen Einfluß auf die Stoffwechselsteigerung erkennen lassen; nur bei den Bergsoldaten MOSSOs, die, wie erwähnt, *keine* Steigerung erkennen ließen, könnte man dies annehmen, wenn man diese Versuche als vollgültig hinnehmen will, was nach den Ausführungen von ZUNTZ und DURIG und Genossen unsicher ist.

Was den *respiratorischen Quotienten* als Maßstab für den Ablauf der Stoffwechselprozesse anlangt, so lag er in den exakten Versuchen nie unter 0,7, also nicht außerhalb der Norm. — Jedoch haben BORNSTEIN und LOEWY (8) darauf hingewiesen, daß der respiratorische Quotient ceteris paribus im Hochgebirge in den Ruhenüchternversuchen häufig niedriger liegt als im Tieflande. Sie bringen Belege dafür aus Versuchen von ZUNTZ und DURIG, von DURIG und Genossen und aus eigenen. Worauf diese Unterschiede beruhen, ist noch nicht klargestellt, vielleicht auf den Änderungen des Kohlenhydratstoffwechsels im Höhenklima, die in Kapitel VIII besprochen werden. Da sich hier ein interessantes Problem zu bieten scheint, sei ihre Zusammenstellung wiedergegeben.

Tabelle 43.

Autor	Ort	Versuchsperson	Respiratorischer Quotient		
			Ebene	Höhe	
Durig und Zuntz[1]	Teneriffa	Durig	0,922	Canadias 2100 m 0,755	
			0,922	Alta Vista 3260 m 0,774	
,,	,,	Zuntz	0,817	Canadias 0,787	
			0,817	Alta Vista 0,755	
,,	,,	Carrière	0,831	Canadias 0,806	
			0,831	Alta Vista 0,798	
Durig[2]	Monte Rosa	Durig 1906	Alagna 0,817	Monte Rosa 0,757	Wien 0,820
,,	,,	Kolmer 1906	0,854	0,785	
,,	,,	Rainer 1906	0,877	0,811	
,,	,,	Reichel 1906	0,856	0,808	
Bornstein-Loewy	Muottas Muraigl	Loewy 1926	Hamburg 0,89	Muottas Muraigl 2450 m: 0,81	
,,	,,	Bornstein	0,91	0,77	
,,	,,	Heyer	0,83	0,74	
,,	,,	Loewy 1930	0,77	0,72	

Abnorm niedrige respiratorische Quotienten — unter 0,7 — sind allerdings nicht selten im Hochgebirge gefunden worden. Aber dabei *handelte* es sich um Ruheversuche, die im Anschluß an vorangegangene anstrengende Arbeit (Bergsteigen) angestellt wurden, und noch unter deren Nachwirkung standen. Sie sind wohl so zu deuten, daß durch die körperliche Arbeit die Glykogenvorräte erschöpft waren, und nun bei Körperruhe eine Glykogenneubildung stattfand, durch die der respiratorische Quotient herabgedrückt wurde.

Über die *Ursachen der Gaswechselsteigerungen* sind vielfache Untersuchungen ausgeführt worden. So von Zuntz und Genossen und von Durig und Genossen. Nach den Ergebnissen der ersteren schien es, als ob das Überwiegen der Ionen eines Vorzeichens in der Höhenluft einen Anteil an der Steigerung hätte. Nach den

[1] Bioch. Z. **39**, 435 (1912).

[2] Denkschr. Akad. Wiss. Wien, Math.-naturwiss. Kl. **1909**, 86.

exakteren Untersuchungen von ZUNTZ und DURIG ist das aber wohl nicht der Fall. Sie fanden keine Abhängigkeit des Gaswechsels von der Ionisation der Luft oder dem Potentialgefälle auf dem Monte Rosa. Sie fanden aber auch keine Beziehungen zu sonstigen Klimafaktoren außer dem Luftdruck, keine zum Wassergehalt der Luft, zu den Luftbewegungen oder zur Strahlung.

Gerade letzterer wurde besondere Bedeutung für die Steigerung des Gaswechsels beigelegt. Dies behaupteten an Hand ihrer Versuche, die in 3290 m Höhe ausgeführt wurden, zuerst HASSELBALCH und LINDHARD. Aber ihre Versuche hatten zu Hautentzündungen geführt, und diese Wirkung der Besonnung mag zu den Steigerungen beigetragen haben, wie dies ja auch von — durch andere Ursachen hervorgerufenen — Hautentzündungen bekannt ist, besonders von Entzündungen durch chemische Reizstoffe. Dasselbe fand HERXHEIMER. Wurden in seinen Versuchen durch Bestrahlung ein intensives Erythem oder stärkere Veränderungen der Haut hervorgerufen, so kam es zu Stoffwechselsteigerungen, die solange bestanden wie diese Hautveränderungen. Ohne solche fanden sich keine Steigerungen bei Bestrahlung. — Ebenso konnten weder DURIG und ZUNTZ in 4560 m Höhe, noch DURIG, v. SCHRÖTTER und ZUNTZ in 3100 m Höhe auf Teneriffa eindeutige Wirkungen der Sonnenbestrahlung auf den Gaswechsel feststellen.

Neuerdings hat KESTNER wiederum auf Grund eigener Versuche die Bedeutung der Strahlung für die Erhöhung des Gaswechsels betont (9), wobei er als besonders wirksam den ultravioletten Anteil ansprach.

Zunächst hat er in Davos (10) im Sommer und Winter den Gaswechsel unter Sonnenbestrahlung untersucht. Im Sommer blieb er ungeändert, im Winter konnte er steigen. Die mangelnde Wirkung im Sommer erklärt KESTNER damit, daß zur Verhütung einer Überwärmung des Körpers die sog. zweite chemische Wärmeregulation einsetzte.

Diese Bezeichnung stammt von PLAUT und WILBRAND. Sie bedeutet, daß nach den Versuchen dieser Autoren bei drohender Überwärmung eine Senkung des Grundumsatzes eintritt, um durch verminderte Wärmeproduktion die Überwärmung zu verhüten. Für den Hund besteht sie nach den von den Verfassern mitgeteilten Werten wohl, für den Menschen jedoch fanden PLAUT und WILBRAND so geringe Ausschläge, daß ihr Bestehen noch zweifelhaft ist.

KESTNER nimmt also an, daß die durch die zweite chemische Wärmeregulation bewirkte Senkung des Grundumsatzes die durch die Strahlung herbeigeführte Steigerung verdeckt habe. — Aber auch die im *Winter* von ihm gefundenen Steigerungen waren nur in einem Teil der Fälle vorhanden und dabei wieder teilweise so gering, daß sie noch in die Fehlerbreite fallen. Diese Versuche können also die stoffwechselsteigernde Wirkung der Strahlung nicht beweisen.

Weitere Versuche hat KESTNER dann unter Benutzung von Ultraviolettstrahlern und in größeren Gebirgshöhen angestellt. Aber weder seine Versuche mit den Ultraviolettstrahlern sprechen für eine durch sie herbeigeführte Stoffwechselsteigerung — und gerade den Ultraviolettstrahlen schreibt KESTNER ja den Hauptanteil an der Wirkung zu —, noch konnten LIPPMANN und VÖLKER (11), sowie LOEWY und VOGEL EYSERN (12) eine solche Wirkung feststellen. — Im Hochgebirge und zwar in über 3000 m Höhe fand KESTNER deutliche Steigerungen unter Sonnenbestrahlung. Diese müssen aber auf andere Klimafaktoren zurückgeführt werden: auf Abkühlung im Schatten oder Überwärmung in der Sonne, wie LOEWY und VOGEL EYSERN kritisch erörtert haben.

Es bleibt also nur die Luftverdünnung mit ihrer *verminderten Sauerstoffspannung*. Sollte letztere das maßgebende Moment sein, so müßte durch Sauerstoffzufuhr die Steigerung rückgängig werden. Die ersten, die die Frage auf diese Weise prüften, waren LOEWY und Genossen (13). Sie fanden, daß schon in 2450 m Höhe Sauerstoffatmung in denjenigen Fällen den Sauerstoffverbrauch herabsetzte, wo er durch die Höhe gesteigert war. Wo jedoch der Sauerstoffverbrauch durch Akklimatisation schon hinabgegangen war (vgl. S. 201), wirkte Sauerstoffatmung nicht weiter senkend, wie sie ja auch im Tieflande keinen deutlichen Einfluß auf den Stoffwechsel hat. — Bei einigen der LOEWYschen Versuchspersonen ging unter Sauerstoffatmung der Sauerstoffverbrauch teils in 2450 m, teils in 3450 m auf die Tieflandwerte, ja *unter* diese hinab.

Später fand dann schon in Davos BRIEGER an einer von zwei untersuchten Personen gleichfalls eine Senkung des Sauerstoffverbrauches unter Sauerstoffatmung, und auch in anderen Fällen konnten in Davos Senkungen *unter* die Tieflandwerte festgestellt werden. Ist also die stoffwechselsenkende Wirkung der Sauerstoffatmung schon von *mittleren* Gebirgshöhen an sichergestellt, so bedürfen die Senkungen *unter* die Tieflandwerte weiterer Untersuchungen.

Gegenüber diesen Befunden konnte KESTNER mit Mitarbeitern in 3450 m Höhe keine Herabsetzung ihres gesteigerten Gaswechsels durch Sauerstoffatmung finden, trotzdem schon deutliche Symptome von Sauerstoffmangel bestanden und obwohl die gesteigerte Atmung durch sie eingeschränkt wurde. Jedoch, wie LOEWY und VOGEL EYSERN ausführten, wird dies mit der von KESTNER selbst erwähnten nicht vollkommenen Versuchstechnik zusammenhängen. Einen Gegenbeweis gegen die Versuche von LOEWY und Gen. können daher die KESTNERschen Befunde nicht liefern.

Nicht nur im Hochgebirge, sondern auch *im Freiballon* ist einmal der Gaswechsel beim Menschen bestimmt worden, und zwar durch ZUNTZ und v. SCHRÖTTER (14) in Höhen zwischen 3200 und 5160 m. Auch hier fand sich eine Steigerung, die — nach Abzug der auf die gesteigerte Atmung kommenden — bei beiden Personen 14% betrug.

Die Ballonversuche sind allerdings, ihrer kürzeren Dauer wegen, wie auch wegen der absoluten Muskelruhe, die etwaige Nachwirkungen voraufgegangener Arbeit, die zur Steigerung des Umsatzes führen könnten, ausschließt, nicht mit den Versuchen im Gebirge in Höhen über 3000 m in Vergleich zu setzen. Auch die klimatischen Bedingungen, unter denen sie ausgeführt wurden und ausgeführt werden müssen, sind andere, da man einerseits den sehr niedrigen Temperaturen, andererseits der sehr starken Besonnung ausgesetzt ist. Abgesehen von den letztgenannten klimatischen Momenten sind sie eher Versuchen in der verdünnten Luft der pneumatischen Kammer an die Seite zu setzen.

In der pneumatischen Kammer hat zuerst LOEWY (15) mit exakter Methode Untersuchungen über den Gesamtstoffwechsel bei veränderten Luftdruckverhältnissen ausgeführt, dann wurden solche als Vorbereitung zu ihren Höhenexpeditionen und zum Vergleich mit deren Ergebnissen von ZUNTZ und Genossen, sowie von DURIG und Genossen durchgeführt. Diese Versuche dauerten stets nur wenige Stunden. Mehrere Tage verbrachten in der Kammer später HASSELBALCH und LINDHARD, sowie HALDANE. — Übereinstimmend ergab sich, daß *in der Kammer viel stärkere Luftverdünnungen ertragen werden ohne Steigerung des Stoffwechsels* als im Höhenklima, selbst beim Hervortreten von erheblichen allgemeinen Krankheitserscheinungen.

So war es bei LOEWY und seiner Versuchsperson, ebenso z. B. bei L. ZUNTZ. Auf der Monte Rosaspitze (435 mm) war bei LOEWY der Sauerstoffverbrauch um 13,4% gestiegen, bei einem Barometerdruck in der Kammer von 414 mm, ja selbst bei 356 mm Druck noch nicht. Bei L. ZUNTZ war er im Hochgebirge bei 482 mm Barometerdruck um 16% gestiegen, bei 424 mm um 86%; in der Kammer war er bei 448 mm praktisch gleich geblieben (231 bzw. 238 ccm).

ZUNTZ und Gen. stellen 24 Versuche zusammen, die an Mitgliedern ihrer Expedition in der pneumatischen Kammer ausgeführt wurden. In 13 fanden sie bis zu Verdünnungen, die mehr als 5000 m Höhe entsprechen, keine Wirkung, in 9 eine Steigerung bei denjenigen Verdünnungen, die Höhen *über* der Monte Rosaspitze entsprechen, zweimal eine Herabsetzung, deren Deutung unsicher ist. — Schon im Kapitel Atmung S. 170 wurde darauf hingewiesen, daß der *Zeitfaktor* für diese Unterschiede gegenüber dem Höhenklima eine wesentliche Rolle spielen könnte, indem die durch eintretenden Sauerstoffmangel sich bildenden Stoffwechselreize Zeit brauchen, um in genügender Menge sich anzusammeln und wirksam zu werden. Für die Berechtigung dieser Anschauung könnte ein Befund herangezogen werden, bei dem einer der Teilnehmer zwar bei einem Barometerdruck = 3800 m Höhe keine Stoffwechselsteigerung zeigte, auch keine bei *kurzem* Aufenthalt bei 5670 m. Aber bei einem längeren Verweilen bei 5500 m stieg der Umsatz zunächst um 11%, $^1/_2$ Stunde später lag er um 34% über den normalen Tieflandwerten. Allerdings dürften Kältegefühl und Zittern die Höhe des letztgenannten Wertes beeinflußt haben.

Aber auch in den Kammerversuchen von HASSELBALCH und LINDHARD (15a), in denen diese 14 Tage bei 455 mm Barometerdruck blieben, fanden sich keine Steigerungen des Stoffwechsels. Diesem Aufenthalt ging allerdings ein langsamer, vieltägiger Druckabfall voraus, so daß eine Akklimatisation zustande kommen konnte.

Trotz der den im Höhenklima gesteigerten Stoffwechsel auf die Tieflandwerte senkenden Wirkung des Sauerstoffs, die den Sauerstoffmangel jedenfalls als in erster Linie an der Stoffwechselsteigerung beteiligt gelten lassen muß, bleiben die Unterschiede zwischen Höhen- und Kammeraufenthalt immerhin auffallend. Der Gedanke ist wiederholt ausgesprochen worden, daß im Höhenklima vielleicht das Zusammenwirken verschiedener anderer Klimafaktoren erregend auf den Stoffwechsel wirken könnte, selbst wenn jeder einzelne Faktor als unwirksam gefunden wurde.

Im Anschluß an die Hinweise auf pathologische Zustände, die am Schluß des Kapitels Kreislauf gegeben worden sind, könnte man für die Steigerung des Gaswechsels in großen Höhen daran denken, daß die Luftverdünnung primär zu einer Schädigung des Kreislaufes führte, der sich sekundär die Stoffwechselsteigerung anschließt. Jedoch ist über das Eintreten der Kreislaufstörungen im Hochgebirge noch zu wenig Sicheres bekannt.

An Tieren sind im Hochgebirge bisher keine systematischen Versuche über das Verhalten des Gesamtstoffwechsels mangels der notwendigen Apparatur ausgeführt worden. Abgesehen von den, die in sauerstoffarmer Luft vorgenommen wurden, sind nur in den im Davoser Forschungsinstitut befindlichen Verdünnungskästen einige Gaswechseluntersuchungen angestellt worden. Dabei fand LAUBENDER (16) an Meerschweinchen, die bei 430—380 mm Barometerdruck gehalten wurden, in den ersten 2—6 Stunden eine Steigerung der Kohlensäureausscheidung ohne Steigerung des Sauerstoffverbrauches; nach einem Aufenthalt von 12—14 Stunden aber eine Abnahme des letzteren um 5—30%. Das Verhalten der Kohlensäureausscheidung ist wohl auf eine durch den Sauerstoffmangel verursachte Acidose zurückzuführen. — Dann hat LINTZEL (16a) in ausgedehnteren Versuchen an Ratten, die einem ähnlichen Barometerdruck ausgesetzt waren, die Senkung des Umsatzes bestätigen können. Er fand aber zugleich, daß sie nur zustande kam zugleich mit einem Sinken der Körpertemperatur. Dabei lag die Einschränkung des Umsatzes in denjenigen Grenzen, die in den 70er Jahren des vorigen Jahrhunderts PFLÜGER für die Beziehungen zwischen Körpertemperaturabnahme und Stoffwechseleinschränkung festgestellt hatte. Einer Abnahme der Körpertemperatur um je 1° C entsprach eine Senkung des Stoffwechselumsatzes um 8,6%.

Das Sinken der Körpertemperatur bei unter starken Luftverdünnungen gehaltenen Tieren wird später besprochen werden. Hier sei nur darauf hingewiesen, daß es auch bei acidotischen Zuständen beobachtet worden ist, und daß man daran denken könnte, es auch unter Luftverdünnung auf eine vorhandene Acidose zu beziehen.

Acidose senkt zugleich auch den Grundumsatz (17a). Jedoch die unter Luftverdünnung gefundene Senkung des Umsatzes kann nicht mit ihr in Verbindung gebracht werden. Denn im Gegensatz zu LINTZELs Erfahrungen sinkt der Grundumsatz bei acidotischen Zuständen, auch wenn die Körpertemperatur konstant gehalten wird.

2. Der Gesamtstoffwechsel bei Muskeltätigkeit.

Auch bei Muskelarbeit ist, bezogen auf die gleiche Arbeitsleistung, der *Stoffumsatz im Höhenklima erhöht gefunden worden,* und die Höhenwirkung war nicht viel weniger schwankend als bei Körperruhe.

Die ersten Arbeitsversuche im Hochgebirge sind von ZUNTZ und SCHUMBURG angestellt worden in 2600 m und in 3800 m Höhe, weitere gelegentlich der verschiedenen S. 6 erwähnten Höhenexpeditionen von den Brüdern A. und J. LOEWY (in 2900 m), von ZUNTZ und Genossen in 5 verschiedenen Höhen, von BÜRGI in 2300 m, von DURIG und ZUNTZ in 3100 m, von

Schneider (18) in 4300 m und Durig und Genossen in 1000, 1350 und 4560 m Höhe.

Aus ihren Ergebnissen wurde abgeleitet, daß der Beginn der Höhenwirkung auf den Stoffumsatz bei Muskeltätigkeit und ebenso das Ausmaß der Höhenwirkung sich individuell ganz verschieden gestalten. Aber die Beurteilung, was an etwaigen Änderungen wirklich als *Höhen*wirkung zu betrachten sei, ist schwierig, da meist neben der Höhe zahlreiche andere Faktoren, die im Hochgebirge Einfluß auf den Energieverbrauch bei Muskelarbeit haben, gegenüber dem Tieflande geändert sind. Ja, auch bei den Versuchen im Tieflande selbst, die zum Vergleich mit den im Höhenklima dienten, waren die Versuchsbedingungen nicht stets die gleichen. So wurden im Tieflande vielfach Versuche auf Tretbahnen ausgeführt, auf welchen der Gang besonders für Ungeübte mit höherem Aufwand einhergeht als auf freier Bahn, da das Gehen auf der Tretbahn unbequemer ist und erst gelernt werden muß. Dadurch ergaben sich zu hohe Werte schon für den Horizontalgang. Da dieser aber für die Berechnung der Steigarbeit eine Rolle spielt, mußten auch deren Werte mit einem Fehler behaftet sein.

Von Bedeutung sind dann Unterschiede der Bodenbeschaffenheit: ob der Boden fest, glatt und vollkommen gleichmäßig ist oder ob er nachgiebig und uneben ist, ob also der Boden einmal etwa eine Asphaltdecke trägt, oder eine Kiesdecke, oder steinig ist, oder schneebedeckt ist. Anhaltspunkte für die Beurteilung dieser Faktoren bieten die Untersuchungen von Zuntz und Genossen (Kap. VIII). — Besonders die *Wirkung einer Schneedecke* ist wichtig, da ja im Hochgebirge viele Versuche auf Gletschern ausgeführt worden sind und diese Versuche eigentlich nur mit gleichartig ausgeführten im Tieflande verglichen werden dürfen. Durig, der eine besonders eingehende Kritik dieser Verhältnisse geliefert hat, hat zeigen können, um wieviel unter sonst ganz gleichen Bedingungen das Gehen auf Schnee eine Steigerung des Verbrauches herbeiführt. Auch bei Zuntz und Genossen finden sich Beispiele, die man auf die steigernde Wirkung schneebedeckten Bodens beziehen kann. Sie lassen erkennen, daß es unrichtig ist, den Energieaufwand beim Bergsteigen allein nach der zurückgelegten Weglänge und nach der erstiegenen Höhe beurteilen zu wollen, ohne Berücksichtigung der Bodenverhältnisse. Hier wird eigentlich nur quantitativ festgelegt, was jedem Bergsteiger aus eigener Erfahrung bekannt ist; nur zeigt sich, daß schon kleine

Änderungen der Bodenbeschaffenheit, die als erschwerende Momente kaum zum Bewußtsein kommen, zu einer Steigerung des Energieaufwandes führen können.

Beim *Bergansteigen* kommen dazu die Verschiedenheiten im Neigungswinkel der Marschbahn. Steigt dieser über ein gewisses individuell verschiedenes Maß, so steigt damit der Umsatz bei Ungeübten.

Zu diesen der Umwelt angehörigen Unterschieden in den Versuchsbedingungen kommen solche in den Versuchspersonen selbst liegende; sie sind besonders durch die allgemeine Leistungsfähigkeit und das spezielle Training für Märsche gegeben, durch mehr oder minder geschicktes oder ungeschicktes Gehen, durch die Geschwindigkeit des Gehens. Ein Minimum des Verbrauches findet sich beim behaglichen „Wanderschritt", der mit der Körpergröße, speziell mit der Beinlänge von Person zu Person wechselt. Eine Beschleunigung der Schritte über die natürlich gegebene Grenze hinaus steigert den Umsatz, ebenso auch eine unnatürliche Verlangsamung.

Zieht man alle diese Momente in Betracht, so ist klar, daß die im Hochgebirge ausgeführten Versuche nur schwer untereinander vergleichbar sind. Sie dürfen eigentlich immer nur als Einzelfall betrachtet werden, bei dem zu analysieren ist, welche Faktoren an etwa gefundenen Änderungen des Stoffwechsels und in welchem Maße sie teilhaben, und ob nach Berücksichtigung aller sonstigen Versuchsbedingungen für eine Höhenwirkung überhaupt noch Platz bleibt.

Zuntz und Genossen nahmen auf Grund ihrer Zahlenwerte an, daß schon in 500 m Höhe ein Einfluß auf den Energieverbrauch bei Muskelarbeit vorhanden sein könne. Aber nach Würdigung aller Verhältnisse in einer, allerdings sehr strengen Kritik ist Durig zu dem Schluß gekommen, daß für die Beurteilung der Höhenwirkung auf den Energieumsatz beim Horizontalmarsch eigentlich alle älteren Arbeiten, einschließlich eigener bis zum Jahre 1906, bei Anlegung des höchsten wissenschaftlichen Maßstabes anfechtbar seien mit einer einzigen Ausnahme. Diese betrifft Versuche Durigs auf dem Semmering in 1000 m Höhe und ergab, daß hier doch schon eine Steigerung des Umsatzes durch die *Höhe* zu erkennen war. Hier waren alle Bedingungen, wie Geschwindigkeit, Bodenbeschaffenheit, die gleichen gewesen wie im Tieflande. Die Werte waren folgende:

Tabelle 44. Horizontalmärsche auf dem Semmering (Mittelwerte).

Person	Ort	Geschwindigkeit m pro Min.	Energieverbrauch kleine Cal. pro kg und m Weg	Steigerung in %
DURIG	Wien	104,14	0,554	
	Semmering	104,40	0,596	6,9
REICHEL	Wien	98,9	0,560	
	Semmering	100,00	0,610	8,9

Danach darf man wohl auch von den Steigerungen, die in Untersuchungen anderer Autoren sich in wesentlich größeren Höhen und an weniger die Höhe gewöhnten Personen fanden, annehmen, daß die *Höhen* an ihrem Entstehen Anteil hatten, wenn auch nicht der *ganze* Betrag der Steigerung auf Rechnung der Höhe zu setzen ist. Einige Zahlen der Tabelle 45 sollen zeigen, daß sie eigentlich fast alle (eine Ausnahme) der auf Tabelle 44 sich zeigenden Größenordnung entsprechen.

Tabelle 45. Energieverbrauch für je 1 kg und 1 m Weg beim Horizontalgehen in g-Cal.

Person	Tiefland	In 2900 m Höhe	Zunahme in der Höhe in %
A. L.	0,668	0,674	+ 1
J. L.	0,544	0,816	+ 50
L. Z.	0,574	0,604	+ 5,2
N. Z.	0,678	0,663	— 2,2
A. D.	0,527	0,584	+ 10,8
Mittel:	0,598	0,668	11,7

Beim *Bergaufwandern* spielen natürlich die Unterschiede in den äußeren Versuchsbedingungen die gleiche Rolle wie für den Horizontalmarsch, aber die *persönlichen* Bedingungen eine größere. Hier hängt mehr von der Leistungsfähigkeit und dem Training des einzelnen ab, wie schon die subjektive Beobachtung, das sich ganz verschieden gestaltende Gefühl der Anstrengung erkennen läßt. Daher sind die Veränderungen des Umsatzes bei Bergbesteigungen individuell viel verschiedener als beim Horizontalmarsch. Bei den Besttrainierten (wie DURIG und Genossen) spielt eine verschiedene Geschwindigkeit, wenn sie nicht übertrieben ist, keine deutliche Rolle, wohl aber bei den weniger Trainierten, wie bei ZUNTZ, LOEWY und Mitarbeitern. Auch der Neigungswinkel der Bahn war bei DURIG und Genossen ohne erkennbaren Einfluß, scheint aber doch bei den anderen genannten Personen den Energieaufwand im Sinne einer Steigerung bei zunehmendem Neigungswinkel beeinflußt zu haben. — Aber auch bei Gleichheit beider genannten Momente liegt der Verbrauch pro Meterkilogramm Steigarbeit im Hochgebirge höher als im Tieflande. Die Geschwindigkeit ist hierbei nicht zu berücksichtigen, da sie, solange die Arbeit in das Belieben des einzelnen gestellt ist und nach dem Gefühl des Behagens geleistet wird, in der Höhe geringer ist als im Tieflande (vgl. dazu Kap. XI, S. 266).

Abgesehen zunächst von der Frage, wie weit die Höhe als solche der wirksame Faktor ist, seien einige Werte für den Energieaufwand in der Höhe zusammengestellt, da es an sich interessant ist, um wieviel beim Bergsteigen der Verbrauch den im Tieflande übertreffen kann. Tabelle 46 kann die Wirkung von Höhe und Schnee-

Tabelle 46. Energieverbrauch für das Meterkilogramm Steigarbeit in cal.

Name	In Brienz 25% Steigung	In Berlin bzw. Wien im Schnee	Auf Gletscher in 4500 m Höhe	Zunahme in %	Bemerkungen
K. 1901	5,48	—	13,21 [1]	141,1	Bei [1], [2], [3] wurde der Berliner Horizontalwert, bei [4] u. [5] der höhere am Monte Rosa gefundene abgezogen
C. 1901	6,60	—	11,60 [2]	75,8	
Z. 1901	6,16	—	10,34 [3]	67,9	
Z. 1903	—	12,68 [6]	14,65 [4]	15,5	
D. 1903	—	8,20 [7]	9,76 [5]	19,0	

[1] Steigung 22,0%. [2] Steigung 22,9%. [3] Steigung 28,8%. [4] Steigung 8,83%. [5] Steigung 6,93%. [6] Steigung 3,42%. [7] Steigung 10,32%, schnelles Tempo, 79,8 bis 87,1 m pro Minute.

bedeckung zeigen, wenn ihr hinzugefügt wird, daß die *Normalwerte* für DURIG und ZUNTZ *im Tieflande* bei Steigungen von 12,7% bei 7,55 bzw. 8,4 cal. pro Meterkilogramm Steigarbeit betrugen[1]. Sie zeigt, daß selbst bei dem wohltrainierten DURIG

[1] Nach späteren Berechnungen von DURIG würden die hier mitgeteilten wie auch alle älteren Werte zu ändern sein. Hier kommt es aber nur auf ihr Verhältnis zueinander an, das in den prozentischen Zunahmen immerhin zum Ausdruck kommt. Die auf der Tabelle angegebenen *Tiefland*werte sind die neuerdings von DURIG korrigierten.

in 4500 m Höhe der Verbrauch um etwa $^1/_5$ höher lag als bei dem Schneeversuch in Wien, trotzdem dieser bei schnellem Tempo und auf geneigterem Wege vor sich ging.

Gletschermärsche und Höhe von 4560 m trieben den Verbrauch bei K., C., Z. u. I. 1901 um 67,9—141,1% empor, gegenüber Märschen im Tieflande, die allerdings auf gutem Terrain ausgeführt wurden. — Märsche auf nicht sehr guten Wegen in 2600 m (Bétempshütte) steigerten den Energieaufwand bei ZUNTZ und SCHUMBURG um 21,2—30,7%, solche in 2900 m bei den Brüdern LOEWY und L. ZUNTZ um 19,6—37,2% auf einem gut gangbaren Gletscher; bei nicht viel größerer Steigung in 3700 m 24,5—36,9%; eine Gletscherwanderung auf dem Monte Rosasattel brachte bei SCHUMBURG und ZUNTZ eine Steigerung um 47,1%.

In den neuesten Versuchen von DURIG und Genossen aus 1906, die alle hochtrainiert waren, waren die Umsatzwerte auf der Monte Rosaspitze gesteigert um 48—65% gegenüber den Werten, die im Tieflande im *Sommer* gefunden waren, aber nur um 11—14% gegenüber den *Winter*werten, die auf schneebedeckter Bahn gewonnen waren. Der sehr bedeutende Unterschied wird dadurch verursacht, daß die Wintermärsche im Tieflande eben auf *schneebedecktem* Weg zurückgelegt wurden. Hier waren gegenüber derselben schneefreien Bahn die Umsatzwerte um 30—44% erhöht. Es können also nur die verhältnismäßig geringen Steigerungen um 11—14% auf die Höhe bezogen werden. — In *Monte Rosahöhe* trat bis jetzt bei keinem der Untersuchten trotz mehrwöchiger Aufenthalte eine Senkung des Umsatzes im Laufe der Zeit ein, also *keine Gewöhnung* im Sinne einer Senkung des Umsatzes.

DURIG und Genossen kamen nun aber als gut trainierte Berggänger auf den Monte Rosa. Bei ihnen ist auch keine Wirkung weiteren Trainings zu erkennen. Für niedrigere Höhenlagen ist eine Trainingwirkung vielfach behauptet worden, und daß sie hier selbst bei geübten Gängern vorkommt, wird wahrscheinlich gemacht durch Versuche, die DURIG in 2446 m Höhe (Bilkengrat) ausgeführt hat. In ihnen war der Wirkungsgrad der Märsche am Schlusse der Versuche, nachdem in der Zwischenzeit zahlreiche Bergbesteigungen vorgenommen waren, deutlich gesteigert. — Für das Tiefland erwiesen zuerst die Versuche von ZUNTZ und SCHUMBURG (20) mit Sicherheit eine Verminderung des Umsatzes durch Training.

Training und Gewöhnung sind es wohl auch, welche bewirken, daß *Berufsarbeit im Gebirge* von den Eingeborenen mit dem gleichen

Aufwand geleistet wird wie von gut Trainierten im Tieflande. So fanden LOEWY und SCHRÖTTER (21), daß in Davos von einem heimischen Lastträger das Tragen von 65 kg auf horizontalem Wege einen Sauerstoffverbrauch erforderte von 0,18 ccm pro Meter Weg und Kilogramm bewegten Gewichtes. Dieser Sauerstoffverbrauch liegt den höchsten im Tiefland gefundenen Werten von 0,17 ccm nahe. Das Emportragen der 65 kg auf geneigter Rampe erforderte 1,05 ccm Sauerstoff für das Meterkilogramm Steigarbeit. Dieser Wert entspricht aber dem niedrigsten im Tieflande gefundenen.

Nicht nur das Bergaufsteigen erfordert Energieaufwand, sondern ebenso das *Bergabsteigen*. — Wie sich zahlenmäßig die Verhältnisse stellen, kann man aus Versuchen entnehmen, die ZUNTZ und Genossen in 500 m Höhe ausführten, wobei die gleiche Strecke wie beim Bergaufgehen benutzt wurde. Im Mittel war das Verhältnis des Energieverbrauches pro Kilogramm und Meter Weg bergab zu horizontal zu bergauf wie: 0,586 zu 0,680 zu 2,376. Der Verbrauch beim Bergabgehen war also geringer als beim horizontalen Gang und das bei allen sechs im Mittel enthaltenen Personen. Der Neigungswinkel betrug 25%, wobei der Marsch behaglich war. Wird er bei stärkerem Gefälle beschwerlich, so muß der Umsatz steigen durch die Anspannung von Muskeln, Sehnen und Gelenken zur Bremsung des Körpers. Die Grenze, bei der dies geschieht, wird individuell verschieden sein.

Bei verschiedenen Tierarten stellt sich diese Grenze erheblich verschieden. Während Hunde auch auf einem steilen Wege gut bergab gehen können, ist das beim Pferde nur bis gegen 10^0 Neigung der Fall. Darüber hinaus geht es unsicher und ängstlich, spannt die Muskeln der Extremitäten und sein Verbrauch beginnt schon hier zu steigen (22).

Alle im Höhenklima ausgeführten Arbeitsversuche sind *Marsch*versuche gewesen. Nur gelegentlich einer einzigen Höhenexpedition ist nicht Marsch-, sondern *Dreh*arbeit (am GÄRTNERschen Ergostaten) in verschiedenen Höhen geleistet worden: in 1550 m, in 2450 m und in 3450 m Höhe. Diese Drehversuche bieten den Vorteil, daß eine Reihe der vorstehend genannten Umweltfaktoren, die den Stoffwechsel bei Marscharbeit mehr oder minder erheblich zu beeinflussen imstande sind, bei ihnen fortfällt, so daß ausschließlich *klimatische* Faktoren zur Wirkung kommen. Bei diesen Drehversuchen, die von LOEWY und Mitarbeitern durchgeführt wurden (13), war an den beiden dafür in Betracht kommenden

Personen schon bei einer mäßigen, nicht zur Ermüdung führenden Arbeit in 2450 m Höhe eine erhebliche Steigerung des Sauerstoffverbrauches gegenüber 1550 m deutlich. Sie nahm in 3450 m nicht weiter zu, wohl infolge der hier stärkeren Atmungssteigerung und der dadurch verbesserten Sauerstoffversorgung der Gewebe. Die Werte sind folgende:

Tabelle 47. Kubikzentimeter Sauerstoffverbrauch für 1 mkg Dreharbeit.

Ort und Höhe in m	Person	
	C.	Schm.
Davos, 1550	5,15	5,26
Muottas Muraigl, 2450	8,31	6,56
Jungfraujoch, 3450	7,48	6,41

Die Steigerung beträgt bei der einen Person 25%, bei der zweiten 61%.

Bei einer dritten Person waren die Verbrauchswerte in 1550 m abnorm hoch; bei dieser sanken sie in 3450 m in die Nähe der bei den übrigen gefundenen Werte.

Man kann bei der Gleichheit aller sonstigen Bedingungen hier nur die verminderte Sauerstoffspannung als Ursache der Steigerung mit der Höhe annehmen. Auffallend könnte der *Grad* der Steigerung sein, der den auf die verminderte Sauerstoffzufuhr fallenden Anteil der Umsatzsteigerung bei den Märschen übertrifft. Ursache dafür dürfte die ganz anders geartete und nur auf wenige Muskelgruppen beschränkte Arbeit sein.

Wenn Sauerstoffmangel die Ursache der Verbrauchssteigerung darstellt, sollte Sauerstoffatmung sie zum Verschwinden bringen. Das war jedoch in diesen Versuchen nicht der Fall, wofür Loewy eine Erklärung in der nicht ganz zweckmäßigen Anlage der Versuche gibt. Diese Frage müßte durch weitere Versuche geklärt werden. —

Seit langer Zeit ist bekannt, daß der durch Muskelarbeit gesteigerte Verbrauch nicht unmittelbar mit dem Arbeitsende auf die Ruhewerte zurückgeht, daß er vielmehr kürzere oder längere Zeit erhöht bleibt, um allmählich sinkend — unter Umständen nach einer nochmaligen Steigerung — die Ruhewerte wieder zu erreichen. Das hängt von der Intensität der Arbeit, der Art ihrer Ausführung, dem Grade der eingetretenen Ermüdung, von dem Sauerstoffmangel, zu dem sie geführt hat, ab. — Näher studiert hat zuerst Hill diese Vorgänge. Sie sind dann auch besonders von Sportärzten (Herxheimer u. a.) bei den verschiedenen Arten sportlicher Betätigung genauer untersucht worden. Man bezeichnet den Überschuß des Sauerstoffverbrauches über die Ruhewerte, der nach Schluß der Arbeit noch besteht, als *Sauerstoffschuld* oder *Sauerstoffnachverbrauch*. Wenn auch die Messung des Gaswechsels *während* der Arbeit, nachdem er sein gleichmäßiges Niveau erreicht hat, eine genügende Aufklärung über die Umsatzhöhe gibt, kann die des Nachverbrauches doch über die Verhältnisse des Stoffwechselablaufes näher unterrichten.

Derartige Versuche sind bis jetzt systematisch nur einmal ausgeführt worden, und zwar von MARGARIA (23), nachdem DURIG und Genossen vereinzelte Bestimmungen in der der Arbeit folgenden Periode vorgenommen hatten. MARGARIA bestimmte den Gaswechsel nach Muskelarbeit vergleichend in Turin und auf Col d'Olen (2900 m). Die Arbeit bestand in Hebungen des Körpers 20mal in der Minute 5 Minuten lang. Nach ihrer Beendigung wurden 6 Atemluftproben während 30 Minuten untersucht.

MARGARIA fand, daß die Verbrauchszunahme in der ersten Minute nach der Arbeit im Hoch- und Tieflande gleich war, daß aber die Nachverbrauchswerte in der Höhe dadurch größer waren, daß sie längere Zeit erhöht blieben, bis die Ruhewerte wieder erreicht waren. MARGARIA berechnet einen Mehrbetrag des Sauerstoff*nach*verbrauches um 50%. Er bezieht ihn auf die verminderte Sauerstoffzufuhr zu den Muskeln, wodurch die bei der Arbeit gebildete Milchsäure weniger schnell oxydiert wurde. Hiermit soll auch die in großen Höhen *verminderte Leistungsfähigkeit* der Muskeln zusammenhängen. Sie wird von WERTHEIMER (s. S. 240) mit dem Glykogenmangel der Muskeln in Verbindung gebracht. — Nicht nur der Stoffumsatz, sondern auch Puls- und Atemfrequenz, Lungenventilation und respiratorischer Quotient gingen im Hochgebirge langsamer auf die normalen Ruhewerte zurück als im Tieflande.

Ob übrigens die Milchsäure der einzige wirksame Faktor ist, muß zweifelhaft sein, da SIMONSON und GOLLWITZER-MEIER (24) keinen Parallelismus zwischen Milchsäuregehalt des Blutes und Veränderung der Atmung in den Nachperioden der Arbeit feststellen konnten.

Zur Klärung der Wirkung der reinen Luftverdünnung sind ebenso wie bei Körper*ruhe* auch bei Körper*arbeit* Untersuchungen über den Gesamtstoffwechsel *in der pneumatischen Kammer* angestellt worden. Zuerst von LOEWY (15). Auch diese Versuche waren Drehversuche, wie die von ihm im Gebirge angestellten, die bei Luftverdünnungen auf 550, 470, 440, 415 mm Barometerdruck durchgeführt wurden. Wie für Körper*ruhe* zeigte sich auch bei einer Dreharbeit von 20 Minuten Dauer, daß die Druckverminderung weiter gehen konnte, ohne Änderungen des Gaswechsels als im

Gebirge. Noch bei 440 mm = 4400 m Höhe war keinerlei Änderung am Stoffwechsel zu erkennen. Von 410 mm = 4900 m Höhe ab, war zwar der Sauerstoffverbrauch noch nicht verändert, aber die Atemvolumina begannen nun erheblich gegenüber den bei Atmosphärendruck zuzunehmen, und die langdauernde Steigerung der respiratorischen Quotienten *nach* der Arbeit muß annehmen lassen, daß sich bereits abnorme, saure, kohlensäureaustreibende Stoffe gebildet hatten.

Diese an *einer* Person ausgeführten Versuche verlangen eine Wiederholung an mehreren anderen; sie zeigen aber jedenfalls für diesen Fall, daß die Muskelarbeit noch normal vor sich ging in Höhen *oberhalb* derjenigen, in denen sie im Hochgebirge schon durch die Höhe verändert war.

Es erscheint zunächst paradox, daß in diesen Kammerversuchen Muskelarbeit mit ihren hohen Ansprüchen an den Sauerstoffbedarf besser ertragen wurde als Körperruhe, und daß bei hohen Verdünnungsgraden Beschwerden, die bei Körperruhe auftraten, mit beginnender Körperarbeit schwanden. Die Tatsache erklärt sich aber aus der Regulation der Sauerstoffaufnahme bei Muskelarbeit, durch die erreicht wurde, daß die alveolaren Sauerstoffspannungen bei ihr höher lagen als bei Körperruhe, die Sauerstoffversorgung des Körpers also verbessert war. Hinsichtlich des gleichen Verhaltens im Gebirge ist Kapitel Atmung S. 172 zu vergleichen.

Untersuchungen mit Arbeitsleistungen im pneumatischen Kabinett sind noch mehrfach ausgeführt worden. Aber sie betreffen andere Fragen, wie die nach dem Verdünnungsgrade, bei dem noch Arbeit geleistet werden kann, nach der maximalen Leistungsfähigkeit bei verschiedenen Verdünnungen. Sie rühren von MARGARIA (25) her. Auf sie wird später (Kap. XI, S. 267) eingegangen werden.

Verläßt man das Hochgebirge, um, sei es in tiefere Gebirgsregionen, sei es ins Tiefland zurückzukehren, so stellt sich auch der Stoffwechsel meist sofort auf seine alten Werte ein, oder er sinkt sogar *unter* sie. Letzteres ist von ZUNTZ und Genossen beobachtet worden, sowie auch von DURIG und Genossen. Bei einer Reihe der von ZUNTZ und Genossen untersuchten Personen lag der Sauerstoffverbrauch in 500 m Höhe (Brienz) deutlich niedriger, als sie dorthin nach längerem Aufenthalt in 2300 m Höhe zurückkehrten, als vor dem Aufstiege dorthin. Bei mehreren Teilnehmern der DURIGschen Expedition lagen sie nach Rückkehr von der Monte Rosaspitze nach Alagna (1200 m) tiefer als die Normalwerte in Wien.

Solche *Herabsetzungen der Funktion* beim Übergang aus der Höhe mit ihren Reizfaktoren in die Tiefe, sogar noch *unter* die normalen Tieflandwerte hinab, sind auch noch für andere Vorgänge und funktionelle Größen beobachtet worden, worauf an den betreffenden Stellen hingewiesen wird.

Nur JAQUET und STAEHELIN (26) geben an, daß noch Wochen hindurch nach Rückkehr aus 1600 m Höhe ihr Gaswechsel gesteigert geblieben sei.

Literatur.

1. Bezüglich der Literaturzusammenstellungen, sowie einzelner in diesem Kapitel nicht angegebener Literaturhinweise sei auf Kapitel „Atmung" verwiesen.
2. HERXHEIMER, WISSING, WOLFF: Z. exper. Med. **52** (1926).
3. DURIG u. ZUNTZ: Arch. f. Physiol. **1904**.
4. KESTNER mit PEEMÖLLER u. SCHADOW: Pflügers Arch. **217** (1927).
5. SCHNEIDER: Amer. J. Physiol. **65** (1923).
6. HALDANE mit DOUGLAS, HENDERSON, SCHNEIDER: Philos. trans. roy. Soc. B **103** (1913).
7. BÜRGI, E.: Arch. f. Physiol. **1900**.
8. BORNSTEIN u. LOEWY: Biochem. Z. **230** (1931).
9. KESTNER: Handbuch der normalen und pathologischen Physiologie, Bd. 17. 1926.
10. KESTNER mit DANNMEYER, PEEMÖLLER, LIEBESCHÜTZ-PLAUT: Klin. Wschr. **1925**.
11. LIPPMANN u. VÖLKER: Klin. Wschr. **1928**, Nr 5.
12. LOEWY mit VOGEL EYSERN: Strahlenther. **29** (1928).
13. LOEWY mit CONSTAMM, ERNST, SCHMID, BLASCHKO: Pflügers Arch. **207**; Erg. Physiol. **24** (1925).
14. ZUNTZ u. v. SCHRÖTTER: Pflügers Arch. **92**.
15. LOEWY: Die Respiration und Zirkulation in verdünnter Luft usw. Berlin 1895.

15a. HASSELBALCH u. LINDHARD: Biochem. Z. **68** (1915).

16. LAUBENDER: Biochem. Z. **165**.

16a. LINTZEL: Pflügers Arch. **227** (1931).

17. ZUNTZ u. SCHUMBURG: Pflügers Arch. **63** (1897).

17a. CHVOSTEK: Zbl. inn. Med. **1897**.

17b. LOEWY u. MÜNZER: Biochem. Z. **134** (1923).

18. SCHNEIDER: Amer. J. Physiol. **65** (1923).
19. DURIG u. Genossen: Denkschr. Akad. Wiss. Wien, Math.-naturwiss. Kl. **86** (1909).
20. ZUNTZ u. SCHUMBURG: Physiologie des Marsches. Berlin 1901.

21. LOEWY u. SCHRÖTTER: Wien. med. Wschr. **1925**.
22. ZUNTZ, LEHMANN, HAGEMANN: Stoffwechsel des Pferdes. Landw. Jb. **1898**.
23. MARGARIA, R.: Arch. di Fisiol. **26** (1928).
24. SIMONSON u. GOLLWITZER-MEIER: Klin. Wschr. **1929**.
25. MARGARIA: Arb.physiol. **2** (1930).
26. JAQUET u. STAEHELIN: Arch. f. exper. Path. **46** (1901).

Kapitel VI.

Der Eiweißstoffwechsel.

A. Über Veränderungen im Umfange des Eiweißstoffwechsels im Höhenklima.

Der gesunde erwachsene tierische Organismus hält seinen Eiweißbestand mit großer Zähigkeit fest. Es gibt, abgesehen von der Wirkung der Muskeltätigkeit, kein Moment, durch das er beliebig gesteigert werden, also ein Eiweißansatz hervorgerufen werden könnte. Insbesondere kann er auch nicht durch gesteigerte Eiweißzufuhr vermehrt werden, im Gegensatz zu dem früheren Begriff der Eiweißmast, denn diese zieht ja stets eine Vermehrung des Eiweißzerfalles nach sich, bis ein Ausgleich zwischen Einfuhr und Ausgabe eingetreten ist. — Auch Verminderung der Eiweißzufuhr mit der Nahrung kann zwar zunächst eine Abnahme der Masse des Körpereiweißbestandes zustande kommen lassen, indem der Organismus anfangs von seinem eigenen Eiweiß hergibt. Aber die Abgabe wird allmählich geringer, bis wieder ein Ausgleich mit der Menge des zugeführten Eiweißes erfolgt. Bei Steigerung und Verminderung der Eiweißzufuhr kommt es schließlich stets zum Stickstoffgleichgewicht. Bekanntlich gibt es ein Minimum der Eiweißzufuhr, das nicht unterschritten werden darf, wenn noch Stickstoffgleichgewicht in absehbarer Zeit erzielt werden soll. Dieses Eiweißminimum, das übrigens individuell sehr verschieden hoch liegt, wird jedoch bei rationell gewählter Kost nicht erreicht. — Bekannt ist, daß allerdings unter zwei Bedingungen: bei jugendlichen, noch im Wachstum begriffenen Menschen und bei Rekonvaleszenten von Krankheiten, die mit starken Eiweißverlusten verbunden waren, ein Eiweißansatz doch durch vermehrte Eiweißzufuhr erzielt werden kann, bei ersteren zum Aufbau neuer Körpersubstanz, bei letzteren zum Wiederersatz der verloren gegangenen.

1. Eiweißansatz.

Es mußte deshalb Aufsehen und Zweifel erregen, als VERAGUTH (1) als erster angab, daß durch klimatische Einflüsse und zwar durch Höhenaufenthalt (St. Moritz, 1800 m, gegenüber Zürich) ein Eiweißansatz bei gleicher Ernährung zustande komme.

Aber in VERAGUTHs Versuchen waren noch nicht alle Forderungen an eine absolut zuverlässige Stoffwechselmethodik erfüllt. VERAGUTHs Angabe wurde jedoch durch JAQUET in einem exakt durchgeführten Stoffwechselversuch in 1600 m Höhe bestätigt. Dabei zeigte sich, daß in den ersten zwei Tagen ein Mehrzerfall an Eiweiß eintrat, der aber dann in einen Minderzerfall umschlug, also in eine Eiweißsparung, die stets wachsend während des zwölftägigen Höhenaufenthaltes so beträchtlich war, daß sie 600 g Muskelfleisch entsprechen würde. JAQUET selbst weist darauf hin, daß ein Teil des zurückgehaltenen Stickstoffes auf Rechnung der Blutzellvermehrung komme, diese aber nicht ausreiche, um die gesamte Stickstoffspeicherung zu erklären. Es müssen also auch noch andere stickstoffhaltige Bestandteile des Körpers an Stickstoff reicher geworden sein.

Eiweißansatz beim Gebirgsaufenthalt fanden dann weiter ZUNTZ und Genossen, DURIG und Genossen und v. WENDT (2). Bei ZUNTZ und Genossen begann die Stickstoffretention schon in 500 m Höhe und war bei dem darauffolgenden Aufenthalt in 2100 m noch weit erheblicher. Bei DURIG und Genossen war sie in 1000 m Höhe kenntlich und war bei ihnen wie bei v. WENDT in 2900 m und auch noch in 4560 m Höhe nachweisbar.

Eiweißansatz fand auch MARK (2a) bei im Stoffwechselversuch befindlichen Hunden in 2000 m Höhe (Schmittenhöhe). Wo im Tieflande negative N-Bilanz bestand, trat oben N-Gleichgewicht ein, und eine unten positive N-Bilanz nahm oben zu. — In Versuchen mit mäßiger Sauerstoffarmut der Atemluft hatten auch DAVID, BACHE und AUEL (2b) Eiweißansatz und zugleich auch Retention von Phosphor und Chlor festgestellt.

Aber bei nicht berggewohnten Personen gibt es eine zum Teil schon in nicht übermäßigen Höhen liegende Höhengrenze, bei der der Eiweißansatz in sein Gegenteil, in *Eiweißabgabe* vom Körper umschlägt. Bei einem Mitglied der ZUNTZschen Expedition war die Höhengrenze des Eiweißansatzes in 2900 m schon überschritten, denn es trat statt dieses ein länger dauernder starker Eiweißzerfall ein. Er wurde allmählich geringer, aber auch nach 7 Tagen war der ursprüngliche Eiweißbestand noch nicht wieder erreicht.

Auf der Monte Rosaspitze war bei allen Teilnehmern der ZUNTZschen Expedition Eiweißzerfall festzustellen, der jedoch nicht nur auf die Höhe, sondern zugleich auf die mit dem Eintritt der Bergkrankheit, von der alle befallen waren, einhergehenden Ernährungsänderungen — mangelhafte Nahrungszufuhr — zurückzuführen ist.

Bemerkenswert ist, daß bei nicht berggewohnten Menschen schon in *mittleren* Höhen beim Übergang von tieferen zu höheren Lagen vorübergehend geringe Steigerungen der Eiweißzersetzung auftreten. Dafür ist, wie erwähnt, JAQUET ein Beispiel; aber beim Übergang von 500 in 2300 m war dies auch an einigen Mitgliedern der ZUNTZschen Expedition zu beobachten. Dabei erreichten diese mittels der Bahn die Höhe, so daß die gesteigerte Stickstoffausscheidung nicht auf körperliche Anstrengung bezogen werden kann, mit der JAQUET sie bei sich in Verbindung bringen wollte. In diesen Fällen ist also eine Steigerung des Eiweißumsatzes die primäre Wirkung, auf die — gewissermaßen als Überkompensation — der Eiweißansatz folgt. Vielleicht, daß überhaupt die erste und ursprüngliche Wirkung des Höhenklimareizes in einer, wenn auch oft nur geringen, schnell vorübergehenden und daher nicht feststellbaren Steigerung des Eiweißumsatzes besteht und der Eiweißansatz stets etwas Sekundäres darstellt.

Erheblicher noch war in 500 m Höhe bei ZUNTZ und Genossen der Eiweißansatz, wenn zugleich *Marscharbeit* (Bergaufsteigen) geleistet wurde, was den Erfahrungen im Tieflande entspricht. Dabei spielte das Alter der Teilnehmer eine deutliche Rolle. Die *jugendlichen* Mitglieder zeigten beträchtlichere Eiweißansätze als die älteren.

Betrachtet man die von den einzelnen Autoren mitgeteilten Zahlen, so könnte die Wirkung der Höhe auf den Eiweißumsatz gering erscheinen. Jedoch handelt es sich vereinbarungsgemäß um die Werte für den *Stickstoff,* und seine Umrechnung auf Organsubstanz, etwa Muskelsubstanz, führt doch schon zu beachtenswert hohen Zahlen. So würden die Ansatzmengen schon in 500 m Höhe für eine sechstägige Periode 100—200 g, maximal bei den jungen Teilnehmern 310 g Muskelansatz ausmachen.

Zahlenmäßig soll das Verhalten des Eiweißumsatzes in den verschiedenen Höhen an berggewohnten und gut trainierten Personen bei Ruhe und Arbeit durch Tabelle 48 gezeigt werden.

Sie enthält die Werte von DURIG und Genossen und läßt erkennen, daß es bei diesen nicht nur bei Stickstoffgleichgewicht oder schwach positiver Stickstoffbilanz zu einem Stickstoffansatz kommt, sondern daß eine im Tieflande negative Stickstoffbilanz in der Höhe positiv werden kann.

Eine Beobachtung von der Expedition von ZUNTZ und Genossen verdient noch Erwähnung, nämlich, daß bei der Rückkehr von

Tabelle 48. N-Bilanz in g. Tagesmittel.
(Unter Berücksichtigung der N-Verluste durch die Haut.)

		D. (15 g[1])	K. (16,3 g[1])	RA. (16 g[1])	RE. (16,8 g[1])
Wien, 150 m.	Ruhe	—0,113	—0,124	+0,778	—1,683
Monte Rosa, 4560 m .	,,	+2,894	+2,195	+1,486	—1,403
	Arbeit	+2,404	+2,399	+1,565	—0,638
		(9 g[1])	(10,0 g[1])	(16 g[1])	(16,8 g[1])
Monte Rosa, 4560 m .	Arbeit	+1,241	—0,004	+2,400	+1,341
	Ruhe	+1,270	+1,091	+3,214	+0,494
	,,	+0,308	+0,446	+1,260	—0,432
Alagna, 1200 m . . .	,,	+0,101	—0,960	+0,850	—0,350
Wien, 150 m.	Arbeit	—0,431	—0,737	—	—1,736
	Ruhe	—0,139	—0,745	—0,759	—1,485
Semmering, 1000 m .	,,	+0,909	—	—	—0,970
Wien, 150 m.	,,	+0,027	—	—	—1,846

[1] N-Zufuhr mit der Nahrung.

2300 in 500 m bei drei in Betracht kommenden Teilnehmern die Tendenz zum Eiweißansatz weiter wuchs. Dies stellt eine Art *Nachwirkung* des Höhenaufenthaltes dar, wie sie schon für die Atmung und den Gesamtstoffwechsel geschildert wurde. Die Stickstoffbilanz stieg, wo sie in 2300 m positiv gewesen war, erheblich (z. B. bei K. von 0,86 auf 1,73 g pro die im Mittel von je 5 Tagen) und wurde bei den beiden anderen, die oben im Stickstoffgleichgewicht gewesen waren, wieder positiv.

2. Eiweißzerfall.

Wie oben erwähnt, ging bei den Teilnehmern der Expedition von ZUNTZ und Genossen der Aufenthalt auf der Monte Rosaspitze mit starkem Eiweißzerfall einher, an dem die infolge des Appetitmangels, eines gewöhnlichen Begleiters der Bergkrankheit, verminderte Nahrungsaufnahme ihren Anteil hat. *Ganz* kann sie ihn nicht erklären. Es ist aus älteren Laboratoriumsversuchen bekannt, daß Sauerstoffmangel, der bei allen auf der Monte Rosaspitze bestand, und der sich eben in den Bergkrankheitserscheinungen äußerte, an sich schon zu gesteigertem Eiweißzerfall führt. Als durch Sauerstoffmangel beeinflußt, könnte deshalb die Tatsache aufgefaßt werden, daß bei dem einen (K.) der Eiweißzerfall sich verringerte, als er sich an die Höhe zu akklimatisieren begann, und dann auch durch Körperarbeit (Gletschermärsche) nicht mehr gesteigert wurde. Ferner, daß der Umfang des Eiweißzerfalles viel erheblicher war als das unter ähnlich reduzierter Nahrungsaufnahme im Tieflande der Fall ist, endlich daß sich Veränderungen in der *Art des Eiweißzerfalles* fanden, die bei einfacher Unterernährung nicht beobachtet werden. Auf diese letzteren Veränderungen wird im folgenden zurückgekommen werden.

Eine Anschauung von dem *Umfang des Eiweißzerfalles* während des 6tägigen Aufenthaltes auf der Monte Rosaspitze ohne Rücksicht auf seine Ursachen mögen folgende Zahlen geben.

Tabelle 49. Stickstoffverluste auf Monte Rosahöhe während eines 6tägigen Aufenthaltes.

Person	N-Verlust in g	Umgerechnet auf Muskelfleisch	Bemerkungen
Z.	8,67	etwa 260 g	Ältester und sich schnell akklimatisierender Teilnehmer
L.	18,96	„ 570 „	Allmähliche Akklimatisation
K.	23,48	„ 704 „	Erheblich bergkrank
C.	33,76	über 1 kg	Langsame Akklimatisation

Die Zahlen, die sich auf gute Berggänger, aber nicht auf speziell für Bergmärsche trainierte und auf an Monte Rosahöhe nicht gewohnte Menschen beziehen, zeigen, wie enorm bei solchen Höhenaufenthalten die Eiweißeinschmelzung werden kann, selbst wenn wenig oder keine Muskelarbeit geleistet wird, wenn jedoch Bergkrankheitserscheinungen bestehen. Diese Werte werden demnach keine Ausnahmewerte darstellen, sich vielmehr bei vielen finden, die aus dem Tieflande stammen und ohne spezielles Training sich nur ausnahmsweise in Höhen über 4000 m begeben.

Steigerungen des Eiweißumsatzes in *großen* Höhen sind auch an *Tieren* gefunden worden.

Während, wie erwähnt, Mark in 2000 m Höhe Stickstoff*ansatz* bei seinen Hunden fand, konnte Laubender (2c) an unter Luftverdünnungen, die 4500—5500 m Höhe gleichkamen, gehaltenen Meerschweinchen einen Eiweißmehr*zerfall* feststellen. Die Steigerung des Eiweißumsatzes betrug 5—30%.

In *sauerstoffarmer,* unter Atmosphärendruck stehender Luft hat Bache unter David den Eiweißstoffwechsel untersucht. Er findet dabei eine

Stickstoffretention, die bei *langdauerndem* Aufenthalt nur für die Dauer dieses festzustellen war, aber bei täglich nur *stundenweisem* Verbleiben in der sauerstoffarmen Atmosphäre den Aufenthalt in ihr für Tage überdauerte.

3. Muskelarbeit und Eiweißumsatz.

In allen bisher mitgeteilten Versuchen waren Ruhe und Arbeit in ihrer Wirkung auf den Eiweißumsatz vermischt gewesen. Spezielle Versuche darüber, wie *Arbeit als solche* den Eiweißumsatz in der Höhe beeinflußt, sind von LOEWY und Genossen (3) ausgeführt worden. Sie leisteten *Dreharbeit* in verschiedenen Höhen (bis 3450 m), bestimmten bei den nüchtern gehaltenen Versuchspersonen den Gesamtstickstoff *vor* der Arbeit und den, der unmittelbar sowie bis zu mehreren Stunden nach der Arbeit entleert wurde, berechnet auf gleiche Zeiträume. Die eine halbe Stunde lang durchgeführte Dreharbeit war nicht ermüdend und führte nicht zu Dyspnoe. Unter diesen Umständen wird der Eiweißzerfall im Tieflande nicht gesteigert. Aber im Gebirge war er bei der einen Person schon in 1550 m Höhe durch die Arbeit erhöht und ebenso in den höheren Lagen; bei anderen erst in 2450 m oder in 3450 m. Die Steigerungen des Eiweißzerfalles nach der Arbeit waren teils gering (von $3^1/_2$—$5^1/_2$%), teils beträchtlich (30—86%). Da im Tieflande Arbeit unter Sauerstoffmangel zu Steigerungen des Eiweißumsatzes führt, ist es wohl nicht zweifelhaft, daß im Hochgebirge dieser ebenfalls ursächlich an den gefundenen Steigerungen beteiligt war.

4. Deutung der gefundenen Stickstoffretentionen.

Eine besondere Frage wäre, *wie die in niedrigen und mittleren Höhen gefundene Stickstoffretention aufzufassen ist.* Es könnte sich, abgesehen von dem für die Neubildung der roten Blutzellen erforderlichen Teile, um eine Zurückhaltung einer Art von Reserveeiweiß handeln, das als totes Material im Körper bleibt, ohne zu einem Bestandteil des lebenden Protoplasmas zu werden. Daß solche Eiweißablagerungen vorkommen, ist beschrieben. Auch bei Steigerung der Eiweißzufuhr bleibt zunächst ein Teil des mehr zugeführten Eiweißes im Körper. Aber dieser Teil ist in ihm nicht fest verankert, beim Hinabgehen mit der Eiweißmenge wird er wieder ausgeschwemmt.

Um solches Reserveeiweiß kann es sich im Hochgebirge nicht gut handeln, denn, abgesehen von JAQUETs Angaben, trat bei der

Rückkehr in die Ebene keine Steigerung der Stickstoffausscheidung auf, ja wie erwähnt, die Stickstoffretention konnte noch zunehmen.

Man hat auch aus der *Analyse des Harns* Schlüsse auf einen Ansatz stickstoffhaltiger Stoffe im Hochgebirge gezogen, so v. WENDT daraus, daß neben dem Stickstoff stets auch Schwefel zurückgehalten wurde. Gleiches fanden auch DURIG und Genossen. — v. WENDT ging in seinen Schlüssen noch weiter. Er hatte gefunden, daß in 2900 m Höhe verhältnismäßig weniger Schwefel und Phosphor als Stickstoff im Körper zurückgehalten werden, aber viel Eisen. Er nimmt infolgedessen an, daß in dieser Höhe im wesentlichen Blutzellen gebildet wurden. In 4560 m wurde aber viel Schwefel und Phosphor retiniert; hier soll wesentlich Organsubstanz angesetzt werden.

Im allgemeinen bezieht man die Zunahme stickstoffhaltiger Substanz, die im Hochgebirge im Körper zustande kommt, auf Zunahme der Muskelmasse, was ja sicher für den mit Muskelarbeit verbundenen Aufenthalt zutrifft. Der Beweis jedoch, daß ausschließlich *sie* an Masse sich vermehrt, steht noch aus. Dieser Anschauung hat KESTNER eine andere entgegengestellt, die für alle Klimata mit starker, an ultravioletten Anteilen reicher Sonnenstrahlung, also in erster Linie für das Höhenklima Geltung haben soll. Danach soll die ultraviolettreiche *Sonnenstrahlung* fähig sein, in den *Bau*stoffwechsel der Organe, speziell der Leber einzugreifen, d. h. ihr protoplasmatisches Verhalten zu ändern. Danach würde also nicht nur die Muskulatur, es würden auch innere Organe schon im mittleren Höhenklima Veränderungen erfahren müssen, worüber bis jetzt nichts bekannt ist. Hierüber wird Weiteres im Kapitel Strahlung berichtet und es wird erörtert werden, daß diese Anschauung KESTNERs bis jetzt nicht erwiesen ist. FLICKINGER (5) konnte bei längeren Bestrahlungen der rasierten Bauch- und Rückenhaut mit der Sonne des Hochgebirges an Meerschweinchen chemische Veränderungen der Eiweißstoffe der Leber nicht nachweisen. Dagegen konnte gezeigt werden (vgl. Kap. XIII), daß *sehr starke Luftverdünnungen* ihrerseits imstande sind, den chemischen Aufbau der Organe, insbesondere auch den ihrer stickstoffhaltigen Bestandteile zu verändern. In diesem Falle wird also wirklich in den Baustoffwechsel eingegriffen. Allerdings genügen dazu nicht Verdünnungen, die auf den höchsten Spitzen europäischer Gebirge erreicht werden.

Die vorstehenden Erörterungen berühren die allgemeinere Frage nach *den Ursachen für die quantitativen Änderungen* des Eiweißstoffwechsels im Höhenklima. Wenn die Wirkung der Strahlung nicht erwiesen ist und als zweifelhaft bezeichnet werden muß, bleibt als einziger Klimafaktor, der imstande wäre den Eiweißstoffwechsel zu beeinflussen, die *Luftverdünnung*. Von ihr wissen wir aus den vorstehend berichteten Ergebnissen, daß sie in Höhen, die unzweifelhaft zu Sauerstoffmangel führen, Änderungen des Eiweißzerfalles in Form einer Steigerung des Eiweißumsatzes hervorbringt und auch, wie aus dem folgenden hervorgehen wird, zu *Änderungen der Art* des Eiweißabbaues führt. Fraglich kann nur sein, ob auch der in *geringen* Höhen vor sich gehende Eiweiß*ansatz* auf sie zurückzuführen ist. Spezielle Versuche über diese Frage scheinen bis jetzt nicht vorzuliegen. Aber es wäre gezwungen, die mit der Höhe steigende Wirkung auf den Eiweißansatz auf einen anderen Faktor zurückzuführen. In Höhen von 1000 bis 1600 m, in denen Eiweißansatz festgestellt wurde, werden ja auch andere auf die Luftverdünnung zu beziehende Wirkungen, wie auf Pulsfrequenz, Atemgröße, Gaswechsel gefunden, wie bei Besprechung dieser Funktionen dargelegt wurde. Bedenken erregen könnte höchstens der schon in 500 m Höhe gefundene Ansatz. Aber daß auch diese Höhe schon physiologisch wirksam ist, ist aus den mitgeteilten Befunden von HASSELBALCH und LINDHARD über Veränderungen des Gaswechsels, wie auch aus den in Kapitel II erwähnten über die Steigerung der Erythrocytenzahl schon in dieser Höhe ersichtlich. Eine Beeinflussung auch des Eiweißstoffwechsels wäre daher durchaus nicht von der Hand zu weisen, vielmehr wahrscheinlich. Die Frage der Ursachen, die zu Veränderungen des Eiweißumsatzes in geringen Höhen führen, bedarf aber noch weiterer Untersuchungen.

B. Über die Änderungen der Art des Eiweißzerfalles in großen Höhen.

1. Veränderungen des Harns im Höhenklima bei Körperruhe.

Neben den bisher besprochenen quantitativen Abweichungen des Eiweißzerfalls von der Norm sind im Höhenklima auch *qualitative* gefunden worden. Sie wurden ermittelt aus dem Verhalten des Harns, des Blutes und der Gewebe. Die von Blut und Gewebe werden in Teil III Kapitel I und XII behandelt, hier sollen allein die Veränderungen des Harns besprochen werden.

Die ersten Befunde, die auf einen der Art nach veränderten Eiweißzerfall im Höhenklima hinwiesen, sind am *Harn* gewonnen worden, und, wie für den *normalen* Eiweißstoffwechsel, hat dieser auch für den im Höhenklima pathologisch ablaufenden die wesentlichsten Erfahrungen geliefert. Blut und Gewebe zeigten bisher Veränderungen ihrer stickstoffhaltigen Bestandteile erst bei Luftverdünnungen, die oberhalb der in den europäischen Gebirgen erreichbaren liegen. Ihre Veränderungen sind in Versuchen mit künstlicher Luftverdünnung an Tieren ermittelt worden.

Zuntz und Genossen bestimmten in ihren Harnen nicht nur die Stickstoffmenge, sondern sie untersuchten die Harne auch calorimetrisch.

Zwischen dem Stickstoffgehalt und dem Brennwert des Harnes bestehen ganz bestimmte Beziehungen, so daß jedem Gramm ausgeschiedenen Stickstoffes ein bestimmter Brennwert entspricht. Das Verhältnis, in dem beide zueinander stehen, wird als *calorischer Quotient* bezeichnet. Dieser wird in erster Linie durch die Nahrung beeinflußt; bei gemischter Kost liegt er zwischen 8 und 9 : 1. Eine gemischte Kost wurde von allen Mitgliedern der Zuntzschen Expedition genommen, und ihre Werte für den calorischen Quotienten entsprechen den genannten.

So blieb es in 500, 2300, 2900 m Höhe. Aber in 4560 m stiegen sie bei allen zu abnormer Höhe. Dies zeigt Tabelle 50.

Tabelle 50. Calorische Quotienten des Harns.

	Calorischer Quotient bei					
	Z.	L.	K.	C.	M.	W.
Gesamtmittel aller Perioden in 500 und 2300 m Höhe . . .	8,778	8,429	7,751	9,358	8,244	8,555
Gesamtmittel in 2900 m . . .	—	—	—	—	8,072	7,858
Gesamtmittel in 4560 m . . .	9,496	9,632	9,162	10,343	—	—

Da die Nahrung qualitativ stets die gleiche blieb, können die Steigerungen, die in 4560 m gefunden wurden, nicht auf sie bezogen werden. Es müssen also Stoffe im Harn ausgeschieden worden sein, die im Verhältnis zum Stickstoff einen höheren Brennwert hatten. Das konnten Stoffe sein, die überhaupt keinen Stickstoff enthielten, etwa Kohlenhydrate oder unvollkommene Zersetzungsprodukte der Fette oder auch Stoffe mit einem zu ihrem Stickstoffgehalt höheren Brennwert als normal, nämlich unvollkommen oxydierte Abbauprodukte des Eiweißes. Zucker war nicht vorhanden, auf Produkte der Fettreihe wurde nicht untersucht. Es wäre möglich, daß sie vorhanden waren, wenigstens gibt VIALE (6) an, daß er bei Menschen, die unter der zwar starken Luftverdünnung von 350—400 mm Bar., aber nur eine Stunde, gewesen waren, Acetonkörper im Harn entdeckt habe. Jedenfalls hat aber ein *unvollständiger Eiweißzerfall* Anteil an dem Ergebnis, denn LOEWY (7) konnte in den Harnen vom Monte Rosa *Aminosäuren* nachweisen, die einen höheren Brennwert als die normalen Endprodukte der Eiweißzersetzung haben.

Auch für die Höhe, in der der Eiweißzerfall pathologisch wird, spielt die Individualität eine Rolle. Einzelne Teilnehmer an DURIGs Expeditionen zeigen gleichfalls eine Steigerung des calorischen Quotienten angedeutet, aber keine chemischen Harnveränderungen. Auch SIGNORELLI (9) konnte keine Aminosäuren im Hochgebirge nachweisen.

Erscheinen unvollständig oxydierte Eiweißspaltprodukte im Harn, so muß die Menge der *vollständig* oxydierten im Verhältnis zum gesamten ausgeschiedenen Stickstoff abnehmen. Das betrifft vor allem den *Harnstoff*, der in prozentisch geringerer Menge vorhanden sein müßte. Versuche, die AZZI (8) darüber angestellt hat, sind nicht beweiskräftig, da er keine gleichmäßige Diät innehielt. Dagegen wird eine Abnahme der prozentischen Harnstoffmenge auf dem Montblanc von GUILLEMARD und MOOG (10) angegeben. Sonst ist sie bisher für Körperruhe nicht nachgewiesen worden.

Mit der Abnahme der prozentischen Harnstoffmenge geht gewöhnlich eine Zunahme des *Ammoniaks* einher. Im Hochgebirge hat sich diese Beziehung als etwas locker erwiesen. Man fand Abnahmen des Harnstoffes, ohne daß gleichwertige Steigerungen der Ammoniakwerte vorhanden zu sein brauchten. Zunahme der letzteren über die Norm waren in Höhen bis zu 3450 m bis jetzt bei Körper*ruhe* nicht festzustellen.

2. Einfluß der Körperarbeit.

Eher müssen pathologische Verteilungen der stickstoffhaltigen Harnbestandteile bei Körper*arbeit* im Hochgebirge mit ihren stark gesteigerten Ansprüchen an die Sauerstoffzufuhr zu den arbeitenden Muskeln zur Beobachtung kommen. So waren in den vorstehend besprochenen Versuchen von LOEWY und Mitarbeitern schon in Davos, ausgesprochener noch in den 1000 und 2000 m höher gelegenen Orten in den nach der Dreharbeit entleerten Harnportionen die Ammoniakwerte gesteigert, teils in den unmittelbar nach der Arbeit, teils in den in den folgenden Stunden entleerten. In einzelnen Fällen stiegen die Ammoniakprozentwerte bis zu 6—7%.

In den letzten Jahren sind mehrfach *Untersuchungen* über den Anteil nicht nur des Harnstoffes und Ammoniaks, sondern auch verschiedener anderer stickstoffhaltiger Verbindungen im Harn im Verhältnis zum Gesamtstickstoff durchgeführt worden, meist *an Teilnehmern von Hochgebirgswettkämpfen,* besonders an Skiläufern. Dabei ergab sich, daß schon in 1500—1800 m Höhe über 25 km ausgedehnte Wettläufe zu starken Abweichungen von der Norm führen können. Besonders deutlich geht dies aus den Feststellungen von HOPF (11) an den Harnen der an den 2. olympischen Winterspielen beteiligten Läufer hervor. Spätere gleichartige Untersuchungen [von LOEWY (12) und von diesem und VOGEL EYSERN und OPRISESCU (13)] an Läufern über kürzere Strecken ergaben weniger starke Abweichungen, die jedoch in der gleichen Richtung wie bei HOPF lagen. Letztere Autoren untersuchten neben Skiläufern auch Eishockeymannschaften. Bei diesen zeigten sich noch weniger Abweichungen als bei ihren Skiläufern. Alle letztgenannten Autoren nahmen neben der Bestimmung von Harnstoff und Ammoniak, auch solche des Kreatinins, zum Teil auch der Aminosäuren vor.

In der Norm ist die Verteilung dieser Harnbestandteile derart, daß auf den Harnstoff etwa 80—90% des Gesamtstickstoffes entfallen, wobei er allerdings bei sehr eiweißarmer Kost bis zu 70% hinuntergehen kann. Das Ammoniak beträgt bis zu 5%, Kreatinin $2^1/_2$ bis $4^1/_2$%, Aminosäuren etwa 1,8%. Auf den Rest an stickstoffhaltigen Stoffen, den sog. unbestimmten Stickstoff, kommen etwa 5—7%.

Demgegenüber sanken, wenn die Untersuchungen der letztgenannten Autoren zusammengefaßt werden, die Harnstoffwerte bis unter 60% (HOPF), die Ammoniakwerte lagen in 67% der Fälle über dem normalen Maximum von 5%, in einzelnen Fällen bei 12% und 17%. Dabei bestand kein Parallelismus zwischen den Werten für Harnstoff und Ammoniak. Oft fand sich die Harnstofffraktion vermindert ohne Steigerung des Ammoniaks. — Das Kreatinin stieg in einzelnen Fällen auf 7—9%. Daneben trat freies Kreatin im Harn auf, das bis zu 60—70% des Gesamtkreatinins betragen konnte. Die Aminosäuren waren nicht deutlich gesteigert. Aber eine Addition aller direkt bestimmten Anteile unter Hinzufügung der Maxima für Purinstickstoff zeigt, daß der sog. *unbestimmte Stickstoff* in diesen Versuchen 30—45% des gesamten Stickstoffs betragen konnte. Diese Werte übertreffen die angegebene Norm um ein Vielfaches und zeigen neben den zahlenmäßig aufgeführten Veränderungen, welch starkes pathologisches Verhalten der Harn bei anstrengender Muskeltätigkeit im Gebirge aufweisen kann.

Die Bestandteile dieses „unbestimmten Stickstoffes" haben FLÖSSNER und KUTSCHER (15) genauer untersucht. Im Harn von 70 Sportlern konnten sie nach einem Wettlauf nachweisen: Adenin, Methylguanidin, Phenylalanin und β-Butyrobetain. Sie führen diese Stoffe auf den beim Marsch entstehenden Sauerstoffmangel der Gewebe zurück.

Ausscheidungen von Eiweißspaltprodukten — neben solchen von Kohlehydraten (Milchsäure) und Fetten — nehmen auch SCHENK und STÄHLER (16) an, da sie nach Skiläufen im Hochgebirge den sog. Kohlenstoffquotienten des Harns (C : N) erhöht fanden, zugleich mit einem Steigen des Sauerstoffbedarfs des Harns bei seiner Verbrennung.

Auf das Auftreten von *Milchsäure* im Harn schließen auch COHNHEIM (17) und Mitarbeiter, die in Monte Rosahöhe eine Zunahme von Kaliumpermanganat reduzierenden Stoffen im Harn fanden.

3. Pathologische Analoga.

Die in den letztaufgeführten Untersuchungen festgestellten Veränderungen haben pathologische Analoga. Die Steigerung der Ammoniakwerte ist am bekanntesten. Sie erreichen ihr Maximum in mit schwerer Acidose einhergehenden Krankheiten, besonders im Diabetes mellitus. Es handelt sich bei diesem um sehr schwere Formen, wenn Ammoniakwerte, wie sie oben für Skilaufen im Gebirge als gefundene Maxima angegeben sind, erreicht werden sollen. Auch im Fieber zeigt das Ammoniak erhebliche Steigerungen, ohne daß der Harnstoff vermindert zu sein braucht. Ebenso ist es bei Lebercirrhose. In diesen beiden letzteren Fällen handelt es sich um eine Gegensätzlichkeit zwischen Ammoniak und Harnstoff, die allerdings der im Hochgebirge gefundenen entgegengesetzt ist, da in letzterem die Harnstofffraktion häufig vermindert war ohne Steigerung des Ammoniaks. Dagegen findet sich ein starkes Sinken des Harnstoffes bei Leberatrophie, sei es bei der spontanen, sei es bei der durch Phosphorvergiftung herbeigeführten. Fieber und Lebererkrankungen führen auch zu Steigerung des *Kreatinins,* wobei zugleich auch *Kreatin* auftreten kann. Dieses ist auch bei experimenteller Acidose gefunden worden [RIESSER und BRENTANO (18)], sowie bei Diabetes mit Acidose [EIMER (19)]. Bei sportlichen Anstrengungen im Hochgebirge dürfte das gefundene Kreatin mit der unter Sauerstoffmangel verlaufenden intensiven Muskelarbeit in direkter Beziehung stehen, da es auch in Krampfzuständen sowie beim Parkinsonismus (EIMER) im Harn erscheint. Die Befunde im Höhenklima stehen, was das Verhalten von Harnstoff und Ammoniak und das Auftreten von Kreatin betrifft, den mit Acidose einhergehenden pathologischen Prozessen am nächsten, wie ja auch ihre Ursache eine durch den Sauerstoffmangel erzeugte Acidose ist (vgl. Kap. XIV). Dabei liegt es nahe, die Acidose, abgesehen von muskulären Hochleistungen, mit Schädigungen der Leberfunktion in Zusammenhang zu bringen. Leberschädigungen sind unter starken Luftverdünnungen vielfach festgestellt worden (vgl. S. 282).

4. Verhalten des Harns bei Akklimatisierten.

Alle vorstehend zusammengestellten Beobachtungen sind an Personen gemacht, die nur zeitweilig sich in großen Höhen aufhielten, oder die maximale körperliche Arbeit in ihnen leisteten. Sie zeigen die Veränderungen, die eintreten *können*. Aber daß diese nicht eintreten *müssen*, lassen andere Erfahrungen erkennen.

LOEWY (15) war in der Lage, von 6 Teilnehmern an der DYHRENFURTschen Himalaya-Expedition 10 Harnproben zu untersuchen, die nach anstrengenden Aufstiegen auf Gletschern zwischen 5000 und 7000 m Höhe entleert waren. Auch in diesen wurden neben Gesamtstickstoff bestimmt die prozentischen Mengen an Harnstoff, Ammoniak, präformiertem und gesamtem Kreatinin, weiter noch Harnsäure und Aminosäuren. Trotz der enormen Höhe und der gewiß beträchtlichen Kletteranstrengungen waren in *diesen* Harnen die Abweichungen von der Norm auffallend gering. Der Harnstoffstickstoff lag zwischen 68,5 und 82,1%, der Ammoniakstickstoff zwischen 3,1 und 7,1% des gesamten, die Kreatininwerte waren in den normalen Grenzen, der Harnsäurestickstoff lag bei 2,64% und der unbestimmte Stickstoff betrug im Mittel nur 12,5% (Minimum 4,5%).

Als Erklärung für diese zum großen Teil ganz normalen Werte kann nur dienen, daß die Teilnehmer sich langsam an die Höhe anpaßten. Ihr Höhenaufenthalt über 2700 m betrug bis zu den Aufstiegen 40—80 Tage.

5. Wirkung der verdünnten Luft in der pneumatischen Kammer.

In der pneumatischen Kammer hat SINGER (25) in zweistündigen Versuchen an vier Personen, die einem Unterdruck entsprechend 3500 und 6000 m Höhe ausgesetzt waren, die Ausscheidung von Gesamtstickstoff, Harnstoff und Nichtharnstoffstickstoff, Ammoniak, Harnsäure und Chlor untersucht, im Vergleich mit gleichlangen Vor- und Nachperioden. SINGER kommt zu negativen Ergebnissen, soweit eine Wirkung der Luftverdünnung in Frage steht. Er findet zwar Zunahmen in den ausgeschiedenen Mengen der stickstoffhaltigen Stoffe und des Chlors, bezieht sie aber auf die gesteigerte Diurese und eine durch sie veranlaßte Mehrausschwemmung aus dem Körper. Ebenso verhielt es sich mit dem von ihm bestimmten sog. Vakatsauerstoff. Das ist, nach der von H. MÜLLER eingeführten Bezeichnung diejenige Menge Sauerstoff, die erforderlich ist, um die unvollkommen oxydierten Harnbestandteile vollständig zu oxydieren. Auch diese Menge blieb ungeändert. Die Ammoniakausscheidung war stets vermindert. In seinen Versuchen wäre also eine Bildung saurer Stoffwechselprodukte oder vielmehr eine Ausscheidung solcher durch den Harn nicht zustande gekommen. — Man wäre berechtigt, diese Ergebnisse mit der Kürze der Versuche in Zusammenhang zu bringen, denn z. B. in den Kammerversuchen von COSTANTINI traten Stoffwechseländerungen erst am zweiten oder dritten Tage in Erscheinung. Aber eine Abnahme der Ammoniakausscheidung hatten auch HASSELBALCH und LINDHARD gefunden, in deren Versuchen der Aufenthalt in der Kammer 26 Tage dauerte bei einem Barometerdruck von 455 mm. Dabei traten vorübergehende Krankheitserscheinungen durch die Luftverdünnung ein. (Lit. zu Kap. VI, S. 242.)

Kapitel VII.

Der Mineralstoffwechsel.

A. Mineralstoffbilanzen.

Die Ausscheidung der Mineralstoffe oder doch wenigstens einzelner Mineralbestandteile mit dem Harn ist schon früh, zuerst von JAQUET und STAEHELIN, untersucht worden. Diese bestimmten die Chlor- und Phosphorausscheidung zum Zwecke der Möglichkeit der Erklärung des gefundenen Stickstoffansatzes. Demselben Zwecke, wie auch der allgemeineren Frage der Stoffwechselstörungen im Hochgebirge dienten Feststellungen der Mineralstoffe des Harns durch v. WENDT und durch DURIG und Genossen. Ihre Befunde, die auf Monte Rosahöhe gewonnen wurden, dürfen jedenfalls nicht verallgemeinert werden. Die Ergebnisse werden sich bei weniger Berggewohnten zum mindesten quantitativ anders darstellen.

Bei v. WENDT war, wie schon erwähnt, mit der Stickstoffbilanz auch die des *Schwefels* stets positiv. Dabei war bei ihm die Menge des neutralen Schwefels nicht vermehrt. — Die *Phosphorbilanz* war in 4560 m Höhe positiv, nicht aber in 2900 m, auch wurde in ersterer Höhe mehr Schwefel zurückgehalten als in letzterer. Die *Kalkbilanz* war stets negativ. Das steht im Gegensatz zum Verhalten des Kalkes unter Bestrahlung mit natürlichem und künstlichem Ultraviolett, bei der es zu Kalkansatz kommt. Das hierüber vorliegende Untersuchungsmaterial wird in Kapitel Organe (XIV) und Strahlung (XVI) beigebracht werden. — DURIG und Mitarbeiter haben im wesentlichen die gleichen Ergebnisse gehabt; auch bei ihnen war in Monte Rosahöhe die Kalkbilanz, aber auch die Phosphorbilanz negativ.

Die Schlüsse, die v. WENDT aus dem verschiedenen Verhalten der Phosphor- und Schwefelbilanz in den verschiedenen Höhen gezogen hat in bezug auf die Natur des in beiden Höhen aufgebauten Körpermateriales, wurden schon besprochen.

Begreiflich ist, daß die Phosphorausscheidung nach Märschen vermehrt war; das geschieht ja schon im Tieflande nach sportlichen Hochleistungen.

COSTANTINO (20) hat gesondert die Wirkung der Luftverdünnung auf den Mineralhaushalt an Meerschweinchen untersucht, die 9—10 Stunden täglich bei Luftverdünnungen bis zu 445 mm Hg gehalten wurden.

Harn und Kot wurden für sich untersucht, der Harn auf Kalk, Phosphor, Ammoniak, ferner auch die aktuelle Reaktion bestimmt. In COSTANTINOS Versuchen traten Änderungen des Mineralstoffwechsels erst am 2. oder 3. Tage auf und wurden *nach* der Verdünnung nur langsam rückgängig. Sie bestanden in Abnahme der Phosphorsäureausscheidung, die allmählich wieder zunahm, in Steigerung der Kohlensäure der alkalischen Erden, die gleichfalls allmählich geringer wurde. Die Menge des kohlensauren Kalkes war also gesteigert. Mit der Dauer der Versuche ging auch die ursprünglich beobachtete Zunahme der Hydroxylionenkonzentration zurück, der Harn wurde weniger alkalisch.

Es ist schwer aus den Ergebnissen am Harn, wenn Änderungen gegen die Norm zutage treten, etwas Sicheres über die zu diesen Änderungen führenden Stoffwechselprozesse oder über die chemischen Änderungen, die mit ihnen zusammenhängen, oder über die Organe, an denen sie sich abspielen, auszusagen. Eine bessere Orientierung liefern diejenigen Änderungen, die die Mineralbestandteile im Blut und in den Geweben erfahren. Darüber ist in den Kapiteln Blut und Organe (XIII) das Nötige mitgeteilt.

Nur der *Eisenstoffwechsel unter Luftverdünnung* soll hier noch Erwähnung finden. Schon v. WENDT hatte gefunden, daß bei ihm im Hochgebirge Eisen zurückgehalten wurde, mehr in 2900 m, weniger in 4560 m. Später ist der Eisenstoffwechsel an Ratten und Meerschweinchen, die unter Luftverdünnung gehalten waren, untersucht worden. Zunächst von LINTZEL (21). Er fand an jungen Ratten, die im Laufe von 14 Tagen an Luftverdünnungen von 280 mm Bar. (= 8000 m Höhe) gewöhnt waren, daß sie, wenn eisenarm ernährt, aus ihrem Körpereisen nur wenig zur Hämoglobinbildung verwendeten, wohl aber unter Zugabe von wenig anorganischem Eisen (Ferrosulfat) ihr Hämoglobin verdoppelten, wobei auch ihr Gesamteisengehalt zunahm. Weitere Untersuchungen von LINTZEL und RADEFF (21) sollten die Frage lösen, woher bei *normaler* Ernährung das Eisen stammte, welches zum Aufbau des sich unter Luftverdünnung reichlich neu bildenden Hämoglobins erforderlich ist, und was mit dem im Hämoglobin gebunden gewesenen Eisen geschieht, wenn nach Schluß der Verdünnungsperiode die Hämoglobinmenge wieder abnimmt. Dabei ergab sich in den Rattenversuchen, daß das Hämoglobineisen verschiedenen Quellen entstammen kann. Wird wenig Eisen zugeführt, so liefern Milz und Leber das zur Hämoglobinbildung nötige Eisen, verarmen also selbst an diesem. Bei *alten* Tieren fand ausschließlich diese Verschiebung des Eisens statt, bei jungen kommt dazu noch ein Teil des Nahrungseisens als Hämoglobinquelle. — Nach Schluß der Luftverdünnung reichern sich beide Organe wieder mit Eisen an, die Milz anscheinend mehr als die Leber, so daß erstere eisenreicher als in der Norm wird. So fanden LINTZEL und RADEFF folgende Eisenmengen in Milz und Leber.

Tabelle 51. Mengenverhältnisse von Milz- und Lebereisen.

	Milz-Fe mg pro Körper-kg	Leber-Fe mg pro Körper-kg	$\frac{\text{Milz-Fe}}{\text{Leber-Fe}}$
Normale alte Ratten	2,05	8,60	0,23
Am Schluß der Verdünnung . .	0,49	2,04	0,24
10 Tage nach der Verdünnung .	2,73	4,69	0,58
28 „ „ „ „ .	3,04	6,66	0,46

Mit ihren Ergebnissen wäre zugleich die Bedeutung der Milz für den Hämoglobinabbau erwiesen, entsprechend den Angaben, die ASHER und Mitarbeiter (22) früher gemacht hatten.

Dann haben LOEWY und CRONHEIM (23) an verschiedenen Tierarten (Meerschweinchen, Kaninchen, Ratten, Mäusen) den Eisengehalt von Leber und Milz unter Luftverdünnung untersucht. Wie LINTZEL und RADEFF fanden auch sie eine Abnahme des Milzeisens bei Meerschweinchen und Ratten. Auf diese Versuche wird noch im Kapitel XIII eingegangen werden.

An Meerschweinchen hat endlich KALBERMATTEN (24) den Eisenstoffwechsel bei Unterdruck studiert. Er fand, daß dabei die Eisenausscheidung (im Kote) größer war als normal, und noch größer nach Milzentfernung. Er erklärt dies damit, daß durch die erhöhten Anforderungen der Luftverdünnung an den Organismus die Kompensationen, welche sonst für die den Eisenstoffwechsel regulierende Milzfunktion von seiten anderer Organe eintreten, nun geschwächt sind.

B. Weitere Veränderungen des Harns im Höhenklima und unter Luftverdünnung.

1. Harnmenge.

Von mehreren Seiten ist angegeben worden, daß beim Übergang ins Höhenklima und in den ersten Tagen des Höhenaufenthaltes der Harn in vermehrter Menge ausgeschieden wird. Das berichteten STAEHELIN, JAQUET, STÄUBLI. Damit würde in Übereinstimmung sein, daß auch der Durst nach dem Aufsuchen des Höhenklimas zunächst gesteigert sein kann. Eine zureichende Erklärung ist für diese Diuresesteigerung noch nicht gegeben. Man bringt sie mit Veränderungen der Nierendurchblutung durch die Klimafaktoren in Verbindung.

In der pneumatischen Kammer hat SINGER (25) bei drei unter vier Personen das gleiche gesehen, wenn sie gegen zwei Stunden einer Luftverdünnung entsprechend 3500—6000 m ausgesetzt waren. SINGER erörtert die verschiedenen Möglichkeiten der Steigerung der Harnabsonderung, wobei keine den Harnmengen entsprechende Verminderung des spezifischen Gewichtes beobachtet wurde. Er kommt zu der Anschauung, daß sie auf nervösem Wege zustande komme durch Reizung von im verlängerten Mark gelegenen Zentren, die die Wasserausscheidung durch die Niere beherrschen. Die wirksamen Reize sollen durch den Sauerstoffmangel erzeugt werden.

2. Die Harnreaktion.

Sowohl die potentielle wie die aktuelle Harnreaktion sind wiederholt im Höhenklima selbst wie unter Luftverdünnung in der pneumatischen Kammer bestimmt worden, erstere — die Titrationsacidität — seltener, die aktuelle Reaktion häufiger. Dies wohl deshalb, weil die Titration an sich weniger sichere Werte gibt, und das Verhalten der Gesamtacidität von vielen nicht sicher gleichzuhaltenden Momenten abhängig ist. Will man dabei ganz exakt vorgehen, so muß man noch die ausgeschiedene Ammoniakmenge in Rechnung ziehen. Anders die aktuelle Acidität, die sicher bestimmbar ist, dafür allerdings nur das Säurebasengleichgewicht wiederspiegelt, nichts aber über die Gesamtausscheidung von Säuren und Basen aussagt.

Im Hochgebirge hat eingehend György (26) die *Säureausscheidung* — im wesentlichen handelt es sich um saure Phosphate — titrimetrisch untersucht in Höhen von 1550 und 2450 m, teils bei Körperruhe, teils bei nicht schweren Bergbesteigungen. Bei Körper*ruhe* war in beiden Höhen die Säureausscheidung vermindert; auch leichtere körperliche Arbeit in 2450 m wirkte nicht auf sie steigernd, wohl aber stärkere in 1500 m. Die, abgesehen vom letzten Falle, gefundene Alkalose erklärt sich bei György, der keinerlei Zeichen von Sauerstoffmangel fand, durch die verstärkte Atmung, durch die damit vor sich gehende Kohlensäureabgabe von den Lungen und die dementsprechende Alkaliabgabe durch die Nieren.

Ähnliche Ergebnisse erhielten Davies, Haldane, Kennaway (27) und Viale (28) bei Versuchen in pneumatischen Kammern, nämlich eine Alkalose am Harn, die sie wie vorstehend erklären, und dasselbe neuerdings auch Singer in seinen schon erwähnten Versuchen.

Der Mechanismus dieser Alkalose ist ohne weiteres gegeben bis auf das Anfangsglied, das zur Steigerung der Atmung führt. In Kapitel IV ist ausgeführt worden, daß die Ursache der Atemsteigerung in einem Reiz auf das Atemzentrum gesehen werden muß, das durch Sauerstoffmangel erregt wird, da durch Sauerstoffatmung die Steigerung beseitigt werden kann. Es würde sich also um eine nach Wintersteins Bezeichnung *centrogene Acidose* des Atemzentrums handeln, die bestehen kann, ohne daß bereits irgendwelche Zeichen von Acidose am Blute nachzuweisen sind, da bei der schon besprochenen besonderen Empfindlichkeit der nervösen Zentren sonstiger Sauerstoffmangel mit seinen Folgen gar nicht zu bestehen braucht.

GYÖRGY hat bei seinen Untersuchungen auch die *aktuelle* Reaktion des Harnes bestimmt. Diese fand er an seinen Marschtagen sowohl in 1550 wie in 2450 m Höhe nach der sauren Seite hin verändert.

Im Hochgebirge haben weiter LOEWY und Mitarbeiter (3) an vier Personen die Wasserstoffionenkonzentration und den Ammoniakgehalt des Harns bei Körperruhe und Körperarbeit untersucht. Letztere bestand zum Teil in Bergmärschen, zum Teil in Dreharbeit. Nicht *alle* Untersuchten verhielten sich gleich. Bei zweien war schon bei Körperruhe eine Steigerung von C_H beim Übergang von 1500 auf 2450 m Höhe zu erkennen, die in 3450 m Höhe noch ausgeprägter war. — Nach *Bergtouren* war eine Steigerung der C_H noch im Frühharn des nächsten Tages nachzuweisen, so daß die p_H-Werte z. B. in 2450 m Höhe von 5,5 auf 5,2—5,0 hinabgingen.

Nach der *Dreharbeit* wurde der Harn für mehrere Stunden in mehreren Anteilen untersucht. Bei *allen* war die C_H schon in 1550 m gesteigert, entweder in dem unmittelbar nach der Arbeit oder in dem in den nächsten Stunden entleerten Harne, meist unter gleichzeitiger Zunahme der Ammoniakwerte.

Überblickt man die mitgeteilten Ergebnisse, so zeigt sich keine Einheitlichkeit. In den Kammerversuchen stets eine Änderung der Harnreaktion im alkalischen Sinne, im Hochgebirge entweder dasselbe, oder umgekehrt eine in acidotischer Richtung. Das Entstehen *ersterer* ist oben versucht worden zu erklären. Man kann annehmen, daß sie überall da zustande kommt, wo es erst zu *lokaler* Säurebildung in den nervösen Zentren, speziell im Atemzentrum gekommen ist, die zur Steigerung der Atmung mit ihren Folgen führt. Stärkere *Säuerung* des Harns würde einen höheren Grad des in den *höheren* Gebirgslagen oder in mittleren bei Körperarbeit sich ausbildenden Sauerstoffmangels bedeuten. Eigentümlich ist allerdings eines, nämlich daß die Alkalose des Harns, die verminderte Ammoniakausscheidung, beim Aufenthalt in der pneumatischen Kammer auch in lang dauernden Versuchen gefunden wurde, selbst wo schon kein ganz normales Allgemeinbefinden mehr bestand. Hier besteht noch eine Unklarheit, ein, vielleicht nur scheinbarer Widerspruch zu vorstehender Erklärung, die weiterer Bearbeitung bedürfen. Zu vergessen ist dabei nicht, daß die Beschaffenheit des Harns uns wohl das Endergebnis des Stoffwechselablaufes anzeigen kann, aber über dessen Phasen und Einzelheiten nichts auszusagen vermag, und daß wir über *diese* unter einzelnen Bedingungen doch nur unvollkommen unterrichtet sind. So besteht die paradoxe Tatsache, daß Atmung und Blut auf eine Säuerung hinweisen, der Harn aber alkalischer geworden ist. Einen besseren, weil einen direkteren Einblick in den Säurebasenhaushalt des Körpers geben jedenfalls die am Blute erhobenen Tatsachen (Kap. I, S. 122f.). In dem Kapitel: Säurebasengleichgewicht wird hierauf näher zurückzukommen sein.

3. Chemisches Verhalten des Harns.

Über die, sei es der Menge, sei es der Art nach pathologischen Harnbestandteile, die vom Eiweißzerfall herrühren, ist bereits bei dessen Besprechung das Nötige gesagt worden. Hier sei hinzugefügt, daß, besonders bei Körperarbeit, im Hochgebirge *Milchsäure* in mehr oder weniger großen Mengen über die normale Ausscheidung von etwa 0,15—0,35 g hinaus pro die nachgewiesen werden konnte. Das würde einen *unvollkommenen Zerfall der Kohlenhydrate* anzeigen.

Die folgende, dem Barcroftschen Buch entnommene Tabelle zeigt, daß selbst bis zu Höhen von 4550 m und mäßiger Muskelarbeit die Zunahme nicht erheblich zu sein braucht.

Tabelle 52. Milchsäureausscheidung im Höhenklima.
Der Normalwert im Tiefland bei Schlaf = 1 gesetzt.

Person	Zustand	Normal	Col d'Olen
R.	Schlaf	1	1,2
R.	Gewöhnliche Beschäftigung	2	—
R.	Zeitraum von 4 Stunden, der einen 3stündigen Anstieg von 2100 auf 3000 m mit einschließt	—	3
R.	6 Stunden, ein 4stündiger Anstieg von 4100 auf 4550 m ist mit einbegriffen	—	2,2
M.	4 Stunden, ein Anstieg von 2700 auf 3000 m in 19 Minuten mit einbegriffen	—	2,7

So wie der Milchsäurespiegel im Blute mit Sauerstoffmangel in Beziehung steht (Kap. I), so auch die Milchsäureausscheidung. Das ergibt sich daraus, daß ihre Menge zurückgeht bei Sauerstoffatmung, daß sie bei Sauerstoffentziehung durch Atmung sauerstoffarmer oder kohlenoxydhaltiger Luft zunimmt, wie

ARAKI (29) und v. TERRAY (30) in Tierversuchen gefunden haben. Bei intensiver Muskelarbeit führt der Sauerstoffmangel in den Muskeln dazu, daß sie nicht normal verwertet, vielmehr ausgeschieden wird. Ihre gesteigerte Ausscheidung unter Sauerstoffmangel bei Körper*ruhe* hängt vielleicht mit Störungen der Leberfunktion zusammen. Einerseits treten letztere bei Sauerstoffmangel auf, andererseits findet man bei manchen Lebererkrankungen gleichfalls eine gesteigerte Milchsäureausscheidung[1].

Bei den im Hochgebirge ausgeführten Milchsäurebestimmungen an Skiläufern waren übrigens die gefundenen Mengen meist geringer als man nach Höchstleistungen im Tieflande gefunden hat. In letzterem konnten FLÖSSNER und KUTSCHER (15) bis zu 1,5 g Zinklactat pro Liter Harn feststellen. Unter 62 *Hochgebirgs*skiläufern (in St. Moritz) fand NUSSBERGER (31) nur bei 12 die höchsten von ihm ermittelten Werte mit über 200 mg pro Liter. Nur in *einem* Falle fanden sich 1,2 g. Wahrscheinlich spielt hier die Art der Muskelarbeit (Dauerleistung gegenüber Sprinterleistung) eine Rolle.

Der Harn zeigt uns aber noch nicht die gesamte Milchsäureausscheidung an, denn wie SNAPPER und GRÜNBAUM (32) fanden, wird Milchsäure auch mit dem bei Muskelarbeit abgegebenen Schweiß ausgeschieden. Bei langdauernden sportlichen Leistungen war im Schweiß mehr Milchsäure enthalten als im Harn.

Andere organische Säuren spielen gegenüber der Milchsäure keine Rolle. Erwähnenswert ist aber, daß VIALE (28) angibt, *Acetonkörper* gefunden zu haben bei Personen, die etwa eine Stunde unter einem Barometerdruck von 350—400 mm in der pneumatischen Kammer zugebracht hatten. Das kann ein weiteres Zeichen des gestörten Eiweißabbaues sein, kann aber auch von einer Störung der Fettzersetzung herrühren. (Lit. S. 242.)

Kapitel VIII.

Der Kohlenhydrat- und Fettstoffwechsel.

Wie WARBURG feststellte, nimmt bei Geweben, die extra corpus in einer sauerstoffarmen Atmosphäre gehalten werden, die Milchsäurebildung zu, es kommt also zu einer Störung des Kohlenhydratabbaues. Danach müßte auch im Höhenklima, von einer bestimmten, individuell jedenfalls verschiedenen Grenze an, der Kohlenhydratstoffwechsel gestört sein.

---

[1] Daß COHNHEIM und Mitarbeiter die von ihnen in 4560 m Höhe gefundene Zunahme von Permanganat reduzierenden Stoffen auf Milchsäure beziehen, ist bereits S. 229 erwähnt worden.

Daß dies der Fall ist, geht aus dem im vorhergehenden Abschnitt erwähnten Ansteigen der Milchsäureausscheidung im Harn hervor, sowie aus den früheren Angaben über die Blutmilchsäure (S. 109). Dazu sind aber schon erhebliche Luftverdünnungen oder Muskelarbeit im Hochgebirge erforderlich.

Man nimmt klinisch meist das *Verhalten des Blutzuckers* als Indicator für das Verhalten des Kohlenhydratstoffwechsels. Die Befunde im Höhenklima und unter künstlicher Luftverdünnung sind, wie im Kapitel I gezeigt worden ist, so schwankend, daß sie in bezug auf den Umsatz der Kohlenhydrate bei vermindertem Luftdruck nichts Bestimmtes aussagen können, ganz abgesehen davon, daß Änderungen des Blutzuckerspiegels wohl etwas über eine vorliegende Änderung des Zuckerhaushaltes, aber nichts Sicheres über deren Art und Entstehen zeigen. *Zuckerbelastungsversuche* können einen besseren Einblick gewähren. Auch hier finden sich Gegensätze, die vielleicht auf die verschiedenen Grade der Luftverdünnung und verschiedene Einstellung des vegetativen Systems zurückzuführen sind. So bestimmte MESSERLE (33) den Ablauf der Blutzuckerkurve bei 15 Personen vergleichend im Tiefland und in 1300 m Höhe. Während der Akklimatisationszeit von 10—14 Tagen waren die Veränderungen der Blutzuckerkurve nach Zuckerbelastung dem Sinne nach gleich, aber quantitativ verschieden. Dann trat eine Konstanz des Verlaufes ein. Er war gegenüber dem Tieflande darin verändert, daß die Blutzuckersteigerung nach Zuckerzufuhr schneller vor sich ging und von kürzerer Dauer war als in der Tiefe. Der normale Blutzuckerwert wurde oben in 60—90 Minuten gegen 90—120 Minuten im Tieflande wieder erreicht. MESSERLE faßt diese Wirkung als Erhöhung der Ansprechbarkeit des Sympathicus auf. — Dann hat ALTMANN an Kaninchen, die einem Barometerdruck gleich 5000—8000 m Höhe für einen bis zwei Tage ausgesetzt waren, die Blutzuckerkurve verfolgt unter Zuführung von Traubenzucker per os oder intravenös. Im Gegensatz zu MESSERLE fand er hierbei eine Erniedrigung des maximalen Blutzuckergehaltes gegenüber dem Aufenthalt unter normalem Luftdruck, unter dem die Tiere sich in Davos befanden. Bei peroraler Darreichung war zugleich eine Verlangsamung des Blutzuckeranstieges festzustellen. Auch ALTMANN sieht diesen Effekt in einer Wirkung auf das vegetative System im Sinne einer Sympathicushypotonie infolge Acidose.

Auch in anderer Weise hat man versucht, schon in nicht übermäßigen Höhen Abweichungen vom normalen Kohlenhydratumsatz festzustellen. So hat AGGAZZOTTI (34) die *Toleranz gegen Kohlenhydrate* vergleichend in Turin und in 2900 m Höhe untersucht. Er fand, daß die gleiche Zuckerzufuhr im Tieflande, aber nicht in der Höhe, zu Zuckerausscheidung führte. MORPURGO (35) stellte an sich fest, daß er nach 150 g Zucker in Turin Zucker ausschied, nicht aber nach 200 g Zucker in 2900 m Höhe. Ebenso hatten DURIG und Genossen nach 120 g Traubenzucker auf dem Monte Rosa weder Zucker- noch Glykuronsäureausscheidung nachweisen können, während es in Wien zu Glykosurie kam, und GIGON (36) fand bei einer Diabetischen im Tieflande eine Zuckertoleranz von 120, in 1800 m Höhe von 200 g Kohlenhydraten. — Bei GILLERT (38) verursachten 200 g Zucker bei einer Luftverdünnung entsprechend 1000 m Höhe keine Glykosurie.

Es ist fraglich, ob man aus diesen Befunden auf eine Steigerung der Zuckertoleranz im gewöhnlichen Sinne schließen darf. AGGAZZOTTI möchte annehmen, daß die in der Höhe verminderte Zuckerausscheidung dadurch zustande kommt, daß Zucker in den an Glykogen verarmten Depots zurückgehalten wird[1].

Daß eine *Glykogenverarmung* unter Luftverdünnung eintritt, ist auf verschiedene Weise nachgewiesen worden, *histologisch* durch ROSIN (37). Sie fand, daß in den Lebern von Meerschweinchen, die 40 Std. bei einem Barometerdruck von 230 mm Hg gehalten waren, das Leberglykogen nur noch in Spuren darstellbar war. *Chemisch* wurde die Glykogenmenge in der Leber durch AGGAZZOTTI (36) bestimmt. Bei Kaninchen und Meerschweinchen, die er 3 Stunden lang einer Luftverdünnung gleich 7000 m Höhe ausgesetzt hatte, nahm nach seinen Bestimmungen der Glykogengehalt um 50% ab. Dann hat WERTHEIMER (39) das Leber- und Muskelglykogen an Meerschweinchen ermittelt, die bis zu 11 Tagen bei 340 mm Bar. gewesen waren. Nach mehr als 4tägigem Aufenthalt war es in Muskeln und Leber mehr oder weniger stark herabgesetzt; bei *kürzerer* Luftverdünnung fand sich zwar in den *Muskeln* eine Verarmung, nicht deutlich aber in den Lebern. Ebenso ging bei Mäusen das Muskelglykogen bei längerem Aufenthalt unter Verdünnung bis auf Spuren hinab, während das Leberglykogen nur bei einem Teil der Tiere vermindert war.

[1] Vergleiche dazu die Auffassung von FERRALORO S. 102.

Demgegenüber gibt Heiss eine stärkere Abnahme des Glykogens in der Leber als in den Muskeln an.

Der stärkere Glykogenschwund in den Muskeln würde seine Erklärung finden können in einer mangelhaften Resynthese der gebildeten Milchsäure zu Glykogen in den Muskeln. Dann aber sollte der Milchsäurespiegel im Blute gesteigert sein, was nicht der Fall war.

Erwähnenswert ist, daß weder durch Zuckerinjektionen, noch durch Insulin der Glykogenschwund in den Muskeln der Mäuse aufzuhalten war. — Monasterio (40) hat dann den Einfluß zweier mit dem Zuckerhaushalt in Beziehung stehender Inkrete, des Insulins und des Adrenalins auf das Verhalten des Blutzuckers vergleichend bei vollem und bei herabgesetztem Atmosphärendruck untersucht. Er beobachtete beim Insulin einen Wirkungsunterschied, den er selbst allerdings für kaum nennenswert hielt. Aber in 4 unter seinen 6 Versuchen war doch die Insulinwirkung bei den unter Luftverdünnung gehaltenen Tieren *deutlich schwächer*, es trat eine wesentlich *geringere* Hypoglykämie auf.

Umgekehrt beim *Adrenalin*. Dies wirkte in bezug auf die Blutzuckersteigerung *ganz erheblich stärker* bei den unter starkem Unterdruck gehaltenen Tieren als bei den Kontrollen.

An sich selbst haben Brehme und György (41) dasselbe gefunden: die maximale Steigerung des Blutzuckers auf subcutane Adrenalininjektionen war bei György schon in 2450 m erhöht (um ca. 23%), in 3450 m um 36%. Bei Brehme war in letzterer Höhe eine um 80% gesteigerte Wirkung des Adrenalins festzustellen.

Die Verfasser fassen diese Wirkungssteigerung des Adrenalins in der Höhe als durch Acidose bewirkt auf. Experimentell konnten Fröhlich und Pollak bei Acidose die Steigerung der Adrenalinwirkung direkt nachweisen.

Eindeutiger als die vorstehend mitgeteilten Versuche sind solche, die die *Zuckerverbrennung*, wie diese aus Gaswechselversuchen erschlossen werden kann, betreffen. Sie scheint im Höhenklima verändert zu sein. Durig und Mitarbeiter fanden, daß der respiratorische Quotient nach Zuckeraufnahme auf dem Monte Rosa schneller anstieg als im Tieflande; die Zuckerverbrennung begann früher und war früher beendet, auch führte sie im Hochgebirge zu geringerer Umsatzsteigerung als in der Tiefe.

Die bisher gesammelten Beobachtungen geben zum Teil sich widersprechende Einzeltatsachen und kein Bild vom Ablauf des Kohlenhydratumsatzes im Höhenklima. Das kann nicht wundernehmen, wenn man bedenkt, welche Summe von Arbeit aufgewendet worden ist und noch aufgewendet wird, um Ablauf und Natur des in Krankheiten veränderten Kohlenhydrathaushaltes klarzulegen. Man ist hier wohl verhältnismäßig viel tiefer eingedrungen, aber trotzdem bestehen noch wesentliche Zweifel, wie die mangelnde Übereinstimmung der Meinungen zeigt.

Über Veränderungen des *Fettstoffwechsels* läßt sich Sicheres nicht sagen. Allein die Ausscheidung von Ketonkörpern im Höhenklima würde auf solche hindeuten. Aber auch die Eiweißspaltprodukte Leucin, Tyrosin, Phenylalanin können zu ihrem Entstehen Anlaß geben.

Literatur.

1. Die hier fehlenden Hinweise finden sich unter Kapitel V.
2. Wendt, v.: Skand. Arch. Physiol. (Berl. u. Lpz.) **24** (1911).
2a. Mark: Arch. f. exper. Path. **139** (1929).
2b. David, Bache, Auel: Münch. med. Wschr. **1914.**
2c. Laubender: Biochem. Z. **162** (1925).
3. Loewy u. Mitarbeiter: Pflügers Arch. **207** (1925).
4. Kestner mit Dannmeyer, Peemöller, Liebeschütz-Plaut: Klin. Wschr. **1925.**
5. Flickiger: Dtsch. med. Wschr. **1926.**
6. Viale: Arch. di Fisiol. **21** (1923).
7. Loewy: Dtsch. med. Wschr. **1905.**
8. Azzi: Arch. di Sci. biol. **4** (1923).
9. Signorelli: Biochem. Z. **39** (1912).
10. Guillemard u. Moog: C. r. Acad. Paris **141** (1905).
11. Hopf: Arb.physiol. **1** (1929).
12. Loewy: Arb.physiol. **3**, 276 (1930).
13. Loewy, Vogel Eysern, Oprisescu: Arb.physiol. **4** (1931).
14. Loewy: Arb.physiol. **3**, 596 (1930).
15. Flössner u. Kutscher: Z. Biol. **88** (1929).
16. Schenk u. Stähler: Z. exper. Med. **67** (1929).
17. Cohnheim, Kreglinger, Tobler, Weber: Z. physiol. Chem. **78** (1912).
18. Riesser u. Brentano: Arch. f. exper. Path. **155** (1930).
19. Eimer: Verh. dtsch. Ges. inn. Med. **1930.**
20. Costantino: Arch. di Sci. biol. **2** (1921).
21. Lintzel: Z. Biol. **87** (1928); Lintzel u. Radeff: Pflügers Arch. **224** (1930).
22. Asher (mit Grossenbacher, Zimmermann, Neuenschwander): Biochem. Z. **17** (1909); **190** (1927).
23. Loewy u. Cronheim: Biochem. Z. **234** (1931).

24. KALBERMATTEN: Biochem. Z. **226** (1930).
25. SINGER: Z. exper. Med. **66** (1929).
26. GYÖRGY: Schweiz. med. Wschr. **1924**.
27. DAVIES, HALDANE, KENNAWAY: J. of Physiol. **54** (1920).
28. VIALE: Arch. di Fisiol. **21** (1923).
29. ARAKI: Z. physiol. Chem. **15/16** (1891/92).
30. TERRAY, v.: Pflügers Arch. **65** (1896).
31. NUSSBERGER: Bei KNOLL: Die sportärztlichen Ergebnisse der II. olympischen Winterspiele in St. Moritz 1928. Bern 1928.
32. SNAPPER u. GRÜNBAUM: Dtsch. med. Wschr. **1929 I**.
33. MESSERLE: Schweiz. med. Wschr. **1927/28**.
34. AGGAZZOTTI: Giorn. Biol. e Med. sper. **1**, H. 16 (1924).
35. MORPURGO: Verh. Klimat. Tagg Davos **1925**. Basel 1925.
36. GIGON: Verh. Klimat. Tagg Davos **1925**. Basel 1925.
37. ROSIN: Beitr. path. Anat. **76** (1926).
38. GILLERT: Dtsch. med. Wschr. **1931**.
39. WERTHEIMER: Z. exper. Med. **70** (1930).
40. MONASTERIO: Z. exper. Med. **70** (1930).
41. BREHME u. GYÖRGY: Biochem. Z. **186** (1927).

Kapitel IX.

Der Wasserwechsel im Höhenklima.

In Teil II ist unter Nr. 7 die Trockenheit des Höhenklimas als eines seiner charakteristischen Elemente behandelt worden unter Angabe aller näheren Einzelheiten. Trockenheit der Luft führt zu gesteigerter Verdunstung, und wenn diese Trockenheit sich unter einem verminderten Luftdruck findet, muß die Verdunstung noch mehr befördert werden. Das trifft für *leblose* Gegenstände, für verdunstungsfähige Flüssigkeiten oder für wasserhaltige feste Objekte zu und an diesen äußert sich die Trockenheit des Höhenklimas in mannigfacher Weise. Sie macht sich am auffälligsten bemerkbar an manchen Vorgängen des täglichen Lebens, so an dem schnellen Trocknen feuchter Wäsche, so daß Trockenböden nicht vonnöten sind, an dem Mangel von Schimmelbildung auf feuchten Oberflächen, da diese eben schnell die zur Schimmelbildung notwendige Feuchtigkeit verlieren, an der Möglichkeit der Herstellung von Trockenfleisch durch einfaches Aushängen frischen Fleisches ins Freie, ohne daß Fäulniserscheinungen an diesem auftreten. In weniger angenehmer Weise an dem intensiven Austrocknen von Holzgegenständen, wie Möbelstücken, hölzernen Wandtäfelungen, die dadurch Risse und Sprünge erhalten.

Aber die gesteigerte Verdunstung im trockenen Klima trifft doch nicht so ausnahmslos zu, wie es im allgemeinen dargestellt wird. Gewöhnlich wird keine Rücksicht genommen auf ein für die Verdunstungsgröße sehr wichtiges Moment, nämlich auf die *Temperatur* der verdunstenden Oberfläche. Liegt sie niedrig, so wird dadurch die Verdunstung eingeschränkt, und an Hochgebirgsseen ist festgestellt worden, daß infolge der niedrigen Temperatur der Wasseroberfläche weniger Wasser von ihnen verdunstet als von wärmeren Tieflandseen. Die Wirkung von Trockenheit und niedrigem Barometerdruck wird also durch niedrige Temperatur überkompensiert. — Die Verdunstung im Höhenklima ist auch ihrem *Umfange* nach berechnet worden. In 2000 m Höhe soll sie (ceteris paribus) um 52% gesteigert sein (DORNO).

Von physikalischer Seite sind nun diese Verhältnisse auf den menschlichen Organismus übertragen worden und es wurde angenommen, daß auch er im Höhenklima entsprechend dessen Trockenheit und der herrschenden Luftverdünnung mehr Wasser als im Tieflande abgeben müsse (1). Danach müßte also schon in 2000 m Höhe seine Wasserabgabe gewaltig gesteigert sein. Daß das aber nicht der Fall ist, ergibt schon die Selbstbeobachtung, mit der die Ergebnisse direkter Versuche übereinstimmen. Wäre nämlich die Wasserabgabe merklich gesteigert, so müßte das mehr abgegebene Wasser durch Mehrzufuhr ersetzt werden, um Blut und Gewebe auf ihrem normalen Wasserbestand zu erhalten. Dieser ist, wie in Teil III, Kapitel I gezeigt wurde, im Höhenklima nicht deutlich geändert, wie er denn auch unter ungünstigen Umständen durch mannigfache Regulationen möglichst konstant gehalten wird. Als Mahner in dieser Beziehung wirkt das Durstgefühl, das gemäß der Wassermehrabgabe sich in vermehrtem Maße geltend machen müßte. Nicht selten ist während der ersten Tage nach dem Übergang ins Höhenklima das Durstgefühl vermehrt, aber dann läßt es nach und stellt sich unter den gewöhnlichen Lebensbedingungen nicht anders als im Tieflande.

Will man der Frage der Wasserabgabe im Hochgebirge experimentell nachgehen, so muß man gesondert die drei Wege, auf denen Wasser den Körper verläßt, der Untersuchung unterziehen: Die Abgabe durch den Harn, die durch die Haut und die durch die Lungen. Die beiden letzten Anteile verlassen als Wasser*dampf* den Körper, sie geben also das Maß für die Wasserverdunstung.

1. Wasserabgabe durch den Harn.

Was zunächst die *Wasserabgabe durch den Harn* anlangt, so soll sie nach Stäubli, Jaquet und Staehelin im mittleren Hochgebirge (1600—1800 m) etwas gesteigert sein. Vergleichende Untersuchungen über ihr Verhalten beim Übergang ins Höhenklima an einem größeren Material liegen nicht vor. Vielleicht ist der gesteigerte Durst in den ersten Höhenaufenthaltstagen mit einer gesteigerten Diurese in Verbindung zu bringen. Dagegen hat Singer (2) im pneumatischen Kabinett, allerdings bei Luftverdünnungen, die einmal 3500 m, sonst 6000 m entsprachen, sehr erhebliche — bis zum Vielfachen gehende — Steigerungen der Harnmenge gefunden. Mit einem Aufenthalt im mittleren Hochgebirge lassen sich diese Versuche zufolge ihrer sehr starken Luftverdünnungen nicht vergleichen. Singer bezieht die Diureseanregung auf „Höhenanoxyhämie" und möchte sie auf eine durch diese veranlaßte Erregung der nervösen Zentren für den Wasserwechsel zurückführen.

Die geringfügigen Änderungen der Harnabscheidung, die bisher vereinzelt angegeben worden sind, können *keine* Rolle für den Gesamtwasserwechsel im Höhenklima spielen, oder eine Rolle in *der* Richtung, die Menge des dampfförmig abgegebenen Wassers zu vermindern.

2. Wasserdampfabgabe.

Was die *Wasserdampfabgabe* betrifft, so muß sie zunächst als Ganzes betrachtet werden, dann die Verteilung des abgegebenen Wassers auf Lungen und Haut. — Wie schon erwähnt, ist behauptet worden, daß sie entsprechend der Trockenheit und Luftdünne der Atmosphäre zunehme, entsprechend also den physikalischen Bedingungen. Meist hat sich aber das Gegenteil ergeben.

Man kann die Wasserabgabe sowohl *an begrenzten Hautstellen*, wie für den ganzen Körper messen. Zu ersterem Zwecke benutzt man kleine oder größere kastenartige Apparate, die auf die Haut aufgesetzt werden und entweder in sich ein wasserabsorbierendes Material enthalten, dessen Gewichtsvermehrung die abgegebene Wassermenge ergibt, oder durch welche Luft hindurchgesaugt wird, deren Wassergehalt vor ihrem Eintritt und nach ihrem Austritt bestimmt wird. Man hat nur darauf zu achten, daß man bei vergleichenden Bestimmungen die gleichen Hautstellen benutzt, da die Wasserabgabe an verschiedenen Körperstellen auch unter gleichen äußeren Bedingungen verschieden ist.

Bei der Messung der Wasserabgabe vom *Gesamtkörper* kann man direkt vorgehen oder indirekt. Entweder man bestimmt den Gewichtsverlust, den der Körper in bestimmter Zeit erleidet, den insensiblen Gewichtsverlust, der ja auf der dampfförmigen Wasserabgabe beruht. So ging schon der Schöpfer der Lehre von der insensiblen Perspiration, SANCTORIUS aus Padua, im 17. Jahrhundert vor. Dieses Verfahren ist in den letzten Jahren wieder aufgenommen worden von BENEDICT (3), der eine große, bis auf $^1/_{10}$ g genau wägende doppelschalige Menschenwaage benutzte (4). Die Benutzung dieser Waage hat gewisse Schwierigkeiten. Eine sehr eingehende Kritik über sie und ihre Verwendung hat HELLER (5) geliefert. — Die von BENEDICT benutzte Waage ist bis jetzt wenig verbreitet, meist bedient man sich des *indirekten* Vorgehens, das bekanntlich darauf beruht, die festen und flüssigen Einnahmen und ebenso die festen und flüssigen Ausgaben in 24stündigen Perioden zu wägen, zugleich das Körpergewicht am Beginn und am Schluß zu bestimmen. Der zwischen Einnahmen und Ausgaben bestehende Gewichtsunterschied stellt, unter Berücksichtigung etwaiger Änderungen des Körpergewichtes, den Umfang des insensibel abgegebenen Wassers dar; praktisch wenigstens, denn theoretisch müßte noch der Gewichtsunterschied zwischen dem eingeatmeten Sauerstoff und der ausgeatmeten Kohlensäure, der aus dem respiratorischen Quotienten zu berechnen ist, mit herangezogen werden. Er stellt aber eine in praxi zu vernachlässigende Größe dar.

a) Gesamtwasserabgabe; b) Hautwasserabgabe.

Beide Methoden, sowohl die der Messung der Wasserabgabe von begrenzten Hautstellen, wie die der Gesamtwasserabgabe sind im Höhenklima vielfach verwendet worden. Was die Ergebnisse *letzterer* betrifft, so fand sich keine Zunahme mit der Höhe. Das wurde in älteren Versuchen von GUILLEMARD, MOOG und REGNIER (6) im Vallot-Observatorium am Montblanc (4350 m) bei sich selbst gefunden, dann von LOEWY (7) an 4 Personen in 2450 m Höhe. Von einer seiner Versuchspersonen liegen zugleich Werte aus 1550 m und aus dem Tieflande vor. — Seine Mittelwerte waren folgende. Es wurden abgegeben in Berlin als Durchschnittswert von 7 Bestimmungen an 5 Personen pro 24 Stunden 1308 g. — In 1550 m Höhe von einer dieser Personen, deren Mittel im Tiefland 1460 g war, 1046 g, in 2450 m Höhe von der gleichen Person 1230 g. In der gleichen Höhe wurden abgegeben als Maximum bei 4 Personen 1523 g, als Minimum 1230 g; im Mittel 1360 g. — Erwähnt sei, daß diese Versuche eine Abhängigkeit der Hautwasserabgabe vom physiologischen Sättigungsdefizit (vgl. Teil II, S. 40) nicht erkennen lassen.

Weiterhin hat EIMER in 4 verschiedenen Höhen an sich zunächst die *Gesamt*wasserabgabe nach der indirekten Methode bestimmt. Seine Ergebnisse zeigt Tabelle 53 A.

Tabelle 53.

A.

Gesamtwasserabgabe.

Ort	Insensible Ausgaben	Von den insensiblen Ausgaben kommen				Stündliche Hautwasserabgabe
		auf die Lungen		auf die Haut		
	g	g	%	g	%	g
Marburg . . .	1249	292	23,5	958	76,5	40
Davos	1311	352	27	960	73	40
Muottas Muraigl	1142	430	38	713	62	30
Gornergrat . .	1216	555	46	661	54	27,5

B.

Hautwasserabgabe (Hohlhand).

	Marburg	Davos	Muottas Muraigl	Gornergrat
Menge des in $^1/_2$ Stunde abgegebenen Hautwassers	0,83 mg	0,56 mg	0,27 mg	0,13 mg
Mittlere Hauttemperatur	30,7°	30,5°	27°	22,1°

Auch hier findet sich, abgesehen von der geringen Steigerung in Davos, eine Abnahme der Gesamtwasserabgabe mit der Höhe. Da, wie später besprochen werden wird, die Lungenwasserabgabe mit der Höhe zunimmt, muß die *Abgabe von der Haut* um soviel mehr sinken.

Berechnet man die *Haut*wasserabgabe auf einstündige Werte, so ergeben sich für sie aus den LOEWYschen Versuchen die auf Tabelle 54 verzeichneten Werte.

Tabelle 54.

Höhenlage	Personen	Stündliche Hautwasserabgabe in g
Tiefland	Mittel aus 7 Bestimmungen an 5 Personen	44,7
1550 m	L.[1]	25,0
2450 m	L.	30,5
2450 m	Fr. Dr. M.	39,4
2450 m	Dr. LI.	30,0
2450 m	Dr. TH.	30,6

Tieflandwerte dieser Person 46,1 g.

Die Tabelle zeigt das Sinken der Hautwasserabgabe in der Höhe. Das gleiche zeigt für die Versuche von EIMER die letzte Spalte der Tabelle 53 unter A.

Eine Ausnahme bilden nur die mit der BENEDICTschen Waage gewonnenen Ergebnisse kurzfristiger Versuche von STRAUSS und MÜLLER (9), die eine *Zu*nahme der insensiblen Wasserabgabe in 1550 m Höhe um 50% gegenüber dem Tieflande fanden. Bei einem weiteren Aufenthalt in 2450 m trat *keine* weitere Steigerung ein. Zu diesen Versuchen sei bemerkt, daß sie im warmen Zimmer ausgeführt wurden, an den gut bekleideten Personen, deren Hauttemperatur möglichst gleich gehalten wurde dadurch, daß sie bei dem Gefühl von Kühle noch mit einer Decke bedeckt wurden. Auf diese Weise wurden wirksame Höhenklimafaktoren für die Wasserabgabe von der Haut — den vorwiegenden Faktor bei der Gesamtwasserabgabe — ausgeschaltet, wie niedrige Temperatur und Luftbewegungen, und es blieb eigentlich nur der verminderte Luftdruck als Höhenklimafaktor. Es lagen also keine natürlichen Verhältnisse vor, mit denen sonst der Aufenthalt im Höhenklima verbunden ist. Denn unter diesen bleibt die Hauttemperatur wohl nicht stets gleich, wozu wesentlich die Luftbewegungen beitragen dürften. Hierüber müßten allerdings neue Untersuchungen im Höhenklima ausgeführt werden, die den Wechsel der Hauttemperatur bekleideter Körperstellen bei verschiedener Witterung betreffen.

Daß die Hauttemperatur auch der *bekleideten* Körperteile — unter extremen Bedingungen jedenfalls — nicht unverändert bleibt, daß das Wasserabgabevermögen der Haut sinkt, dafür sprechen Beobachtungen von ZUNTZ und Mitarbeitern, welche die 24stündige Wasserabgabe vom Körper betreffen. Auf dem Monte Rosa wurden mehrfach an Z. insensible Wasserabgaben gefunden, die allein durch die *Lungen*wasserabgabe gedeckt wurden, ja schon auf dem Brienzer Rothorn (2300 m) konnte die Hautwasserabgabe erheblich sinken, in einem Falle bis an die Fehlergrenze der Bestimmung.

Sicher ist jedenfalls, daß die *Wasserabgabe von der Haut* wesentlich von ihrer Temperatur abhängig ist. Das ist schon früher festgestellt worden (10), geht aber besonders aus den Versuchen EIMERs hervor, der neben der *Gesamt*wasserabgabe auch die an seiner Hohlhand feststellte unter gleichzeitiger Messung der Hauttemperatur. Er fand dabei die auf Tabelle 53 unter B. verzeichneten Werte. —

Das gleiche, d. h. die *Abnahme der Hautwasserabgabe in der Höhe* ist von vielen anderen Untersuchern gleichfalls festgestellt worden, ohne daß dabei die Hauttemperaturen berücksichtigt wurden. So schon von KALMANN (11), der in Gastein (1045 m) gegenüber Graz eine Abnahme um 20% fand bei Untersuchung eines Unterschenkels und Fußes. Ferner von GUILLEMARD und MOOG (12), die in Paris, Chamonix (1050 m), auf den Grands Mulets (3050 m) und auf der Montblancspitze (4810 m) die Wasserabgabe von ihren Handflächen bestimmten und dabei Abnahmen bis auf 75% fanden. Dieselben fanden auch an *Meerschweinchen,* die bei einem Unterdruck von 370—390 mm Bar., gleich 5800 m, gehalten wurden, geringere insensible Wasserabgaben als bei vollem Atmosphärendruck (13).

Zusammengefaßt läßt sich sagen, daß bisher im Höhenklima stets die *Gesamt*wasserabgabe nicht erhöht, die *Haut*wasserabgabe stets vermindert gefunden wurde, wo die untersuchten Personen allen Faktoren des Höhenklimas ausgesetzt waren. Daran ist ein Sinken der Hauttemperatur beteiligt; ob dieses allein oder in welchem Umfange neben anderen noch unbekannten Vorgängen als die Ursache für die verminderte Wasserabgabe zu betrachten ist, muß durch weitere Untersuchungen geklärt werden.

Über eine eigentümliche Beziehung des Wasserstoffwechsels — berechnet aus dem Gewichtsverlust von Meerschweinchen, die unter Luftverdünnung gehalten wurden — zur *Milz* berichtet DIETIKER (14). *Entfernung der Milz steigerte* die Wasserabgabe wesentlich. Durch folgende Schilddrüsenexstirpation wurde der Wasserwechsel wieder normal. Besonders stark stieg der Wasserwechsel bei den milzlosen Tieren, wenn sie hohen Temperaturen ausgesetzt wurden. DIETIKER leitet seine Ergebnisse her von einem Überwertigwerden der Schilddrüse nach Splenektomie, in Analogie zu anderen Erfahrungen der ASHERschen Schule, welche zeigen, daß die Schilddrüse sich in mehreren Beziehungen zur Milz antagonistisch verhält.

3. Wasserabgabe von den Lungen.

Eindeutiger und klarer, weil, so weit bis heute bekannt, nicht beeinflußt durch das Eingreifen regulatorischer Vorgänge von seiten des Körpers, vielmehr rein physikalischen Gesetzen gehorchend, liegt die Frage der Wasserabgabe von den Lungen im Höhenklima. Da die ausgeatmete Luft bei nicht außergewöhnlichen klimatischen Verhältnissen eine Temperatur von 33—35^0 hat, je nachdem durch die Nase oder den Mund geatmet wird, und zu

95% mit Wasserdampf gesättigt ist, muß der Unterschied gegenüber der mit der Einatmungsluft eingeführten Wassermenge von den Lungen hergegeben werden. Je trockener also die Einatmungsluft ist und je niedriger temperiert, um so mehr Wasser müssen die Lungen abgeben. Im Höhenklima muß deshalb diese Abgabe gesteigert sein gegenüber dem Tieflande, und das um so mehr, als auch die Atemvolumina pro Minute erhöht sind. Als Folge davon muß das *Verhältnis von Lungenwasser zu Hautwasser* sich verschieben. Während im Tieflande ersteres zu letzterem sich im Mittel wie 1 : 3 verhält, d. h. das Lungenwasser 25% des gesamten ausmacht, steigt sein Anteil im Höhenklima derart, daß das Verhältnis sich umkehren kann. Einzelne Beispiele mögen dies erläutern. In den vorstehend bereits erwähnten Versuchen von Loewy ergaben sich für das Atemwasser folgende Mittelwerte für eine Reihe aufeinanderfolgender Tage.

Tabelle 55.

Höhenlage	Personen	Wasserabgabe in % der gesamten	
		durch die Atmung	durch die Haut
Tiefland	5 Personen mit 7 Bestimmungen, Mittel	26,7	73,3
Tiefland	L.	23,7	76,3
1550 m	L.	43,5	56,5
2450 m	L.	40,4	59,6
2450 m	Fr. Dr. M.	47,0	53,0
2450 m	Dr. Li.	46,2	53,8
2450 m	Dr. Th.	47,3	52,7

Danach stellt sich auf 2450 m (Muottas Muraigl) die Menge des Atemwassers zu etwa 45% der gesamten insensiblen Wasserabgabe.

In einzelnen seiner Bestimmungen fanden sich Werte von 50 bis 60%, in einem Falle von 76% der Gesamtwasserabgabe an Atemwasser.

Ganz den gleichen Gang und auch die gleichen Grenzen der Verschiebung zeigt das Verhältnis von Atemwasser zu Hautwasser bei Eimer, wie Tabelle 53A ergibt.

Im Gegensatz zum Tieflande, in welchem die Wasserabgabe von den Lungen eine *geringe* Rolle für die Wärmeregelung durch Verdunstung spielt — und die Verdunstung von Wasserdampf steht ja im Dienste der Wärmeregelung (vgl. Kap. XIV) —, steigt ihre Bedeutung in dieser Hinsicht im Höhenklima beträchtlich.

Eingehend hat sich mit der *Wasserabgabe von den Lungen* in verschiedenen Höhen, und zwar bis zu 14000 m mit Rücksicht auf das moderne Flugwesen, v. DIRINGSHOFEN (15) befaßt.

Er bediente sich dabei eines neuen Instrumentes, des sog. Atmungspsychrometers nach LOEWY-v. DIRINGSHOFEN [kurz beschrieben und abgebildet auch unter (4)], welches Temperatur und relative Feuchtigkeit der Ausatmungsluft zu messen gestattet und, verbunden mit einer Gasuhr, die von den Atemwegen abgegebene Wassermenge direkt bestimmen läßt.

Die Temperatur und der Wasserdampfgehalt der Ausatmungsluft sind vielfach mit verschiedenen Instrumenten und Verfahren bestimmt worden, die sich bei LILJESTRAND (16) zusammengestellt finden.

Ohne auf sie einzugehen, seien nur die von v. DIRINGSHOFEN gefundenen neuesten und wohl zuverlässigsten Werte angeführt. Danach beträgt *die Temperatur der im Munde gemessenen Ausatmungsluft* (Einatmung durch die Nase, Ausatmung durch den Mund) bei normaler Atmung und Lufttemperaturen zwischen 7° und 22° zwischen 34,1° und 35,6° mit einem Mittelwert gegen 35°. Die relative Feuchtigkeit 94—97%, Mittel 95%. Bei niedrigen Außentemperaturen, wie sie im Höhenklima verwirklicht sind, sinkt die Temperatur der Ausatmungsluft, so daß sie bei —7,5 bis —11° auf 32,7 bis 33,0° sinken kann.

Die Einatmung der kalten Hohenluft (in 5000 m schon bis — 25 oder — 30° C, in 14000 m bis — 50°) hat, da sie als absolut trocken betrachtet werden kann, einen besonderen Einfluß auf die Wasserabgabe von den Lungen und auf die Temperatur der Oberfläche der Atemwege. Erstere muß erheblich gesteigert werden, die Oberfläche der Luftwege müßte eine Herabsetzung ihrer Temperatur erfahren. Letztere Wirkung würde, wenn sich die Abkühlung bis auf das Lungencapillarblut ausdehnt, insofern günstig auf die Sauerstoffaufnahme in ihnen auswirken, als das kühlere Blut mehr Sauerstoff aufnehmen würde als ein höher temperiertes.

v. DIRINGSHOFEN berechnet, daß in 5000 m Höhe pro Stunde 37 g Wasser durch die Atemwege abgegeben werden, gegenüber nur etwa 15 g im Tieflande. Das bedeutet einen erheblichen *Wärmeverlust* durch *Verdunstung* an der Lungenoberfläche. Dazu kommt der durch *Erwärmung* der kalten Außenluft innerhalb der Luftwege, so daß nach v. DIRINGSHOFEN die Wärmeabgabe durch beides für die Stunde 27 Cal., d. h. pro 24 Stunden 648 Cal. ausmachen würde. Das wären etwa 25% der gesamten Wärmeabgabe, während im Tieflande auf die Wasserverdunstung von den Lungen und die Erwärmung der Atemluft etwa $7^1/_2$—8% entfallen.

Derselbe Autor weist noch auf andere Wirkungen der Einatmung der dünnen und trockenen Höhenluft hin. Da mit vermindertem Luftdruck die Verdunstungsgeschwindigkeit wächst, wird infolge der beschleunigten *Verdunstung* die Gegend, an der diese vorzüglich stattfindet, sich mehr nach dem oberen Teil der Atemwege, nach Mund und Nase zu, verschieben; ebenso findet auch die *Erwärmung* bereits mehr in den äußeren Teilen der Luftwege statt, da mit dem vermehrten Temperaturunterschied zwischen der Temperatur der Luftwege und der der eingeatmeten Luft die Geschwindigkeit der Erwärmung zunimmt. Mit diesen Vorgängen bringt v. DIRINGSHOFEN die häufig von Bergsteigern angegebene *Austrocknung* von Mund, Rachen und Nase in Zusammenhang.

Bei den bisher betrachteten Wasserabgaben handelte es sich ausschließlich um insensibel abgegebenes Wasser in dem Sinne, daß die bei seiner Produktion wirksamen Kräfte entweder ausschließlich physikalischer Natur sind, Diffusionsprozesse bei der Wasserabgabe durch die Lungen, oder daß doch trotz Regelung ihrer Menge durch physiologische Vorgänge, ihre Abgabe ohne aktive spezifische Vorgänge erfolgt. Im Gegensatz zu der insensiblen Perspiration steht eine *zweite Art von Wasserabgabe,* bei der das Produkt einer aktiven sekretorischen Tätigkeit besonderer Drüsen geliefert wird, das *Schweißwasser.*

Auf die noch immer strittige Frage nach dem Verhältnis dieser beiden Arten von Wasserabgabe zueinander soll hier nicht eingegangen zu werden, auch nicht darauf, ob die Schweißdrüsen dauernd oder nur zeitweise sezernierende Drüsen darstellen, oder ob der Schweiß zwar dauernd sezerniert wird, aber nicht stets von denselben Drüsen, so daß zeitweise von *einem* Teil derselben, zeitweise von einem *anderen* die Absonderung erfolgt.

Fest steht aber heute, daß insensible Wasserabgabe und Schweißbildung voneinander getrennt zu halten sind.

Makroskopisch wahrnehmbare Schweißproduktion findet man jedenfalls nur zeitweilig, und sie steht ganz im Dienste der Wärmeregelung des Körpers. Diese wird im nächsten Kapitel X besprochen werden. Hier sei nur erwähnt, daß bei beginnender Überwärmung, sobald die Körpertemperatur um im Mittel $^1/_2{}^0$ steigt, durch eine im Verhältnis zur Wärmeproduktion zu geringe Wärmeabgabe — sei es, daß diese durch abnorme klimatische Bedingungen schon für die Wärmeproduktion bei Körper*ruhe* unzureichend wird, sei es, daß sie einer abnorm gesteigerten Wärmeproduktion, wie bei intensiver Muskelarbeit, nicht genügt — Schweißbildung einsetzt.

Unter Verweisung auf das nächste Kapitel sei hier nur hervorgehoben, daß die Beschaffenheit des Höhenklimas dahin wirkt, *die Schweißbildung einzuschränken.*

Bei Körper*ruhe* kann im Hochgebirge dank seiner niedrigen Lufttemperatur und Trockenheit besser noch als im Tieflande die gesamte produzierte Wärme abgeführt werden, wobei die insensible Perspiration eine geringere Rolle spielt als die Wärmeabgabe durch Leitung und Strahlung. *Muskelarbeit* führt erst, wenn sie intensiver ist als im Tieflande, zu deutlicher Schweißbildung. Das rührt zum Teil daher, daß bei ihr die Atmung auf das Vielfache der Ruhe gesteigert wird; schon bei mittlerer Arbeit, wie Horizontalmärschen, auf das Dreifache, beim Bergaufgehen bis zum Sechsfachen. Dementsprechend wird auch die Wasserverdunstung von den Lungen gesteigert, und auf Grund der Beschaffenheit des Höhenklimas in diesem mehr als im Tieflande. Gesteigerte Wasserverdunstung bedeutet gesteigerte Abkühlung, und damit wird das Bedürfnis für Schweißbildung hinausgeschoben.

Auch *geringe* Muskelarbeit kann Schweißbildung hervorrufen, jedoch vermag im Höhenklima der Schweiß durch die Trockenheit und Dünnheit der Luft und die gewöhnlich herrschenden Luftbewegungen schneller zu verdunsten. Denn im Gegensatz zur insensiblen Wasserabgabe folgt die Verdunstung des Schweißes rein physikalischen Gesetzen. Die Verdunstung kann so intensiv sein, daß geringe Schweißmengen ebenso schnell verdunsten, wie sie auf die Haut abgeschieden werden. Dann sammelt sich kein Schweiß in wässeriger Form auf der Haut an; man spricht in diesem Falle von einer insensiblen Schweißbildung, die im Hochgebirge mehr zu beobachten ist als im Tieflande.

Aber auch, wenn es zu *stärkerer* Schweißbildung kommt, führt die schnellere Verdunstung zu stärkerer Abkühlung des Körpers, wodurch die Schweißbildung selbst eingeschränkt wird. Einige zahlenmäßige Belege für die stärkere Abkühlung des Körpers mit zunehmender Höhe bei gleichbleibender Muskelarbeit finden sich im folgenden Kapitel.

Immerhin können auch im Höhenklima sehr beträchtliche Schweißmengen abgegeben werden. COHNHEIM und Mitarbeiter berechnen für ihre Bergbesteigungen 2—5 l Schweiß in 7 Stunden. Mit diesem Schweiß müssen 5—14 g Kochsalz abgegeben worden sein, da diese Menge nachher im Körper zurückgehalten wurde. Diese starke Kochsalzabgabe hat weitere Folgen, insofern die Salzsäurebildung im Magen Schaden leiden kann.

Bei Marschversuchen an Soldaten haben ZUNTZ und SCHUMBURG (18) genau rechnerisch die Wirkung verschiedener Grade von Temperaturen, Luftfeuchtigkeit und Luftbewegung auf die Schweißbildung und -abgabe verfolgt. Bei einer Wasserabgabe von 800 g in windstiller, wasserdampfgesättigter Luft von 10° C zeigte sich bei einer Temperatursteigerung um je 1° eine Erhöhung der Wasserabgabe um 38 g, bei einer Steigerung der relativen Feuchtigkeit um je 1% eine Zunahme der Wasserabgabe um 4 g und bei einem Anwachsen der Windstärke um eine Einheit der zehnteiligen Skala eine Abnahme um 70 g. Diese Zahlen, bei denen der Luftdruck nicht berücksichtigt ist, da sie im Tieflande gewonnen wurden, können ein Bild davon geben, wie sehr im Höhenklima die Schweißsekretion eingeschränkt werden kann, da in ihm sich alle vorstehend aufgeführten Faktoren mit der Luftverdünnung in gleichem Sinne vereinigen.

Selbstverständlich ist, aber doch vielleicht erwähnenswert, daß für die Schweiß*bildung* sowohl wie für die Schweiß*verdunstung* praktisch die Bekleidung eine wesentliche Rolle spielt. Je durchlässiger die Kleidung für Wasserdampf ist, um so mehr wird sie eine kühlende Wirkung haben, um so weniger wird die Schweißsekretion angeregt werden. — Wieviel Schweiß von den Kleidern zurückgehalten werden kann, also gar nicht wärmeregulatorisch wirksam wird, können Versuche von LOEWY und MÜLLER (19) zeigen. Zur Winterszeit wurden 20—22 km lange Märsche zurückgelegt, nach denen bei LOEWY 24—93% (422—625 g) der gesamten von der Haut abgegebenen Wassermenge in den Kleidern wiedergefunden wurden, bei MÜLLER 0—52% (0—363 g). Auf die Anforderungen, die sich aus diesen Zahlen für die Wahl der Kleidung ergeben, um die günstigen Verhältnisse des Höhenklimas für die Wärmeregulation auszunutzen, soll nur hingewiesen werden.

Literatur.

1. DORNO, C.: Spezifisch medizinische Klimatologie usw. Braunschweig 1924.
2. SINGER: Z. exper. Med. **66** (1929).
3. BENEDICT, F. G.: Biochem. Z. **186** (1927).
4. Genauere Beschreibung mit Abbildung bei LOEWY: Über Klimatophysiologie. Leipzig 1931.
5. HELLER: Z. exper. Med. **73** (1930).

6. GUILLEMARD, MOOG, REGNIER: C. r. Acad. Paris **149** (1907).
7. LOEWY: Z. physik. u. diät. Ther. **35** (1928).
8. EIMER: Z. exper. Med. **64** (1929).
9. STRAUSS u. MÜLLER: Z. Hyg. **110** (1929).
10. LOEWY: Biochem. Z. **64** (1914).
11. KALMANN: Pflügers Arch. **112** (1906).
12. GUILLEMARD u. MOOG: C. r. Acad. Paris **145** (1907).
13. GUILLEMARD u. MOOG: C. r. Soc. Biol. Paris **62** (1907).
14. DIETIKER, K.: Z. Biol. **86** (1927).
15. DIRINGSHOFEN, v.: Z. Hyg. **112** (1931).
16. LILJESTRAND u. SAHLSTÄDT: Skand. Arch. Physiol. (Berl. u. Lpz.) **46** (1924).
17. COHNHEIM, KREGLINGER, TOBLER, WEBER: Z. physiol. Chem. **78** (1912).
18. ZUNTZ u. SCHUMBURG: Physiologie des Marsches. Berlin 1901.
19. LOEWY u. MÜLLER: Arch. f. Physiol. **1901**.

Kapitel X.

Körpertemperatur und Wärmeregulation.

Die im vorangehenden Kapitel besprochenen Besonderheiten der Wärmeabgabe müssen einen Einfluß auf die Temperatur des Körpers haben. Um bei Körper*ruhe* die Körperwärme zu beeinflussen, dazu sind sie allerdings zu gering im Verhältnis zu dem Ausmaß unserer physikalischen Wärmeregulation, durch die ja weit erheblichere Eingriffe in unsere Wärmeökonomie ausgeglichen werden. Trotzdem hat sich besonders aus den Beobachtungen auf den Expeditionen von ZUNTZ und Mitarbeitern, sowie von DURIG und Mitarbeitern (1) ergeben, daß in sehr großen Höhen die *Körpertemperatur bei voller Körperruhe* Änderungen erfährt, und zwar *Steigerungen*. Bei Messung der Morgentemperaturen vor Verlassen des Bettes fand sich bei einem der 6 Teilnehmer an ersterer Expedition schon in 2100 m Höhe eine Steigerung um 0,2—0,3^0 an den ersten Ruhetagen bei Messung im Darme. Dagegen war in 2900 m Höhe die Steigerung bei *allen* vorhanden, allerdings, wenn auch individuell verschieden, doch bei allen nur wenig ausgeprägt. Aber bei den Teilnehmern beider Expeditionen war sie auf der Monte Rosaspitze erheblich erhöht. Über die Einzelheiten unterrichten die Werte in den Originalarbeiten, besonders die Tafel zu S. 406 in dem Werke von ZUNTZ, LOEWY, MÜLLER, CASPARI.

Aus den gefundenen Werten läßt sich folgende Tabelle ableiten.

Tabelle 56.

	Monte Rosa	Steigerung der Körpertemperatur
Z.	1. Tag	1°
	am folgenden Tage	keine
C.	1. u. 2. Tag	0,5°
	3. Tag	0,4°
K.	1. bis 3. Tag	0,7°
	4. u. 5. Tag	0,15°
L.	1. Tag	1,7°
	2. Tag	1,2°
	3. bis letzter Tag	0,7°
DURIGs Expedition	1. Tag	0,8°
(Mittel aller Teilnehmer)	2. „	1,05°
	3. „	0,85°
	4. „	0,5°

Die Tabelle zeigt, daß die Steigerung in den ersten Tagen am deutlichsten war, um mit der Dauer des Aufenthaltes abzunehmen.

Man kann diese Temperatursteigerungen nicht in Zusammenhang bringen mit der zuvor geleisteten Arbeit und annehmen, daß sie von der Arbeit des vorangegangenen Tages her noch beeinflußt war, wenn auch festgestellt ist, daß solch lange Nachwirkungen in großen Höhen bestehen. Einzelne Fälle der ZUNTZschen Expedition könnte man zwar so deuten, aber die Körpertemperatur blieb auch gesteigert, wo auf dem Gipfel keinerlei besondere Muskelarbeit geleistet wurde und nur Tätigkeit in der Hütte stattfand. Auch eine Beziehung zur Bergkrankheit bestand auf keiner der beiden genannten Expeditionen, da diejenigen, welche die höchsten Temperaturen hatten, nicht am schwersten bergkrank waren.

Eine sichere Erklärung für diese Körpertemperatursteigerungen bei Körperruhe in großen Höhen kann noch nicht gegeben werden. Man könnte an die sehr starke, bis zum Verschwinden gehende Einschränkung der Wasserverdunstung von der Haut denken, die im vorstehenden Kapitel erwähnt wurde. Dadurch wird die Wärmeabgabe natürlich eingeschränkt; aber bei den Temperaturen auf der Monte Rosaspitze spielt die Hautwasserverdunstung gegenüber der Leitung und Strahlung nur eine geringe Rolle.

Erwähnenswert ist, daß mit der Rückkehr aus der Höhe — aus 2100 in 500 m Höhe — die Körpertemperatur sich auf einen *niedrigeren* Wert einstellte, als sie in gleicher Höhe vor dem Aufstieg gewesen war. Diese Erscheinung findet sich auch bei anderen Funktionen, wie an den betreffenden Stellen mitgeteilt.

Bringt man Tiere unter *sehr starke Luftverdünnungen,* welche Höhen zwischen 5000 und 6000 m entsprechen, so findet man eine *entgegengesetzte* Wirkung auf ihre Körpertemperatur: sie *sinkt zu abnorm tiefen Werten.*

Das hatte schon PAUL BERT (2) beobachtet an Hunden, Vögeln, Kaninchen, Meerschweinchen. Er hatte schon eine Abnahme der Körpertemperatur unter 30° C gefunden. Auch ARAKI berichtet über solche Körpertemperatursenkungen an Kaninchen und Hühnern. — Diese Beobachtungen waren in Vergessenheit geraten und wurden erst in den letzten Jahren erneuert. Etwa in gleicher Zeit von BÉHAGUE, GARSAUX und RICHET (3), von MARGARIA (4), LOEWY (5). Sie wurden später an Ratten bestätigt von LINTZEL. Bei LOEWY waren nach 3—5tägigem Aufenthalt unter Luftverdünnungen von etwa einer halben Atmosphäre die Mastdarmtemperaturen bei Meerschweinchen bis auf 32°, bei Ratten bis auf 31°, ja bis auf 27,7° hinuntergegangen. Selbst wenn man die Tiere bei *hohen* Umgebungstemperaturen (25°) hielt, sanken ihre Körpertemperaturen. Erst ein Aufenthalt bei 29° C scheint ein Sinken der Körpertemperatur zu verhüten. Unter so starken Verdünnungen befindliche Tiere schränken ihre Nahrungsaufnahme ein, so daß man annehmen könnte, das Sinken der Körpertemperatur sei durch die mangelhafte Ernährung zustande gekommen. Aber vollkommen hungernde Tiere zeigten bei normalem Atmosphärendruck solche Temperaturstürze nicht, wenn der Hungerzustand so lange dauerte wie der Aufenthalt unter Luftverdünnung.

Bei MARGARIA, der thermoelektrisch die Temperaturen der Bauchhöhle bei Kaninchen maß, waren die Herabsetzungen gering, um so größer bei BÉHAGUE und Mitarbeitern, bei deren Kaninchen — allerdings unter Luftverdünnungen von 210 mm Bar. (9500 m Höhe) — die Rectaltemperatur in wenigen Stunden auf 30,5 bis 30° hinabging. Dabei war es gleichgültig, ob die Kammertemperatur 14—16° oder —10° betrug. Die Umgebungstemperatur spielt also für das Sinken der Körperwärme jedenfalls keine bedeutsame Rolle.

So wenig wie in Höhen bis zu 4000 m die *Steigerungen* der Körpertemperatur *sicher* erklärbar sind, so wenig für größere Höhen die *Senkungen.* Es ist einfach, im ersteren Falle auf eine gesteigerte Erregung des Wärmezentrums zurückzugreifen, im letzteren auf eine verminderte Erregbarkeit desselben. Aber dieser Hinweis genügt nicht, wenn nicht die Ursachen dafür angegeben werden können. — Man könnte die Verhältnisse am Wärmezentrum in Analogie setzen zu den an den lebenswichtigen cerebrospinalen Zentren beobachteten, zu den Tätigkeitssteigerungen des Atem-, Herz-, Vasomotorenzentrums in geringeren und zu ihren Lähmungserscheinungen in übergroßen Höhen, die schon besprochen worden sind. Man könnte Körpertemperatursteigerungen und -senkungen ebenso wie bei den eben genannten Zentren, auf verschiedene Grade von Sauerstoffmangel und dessen Folgen zurückführen.

Was insbesondere die Temperatur*senkungen* anbetrifft, so geht aus den Versuchen von Béhague, Garsaux und Richet hervor, daß die starke Abnahme der Körpertemperatur bei ihren Tieren nicht zustande kam, wenn diese bei gleichen Luftverdünnungen Sauerstoff atmeten. Die Verfasser beziehen deshalb die Temperaturabnahmen auf eine Einschränkung der Oxydationsprozesse.

Unter den von den Verfassern benutzten Luftdruckerniedrigungen treten schwere Stoffwechselstörungen auf, besonders an der Leber, auf die in Kapitel XII näher eingegangen werden wird. Diese Störungen haben funktionelle und anatomische Ähnlichkeiten mit den bei schweren Leberinsuffizienzen (akute gelbe Leberatrophie) gefundenen. Man könnte daran denken, mit *diesen* die Körpertemperatursenkungen in Zusammenhang zu bringen. Denn die Leber hat ja enge Beziehungen zur Wärmeregulation, und auch bei schweren Leberschädigungen (wie bei der Atrophie) kommt es zu einem mehr oder weniger starken Sinken der Körpertemperatur (6). So läge es nahe, die unter Luftverdünnungen entstandenen Leberschädigungen als Ursache für das Sinken der Körpertemperatur unter Luftverdünnungen anzusehen. Diese Schädigungen brauchen zunächst nur funktionell zu sein. Schon nach 2—3stündigem Verweilen unter übermäßigen Luftverdünnungen fanden Paul Bert und Béhague und Mitarbeiter Körpertemperatursenkungen, die den oben erwähnten entsprachen.

Klarer liegen die Beziehungen zwischen der *Höhe der Körperwärme und der geleisteten Muskelarbeit.* Die darüber vorliegenden Werte zeigen, daß trotz hochgradiger Muskelarbeit die Körpertemperaturen verhältnismäßig wenig ansteigen, viel weniger als im Tieflande. Auch darüber können Erfahrungen von der Zuntzschen Expedition gut unterrichten. Ein Teil ist auf Tabelle 57 wiedergegeben.

Die vorangegangene Arbeit bestand in einem 4—5 Stunden dauernden Berganstieg von 500 auf 2300 m, also 1800 m aufwärts.

Tabelle 57.
Körpertemperaturen °C.

Datum	K.	M.	L.	W.	Z.
19. 8. 1901	—	39,1	—	—	—
20. 8. 1901	38,3	38,9	38,5	38,2	—
21. 8. 1901	37,8	38,7	38,0	—	—
22. 8. 1901	37,9	38,85	38,0	38,2	37,9

Die Tabelle zeigt auch die *individuellen Unterschiede* in der Steigerung der Körpertemperatur bei gleicher Tätigkeit. Dabei ist beachtenswert, daß derjenige, der die stärkste Schweißabsonderung hatte, die höchste Temperatur aufwies. Der Umfang der Schweißabsonderung ist also nicht für die Entwärmung des Körpers maßgebend.

Die Tabelle läßt weiter die *allmähliche Abnahme der Körpertemperatursteigerung* im Laufe der Anstiege erkennen. Dieses kann auf zweierlei Vorgängen beruhen: auf der durch das Training verminderten Wärme*produktion* und auf der fortschreitend verbesserten Wärme*abgabe* durch Übung der Haut- und Hautgefäßmuskeln, die zu zweckmäßigerer Tätigkeit der Hautcapillaren führt. Dazu käme ein leichteres Ansprechen der Schweißdrüsen.

Daß klimatische Einflüsse in wenigen Wochen schon die Tätigkeit der Hautvasomotoren verbessern, ist zuerst experimentell im Seeklima von Kestner und Mitarbeitern (7), sowie von Rost, Kötschau, Roeloffs, v. Brandis (8) gezeigt worden, aber auch für das Höhenklima von Heinz (9) gefunden worden. — In diesen Untersuchungen handelt es sich um Regulationen gegenüber zu starken Abkühlungen, wobei die Zeit, die auf Kältereize (übrigens auch auf Intracutanreize mit verschiedenen Antigenen) bis zum Eintritt der Reaktion der Hautcapillaren verstrich, sich im Laufe der Wochen immer mehr verkürzte. Aber die Regulationsmechanismen gegen Überwärmung beruhen zum Teil gleichfalls auf dem Spiel der Vasomotoren und sind insofern den genannten Versuchen an die Seite zu stellen.

Auf ein durch Nacktheit erworbenes besonders gutes Spiel der Hautcapillaren und auf die damit verbundene bessere Entwärmung führt Stigler (10) hauptsächlich die weit höhere körperliche

Leistungsfähigkeit der Neger im Hochgebirge von Uganda zurück, die er gegenüber Weißen fand.

Die *Bedeutung des Trainings* zeigt gut eine von Mosso (11) angeführte Beobachtung an einem Träger. Nach vielen Berganstiegen im Sommer ging im *Herbst* nach einem Aufstieg um 400 m mit 40 kg Gepäck dessen Körpertemperatur von 37,1° auf 37,5° empor. Dagegen im Beginn seiner Aufstiege zu *Anfang des Sommers,* nachdem im Winter seine Märsche ausgesetzt waren, stieg sie bei der gleichen Tätigkeit von 37,2° auf 39,0°. Seine Wärmeregulation hatte sich also bei mangelnder Übung erheblich verschlechtert.

Einen direkten Hinweis auf die Bedeutung der mit der Höhe mehr und mehr kühlend wirkenden Luft gibt eine Erfahrung von ZUNTZ und Genossen, wonach bei 4—5stündigen Bergaufmärschen die Körpertemperatur einige Stunden nach Beginn des Marsches höher lag als am Schlusse in der Höhe, trotz ununterbrochenen Weitersteigens. So betrug sie z. B.

	K.	L.	Z.
in 1345 m	38,1°	38,6°	38,15°
in 2150 m	37,9°	38,0°	37,9°

Durch die bessere Konstanterhaltung der Körperwärme erklärt sich die bekannte Tatsache, daß in größeren Höhen leichter und beschwerdeloser Muskelarbeit geleistet werden kann als im Tieflande.

Nach Versuchen von MARGARIA und TALENTI (12) *nimmt* bei Luftverdünnung, die sie in der pneumatischen Kammer vornahmen, die *Temperatur der Ausatmungsluft zu,* und zwar im allgemeinen parallel dem Sinken des Barometerdruckes. Zugleich stieg die Atemgröße durch Vertiefung der Atmung.

Die Verff. beziehen die Temperatursteigerung der Ausatmungsluft auf eine gesteigerte *Durchblutung* der Lungen, die mit Beginn der Druckerniedrigung einsetzen und mit zunehmender Drucksenkung fortschreiten müßte. Über Veränderung der Lungendurchblutung unter Luftverdünnung oder bei Atmung sauerstoffarmer Luft vgl. Kap. XVIII.

Literatur.

1. Vergleiche Literatur zu Kapitel Blut, S. 126 unter 1b und c.
2. BERT, PAUL: La pression barométrique. Paris 1877.
3. BÉHAGUE, GARSAUX, RICHET FILS: C. r. Soc. Biol. Paris **96** (1927).
4. MARGARIA: Boll. Soc. Biol. sper. **2** (1928).
5. LOEWY: Biochem. Z. **185** (1927).
6. FISCHLER: Physiologie und Pathologie der Leber, 2. Aufl. Berlin 1925. FISCHLER u. GRAFE: Die pathologische Physiologie des Gesamtstoff- und Kraftstoffwechsels usw. München 1923.

7. KESTNER mit HÄBERLIN, LEHMANN, WILBRAND, GEORGES: Klin. Wschr. **1923**.
8. ROST, sowie ROELOFFS, KÖTSCHAU, v. BRANDIS: Veröff. Z.stelle Baln. **1927**.
9. HEINZ: Klin. Wschr. **1930**.
10. STIGLER: Akad. Wiss. Wien, Math.-naturwiss. Kl., Juni **1918**.
11. MOSSO, A.: Der Mensch auf den Hochalpen. Leipzig 1899.
12. MARGARIA u. TALENTI: Arch. di Fisiol. **23** (1930).

Kapitel XI.

Höheneinfluß auf das zentrale Nervensystem, das Muskelsystem und auf die Sinnesorgane.

1. Nervensystem.

Die Tätigkeit unseres Nervensystems hängt von den exogenen und von den endogenen Reizen ab, von denen es getroffen wird. Erstere werden ihm zugeleitet von den Sinnesorganen — den niederen wie den höheren —, die primär von der Umwelt erregt werden; letztere entstehen in ihm selbst auf Grund wechselnder Versorgung mit normalem oder krankhaft verändertem Blut, verändert besonders hinsichtlich seines Reichtums an Hämoglobin sowie seines Elektrolyt- und Gasgehaltes.

Im Höhenklima haben wir es mit einer Steigerung beiderlei Arten von Reizen zu tun: die exogenen sind, schon was die *unspezifischen* Reize betrifft, mehr noch hinsichtlich der spezifischen verstärkt; dazu kommt, daß von einer individuell verschiedenen Höhe ab infolge des eintretenden Sauerstoffmangels und seiner Folgen, die in verschiedenen Kapiteln geschildert wurden, auch die *endogenen* Reize sich stärker und in qualitativ anderer Art geltend machen. Besonders die Störungen des Säurebasengleichgewichtes werden hier wirksam.

In vielen Kapiteln schon sind Beispiele geliefert worden für gesteigerte Erregung von Zentren des cerebrospinalen Nervensystems durch das Höhenklima. Besonders deutlich und vielseitig werden die Zentren der Medulla oblongata und des Zwischenhirns erregt, worauf in verschiedenen Kapiteln hingewiesen wurde, und sie antworten zunächst mit gesteigerter Tätigkeit der von ihnen innervierten Systeme. So kommt es zur Steigerung der Atmung, der Herztätigkeit, der Vasomotorentätigkeit. Vielleicht sind auch die Steigerungen der Diurese und die Veränderungen der Körpertemperatur hierher zu rechnen.

Da Sauerstoffatmung diese Höhenwirkungen aufhebt, müssen sie durch Sauerstoffmangel zustande gekommen sein, und zwar (vgl. Teil III, Kap. IV, S. 169) durch *lokalen* Sauerstoffmangel in den Zentren selbst. Eine gesteigerte *Erregbarkeit* der Zentren muß, oder wenigstens braucht man dabei nicht anzunehmen; ihre gesteigerte Tätigkeit kann einfach auf ihrer durch den Reiz des Sauerstoffmangels gesteigerten *Erregung* beruhen [1].

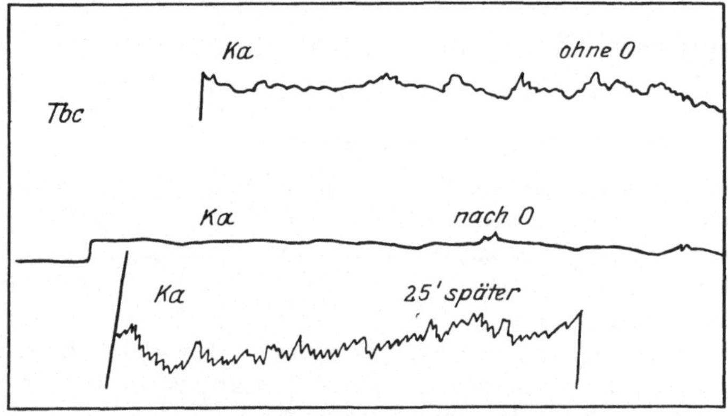

Abb. 32. Fingertremor im Höhenklima.

Aber auch *subcorticale Zentren* können schon in mittleren Höhen erregt werden. Man kann wenigstens damit den *Tremor* in Beziehung bringen, den STERN (1) in 1550 und in 2450 m Höhe gefunden hat. STERN stellte fest, daß schon in Davos bei vielen aus dem Tieflande kommenden Personen, Gesunden und Kranken, in den ersten Tagen ein leicht nachweisbarer Fingertremor auftritt. Das zeigt an einem Beispiel Abb. 32. Daß auch *dieser* mit auftretendem Sauerstoffmangel zu tun hat, kann schon daraus abgeleitet werden, daß er bei anämischen und bei älteren Personen, bei denen die Sauerstoffversorgung der Gewebe nicht mehr so vollkommen wie bei jungen gesunden Menschen ist, besonders ausgeprägt erscheint. Diese Annahme wird aber dadurch direkt als richtig erwiesen, daß Sauerstoffatmung den Tremor zum Verschwinden bringt (vgl. mittlere Kurve).

[1] Vgl. dazu die Ausführungen von EWIG und HINSBERG über das Atemzentrum. Z. klin. Med. **115** (1931).

Daß Tremor im Hochland natürlich auch andere Ursachen haben kann, braucht kaum erwähnt zu werden. So fand er sich bei einem jungen Einheimischen. Aber bei diesem beruhte er auf einer anderen Ursache und er wurde nicht durch Sauerstoffatmung beeinflußt.

Daneben treten, auch schon in mittleren Höhen, *nervöse Erscheinungen* auf, die uns als Krankheitszeichen bewußt werden, Veränderungen unseres Allgemeinzustandes, die nach Tagen bis Wochen wieder schwinden. Sie bestehen in Kopfschmerz, Eingenommensein des Kopfes, leichten Schwindelerscheinungen, Schlaflosigkeit. Daneben selbst schon bei *leichter* körperlicher Tätigkeit subjektive Atemnot. Diese Erscheinungen werden von den Ärzten in den Höhenkurorten, wo sie gut bekannt sind, *Akklimatisationsbeschwerden* genannt. — Man hat sie früher nicht zu deuten gewußt; heute darf man sie aber wohl sicher auf mangelhafte Sauerstoffversorgung höherer Hirnpartien zurückführen. Sie stellen eine milde Form der im Kapitel XXII zu besprechenden Bergkrankheitserscheinungen dar.

In größeren Höhen von 2500 m an aufwärts kommt es dann zu den deutlichen Veränderungen des psychischen Verhaltens, die schon in Teil III A geschildert worden sind. Zunächst in Form mehr oder minder lebhafter psychischer Erregungszustände, submanischer Zustände könnte man sagen: lautes Wesen, auffallend starke Gebärdensprache, erhöhter Bewegungsdrang. Bei körperlichen Betätigungen geht dieser Zustand — zugleich mit körperlicher Schwäche — leicht in Abgespanntheit, Müdigkeit, deprimierte Gemütslage über, die um so früher auftreten und um so mehr vorherrschen, in je höhere Lagen man kommt, und die unmittelbar in die ausgesprochene Bergkrankheit übergehen können. —

Im Hochgebirge sind wiederholt die *Funktionen einzelner Zentren* und auch das *Verhalten der psychischen Fähigkeiten* untersucht worden. — Während das *Atemzentrum* eine gesteigerte Tätigkeit bis zu beträchtlichen Höhen zeigt, ließ sich in 4560 m eine deutliche *Herabsetzung seiner Erregbarkeit* nachweisen. Nur durch diese ist zu erklären, daß ein Begleiter Mossos (4) seinen Atem in dieser Höhe 12—14 Sekunden anhalten konnte, in Turin aber nur 8 Sekunden. Auf eine Herabsetzung der Erregbarkeit des Atemzentrums ist wohl auch die S. 173 erwähnte Tatsache zu beziehen, die hier nochmals genannt sei, daß es in 4560 m Höhe zur Ausbildung der sog. CHEYNE-STOKESschen Atmung kommt [s. Abb. 29 und S. 178 (4)].

Weiter ist in gleicher Höhe eine Erscheinung beobachtet worden, die als *verminderte Erregbarkeit des Schluckzentrums* zu deuten ist. Sie ist von GALEOTTI (5) beschrieben worden. GALEOTTI stellte in Turin und auf der Margheritahütte die Zahl der Schluckbewegungen fest, die von einem tiefen Atemzuge bis zum nächsten ausgeführt werden konnten. Trotzdem bei den beiden von GALEOTTI beobachteten Personen der Atem oben länger angehalten werden konnte als unten, gelangen zwischen zwei Atemzügen oben nur 9 Schluckbewegungen gegen 15 in Turin bei der einen Person, nur 9 gegen 17 bei der zweiten.

In bezug auf die *psychischen* Funktionen ergaben sich bei Untersuchungen sowohl im Hochgebirge wie in der verdünnten Luft der pneumatischen Kammer Besonderheiten, die noch nicht recht erklärbar sind. Auf der Margheritahütte fanden Mosso und besonders DURIG und REICHEL (6), daß, obwohl hier der Sauerstoffmangel die körperlichen Funktionen schon beeinflußte, die *psychischen* Vorgänge sich nicht deutlich in ihrem Ablauf von den im Tieflande unterschieden. Addieren und Multiplizieren konnten bei Mosso in der Höhe ebenso schnell und gut durchgeführt werden wie in Turin, und bei DURIG und REICHEL waren die psychischen Reaktions- und Unterscheidungszeiten in der Höhe nicht schlechter als im Tieflande.

Ebenso berichtet HINGSTON (7), daß am Himalaya in 6400 m Höhe Multiplikations- und Divisionsaufgaben so gut gelöst wurden wie im Tieflande. Dagegen gibt RICHTER von den Teilnehmern an der DYHRENFURTschen Himalaya-Expedition an, daß — in annähernd gleicher Höhe wie bei HINGSTON — logisches Denken, geistige Konzentration und Gestalten der Erlebnisse anfangs beeinträchtigt waren. Prüfung von Gedächtnis- und Kombinationsgabe ergaben eine Zunahme der Fehler. — Die Herabsetzung der geistigen Leistungen besserte sich aber schneller als die geschwächte Muskelkraft. Die Abnahme der geistigen Kräfte berichtet auch BARCROFT für Cerro de Pasco. Aufgaben, die eine *kurze* geistige Konzentration verlangten, gelangen, doch *längere* Arbeiten, die geistige Anspannung verlangten (Laboratoriumsarbeiten), konnten nur langsam durchgeführt werden und führten zu Fehlern. Die Summe der Tagesarbeit war stark herabgesetzt.

Daß in dieser Beziehung individuelle Unterschiede bestehen, kann nicht auffallen. Zum Teil hängen sie auch mit der *Gewöhnung* an die Höhe zusammen. Mosso sowie DURIG und REICHEL waren die Höhe gewöhnt. Aber bei Neuankömmlingen fand STERN (1b) schon in Davos die psychische Reaktionszeit auf akustische Reize gegenüber dem Tieflande verlängert. Sauerstoffatmung setzte sie wieder herab.

Auch von *Fliegern* berichtet BEYNE (23) über Herabsetzung der intellektuellen Fähigkeiten, Abnahme des Erinnerungs- und Urteilsvermögens, der psychomotorischen Reaktionszeit, auch der Sensibilität. Nach den Flügen Schlafbedürfnis.

In der pneumatischen Kammer haben KIESOW (unter 3) und LOEWY mit PLACZEK (8) zuerst den Verlauf psychischer Vorgänge untersucht. Auch sie fanden, daß er kaum gegenüber vollem Atmosphärendruck geändert war. Letztere prüften fortlaufende geistige Arbeit, Gedächtnis, Aufmerksamkeit, Reaktionsgeschwindigkeit einfacher geistiger Vorgänge in 2500—3000 und in 4000—4500 m Höhe, in Höhenlagen, in denen ihre Muskelkraft, am Dynamometer gemessen, schon gesunken war und — das ist das Merkwürdigste — in denen sie sich *subjektiv* bereits stark benommen fühlten und sich unfähig glaubten zu exakter geistiger Arbeit. Im Anschluß daran hat KOSCHEL (9) gleiche Untersuchungen vorgenommen, die zu gleichen Ergebnissen führten.

Über besondere Erfahrungen bei Luftdruckerniedrigungen auf nahe an 300 mm Bar. (7000 m Höhe) berichten MARGARIA und TALENTI. Bei diesen niedrigen Drucken machte sich bei ihren Versuchspersonen eine an Bewußtlosigkeit grenzende geistige Stumpfheit bemerkbar. Beim Wiederansteigen des Druckes auf 450 mm „wachten sie auf", wußten nichts von ihrem Zustande, erklärten, sie hätten sich dauernd wohl gefühlt und waren euphorisch. Von ganz ähnlichen Zuständen macht auch GILLERT (14a) Mitteilung.

2. Muskelsystem.

Das Verhalten des Muskelsystems ist bereits wiederholt berührt worden, besonders wurde der Stoffwechsel bei Muskelarbeit ausführlich erörtert (Kap. V, S. 207 u. 216). Die leichtere Ausführbarkeit der Muskelarbeit in mittleren Höhen, auf die im vorangehenden Kapitel hingewiesen wurde und die mit der größeren Konstanz der Körpertemperatur erklärt wurde, geht in größeren Höhen in ihr Gegenteil über. Die Muskelarbeit geht immer schwerer vor sich, das Ermüdungsgefühl tritt immer früher ein, bis es bei ausgeprägter Bergkrankheit so hochgradig wird, daß nur wenige Schritte ohne Halt nacheinander ausgeführt werden können. Daß hierbei der Sauerstoffmangel die Ursache ist, ist ohne weiteres klar. Aber auch die Muskelschwäche, die schon vorher besteht, ist durch ihn veranlaßt. Bei der Muskelarbeit bedarf die Muskulatur am ausgiebigsten des Sauerstoffes und in ihr kann es schon zu Sauerstoffmangel kommen, ohne daß die übrigen Organe von ihm berührt werden. Ja, Muskelarbeit schützt sie gewissermaßen vor vorzeitigem Sauerstoffmangel, da die durch sie gesteigerte Atmung und der beschleunigte Blutumlauf und die damit verbesserte Sauerstoffversorgung ja auch den *ruhenden* Organen zugute kommen. So erklärt es sich, daß das Erreichen von Höhen über 3000 m nicht selten zu ausgeprägten Bergkrankheitserscheinungen führt, wenn eine *passive* Beförderung z. B. auf Bergbahnen stattfindet, während ein Empor*steigen* sie nicht so leicht zustande kommen läßt. So ist auch die Tatsache zu deuten, daß in noch größeren Höhen (4000 m), wenn sie zu Fuß erreicht werden, die Bergkrankheit nicht sofort, sondern erst nach Stunden ausbricht, wenn die Wirkung des Anstieges auf Atmung und Kreislauf abgeklungen ist.

Die Abnahme der Muskelleistung besteht schon, ohne daß subjektiv ein Empfinden dafür vorhanden ist. — Wenn bei der Beurteilung der *psychischen* Fähigkeiten in den erwähnten Kammerversuchen die subjektive Schätzung hinter der objektiv nachweisbaren Leistung zurückblieb, so ist es bei der Muskelarbeit im Hochgebirge umgekehrt: *man überschätzt die muskuläre Leistungsfähigkeit.* Besonders die Untersuchungen der Gebrüder Loewy mit L. Zuntz (10) geben dafür die Unterlagen. Aus ihnen, die in 2900 m Höhe gewonnen wurden, geht hervor, wie die subjektive Schätzung der Arbeit *höher* lag als die Arbeitsleistung. Wenn man im Hochgebirge Muskelarbeit ganz nach Behagen leistet, so ist die Arbeitsleistung geringer als im Tieflande, ohne daß dies dem Arbeitenden zum Bewußtsein kommt, und arbeitet man unter dem Gefühl gleicher Anstrengung, so ist die Arbeitsleistung im Hochlande wiederum geringer als im Tieflande.

Ein Beispiel können folgende Zahlen geben.

Tabelle 58. Nach dem Behagen geleistete Arbeit.

Ort	Steigung in %	Meterkilogramm Steigarbeit pro Min.		
		A. L.	J. L.	L. Z.
Berlin	37	570	580	809
Col d'Olen (2900 m)	30	440	504	574
Capanna Gnifetti (3700 m) . .	35	475	559	588

Die *Maximal*leistung war bei SCHUMBURG: in Berlin 999 mkg pro Minute, an der Bétempshütte (2800 m) 619 mkg, auf dem Monte Rosasattel (3800 m) 354 mkg.

In sehr großen Höhen mag die starke Abnahme des Muskelglykogens, die WERTHEIMER gefunden hat, an der bestehenden Muskelschwäche beteiligt sein. Wieweit bei Muskelarbeit in *mittleren* Höhen das Muskelglykogen abnimmt, ist nicht bekannt.

Unter Sauerstoffmangel durch Atmung sauerstoffarmer Gasgemenge zeigen sich die Muskelzuckungen auf Nervenreize verändert. Versuche am M. tibialis anticus ergaben bei GAY (10a) und WINKLER (10b) eine *Steigerung* der Muskelzuckung bei dessen reflektorischer Erregung; bei GAY auch bei Reizung seines motorischen Nerven.

MARGARIA (10) hat in Kammerversuchen festzustellen gesucht, wie sich die muskulären Höchstleistungen bei verschiedenen Barometerdrucken verhalten. Die Arbeit geschah auf einem Fahrradergometer bei verschiedenen Druckerniedrigungen bis zu 400 mm Bar. = 5000 m an 4 Personen, bis zu 316 mm = 7000 m an einer. MARGARIA findet einen besonderen Verlauf für die Abnahme der Leistungsfähigkeit.

Sie sinkt zunächst langsam; von 500—400 mm Bar. schneller und fällt bei 300 mm fast plötzlich auf Null. Bei *mäßigen* Druckverminderungen bleibt die Arbeitsleistung im *Beginn* (in der anaeroben Phase) noch unbeeinflußt, nur die in der sog. konstanten Phase (oxydativen Phase) ist sie vermindert; bei *stärkeren* leidet auch erstere bzw. die Arbeit wird von Beginn an unmöglich. Nach MARGARIAs Anschauung handelt es sich bei *mittleren* Verdünnungen um Schädigung der oxydativen Prozesse in den Muskeln durch Sauerstoffmangel mit Ansammlung intermediärer Stoffwechselprodukte, wozu bei den *stärkeren* zugleich eine Asphyxie der Gehirnzentren kommt, die die Fähigkeit, motorische Erregungen *zu den Muskeln zu senden, verloren haben.*

Aufgefallen ist manchen Beobachtern ein weiteres Symptom, dessen Erklärung Schwierigkeiten bot. Das ist das gelegentliche *Auftreten tetanieartiger Erscheinungen* in übergroßen Höhen. Zuerst hat wohl v. SCHRÖTTER (13) darüber berichtet, später FLEMMING (14), die beide sie bei Ballonfahrten (letzterer bei 7000—8000 m Höhe) auftreten sahen. Auch BARCROFT berichtet darüber, ebenso GILLERT (14a). Es handelt sich seltener um allgemeine Krämpfe, meist um lokale, an den Fingern (Adductor des Daumens), an den Masseteren, aber auch an den Atemmuskeln, welch letztere und ihre Folgen besonders SCHRÖTTER anschaulich beschreibt. Diese Tetaniesymptome findet man sonst unter Verhältnissen, welche zu Alkalose des Körpers und zu Entionisierung des Kalkes führen, wie bei der Hyperventilation. Darum war die Deutung ihres Auftretens unter Umständen, die eine Acidose voraussetzen lassen, schwierig.

Sie ist aber möglich auf Grund der schon erwähnten Versuche von PETERS, BULGER, EISENMANN und LEE (15), sowie von BREHME und GYÖRGY (16). Erstere sowohl wie letztere fanden, daß bei anoxhämischen Zuständen die Gesamtbasenmenge des Blutes vermehrt ist. Da im Höhenklima die Atmung an sich schon gesteigert ist, wird es bei besonders energischer Atmung zu einer so erheblichen Entfernung der Kohlensäure aus dem Blute kommen können, daß eine alkalische Reaktion des Blutes — als zweite Phase einer vorher acidotischen — eintreten kann, womit die Vorbedingungen für das Auftreten einer Tetanie gegeben wären (vgl. Kap. XIV).

Mit den tetanischen Symptomen in Beziehung bringen könnte man vielleicht eine weitere an den Muskeln beobachtete Erscheinung. Schon in mittleren Höhen zeigt sich der *Muskeltonus* verändert. STERN maß ihn an der Muskelhärte. Er fand ihn *gesteigert,* und zwar ebenso wie den Tremor in 2450 m mehr als in 1550 m Höhe. Aber Sauerstoffatmung führte die Muskelhärte *nicht* zur Norm zurück, steigerte sie vielmehr weiter.

Auf Grund älterer Anschauungen, denen neuerdings JAKOBJ (2) (vgl. Kap.: Mechanische Wirkungen) eine experimentelle Grundlage zu geben versuchte, möchte STERN den gesteigerten Muskeltonus im Höhenklima *mechanisch* erklären. Mit dem in der Höhe verminderten Luftdruck nimmt die Kraft, durch welche die Gelenkenden aneinander gepreßt werden, ab. Um sie trotzdem in ihrer Lage zu halten, soll der Muskeltonus, gewissermaßen als Ersatz, zunehmen. Dann aber dürfte, worauf auch STERN hinweist, die Sauerstoffatmung keinerlei Wirkung äußern können — im Gegensatz zu den Tatsachen.

Es wäre aber möglich, daß die STERNschen Beobachtungen sich anders erklären lassen. Gesteigerter Muskeltonus ist als Vorsymptom der ausgebildeten Tetanie, als Zeichen latenter Tetanie bekannt, sowohl bei der Hyperventilationstetanie, wie bei der idiopathischen, welche nach DITTLER und FREUDENBERG nur einen Zustand weiter gesteigerten Muskeltonus darstellen. Bei diesen Tetanieformen besteht eine Alkalose; ob sie auch bei den Fällen von STERN vorhanden war, ist unbekannt, und dieser Zusammenhang müßte durch erneute Untersuchungen festgestellt werden. Immerhin kann die erwähnte Steigerung des Muskeltonus durch Sauerstoffatmung dafür sprechen. Denn bei der während der Sauerstoffatmung willkürlich verstärkten Atmungstätigkeit, bei der mit ihr verbundenen Hyperventilation muß eine vermehrte Menge Kohlensäure das Blut verlassen und eine vorhandene Alkalose müßte verstärkt werden. So würde sich die Steigerung der Muskelhärte, die STERN unter Sauerstoffatmung beobachtete, ungezwungen erklären.

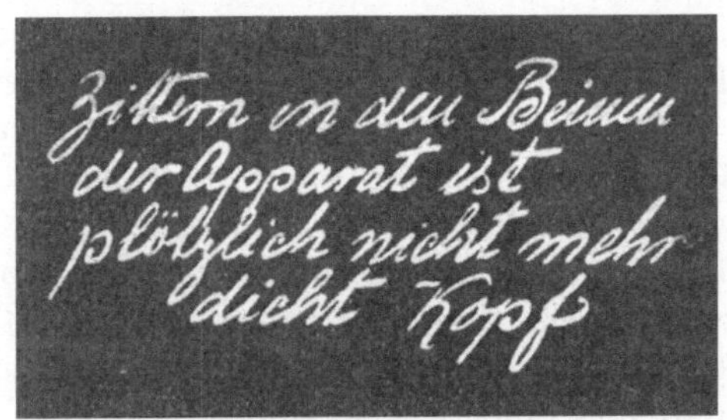

Normalschrift.

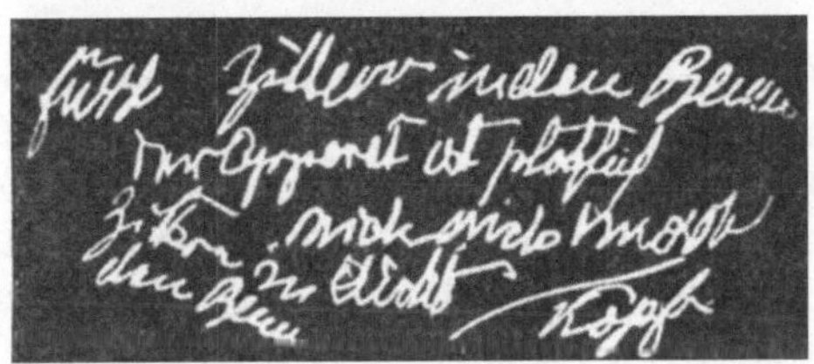

Abb. 33. Koordinationsstörungen in der Höhe.

In größeren Höhenlagen, schon in Monte Rosahöhe, kommt es auch zu *Störungen der Koordination der Muskeltätigkeit.* Die Muskeln gehorchen nicht mehr den ihnen vom Großhirn aus zugehenden Intentionen, bzw. diese Intentionen selbst sind nicht mehr vollkommen genau auf die für die zweckmäßige Zusammenarbeit bestimmten Muskeln gerichtet. Die Bewegungen werden fahrig, man könnte sagen ataktisch. Am besten drückt sich dies in den Veränderungen der *Schrift* aus, die sich schon auf dem Monte Rosagipfel bei 2 Teilnehmern der ZUNTZschen Expedition fanden. Sehr deutlich sind sie zu erkennen auf Schriftproben von BERSON und SÜRING, genommen auf ihrer bekannten Hochfahrt (1901) (3). Besonders charakteristisch sind sie auf Abb. 33 ausgebildet. Sie stammt von v. SCHRÖTTER, und ist gewonnen auf einer Ballonfahrt, zwar bei einem Barometerdruck von 240 mm, wobei jedoch bis 2 Minuten vor der Schriftprobe Sauerstoff geatmet war. Man erkennt, daß sie gegenüber der klaren und festen Normalschrift SCHRÖTTERs zittrig ist und ausfahrend. Manche Worte sind als Zeichen der sehr schnell gestörten geistigen Fähigkeiten falsch und doppelt geschrieben.

3. Sinnesorgane.

Das Höhenklima muß durch die intensive Ausbildung seiner Klimafaktoren als Ganzes genommen mehr als andere Klimata auf diejenigen Organe wirken, die, von der Luftdruckerniedrigung abgesehen, seinem Einfluß in erster Linie ausgesetzt, sind und durch deren Erregung erst alle weiteren Wirkungen im Körper ausgelöst werden, auf die *Sinnesorgane.*

Vorzüglich kommen die Hautsinnesorgane in Betracht: der Temperatursinn, der Drucksinn. Sie können überreizt und funktionell geschwächt werden. Aber auch die übrigen Sinne zeigen Veränderungen ihrer Funktionsfähigkeit. Besonderes Augenmerk wurde dabei etwaigen *Herabsetzungen der Funktion* gewidmet, und sie sind häufig gefunden worden. So berichtet BARCROFT (17) tabellarisch, daß in Cerro de Pasco (4350 m) bei 2 unter den 8 Teilnehmern an seiner Expedition Beeinträchtigungen des Seh- und Hörvermögens, bei einem dritten des Sehvermögens bestanden, ohne nähere Angaben über die Art der Störungen zu machen. Auch in Beschreibungen ihrer Touren finden sich bei nicht wenigen Bergsteigern Angaben über Verschlechterung des Seh- und Hörvermögens, sowie der Geruchs- und Geschmacksempfindungen. HINGSTON (18) (zit. bei BARCROFT), der Arzt der englischen Himalaya-Expedition von 1924, konnte zwar keine Beeinträchtigung des Sehens und Hörens feststellen, aber bei 2 Teilnehmern war der *Verlust der Geschmacksempfindung* sehr ausgeprägt. In 5800 m gab der eine an, daß alle Nahrungsmittel weniger Geschmack hätten, er konnte den Geschmack von Zwiebeln nicht wahrnehmen. Der zweite fand gleichfalls die Nahrung geschmacklos und konnte nicht richtig den Geschmack von Pfefferminztabletten erkennen. Im Standlager, in 5050 m Höhe, kehrte das Geschmacksvermögen wieder.

Das gleiche berichtet RICHTER (19) von der DYHRENFURTschen Himalaya-Expedition. In 5050 m (Standlager) waren Zwiebeln den Engländern im Gegensatz zum Tieflande nicht zuwider. RICHTER gibt weiter als Zeichen einer Verschlechterung des Hörvermögens an, daß Zurufe aus 50 m wie aus weiter Entfernung klangen und das Donnern der Lawinen nur schlecht zu hören war.

Der Verlust des Geschmacksvermögens ist wohl auf eine Lähmung des Geschmacksapparates zu beziehen. Durch Schädigung der nervösen Apparate sind auch die mehrfach gemachten

Beobachtungen über Erbrechen und Gleichgewichtsstörungen zu erklären. — Alle diese Störungen beruhen auf mangelhafter Sauerstoffzufuhr zum zentralen Nervensystem bzw. zu den einzelnen sensorischen Apparaten. Wie weit durch solche auch ein Teil der *Sehstörungen* verursacht ist, ist fraglich. *Ein* Teil beruht auf Überreizung der Retina durch das direkte oder von Schneefeldern reflektierte Sonnenlicht. Es kommt dabei nicht nur zu mehr oder weniger starker Herabsetzung der Sehschärfe, sondern zu vollkommener Blindheit. Diese ist häufig im Hochgebirge, auch schon in mittleren Höhen, bei langen Schneewanderungen beobachtet worden. Eine geschichtliche Darstellung darüber hat HOFMANN (20) gegeben. Sie ist meist vorübergehend, und ophthalmoskopisch läßt sich kein pathologischer Befund feststellen. Bei der *Schneeblindheit* ist die intensive Strahlung das ursächliche Moment. Sie führt auch zu einer anderen pathologischen Veränderung, nämlich zu starken Verschwellungen der Lider infolge Bindehautkatarrh, so daß die Augen wenig oder gar nicht geöffnet werden können. Das ist schon von PACCARD gelegentlich seiner ersten Montblancbesteigung mitgeteilt worden (21). Diese Schwellung der Augenlider schließt sich auch an die Schneeblindheit an und beide vereint stellen ein schwereres Krankheitsbild dar. Am Entstehen der Lidschwellungen dürfte auch der *Wind* Anteil haben, wenigstens wird die Lidschwellung oft beobachtet bei Personen, die lange Märsche gegen den Wind ausführen, wie SCHIESS von italienischen Arbeitern berichtet, die gegen Nordwind im Frühjahr den Gotthard überschreiten, um in der Nordschweiz Arbeit zu suchen (21).

Über die *Wirkung der Strahlung auf das Auge* sind in den letzten Jahren eingehende Untersuchungen ausgeführt worden. Die allgemeine Annahme ging früher dahin, daß der ultraviolette Anteil der Strahlung für die Schädigungen verantwortlich sei. Jedoch haben die Versuche von VOGT (22) mit BÜKLER und TRÜMPY erkennen lassen, daß durch diese nur vorübergehende Entzündungen der Horn- und Bindehaut erzeugt werden. Dagegen vermochte die kurzwellige ultrarote Strahlung von 670—1000 $\mu\mu$ und an Stärke der Wirkung abnehmend bis 1300—1400 $\mu\mu$ schwere Schädigungen des Auges hervorzurufen, wobei Iris, Linse, Aderhaut und Netzhaut betroffen waren.

Bald nach der Bestrahlung fanden sich Hyperämie und Verdickung von Aderhaut und Netzhaut und Iris, wobei Pigment und Sphincter, letzterer besonders stark verändert waren. Es ergab sich weiter, daß $^1/_2$ bis 1stündige Bestrahlung Dauerschäden herbeiführen kann, die in Ausbildung von Schichtstar, Atrophie der Aderhaut am hinteren Pol und Degeneration der Netzhaut bestehen. — Etwa zur Beobachtung kommende schwerere Schädigungen der Augen durch zu intensive Sonnenbestrahlung wären demnach durch die kurzwelligen ultraroten Strahlen zu erklären.

Auch bei Fliegern lassen sich nach BEYNE (23) erhebliche Hörstörungen feststellen. Er braucht mit JAQUES den Ausdruck „akustische Blendung". Es stellen sich subjektive Geräusche ein, vorübergehende Taubheit, die auch nach der Landung bestehen bleiben. Auch Störungen der Gleichgewichtslage wurden gefunden. Inwieweit hierbei die überlauten Geräusche im Flugzeug, inwieweit, wie BEYNE glaubt, eine Kohlensäureverarmung in der Höhe und damit ein mangelhafter Reiz für die nervösen Organe mitwirken, ist nicht geklärt.

Literatur.

1a. STERN, E.: Klin. Wschr. **1925**, Nr 21.
1b. STERN, E.: Dtsch. med. Wschr. **1926**, Nr 8.
1c. STERN, E.: Z. Neur. **103** (1926).
2. JAKOBJ: Arch. f. exper. Path. **104**, 177, 192 (1924).
3. BERSON u. SÜRING: Illustr. aeronaut. Mitteilungen 1901, wiedergegeben bei VON SCHRÖTTER: Der Sauerstoff in Prophylaxe und Therapie der Luftdruckerkrankungen. Berlin 1904.
4. MOSSO, A.: Der Mensch auf den Hochalpen. Leipzig 1899.
5. GALEOTTI: Labor. scient. internat. du Monte Rosa. Trav. de l'année 1903. Turin 1904.
6. DURIG u. REICHEL: Denkschr. Akad. Wiss. Wien, Math.-naturwiss. Kl. **86** (1909).
7. HINGSTON, W.: Geograph. Journ. LXV, abgedruckt bei BARCROFT: Die Atmungsfunktion des Blutes. Berlin 1927.
8. LOEWY u. PLACZEK: Berl. klin. Wschr. **1914**.
9. KOSCHEL: Handbuch der ärztlichen Erfahrungen im Weltkriege. Hygiene **7**.
10. MARGARIA: Arb.physiol. **2** (1929).
10a. GAY, X. H.: Proc. Soc. exper. Biol. a. Med. **26** (1929).
10b. WINKLER, A. W.: Amer. J. Physiol. **89** (1929).
11. LOEWY, A., J. LOEWY, L. ZUNTZ: Pflügers Arch. **66** (1897).
12. SCHUMBURG u. ZUNTZ: Pflügers Arch. **63** (1895).
13. SCHRÖTTER, H. v.: Vgl. unter 3.
14. FLEMMING: Dtsch. med. Wschr. **1911**.
14a. GILLERT: Dtsch. med. Wschr. **1931**.
15. PETERS, BULGER, EISENMANN, LEE: J. of biol. Chem. **67** (1926).
16. BREHME u. GYÖRGY: Biochem. Z. **186** (1927).
17. BARCROFT: Vgl. 7.
18. HINGSTON: Vgl. 7.
19. RICHTER: Himalaya. Berlin 1932.

20. Hofmann, J. W.: Mitt. dtsch. u. österr. Alpenver. **1886**.
21. Mosso, A.: Der Mensch auf den Hochalpen, S. 369f.
22. Vogt: Schweiz. med. Wschr. **56** (1926).
23. Beyne: Ann. Hyg. publ. **4** (1928).

Kapitel XII.

Wirkung der Höhe auf das vegetative System.

1. Das inkretorische System.

Daß das Höhenklima auf das inkretorische System Einfluß nimmt, ist zuerst durch praktische Erfahrungen bekannt geworden. Schon vor 60 Jahren beobachtete Stiller Besserungen von Morbus Basedowii bei Kranken, die er 1000 m hoch in die Tatra geschickt hatte. Diese Beobachtungen sind später und besonders in den letzten Jahren häufiger gemacht worden, wobei sich zeigte, daß Besserung auch noch in größeren Höhen (1500 m, Davos) erzielt werden. Beobachtet wurde ein Rückgängigwerden der bei klinischer Untersuchung wahrnehmbaren Symptome: des Exophthalmus, der Schweiße, des Tremors; weniger beeinflußt werden die Herzsymptome. Genauere Untersuchungen ergaben dann, daß auch ein Hauptsymptom des Morbus Basedowii, die Steigerung des Erhaltungsumsatzes, im Höhenklima allmählich abnimmt, um zu den Normalwerten hinabzugehen. Das zeigte zuerst Michel (1). Diese Wirkung ist dann vielfach, z. B. von Guhr (2), bestätigt worden. Weiter ist der Frage der Herabsetzung der Schilddrüsentätigkeit im Höhenklima Mark in einer Reihe von Untersuchungen nachgegangen (3), in denen er die Wirkung von Schilddrüsensubstanzen bei Hunden in 1000 und 2000 m Höhe mit der im Tieflande verglich. In 1000 m Höhe brachte bei Kohlehydratfütterung die Thyreoideazufuhr fast kein Zeichen von Hyperthyreoidismus zustande, wohl aber bei Fleischnahrung solche, bestehend in Steigerung der Stickstoffausscheidung, der Diurese, der Pulsfrequenz. In 2000 m Höhe war auch bei Fleischnahrung die Schilddrüsenwirkung abgeschwächt gegenüber dem Tieflande. Diese Wirkung war noch 3 Wochen nach Verlassen der Höhe vorhanden, indem auch dann noch nach Schilddrüsenfütterung die Zeichen des Hyperthyreoidismus weniger ausgeprägt waren als vor dem Übergang in die Höhe.

Eine Erklärung für diese „Dämpfung" (Mark) der Schilddrüsenfunktion in mittleren Höhen geben wohl die Veränderungen, die im Höhenklima die Elektrolyte in Blut und Geweben erfahren, über die S. 103 und S. 277 berichtet wird. Auf sie führt H. H. MEYER (4) die Besserung der BASEDOWschen Krankheit direkt zurück. Er nimmt als primäre Momente ein Sinken der Kohlensäurespannung und Abnahme der Bicarbonationen an und damit eine, zunächst relative, Steigerung der Calciumionen. Diese sind bestimmend für den Grad der Erregbarkeit des vegetativen Nervensystems, die durch die Calciumsteigerung herabgesetzt wird. Erregbarkeitsverminderungen des vegetativen Nervensystems legt auch MARK seinen Befunden zugrunde. — Daß die Schilddrüse mit dem vegetativen Nervensystem verbunden ist, zeigen die Versuche von ENDERLEN und BOHNENKAMP, in denen nach Fortnahme der Ganglia stellata Schilddrüsenzufuhr keinen Hyperthyreoidismus mehr erzeugte.

In *größeren,* zu ausgedehnterem Sauerstoffmangel führenden Höhen muß umgekehrt die Schilddrüse stärker wirken als normal. Nach MEYER schwindet die Calciumalkalose unter Auftreten pathologischer Säuren. In besonderen Versuchen konnte MONASTERIO (5) diese stärkere Wirkung bei Meerschweinchen, welche unter Luftverdünnungen gleich 5000—6000 m Höhe gehalten wurden, nachweisen. Thyroxin wirkte in diesen Höhen bei weitem schädlicher als bei geringeren Luftverdünnungen. Die stärkere Thyroxinwirkung bezieht MONASTERIO auf eine gesteigerte Erregbarkeit des Sympathicus.

Mehrfach finden sich Angaben über weitere Beziehungen der Schilddrüse zum Höhenklima. Erwähnt wurden schon (vgl. S. 133), daß nach MANSFELD und ASHER die Schilddrüse mit der Blutneubildung im Höhenklima in Verbindung stehe. Nach Entfernung der Schilddrüse soll eine vermehrte Blutbildung nicht mehr stattfinden. Eigene Beobachtungen an Kaninchen und solche von ABDERHALDEN, LONDON, LOEWY und Mitarbeitern an Meerschweinchen konnten diese Hemmung nach Exstirpation der Schilddrüse nicht bestätigen. — Nach NAKAO (7) soll die Anregung des Wiederersatzes von Blut nach Aderlässen, die sonst durch die Injektion von Serum unter Luftverdünnung gehaltener Tiere hervorgerufen wird (Hämopoietine S. 107) nach Thyreoidektomie und noch deutlicher nach gleichzeitiger Exstirpation des Thymus ausbleiben.

In mehreren Arbeiten berichten ASHER und Schüler (8), daß die *Widerstandskraft gegen Luftverdünnung* von der Schilddrüse abhängig ist. Sie fanden eine gesteigerte Widerstandskraft nach Entfernung der Schilddrüse. Dies erklärt sich aus der Tatsache, daß die Fortnahme der Schilddrüse von einer Herabsetzung des Stoffumsatzes gefolgt wird. Der verminderte Sauerstoffverbrauch läßt eine stärkere Verminderung der Sauerstoffzufuhr durch stärkere Luftverdünnung ertragen. Die gesteigerte Widerstandskraft schwindet, wenn die Milz entfernt wird unter Wiederanstieg des Stoffwechsels.

Wie YOSOMIYA (9) angibt, wird durch Dauerinfusionen von Traubenzucker bei hyperthyreoidisierten Tieren, ohne daß der Sauerstoffverbrauch beeinflußt wird, die Toleranz gegen Sauerstoffmangel gesteigert und die Lebensdauer verlängert. Insulin wirkt entgegengesetzt; es setzt die Toleranz gegen Sauerstoffmangel herab und verkürzt meist das Leben.

Über die *Wirkung der natürlichen Bestrahlung im Hochgebirge* auf das Verhalten der Schilddrüse wird auf S. 321 berichtet werden.

Histologische Untersuchungen von Schilddrüsen, 72—80 Stunden unter starken Luftverdünnungen gewesener Tiere ließen BALÓ (10) keine bestimmten Abweichungen von der Norm erkennen. Früher hatten MARTIN, LOEVENHART und BUNTING (11) für Kaninchen die Ausbildung einer Hyperplasie der Schilddrüse unter Luftverdünnung angegeben.

Die Sonnenstrahlung des Höhenklimas hat auch Einfluß auf das *Adrenalsystem*. Dabei wird eine Wirkung auf dem Wege des Sympathicus angenommen, dessen Tonus vermindert sein soll. Über Veränderungen des Blutzuckers bei Höhensonnenbestrahlung wurde schon berichtet, auch über die der Blutzuckerkurve nach Blutzuckerzufuhr (Kap. VIII, S. 239). ROTHMANN (12) untersuchte das aus der Nebenniere abströmende Venenblut und fand eine Abnahme des Adrenalingehaltes. PFEIFFER und ADLER fanden histologische Veränderungen der Nebennieren, aus denen sie auf eine gestörte Adrenalinsekretion schließen.

Erwähnenswert ist schließlich, daß unter starken Luftverdünnungen gehaltene Tiere eine stark gesteigerte Empfindlichkeit gegenüber Adrenalin zeigen. Der Blutzucker stieg nach Adrenalineinspritzungen, wie MONASTERIO (5) fand, unter Luftverdünnung weit höher als unter normalem Atmosphärendruck.

Mit dem Adrenalsystem in Verbindung zu bringen ist wohl auch die von AZUMA und FELDMANN (13) festgestellte Tatsache, daß unter Bestrahlung die Wirkung der vasoconstrictorischen Stoffe des Blutes, die sie mittels der LAEWEN-TRENDELENBURGschen

Durchströmungsmethode am Frosche prüften, abnahm. — Luftdruckerniedrigung zeigte keine Wirkung.

Von inkretorischen Organen wären weiter die *Keimdrüsen* zu nennen. Am Menschen gewonnene Erfahrungen über ihre Beeinflussung im Höhenklima liegen nur für das weibliche Geschlecht vor. Schon in mittleren Höhen (1500 m) kann es zu Störungen der Menses kommen, die sich in mehr oder weniger lange anhaltenden Menorrhagien äußern, seltener aber auch umgekehrt in einer Einschränkung der Menstruation bis zu einem Zessieren der Menses während eines mehrmonatigen Höhenaufenthaltes.

Experimentell konnte ALDERS (14) an Meerschweinchen und Mäusen, die 120—240 Stunden unter Verdünnungen von 330 mm Bar. (6800 m Höhe) verblieben, histologisch keine Veränderungen der Uteri und Ovarien finden. Diese Organe sind also sehr resistent gegen den Sauerstoffmangel. — Weitere Versuche an Mäusen bezogen sich auf die Auslösung von *Brunsterscheinungen* durch Menformon nach Kastration. In 1550 m Höhe und nach Aufenthalt unter 330 mm Bar. war ein *wesentlicher* Unterschied nicht festzustellen, wenn auch in beiden Höhenlagen eine etwas größere Zahl von Tieren positiv gegenüber der verwendeten Minimaldosis reagierte als im Tieflande. Die Reaktionsfähigkeit der Ovarien ist also, wenn nicht etwas gestiegen, so doch jedenfalls nicht geschädigt worden. — Ebenso wurden bei *infantilen* Mäusen die Wirkungen des Hypophysenvorderlappenhormons nach ZONDEK und ASCHHEIM (15) geprüft. Hierbei fand sich kein Unterschied zwischen Höhe und Tiefe.

Über die Beeinflussung der Keimdrüsenfunktion durch Bestrahlung wird später gesprochen werden.

Endlich wäre das *Inkret des Pankreas* zu erwähnen. Über die Berichte, die darüber vorliegen, ist bereits im Kapitel Kohlenhydratstoffwechsel, (ferner Kap. VI) gesprochen worden. Wieweit eine Beeinflussung des Inselapparates durch das Höhenklima in Frage kommt, ist nicht bekannt; nur darüber liegen Untersuchungen von MONASTERIO (5) vor, ob Insulin bei unter Luftverdünnungen gehaltenen Tieren anders wirkt als unter normalen Verhältnissen. Auch diese Versuche sind schon erwähnt worden. In der Mehrzahl der Fälle fand sich eine geringere Insulinwirkung unter Luftverdünnung, der Blutzucker wurde weniger stark herabgesetzt als unter normalen Luftdruckverhältnissen.

2. Das Verhalten der Elektrolyte im Höhenklima.

Daß das Höhenklima die Elektrolyte beeinflußt, hat sich schon aus den in Kapitel I (Blut) und in Kapitel VI (Mineralstoffwechsel) mitgeteilten Tatsachen ergeben. Sowohl die Bestrahlung wie die Luftverdünnung erwiesen sich imstande, den Elektrolythaushalt zu verändern. Über die spezielle Wirkung der Strahlung wird in dem betreffenden Kapitel (Kap. XVI) zusammenfassend berichtet werden. Hier seien nur die Erfahrungen besprochen, die im Höhenklima als solchem oder unter Luftverdünnung gemacht worden sind, und die sich nicht auf Blut und Stoffwechsel, vielmehr auf das *Verhalten der Elektrolyte in den Organen* beziehen. Untersuchungen hierüber sind von PINCUSSEN (16) und von LOEWY und PINCUSSEN (17) ausgeführt worden, von ersterem an Kaninchen, von letzteren an Ratten. Die Tiere wurden zu einem Teil in Berlin im Dunkel gehalten oder mit an ultravioletten Strahlen reichem Lichte bestrahlt, zum anderen Teil in Davos gleichfalls im Dunkel gehalten oder der natürlichen Sonnenstrahlung ausgesetzt. Weitere Tiere kamen unter stärkere Luftverdünnung. Die Ergebnisse waren für die Kaninchen in *der* Hinsicht bemerkenswert, daß im Höhenklima der Kaliumgehalt der Organe im Verhältnis zum Calcium niedriger lag als im Tieflande. Bei den Dunkeltieren war im Höhenklima diese Verschiebung stärker ausgeprägt als bei den Helltieren.

In gleicher Richtung, aber noch deutlicher ausgesprochen, waren die Änderungen des Elektrolytgehaltes der Organe bei den Ratten. Eine Übersicht gibt die folgende Tabelle, auf der die einzelnen Zahlen die Werte für jedes Ion und jedes Organ im

Tabelle 59. Werte für die Organelektrolyte, die Normalwerte = 100 gesetzt.

Organ	Kalium			Calcium			Magnesium		
	Berlin belichtet	Davos	Davos unter Verdünnung	Berlin belichtet	Davos	Davos unter Verdünnung	Berlin belichtet	Davos	Davos unter Verdünnung
Leber . .	88	71	70	171	124	164	114	87	70
Lunge . .	95	84	84	121	138	213	106	140	167
Herz. . .	104	75	73	121	135	142	121	102	139
Niere . .	139	100	109	134	134	196	121	171	188
Milz . . .	98	67	65	98	107	187	115	127	146
Knochen .	91	139	174	89	80	107	96	184	242

Verhältnis zu den an den unbestrahlten Tieren im Tieflande gefundenen, diese gleich 100 gesetzt, angeben.

Man erkennt, daß im Höhenklima und mehr noch unter starker Luftverdünnung fast ausnahmslos die Kaliummengen der Organe abnehmen, die Calciummengen zunehmen. Meist nimmt auch der Magnesiumgehalt zu. Dementsprechend ändert sich auch das *Verhältnis von Kalium zu Calcium,* auf das ja besonderer Wert gelegt zu werden pflegt, sehr erheblich.

Gegenüber den im Tiefland unbelichteten Kontrollen nahm K : Ca prozentisch in folgendem Maße ab:

Tabelle 60. Abnahme von K : Ca in Prozenten.

Organ	Bei Belichtung im Tieflande	In 1550 m Höhe	Unter Luftverdünnung (300—330 mm Bar.)
Leber	12,0	11,7	14,4
Herz	16,0	47,0	41,0
Lunge	23,0	42,0	48,6
Niere	—	24,0	37,0
Milz	—	37,0	64,6

Im Verhältnis von Calcium zu Magnesium traten Änderungen nicht so klar hervor.

Aus zahlreichen Untersuchungen ist die Wichtigkeit der normalen Ionenmischung, des richtigen Ionengleichgewichtes, besonders des normalen Verhältnisses von ein- zu zweiwertigen Kationen (K : Ca) bekannt. Die umfangreiche Literatur ist vielfach zusammengestellt, z. B. bei Zondek (18) und Grafe (19). Aus ihr ergibt sich, daß die Funktionen sowohl freilebender Zellen, wie in Zellverbänden befindlicher, mit einem Nervensystem begabter oder ohne ein solches lebender durch Ionenverschiebungen verändert werden. So ist ohne weiteres anzunehmen, daß so erhebliche Abweichungen, wie sie im Höhenklima gefunden werden, nicht gleichgültig sein können. Daß sie auf den *Stoffwechsel*ablauf wirken, ist wahrscheinlich, um so mehr als festgestellt ist, daß für den normalen Ablauf von fermentativen Prozessen vielfach die Gegenwart bestimmter Ionen erforderlich ist. Besonders aber steht der Elektrolytgehalt der Organe in enger Beziehung zum *vegetativen Nervensystem.* Nach den Untersuchungen besonders von Kraus und Zondek (18), denen sich die überwiegende Mehrzahl der

Forscher heute anschließt, wenn auch von einzelnen Seiten Widerspruch gegen die Allgemeingültigkeit ihrer Ergebnisse erhoben wurde, soll Ca im Sinne einer Erregung des Sympathicus, K im Sinne der Erregung des Parasympathicus wirken. So darf es nicht wundernehmen, daß auf dem Wege über die Elyktrolyte das vegetative Nervensystem im Höhenklima beeinflußt werden kann, wenn auch dieser Zusammenhang bis jetzt nicht recht in Betracht gezogen wurde, abgesehen von den S. 274 mitgeteilten Anschauungen H. H. MEYERS.

3. Das vegetative Nervensystem.

Nicht wenige im Höhenklima gewonnene Befunde sind mit Änderungen der Funktion des vegetativen Nervensystems in Zusammenhang gebracht worden, meist, weil sie Tatsachen — Symptome — ergaben, die man bei seiner gesteigerten oder herabgesetzten Erregung zu finden pflegt, Tatsachen, die als Wirkungen der Bestrahlung oder der Luftverdünnung gefunden wurden. So ist schon darauf hingewiesen worden, daß nach ROTHMANN (12) die durch *Bestrahlung* auftretende Abnahme des Blutzuckers und des Blutdruckes, sowie die Steigerung der Blutkalkmenge, welch letztere übrigens von einzelnen Nachuntersuchern nicht gefunden worden ist (Literatur in PINCUSSENS „Photobiologie"), auf einer Sympathicohypotonie beruhen soll.

Dieselbe Anschauung äußert MESSERLE (20) gleichfalls auf Grund des von ihm gefundenen Sinkens von Blutzucker und Blutdruck und Abflachung der Kurve der alimentären Hyperglykämie unter Bestrahlung. Dagegen soll die *zunehmende Luftverdünnung* und die mit der Höhe sinkende Lufttemperatur im Sinne einer *Steigerung* der Ansprechbarkeit des Sympathicus wirken, und es soll infolge des Zusammenwirkens beider Arten von Klimafaktoren zu einer geänderten Gleichgewichtslage des vegetativen Nervensystems kommen, die je nach der individuellen Einstellung des letzteren verschieden sein kann. Diese Versuche sind am Menschen in der Höhe von 1300 m ausgeführt worden.

ALTMANN (21) bestimmte gleichfalls die Blutzuckerkurve nach oraler oder intravenöser Traubenzuckerzufuhr bei Kaninchen, die 1—2 Tage unter *Luftverdünnungen* gleich 5000—8000 m Höhe gewesen waren. ALTMANN findet hierbei eine Gipfelerniedrigung der Blutzuckerkurve und er nimmt für *diese* eine Sympathicus-*hypo*tonie in Anspruch, die er mit einer Beeinflussung des vegetativen Systems durch geänderte Wasserstoffionenkonzentration des Blutes in Verbindung bringt.

MESSERLE stellt eine große Zahl weiterer Höhenklimawirkungen zusammen, die er alle mit einer veränderten Ansprechbarkeit des sympathischen Nervensystems in Beziehung bringt, teils mit *Steigerungen* des sympathischen Tonus, wie die *Steigerung* des Stoffwechsels, der Pulsfrequenz, des Blutdruckes, des Atemvolumens, auch den verminderten Kaligehalt des Blutes und die Verschlechterung des Schlafes, teils mit einem *Sinken* der sympathischen Erregbarkeit, wie die Abnahme der Atemfrequenz, Hautpigmentierung und anderem. Alle diese Symptome bedeuten, daß Erregungen besonderer Art auf sympathischen Bahnen ablaufen, aber daß man dabei schon von einer Umstimmung des sympathischen Systems sprechen darf, scheint mir nicht gerechtfertigt. Auch ist mir zweifelhaft, ob man diese Bezeichnung gebrauchen darf, wenn — nach den Angaben MESSERLEs — im Höhenklima nach einem Übergangsakklimatisationsstadium sich ein konstantes Niveau der Erregbarkeit einstellt, das von dem im Tieflande abweicht. Denn es handelt sich ja hier um im Höhenklima fortwirkende Reize, die von den im Tieflande verschieden sind und die im Beginn anders wirken als später. Eher schon könnte man das Wort „Umstimmung" brauchen, wo sich zeigen läßt, daß gleiche und gleich starke Reize unter der Wirkung eines Höhenklimafaktors eine andere Wirkung als sonst aufweisen. Diese Forderung ist bei Vergleichung der Wirkung der Hochgebirgs mit der der Tiefland*sonne* aber nicht erfüllt, da erstere spektral anders zusammengesetzt ist und quantitativ stärker wirkt als letztere. Dagegen sprechen für ein *anderes Ansprechen* des vegetativen Systems die Erfahrungen von MONASTERIO (5), wonach die gleichen Adrenalinmengen bei Tieren, die unter Luftverdünnung sind, weit stärker auf die Steigerung des Blutzuckers wirken als unter höherem Luftdruck, und die entsprechende Beobachtung von BREHME und GYÖRGY (22), die an sich selbst die stärkere Wirkung des Adrenalins in 3400 m feststellen konnten.

Es handelt sich also um eine größere Empfindlichkeit des vegetativen Nervensystems gegenüber Adrenalin, die, durch Sauerstoffmangel ausgelöst, von BREHME und GYÖRGY als Zeichen eines in acidotischer Richtung verschobenen Säurenbasenverhältnisses angesehen wird.

Daß *Sauerstoffmangel* auf das vegetative Nervensystem im Sinne einer Erregbarkeitssteigerung wirkt, ist in besonderen Versuchen von GOLLWITZER-MEIER erwiesen worden, die dabei den Tonus des Splanchnicus ansteigen sah, und von YOSOMIYA (23), der die elektrische Erregbarkeit des peripherischen Vagus und Sympathicus unter Sauerstoffmangel erhöht fand.

In wesentlichen Punkten stimmen danach die Wirkungen größerer Höhen mit den sonstigen zahlreichen Erfahrungen über die Beeinflussung des vegetativen Nervensystems durch Acidose im Sinne einer Sympathicushypertonie überein. Doch nicht in *allen* Punkten. Das gilt von den schwankenden Wirkungen der Höhe auf den Blutzuckergehalt, der bei Sympathicushypertonie stets gesteigert sein müßte, und von dem Verhalten des Blutcholesterins, das bei experimentell durch irgendwelche Maßnahmen herbeigeführter Acidose vermindert gefunden wird, während es bisher im Höhenklima gesteigert gefunden wurde.

Aber einerseits besteht die Möglichkeit, daß, wie es von verschiedenen cerebrospinalen Zentren gezeigt wurde, auch beim Sympathicus die ursprünglich gesteigerte Erregbarkeit in übergroßen Höhen einmal in eine verminderte Erregbarkeit übergehen kann, sodann sind darum nicht *stets* die Zeichen der Acidose am vegetativen Nervensystem zu erwarten, weil, worauf im Kapitel XIV näher eingegangen werden wird, im Höhenklima zuweilen die Acidose durch eine kompensatorische Alkalose ersetzt ist, wobei die Wirkungen ersterer auf das vegetative Nervensystem nicht zum Ausdruck kommen können. — Es handelt sich also um komplizierte, nicht unter einen einzigen Gesichtspunkt zu bringende Vorgänge, und exakte Versuche über die Veränderungen des vegetativen Nervensystems in den verschiedenen Höhen liegen nicht in solcher Zahl vor, um ein vollkommen klares Bild zu ergeben.

Literatur.

1. MICHEL, G.: Schweiz. med. Wschr. **1923**.
2. GUHR: Z. Bäderkde **2** (1928).
3. MARK, E.: Arch. f. exper. Path. **116** (1926); **130** (1928); **139** (1929).
4. MEYER, H. H.: Z. Bäderkde **5**, 135 (1930).
5. MONASTERIO: Z. exper. Med. **79** (1930).
6. ABDERHALDEN, LONDON, LOEWY u. Mitarbeiter: Pflügers Arch. **216** (1927).
7. NAKAO: Biochem. Z. **163** (1925).
8. ASHER u. Mitarbeiter: Biochem. Z. 1920—1930.
9. YOSOMIYA: Tohoku J. exper. Med. **9** (1927).
10. BALÓ: Z. exper. Med. **59** (1928).
11. MARTIN, LOEVENHART u. BUNTING: J. of exper. Med. **27** (1918).

12. ROTHMANN: Z. exper. Med. **36** (1923).
13. AZUMA u. FELDMANN: Z. exper. Med. **62** (1928).
14. ALDERS: Z. Geburtsh. **107** (1930).
15. ZONDEK u. ASCHHEIM: Klin. Wschr. **1927/28**.
16. PINCUSSEN: Biochem. Z. **182** (1927).
17. LOEWY u. PINCUSSEN: Biochem. Z. **212** (1929).
18. Vgl. ZONDEK, S. G.: Die Elektrolyte. Berlin 1907.
19. GRAFE: Die pathologische Physiologie des Gesamtstoff- und Kraftwechsels usw. München 1923.
20. MESSERLE: Z. exper. Med. **60** (1928).
21. ALTMANN: Z. klin. Med. **114** (1930).
22. BREHME u. GYÖRGY: Biochem. Z. **186** (1927).
23. YOSOMIYA: Tohoku J. exper. Med. **9** (1927).

Kapitel XIII.

Organveränderungen unter Luftverdünnung.

Sowohl Strahlung wie Luftverdünnung vermögen eine Reihe wichtiger Organe funktionell, chemisch und histologisch zu verändern. Über die Wirkung der ersteren wird in Kapitel XVI das Wesentliche mitgeteilt werden; hier sollen die durch *Luftverdünnung* erzeugten Veränderungen besprochen werden, soweit sie noch nicht in den früheren Kapiteln Erwähnung gefunden haben. So ist in Kapitel II über die funktionellen und histologischen Änderungen, die sich am Knochenmark abspielen, berichtet worden, über die funktionelle Beeinflussung der Muskeln in Kapitel XI, über die das inkretorische System betreffende in Kapitel XII, ebenda über den Mineralgehalt der Organe im Höhenklima. — Zum Teil wird der Zusammengehörigkeit wegen auf diese früheren Ausführungen kurz zurückgegriffen werden.

Bei *starken* Luftverdünnungen kommt es in vielen Organen und in anderer Weise als bisher geschildert zu Abweichungen von der Norm, die besonders in chemischer und histologischer Hinsicht von Interesse sind. Sie sind durch Versuche an Tieren bekannt geworden, welche Luftverdünnungen ausgesetzt waren von etwa 350—300, seltener bis 230 mm Bar., entsprechend 5—8000 m Höhe. Die bisher besonders eingehend untersuchten Organe sind Leber, Milz, Muskulatur, einschließlich Herz und auch das Gehirn.

1. Die Leber.

Schon gewisse *Funktionsstörungen,* die man an Tieren, die viele Tage unter starkem Unterdruck waren, feststellen kann, weisen auf funktionelle Leberschädigungen als Ursache hin. So konnte ein vermehrter Urobilinogengehalt des Harnes nachgewiesen werden, und Zunahme der Harnsäuremenge im Blute. Auch die Senkungen der Körpertemperatur werden bei atrophischen Leberprozessen gefunden, wie schon im Kapitel XI erwähnt wurde. Die niedrigeren Blutzuckerkurven nach Zuckerbelastung, die ALTMANN nach Aufenthalt unter Luftverdünnung fand, ähneln den bei Leberkrankheiten.

Auffallend sind die Veränderungen, die man post mortem an der Leber findet.

Bemerkenswert sind schon die *Änderungen* des *Gewichtes,* die die Leber von Tieren, die unter Luftverdünnungen von im Mittel 300 mm Bar. bis zu 7 Tagen gehalten waren, erfährt. Die verschiedenen Tierarten verhalten sich dabei verschieden. Die Leber nimmt im Verhältnis zur Abnahme des Körpergewichts, das man bei unter Luftverdünnung gehaltenen Tieren meist beobachtet, *wenig* ab bei Meerschweinchen, mehr bei Ratten, noch mehr bei Mäusen. Bei den Meerschweinchen ist ihre Abnahme so gering, daß ihr Anteil an Körpergewicht *nach* der Verdünnung *größer* ist als in der Norm, bei den Ratten ist es ähnlich, wenn auch die Ergebnisse individuell mehr schwanken, so daß bei einzelnen Tieren ihr normaler prozentischer Anteil am Körpergewicht erhalten bleibt. Dies ist stets bei den Mäusen der Fall, bei denen also die Leber parallel dem Körpergewicht abnimmt. Diese Verhältnisse ergeben sich aus Untersuchungen von LOEWY und CRONHEIM (1).

Eine relative Gewichtszunahme der Leber kommt nach HEFFTER auch bei der Phosphorvergiftung an Kaninchen und Hunden zustande. Es wird sich zeigen, daß die Wirkung der Luftverdünnung auf die Leber weitgehend mit der Phosphorvergiftung übereinstimmt.

Was das *chemische Verhalten* anlangt, so war in den gleichen Versuchen der *Wassergehalt* nicht verändert. Dagegen finden chemische Veränderungen am *Lebereiweiß* bzw. an den stickstoffhaltigen Bestandteilen der Leber statt. Wie LAUBENDER (2) fand, nimmt bei Meerschweinchen die eigentliche Eiweißfraktion unter den stickstoffhaltigen Bestandteilen der Leber ab, die sog. *Reststickstofffraktion* erheblich zu beim Aufenthalt unter 330—230 mm Bar. Normalerweise beträgt letztere 10—11% des gesamten Stickstoffes, hier aber wurden 15,9—18,8% Reststickstoff gefunden, d. h. eine Zunahme um 40—80%. Dabei ist hervorzuheben, daß unter den als Reststickstoff zusammengefaßten Stoffen: den höher konstituierten Peptonen und den weiter abgebauten Aminosäuren und dem Harnstoff, die *letzteren* vorwiegend an der Reststickstoffsteigerung beteiligt sind, da sie sich um 55%, erstere aber nur um 20% vermehrt haben. Die gesteigerte Reststickstoffbildung wäre als eine Art intravitaler Autolyse zu betrachten. Sie wurde später von ANGELESCU (11) betätigt, der bei stärkeren Luftverdünnungen den Rest-N-Gehalt bis zu 26,7% des Gesamtstickstoffes steigen sah. Es ist behauptet worden, daß es sich dabei um eine Hungerwirkung handle, denn auch im Hunger kommt es zu Steigerungen des Reststickstoffes in den Organen; aber die Hungerperiode muß dazu länger dauern, bis sich ausgeprägte Steigerungen an Reststickstoff finden, und die unter Luftdruckerniedrigung gehaltenen Tiere, bei denen die Steigerung gefunden war, waren nicht im vollen Hungerzustand, wenn auch ihre Freßlust, wie stets, nachgelassen hatte. Zudem ist, im Gegensatz zur Luftverdünnung bei der intravitalen Hungerautolyse vorwiegend die Pepton-, weniger die Harnstofffraktion vermehrt.

An Mäusen haben ELIAS und TAUBENHAUS (3) festgestellt, daß bei 3tägigem Aufenthalt im Unterdruck der Gesamteiweißgehalt ihrer Tiere abgenommen hatte, aber der in der Leber gesteigert war, so daß sie an eine Eiweißwanderung aus der Peripherie in die Leber denken. In Kontrollversuchen mit Hungertieren zeigte sich, daß die Lebern dieser sich mit Bezug auf ihren Eiweißgehalt, ebenso übrigens auch hinsichtlich ihres Fett- und Glykogengehaltes, anders verhalten als die unter Unterdruck gehaltener Tiere.

Die Reststickstoffzunahmen bedeuten pathologische Veränderungen der Leber, wie sie bei Krankheiten der Leber häufiger gefunden werden. Aber sie sind doch bei diesen weniger erheblich, und nur bei schweren Phosphorvergiftungen sind sie in gleichem Maße zu finden gewesen [JACOBY (4), DESQUEYROUX (5)]. Experimentell konnten PICK und HASHIMOTO (6) sie durch parenterale Proteinkörperzufuhr hervorrufen.

Ebenso wie bei der Phosphorvergiftung treten zugleich mit den Änderungen der Stickstoffbestandteile weitere am *Fett- und Glykogengehalt* auf. Von der Phosphorvergiftung ist am längsten bekannt und bei ihr am eingehendsten studiert die *hochgradige Verfettung* der Organe, zu denen sie führt, vor allem die Verfettung der Leber. Verfettungen verschiedenen Grades findet man nun auch an den Organen unter starkem Unterdruck gewesener Tiere. Was die Leber betrifft, so stellt sie sich schon makroskopisch als starke Fettleber dar bei Meerschweinchen, weniger bei Kaninchen, noch weniger bei Ratten und Mäusen, bei denen sie auch nach starken Luftverdünnungen einen normalen Eindruck machen kann. — Leberverfettungen als Folge starker Luftverdünnung sind vor schon langer Zeit von LEWINSTEIN (7) und v. SCHRÖTTER (8)

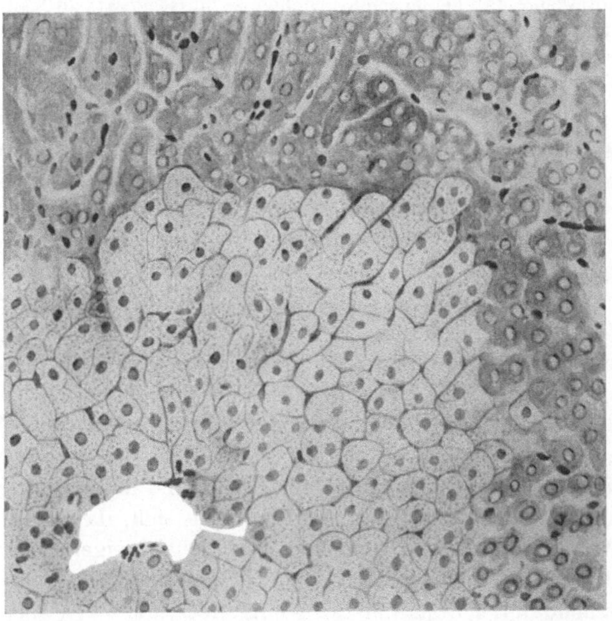

Abb. 34. Leberdegeneration bei Luftverdünnung. (Nach ROSIN.)

angegeben, aber nicht weiter verfolgt worden. Systematisch sind sie dann von ROSIN (9) an Meerschweinchen und Mäusen *histologisch* untersucht worden. *Nach* der starken Verfettung, die bereits bei einer Luftverdünnung von nur 40 Stunden ausgebildet ist und einige Tage anhält, tritt bei weiterem Aufenthalt unter Unterdruck für diese eine parenchymatöse Degeneration des Leberprotoplasmas im Zentrum der Läppchen auf, wobei die Leberzellen eigentümlich wabig und gekörnt erscheinen, und es kann zur Nekrose der Zellen in den Läppchenzentren kommen (Abb. 34). — Die Verfettung scheint einen reversiblen Vorgang darzustellen, denn Tiere, die unter normalem Luftdruck gehalten werden, nachdem sie solange unter Luftverdünnung waren, daß Fettlebern sich ausgebildet haben mußten, zeigen keine Fettleber. Die Ergebnisse ROSINs sind von CAMPBELL (9a) bestätigt worden.

Aus den ROSINschen Untersuchungen ist noch bemerkenswert, daß Entfernung der Milz keinen Einfluß auf die Verfettung hatte, daß aber nach Rückenmarkdurchschneidung keine histologischen Veränderungen nachweisbar waren. Endlich, was die *Natur* des abgelagerten Fettes betrifft, so ist auffallend, daß bei Meerschweinchen — im Gegensatz zu Kaninchen — die SMITH-DIETRICHsche Reaktion überwiegend stark positiv war, was nach der heutigen Anschauung für die *Anwesenheit phosphorhaltiger Lipoide* spricht, die auch chemisch nachweisbar waren.

Gegenüber der von ROSIN geäußerten Anschauung, daß Sauerstoffmangel die Verfettungen verursache, wendete DAVID ein, daß er bei in sauerstoffarmer Luft, aber unter normalem Atmosphärendruck gehaltenen Tieren keine Organverfettungen gesehen habe, daß also nicht der Sauerstoffmangel, sondern die Herabsetzung des Atmosphärendruckes das wirkende Moment sei. Jedoch konnte ROSIN auch unter diesen Umständen Verfettungen nachweisen.

Wie das Fett zunimmt, so *nimmt das Glykogen ab,* ein gewöhnlich gefundenes Zusammentreffen. Auch das zeigen die ROSINschen Untersuchungen. Die Lebern ihrer Meerschweinchen waren — wenigstens histologisch — glykogenfrei oder sehr glykogenarm. Das etwa vorhandene Glykogen lag in der Peripherie der Leberläppchen.

Die Verfettungsvorgänge in der Leber sind dann auch *chemisch* untersucht worden (10a—d). Dabei ergab sich, daß die deutlichsten Abweichungen sich an Meerschweinchen zeigen. Die Leberverfettung besteht nach den Befunden von MONASTERIO in der Hauptsache in der Zunahme der Neutralfette, daneben aber kommt es auch zu einer Vermehrung des Lipoidphosphors, der Phosphatide (GUBSER, LOEWY-LEIBOWITZ, MONASTERIO), so daß die *Leberfette unter Luftverdünnung eine von der Norm abweichende Beschaffenheit zeigen.* Die Abweichung kommt darin zum Ausdruck, daß der ätherlösliche Phosphor vermehrt, der ätherunlösliche vermindert ist bei Konstanz des Gesamtphosphors. Gegenüber der Norm war der ätherlösliche Phosphor der Leber im Verhältnis zum Gesamtphosphor um das 3—7fache gestiegen, nämlich von 5% auf 15—36% gesteigert. Diese Befunde sprechen gegen eine einfache Einwanderung von Depotfett in die Leber unter Luftverdünnung und für einen Übergang eines Teiles ätherunlöslich gewesenen Phosphors in ätherlöslichen.

Auch die *Glykogenmengen* sind — von AGGAZZOTTI und WERTHEIMER — chemisch bestimmt worden. Darüber ist bereits S. 240 berichtet worden. Beide fanden die schon geschilderten Glykogenabnahmen. Nach WERTHEIMER (11) stehen diese mit der Gewichtsabnahme der Tiere in keiner Beziehung, können also höchstens zu einem kleinen Teil auf Hunger bezogen werden.

Der Gedanke liegt nahe, daß durch den Sauerstoffmangel infolge Reizes auf das Zuckerzentrum eine Zuckerausschüttung aus der Leber zustande kommt, der nun eine Fetteinlagerung folgt. WERTHEIMER betont jedoch, daß dieser Zusammenhang nicht bestehen könne, da nie die mit diesem Vorgang verknüpfte Hyperglykämie zu beobachten war.

Daß Sauerstoffmangel das ursächliche Moment für den Glykogenschwund abgibt, ergibt sich aus mehrfachen experimentellen Erfahrungen, so von BANG (20), von HEUBNER (21) bei Kohlenoxydvergiftung. Jede acidotische Stoffwechsellage soll ihn hervorrufen [LÖNING (22)] und auch die Ansammlung pathologischer Eiweißabbauprodukte nach POLLAK (23). Ja schon Zufuhr von Säuren per os soll nach ELIAS (24) auf das Leberglykogen wirken durch Schädigung des physikalisch-chemischen Verhaltens der Leberzellen. — Da beim Aufenthalt unter starken Luftverdünnungen alle diese Faktoren gegenwärtig sind, erklärt sich der Glykogenschwund ungezwungen.

An *Mäusen* haben ELIAS und TAUBENHAUS (12) nach 3tägiger Luftverdünnung die Lebern auf ihren Fettgehalt untersucht. Im Vergleich mit hungernden Mäusen finden sie, daß die Leber bei Mäusen *weniger* Fett (und auch Glykogen) enthält als allein im Hunger. Die Stickstoffmenge aber soll prozentisch zunehmen, obwohl die Lebern weniger an Gewicht abnahmen als im Hunger ohne Unterdruck. Sie schließen daraus auf ein Einströmen von Stickstoff aus der Peripherie in die Leber.

Weitere Untersuchungen an der Leber beziehen sich auf den *Eisengehalt*. Auch sie sind bereits auf S. 232 besprochen worden. In den Versuchen von LOEWY und CRONHEIM (1) an Kaninchen, Mäusen, Meerschweinchen und Ratten bestand ein gegensätzliches Verhalten zwischen Lebergewicht und Eisengehalt. Wo ersteres unter Luftverdünnung zunahm, war der Prozentgehalt an Eisen vermindert (Meerschweinchen, Ratten); der umgekehrte Fall: Abnahme des Lebergewichtes und Zunahme des Eisens (Kaninchen und Mäuse) war noch deutlicher ausgesprochen. Auf das Körpergewicht berechnet war eine deutliche Änderung nicht festzustellen. Dann haben, wie gleichfalls bereits erörtert (S. 232), LINTZEL und RADEFF (13) das Verhalten des Lebereisens bei unter starkem Unterdruck gehaltenen weißen Ratten untersucht.

Bei diesen fanden sie eine *Abnahme* des Lebereisens. Kontrollversuche an Hungerratten zeigten, daß die mit dem *Hunger* einhergehende starke Gewichtsabnahme der Leber *nicht* mit einer Abgabe von Eisen verbunden zu sein braucht.

2. Die Milz.

Für sie sind bisher die Gewichtsverhältnisse, die Mengen an stickstoffhaltigen Bestandteilen und der Eisengehalt unter Unterdruck ermittelt worden. Im allgemeinen waren *stärkere* Veränderungen als an der Leber festzustellen. In den schon erwähnten Versuchen von Loewy und Cronheim fand sich bei Luftverdünnungen ausgesetzten Meerschweinchen und Ratten eine *Zunahme* des Milzgewichtes, bei den Mäusen keine Veränderung oder eine geringe Abnahme, bei den Kaninchen eine starke Abnahme. Die bei den Meerschweinchen gefundenen Zunahmen können nicht durch Vermehrung des Wassergehaltes erklärt werden, da dieser unverändert blieb. Es handelt sich vielmehr um eine Zunahme der festen Bestandteile, und zwar an eisenarmen oder eisenfreien. Die Gewichtszunahme der Milz ist nicht nur eine relative, d. h. dadurch zustande gekommen, daß die Milz weniger abnahm als das Körpergewicht, vielmehr ist eine *absolute* Vergrößerung eingetreten.

Die *stickstoffhaltigen* Milzbestandteile zeigten Veränderungen in der gleichen Richtung wie bei der Leber, besonders an denjenigen Tieren, die einem Barometerdruck unter 400 mm ausgesetzt waren. Neben einer mäßigen Abnahme des Gesamtstickstoffes *nahm der Reststickstoff zu,* bei den stärksten Verdünnungen bis um 100%, so daß er 32% des gesamten Stickstoffes ausmachte. Und ebenso wie bei der Leber war die Harnstofffraktion des Reststickstoffes überwiegend an seiner Steigerung beteiligt. Es scheint, als ob die Störungen in der Zusammensetzung der stickstoffhaltigen Substanzen schon bei geringeren Luftverdünnungen zustande kommen als in der Leber.

Der *Eisengehalt* der Milz war herabgesetzt und auch hierfür ließ sich berechnen, daß eine *absolute Abnahme* zustande kam. Es muß also zu einer *Abwanderung von Eisen aus der Milz* gekommen sein. Dieselben Ergebnisse hatten (vgl. S. 233) Lintzel und Radeff. Sie fanden gleichfalls Verarmung der Milz an Eisen. Bei eisenfrei ernährten Tieren, die viel Eisenvorrat besaßen, diente das abgegebene Leber- plus Milzeisen dem Hämoglobinaufbau, so daß unter diesen Bedingungen nur *Verschiebungen* des Eisens von Leber und Milz ins Blut vor sich gingen.

3. Herz und Skeletmuskulatur.

Über die *funktionellen* Störungen beider ist bereits in Kapitel III (Kreislauf) und in Kapitel XI berichtet worden. Für das Herz ist auch bereits erwähnt worden, daß Gewichtssteigerungen desselben bei Höhentieren [Alpenschneehühnern (STROHL)] und unter Luftverdünnung gehaltenen Ratten (LINTZEL und RADEFF) festgestellt worden sind, die sich nach STROHLs Wägungen vorwiegend auf den *rechten* Herzventrikel erstrecken. Auch über die Anschauungen, die man sich von den Ursachen der Hypertrophie gerade der *rechten* Herzseite machte, wurde gesprochen.

LINTZEL und RADEFF haben genauer das Auftreten der Herzhypertrophie verfolgt. Sie fanden bei ihren Ratten, daß sie an den *Grad* der Luftverdünnung geknüpft ist. Bis zu Verdünnungen gleich 4000 m Höhe zeigt sich keine Herzgewichtszunahme, dabei aber eine erhebliche Zunahme der Blutzellenzahl. Oberhalb 4000 m nehmen diese nur noch wenig zu, dafür setzt nun Herzgewichtszunahme ein, sprunghaft bei 6000 m, um bis zu 8000 m kaum noch weiter zuzunehmen.

Das Verhalten von Gesamthämoglobin, Blutmenge und Herzgewicht, sowie Herztrockensubstanz, zeigt Tabelle 61.

Tabelle 61. Blutmenge und Herzgewicht pro Kilogramm Anfangsgewicht von Ratten (Mittelwerte).

Versuchsgruppe	Gesamt-Hb 10^{-6} Mol/kg	Blutmenge ccm/kg	Herzgewicht g/kg	Herz trocken g/kg
40 m	355	36,1	3,93	0,737
2000 m	463	42,7	3,71	0,691
4000 m	594	44,9	3,92	0,737
6000 m	688	51,1	5,22	0,838
8000 m	749	55,9	5,10	0,953

LINTZEL und RADEFF sehen in der Herzgewichtszunahme einen wichtigen regulatorischen Faktor zur Gewöhnung an die Höhe, da durch sie ein beschleunigter Blutkreislauf aufrecht erhalten werden kann.

Eine *histologische* Untersuchung der Herzen von lange unter starkem Unterdruck gewesenen Tieren zeigt, wie bei der Leber, eine *Verfettung,* die oft erheblichsten Grades ist und die in der Leber gefundene übertrifft (Rosin). Das kann Abb. 35 zeigen.

Die *chemischen* Untersuchungen von Angelescu (14) ergeben, daß auch im Herzen der Reststickstoff zunimmt. Allerdings sind dazu stärkere Verdünnungen als für Milz und Leber erforderlich, und die Zunahme ist wesentlich geringer. Der Reststickstoff war nur um 9% über die Norm erhöht.

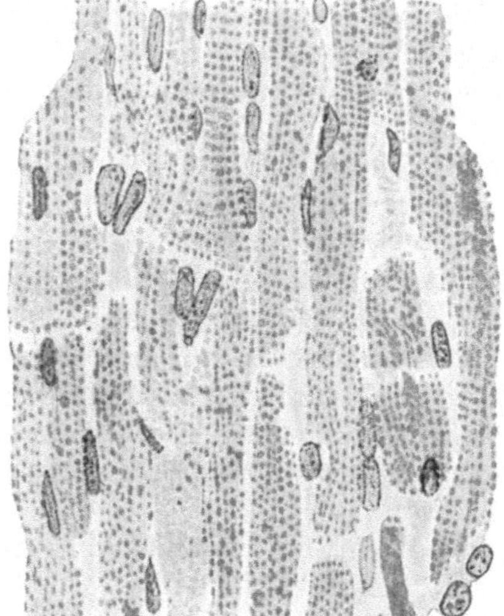

Abb. 35. Herzmuskelverfettung.

Die Skeletmuskeln sind bisher nur auf ihren Glykogengehalt untersucht worden. Wertheimer (11) (vgl. S. 240) bestimmte ihn an Meerschweinchen und Mäusen. Er fand ihn vermindert, und zwar *stärker als in den Lebern,* und bei den Mäusen stärker als bei den Meerschweinchen, so daß Glykogen bei ersteren nach mehrtägigem Aufenthalt bei 340 mm Bar. nur noch in Spuren vorhanden war. Bei Nachuntersuchungen fand Habs (14a) den Glykogenschwund in den *Lebern* stärker als in den Muskeln. — Es gelang auch nicht, den Glykogenschwund durch nichttoxische Dosen von Insulin oder durch Zuckerinjektionen aufzuhalten. Dagegen konnte Heimann (14b) durch *kombinierte* Zucker- und Insulinbehandlung eine Anreicherung der Lebern von unter Luftverdünnung gewesenen Ratten und (weniger von) Meerschweinchen mit Glykogen erzielen. Das steht in Übereinstimmung mit den Erfolgen, die in neuester Zeit mit dieser selben Behandlung bei schweren Lebererkrankungen des Menschen (bei der akuten gelben Leberatrophie) erreicht wurden.

Mit dem Glykogenverlust der Muskeln möchte Wertheimer wenigstens teilweise die im Höhenklima bestehende Muskelschwäche in Zusammenhang bringen.

4. Chemische Veränderungen des Hirns.

Die Untersuchungen, die bisher am Hirn unter Atmung sauerstoffarmer Luft ausgeführt wurden, betreffen allein die in früheren Kapiteln (Blut, Atmung) schon mehrfach berührte Frage, ob eine Acidose des Hirns bei Sauerstoffverarmung des Blutes zustande kommt, aus der man schließen kann, daß die zur Beobachtung kommenden Änderungen in der Tätigkeit der Hirnzentren, besonders der medullären und der im Zwischenhirn gelegenen, auf Acidose zurückzuführen seien. Über diese Frage liegen mehrere Versuchsreihen vor, die sich mit dem Verhalten des Atem- und des Vasomotorenzentrums befassen. Zunächst wurde auf direktem Wege im Tierversuche festzustellen gesucht, ob bei Sauerstoffverarmung das Hirn saurer werde, und es wurde auf diejenige Säure gefahndet, die bisher allein der Untersuchung unterzogen wurde, auf die Milchsäure. Als erste fanden Mc Ginty und Gsell (15), daß der Milchsäuregehalt des Gehirns beträchtlich stieg, wenn durch Kohlenoxydatmung ein Sauerstoffmangel erzeugt wurde. Dann haben Haldi, Ward und Woo (16) feststellen können, daß die Steigerung des Milchsäuregehaltes am geringsten ist im Großhirn, größer im Klein- und Mittelhirn, am größten in der Med. oblongata. In letzterer fanden sich 32 mg-% gegen 10 mg-% in der Norm. Weiterhin hat Cobet (17) bei gleichem Vorgehen zugleich die Beziehung des Milchsäurezuwachses im Gehirn zu der dabei auftretenden Atmungssteigerung untersucht. Er fand, daß bei einer Verdoppelung der Atemgröße die Milchsäuremenge auf 19—34 mg-% gestiegen war, eine Steigerung, die nach Cobet genügt, um im Atemzentrum eine zentrogene Hyperpnoe zu erzeugen. Bei *Stickstoff*atmung erhielt das Großhirn eine Minute nach Beginn derselben 42—60 mg-% Milchsäure. — Demgegenüber war bei *Kohlensäure*atmung und dadurch gesteigerter Atemgröße keine Steigerung der Milchsäure im Hirn festzustellen.

Mit den vasomotorischen Vorgängen hat sich unter Weiterführung der Arbeiten einer großen Zahl früherer Autoren zuletzt Raab (18) befaßt. Er findet, daß in gleicher Weise Sauerstoffmangel oder Milchsäuredurchströmung (ebenso eignet sich auch Essigsäure) oder Milchsäureeinspritzung in den Suboccipitalraum auf das Vasomotorensystem wirken, indem sie seine Erregbarkeit gegenüber anderen Reizen (Kohlensäure, sensible Reize) steigern. Raab bringt seine Ergebnisse in Beziehung zu den ähnlichen Erscheinungen bei der Hypertonie (19). Ähnlich den Schlüssen, zu denen Loewy für die im Höhenklima eintretende Hypertonie gekommen war (vgl. S. 149), faßt Raab die essentielle Hypertonie als entstanden teils durch angiospastische, teils durch angiosklerotische Ischämie und dadurch bedingte Milchsäureanhäufung im Vasomotorenzentrum auf.

5. Die Lungen.

Über Veränderungen der *Lungen* beim Aufenthalt unter Luftverdünnung oder in sauerstoffarmer Luft wird in Kapitel XVIII berichtet werden.

Literatur.

1. Loewy u. Cronheim: Biochem. Z. **234** (1931).
2. Laubender: Biochem. Z. **165** (1925).
3. Elias u. Taubenhaus: I. Mitt. Z. exper. Med. **69** (1930).
4. Jacoby: Z. physiol. Chem. **30** (1900).
5. Desqueyroux: C. r. Soc. Biol. Paris **86**, 1922.
6. Pick u. Hashimoto: Arch. f. exper. Path. **76** (1914).
7. Lewinstein: Pflügers Arch. **65** (1896).
8. Schrötter, v.: Wien. med. Wschr. **1902.**
9. Rosin, A.: Beitr. path. Anat. **76** (1926); **80** (1928).
9a. Campbell, J. A.: Brit. J. exper. Path. 8 (1927).
10a. Loewy: Biochem. Z. **185** (1927).
10b. Loewy u. Leibowitz: Biochem. Z. **192** (1928).
10c. Gubser: Biochem. Z. **198** (1928).
10d. Monasterio: Biochem. Z. **218** (1930).
11. Wertheimer: Z. exper. Med. **70** (1930).
12. Elias u. Taubenhaus: Z. exper. Med. **69** (1930).
13. Lintzel u. Radeff: Pflügers Arch. **224** (1930).
14. Angelescu: Biochem. Z. **209** (1929).
14a. Habs: Z. exper. Med. **72** (1930).
14b. Heimann: Z. exper. Med. **78** (1931).
15. Mc Ginty u. Gsell: Amer. J. Physiol. **75** (1925/26).
16. Haldi, Ward, Woo: Amer. J. Physiol. **83** (1927/28).
17. Cobet: Arch. exper. Path. **145** (1929).
18. Raab: Arch. int. Med. **47** (1931).
19. Raab: Med. Klin. **1931.**
20. Bang, J.: Der Blutzucker. München 1913.
21. Heubner: Zbl. Gewerbehyg. Beih. **1**, 4.
22. Löning: Klin. Wschr. **1927.**
23. Pollak: Erg. inn. Med. **23** (1923).
24. Elias: Erg. inn. Med. **25** (1925).

Kapitel XIV.

Über die Basen-Säurenverhältnisse im Höhenklima. Acidose.

Nicht wenige der vorangehenden Kapitel brachten Beispiele dafür, daß Sauerstoffmangel im Höhenklima schon von mittleren Höhen an sich bemerklich macht und imstande ist, die Funktionen einer ganzen Reihe von Körpersystemen zunächst erregend, in übergroßen Höhen lähmend zu beeinflussen. Daß er weiterhin zu pathologischen Veränderungen der Tätigkeit von Organen zu führen vermag und schließlich zu Organveränderungen, die sich chemisch und mikroskopisch nachweisen lassen. Es entsteht die Frage, worauf diese Wirkungen zurückzuführen sind. Schon Pflüger, der als einer der ersten den Stoffwechsel unter Sauerstoffmangel untersuchte, hob hervor, daß nicht der Sauerstoffmangel als solcher, vielmehr Abbauprodukte hochkonstituierter organischer Substanzen, die nicht der normalen Oxydation verfallen, die wirksamen Faktoren darstellen. Diese Abbauprodukte sind, soweit wir heute wissen, meist saurer Natur und somit würde der Sauerstoffmangel im Sinne einer *Säurewirkung* sich äußern müssen. An zahlreichen Stellen der vorangehenden Kapitel ist auf die Gegenwart pathologischer Säuren hingewiesen worden, die oft als solche nachgewiesen, oft aus ihren Wirkungen erschlossen werden. Denn abnorme Säurebildung führt zu ganz spezifischen Folgen, die experimentell schon vor sehr langer Zeit ermittelt wurden.

Da die Wirkungen des Höhenklimas in nicht wenigen Punkten mit diesen übereinstimmen und man ja pathologische Säuren nachweisen konnte, führte man die ersteren auf letztere zurück und sprach von *Acidose* als Wirkung des Höhenklimas. Hiergegen erhob sich jedoch von manchen Seiten und in letzter Zeit mehr als früher Widerspruch mit dem Hinweise darauf, daß beim Aufenthalt unter Luftverdünnung und zum Teil auch im Höhenklima selbst das Gegenteil einer Acidose, nämlich eine *Alkalose* vorhanden sei, die aus dem Verhalten des Harns, in einzelnen Fällen auch des Blutes nachgewiesen wurde (Davies, Haldane und Mitarbeiter, Hasselbalch und Lindhard, Singer, Ewig und Hinsberg, Barcroft).

Bevor wir nochmals kurz zusammengestellt die Zeichen betrachten, die für die Bildung abnormer Säuren im Körper sprechen — abgesehen von deren direktem Nachweis im Hirn (S. 290), im Blut (S. 109), im Harn (S. 235) —, ist es notwendig, den *Begriff der Acidose,* wie ihn die Physiologie und Pathologie auffaßt, zu erörtern. Danach bedeutet Acidose nicht ein Sauerwerden, sondern nur eine Verschiebung der Reaktion der Körperflüssigkeiten — Blut und Gewebssäfte — nach der Seite der sauren Reaktion hin. Diese Verschiebung macht sich aber sehr selten im Sinne dessen bemerklich, was die physikalische Chemie als Verschiebung nach der sauren Seite bezeichnet, nämlich durch eine Steigerung der Wasserstoffionenkonzentration. Bei *pathologischen* Prozessen bildet eine solche ein absolut ungünstiges Zeichen, das nur in den Endstadien von Krankheiten, z. B. beim Diabetes mellitus, zur Beobachtung kommt. Anders im Höhenklima. Auch hier sind, wenn auch selten, Veränderungen der C_H schon bei Körperruhe im Sinne einer Säuerung beschrieben worden, so von BREHME und GYÖRGY (S. 124), von LOEWY und Genossen (S. 125), und erheblichere als im Tiefland bei Muskelarbeit (BARCROFT u. a.). Diese Untersuchungen waren am Menschen ausgeführt. An Tieren fanden dasselbe FRITZ, GIGON (S. 125) und weitere Autoren, die an den betreffenden Stellen erwähnt sind. Aber diese Veränderungen haben nicht den gefährlichen Charakter wie in der Pathologie. — Nach neueren Untersuchungen und Anschauungen, die z. B. bei THANNHAUSER (1) zusammengestellt sind, handelt es sich bei den eine ernste Voraussage bietenden pathologischen Säurevergiftungen nicht ganz allgemein um eine Säurewirkung, sondern um eine Wirkung spezieller, besonders giftiger Säuren, im wesentlichen um Buttersäure und deren Derivate. Und gerade damit mag es zusammenhängen, daß die Säurebildung im *Höhenklima nicht* den deletären Charakter hat wie er von den mit ihr einhergehenden *Krankheiten* bekannt ist, daß sich Buttersäure, Oxybuttersäure und allgemein Ketonkörper nicht — selbst nicht beim Aufenthalt unter höchstgradigen Verdünnungen — im Harne nachweisen ließen. Die einzige positive Angabe hat VIALE gemacht. Man findet Steigerung von Aminosäuren und von Milchsäure. Letztere scheint besonders charakteristisch zu sein als pathologisches Endprodukt beim Leben unter Sauerstoffmangel.

Aber im allgemeinen sind Verschiebungen der aktuellen Reaktion selten gefunden worden, denn diese gehört zu denjenigen physiologischen Größen, die der menschliche Organismus — weniger der der herbivoren Säugetiere — mit großer Zähigkeit festhält. Jedoch auch da, wo die aktuelle Reaktion nicht verändert ist und daher in chemischem Sinne nicht von einer Acidose gesprochen werden kann, muß man mit diesem Begriffe rechnen und kann die Bezeichnung Acidose bei bestimmten biologischen Vorgängen brauchen. Hier bedeutet sie die abnorme Anwesenheit saurer Produkte im Körper, die durch bestimmte Wirkungen sich zu erkennen geben. —

Experimentell sind die Wirkungen der durch Säurezufuhr hervorgerufenen Erscheinungen nach vielen Richtungen hin untersucht worden. Es zeigt sich nun, daß die meisten der beim Aufenthalt unter starken Luftverdünnungen gefundenen Abweichungen von der Norm den bei Säurevergiftungen gefundenen entsprechen. Dahin wäre schon eine Abnahme der potentiellen (Titrations-) Alkalescenz des Blutes zu rechnen, die S. 123 besprochen worden ist. Dahin Veränderungen am Harn: Verschiebung der aktuellen Reaktion, gesteigerte Ammoniakausscheidung, dahin die Steigerung des Eiweißzerfalles und das Sinken des Gaswechsels bei sehr starken Luftverdünnungen. Als vielleicht wichtigste Erscheinungen gehören hierher die Veränderungen am Blute, die sich in den geänderten Bindungsverhältnissen der Blutgase äußern. Sowohl die Sauerstoffbindung wie die der Kohlensäure wird geändert im Sinne einer verminderten Festigkeit der Bindung. Es bedarf stärkerer Spannungen der Gase, um die gleiche Menge im Blute zu binden. Der graphische Ausdruck dafür sind die Änderungen in den Bindungskurven, über die auf S. 117f. berichtet worden ist. In erster Linie ist es die Kohlensäurebindungskurve, die als Maßstab genommen wird. Sie ist entweder als Ganzes nach unten verschoben, wenn zwischen der Menge der gebildeten pathologischen Säuren und ihrer Ausscheidung ein Gleichgewicht hergestellt ist oder die Kohlensäurebindungskurve hat auch ihre *Form* geändert, sie verläuft gestreckter, flacher, als normal. Man spricht von kompensierter und unkompensierter Acidose.

Dazu kommen noch andere Zeichen, die man bei experimenteller Acidose gefunden hat und die für diese als charakteristisch gelten; so die gesteigerte Wirkung des Adrenalins auf den Blutzucker (Fröhlich und Pollak), der Glykogenmangel bezüglich die verminderte Glykogenbindungsfähigkeit der Leber (Löning). Auch diese Zeichen sind beim Aufenthalt unter stärkeren Luftverdünnungen gefunden worden.

Man kann hiernach an einer Acidose in größeren Höhenlagen bzw. unter starken Luftverdünnungen nicht wohl zweifeln.

Aber es treten einzelne Zeichen von Acidose, wie Steigerung der Atmung, Steigerung des Blutdruckes, auf, wo am Blut noch keine Zeichen der Säuerung zu erkennen sind. Hierfür ist zu bedenken, daß die am Blut gefundene Säuerung nicht primär ist; das Blut bildet die pathologischen Säuren nicht, diese werden vielmehr aus den Organen, in denen sie entstehen, ins Blut ausgeschwemmt. Es kann also der Fall eintreten, daß die Organe bereits durch den Sauerstoffmangel — lokalen Sauerstoffmangel — affiziert werden, daß jedoch die dabei in ihnen entstehenden Säuren so gering an Menge sind, daß sie im Blute keine nachweisbaren Veränderungen erzeugen. Die affizierten Organe sind dann nicht mehr normal tätig. Das betrifft vor allem die besonders gegen Sauerstoffmangel empfindlichen Zentren in der Medulla oblongata, und wir finden danach funktionelle Änderungen der von ihnen innervierten Organsysteme: der Atmungsorgane in Form gesteigerter Atmung, der Zirkulationsorgane als gesteigerten Blutdruck und erhöhte Pulsfrequenz. Es handelt sich dabei um die von WINTERSTEIN so genannten centrogenen Erregungen.

Für alle weiteren Vorgänge ist besonders wichtig die durch lokalen Sauerstoffmangel im Atemzentrum erfolgende Steigerung der Atmung, da sie an sich schon eine ganze Reihe weiterer Folgen auslöst. Über diese ist zum Teil schon gesprochen worden, so über die primär gesteigerte Abgabe der Kohlensäure aus dem Blute, die daraus vorübergehend sich ergebende Alkalose, über die Abwanderung des Alkalis aus dem Blute in den Harn und in die Gewebe, denen umgekehrte aus den Geweben ins Blut zur Seite treten. Die Abnahme der Kohlensäure im Blute führt auch Austauschprozesse zwischen Plasma und Blutzellen herbei, so daß Veränderungen in beiden Bestandteilen eintreten. Dazu kommen Änderungen in der Menge des ionisierten Kalkes. So wäre die wiederholt im Höhenklima bzw. unter Luftverdünnung gefundene Alkalose im Blute erklärlich, wobei aber zu beachten ist, daß sie nach der hier gegebenen Darstellung sekundär ist, hervorgerufen durch eine primäre Acidose des Atemzentrums.

Die Vorgänge, die allein durch Hyperventilation in bezug auf das Säurebasengleichgewicht von Blut und Geweben ausgelöst werden, sind schon so kompliziert, daß sie heute noch nicht vollkommen durchsichtig sind (2 und 2a). Sie komplizieren sich weiter, wenn es in größeren Höhen zum Auftreten saurer intermediärer Produkte in den Organen kommt und diese ins Blut übergehen. Man sollte meinen, daß nun die Acidose am Blute deutlich und stets nachweisbar sein müßte. Aber auch unter diesen Umständen ist ein *alkalischer* Harn gefunden worden (S. 235f.), allerdings in diesem auch Salze organischer Säuren in Mengen, die in der Norm nicht vorhanden sind, und zwar gerade Milchsäure, Salze, die also im *Blut* vorhanden sein mußten. Man kann also aus dem alkalischen Harn nicht ohne weiteres auf die Abwesenheit pathologischer Säuren im Blute schließen, muß vielmehr in Betracht ziehen, daß diese im Blute vorhanden, aber durch ins Blut eingewandertes Alkali nicht nur neutralisiert worden sind, sondern daß eine Art Überkompensation stattfand, durch die die Blutreaktion nach der alkalischen Seite verschoben wurde. Dafür sprechen die auf S. 105 erwähnten Feststellungen von PETERS und Mitarbeitern, sowie von BREHME und GYÖRGY von der Zunahme der Gesamtbasen im Blute bei Atmung sauerstoffarmer Luft bzw. beim Aufenthalt im Höhenklima. Danach würde also der Befund einer alkalischen Reaktion eine verschiedene Bedeutung haben. Beim Aufenthalt in mittleren Höhen oder unter einer mäßigen Luftverdünnung ist sie die Folge einer übermäßigen Abdunstung von Kohlensäure infolge Atmungssteigerung; in größeren Höhen oder unter starken Luftverdünnungen dagegen stellt sie einen überschießend ablaufenden Kompensationsvorgang dar, der von den letztgenannten Verfassern direkt als Zeichen von Acidose betrachtet wird zur Absättigung pathologischer Säuren zwecks Aufrechterhaltung der normalen Reaktion der Körpersäfte.

Hinweisen möchte ich auf den entgegengesetzten, den gleichen Zweck verfolgenden Vorgang bei der willkürlichen und bei der nervösen Hyperventilation. Auch hier die primär gesteigerte Abgabe von Kohlensäure aus dem Blute mit folgender Steigerung der Blutalkalescenz. Hier muß nun *diese* kompensiert werden, was durch Heranziehung organischer Säuren geschieht. Zuerst hatten DAVIES, HALDANE, KENNAWAY (3) die Ausscheidung von Ketonkörpern bei Überventilation gefunden und ihre Ergebnisse sind mehrfach bestätigt worden. Besonders eingehend haben diese Frage FRANK, LEISER, WEISZ (4) verfolgt. Sie fanden nicht nur eine Ketonurie mit vorwiegender Beteiligung von Oxybuttersäure, sondern auch eine Ausscheidung von Milchsäure mit dem Harn und einen gesteigerten Milchsäuregehalt des Blutes. Sie fassen diesen Befund so auf, daß zur Kompensation der Alkalose intermediäre saure Produkte, die unter normalen Verhältnissen weiter oxydiert werden, in diesem Falle zurückgehalten, abgefangen werden, um das überschüssige Alkali abzusättigen. Das wäre also das Spiegelbild zu den nach vorstehender Darstellung im Höhenklima sich abspielenden Prozessen.

Nach dem Gesagten erscheint die Fragestellung, ob im Höhenklima eine Acidose oder eine Alkalose sich ausbildet, in dieser Form nicht gerechtfertigt. Beide sind miteinander verknüpft. Das natürliche Bestreben geht stets dahin, die normalen Reaktionsverhältnisse soweit möglich aufrecht zu erhalten. Je nach dem Umfang, in dem es sich verwirklicht, wird entweder die Kompensierung unvollkommen sein — dann bleibt es bei einer, wenn auch gemilderten Acidose — oder vollkommen oder überschießend. Im letzteren Falle findet man die Zeichen der Alkalose am Harn, zuweilen auch am Blut. Wieweit hierbei organische Säuren mit dem Harn ausgeschieden werden, ist genauer noch nicht untersucht. Wesentlich aber für die Deutung ist, daß die am Anfange der Kette weiterer Wirkungen stehende Atmungssteigerung durch einen Reiz ausgelöst wird, der, entsprechend der heutigen Kenntnis von den Erregungsbedingungen des Atemzentrums, nur als von Säurenatur betrachtet werden kann.

Auch *Ultraviolettbestrahlung* vermag eine primäre Acidose auszulösen. Auch diese wird von einer lange dauernden Alkalose gefolgt, die KROETZ (5) mit der von ihm gefundenen Verschiebung der Elektrolyte des Blutes in Zusammenhang bringt.

Eine von der dargestellten etwas abweichende, aber in vielen Punkten sich mit ihr berührende Anschauung vertritt HERLITZKA (6). Auch er geht von dem Begriff der Autoregulation aus in dem Sinne des Bestrebens, das physiko-chemische Gleichgewicht den äußeren Bedingungen entsprechend optimal zu gestalten. HERLITZKA verlegt die Ursache der Höhenwirkungen auf das Säurebasengleichgewicht ganz allgemein in die *Gewebe*. In ihnen kommt es beim Übergang unter Luftverdünnung zur Säurebildung, die eine Alkalientziehung aus dem Blute zur Folge hat. Diese muß nun zu einem Freiwerden von Kohlensäure führen, welche zum Teil durch die Lungen ausgeschieden wird, zum Teil aber in die Gewebe, besonders in das an Lipoiden reiche Nervensystem und dessen Zentren wandert und dadurch eine Hyperventilation anregt.

Literatur.

1. THANNHAUSER: Stoffwechsel und Stoffwechselkrankheiten, S. 318. Berlin 1929.
2. Die ausgedehnte Literatur findet sich bei LILJESTRAND: Handbuch der normalen und pathologischen Physiologie, Bd. 6, S. 517f. Berlin 1928.

2a. Vgl. MONASTERIO: Z. exper. Med. **1932**.

3. DAVIES, HALDANE u. KENNAWAY: J. of Physiol. **54** (1920).
4. FRANK, LEISER, WEISZ: Z. klin. Med. **114** (1930). (Hier Literatur.)
5. KROETZ: Biochem. Z. **1924**, 151.
6. HERLITZKA: Arch. di Fisiol. **24**, Suppl. (1926).

Kapitel XV.

Das Verhalten der Haut im Höhenklima.

1. Unspezifische Klimawirkung.

Mehr als andere Klimata wirkt das Höhenklima auf das Hautorgan, einerseits durch die in bezug auf den physiologischen Effekt besonders starke Ausprägung seiner *unspezifischen* Klimafaktoren: niedere Temperatur, Luftbewegungen, andererseits durch die besonderen Wirkungen seiner *spezifischen* Elemente: Trockenheit und Strahlung.

Was *erstere* betrifft, so wirken sie vor allem auf die *wärmeregulatorischen Funktionen* der Haut, indem sie ihr Muskelsystem, Haut- und Hautcapillarmuskeln, in Tätigkeit bringen. Die Wirkungen *letzterer* dagegen haben ihren wichtigsten Erfolg in *anatomischen* Hautveränderungen. — Die häufigen energischen Kontraktionen, die durch Kälte und Wind von niedriger Temperatur ausgelöst werden, bilden einen Übungsvorgang, der zu Änderungen der Hautreaktion führt, zu einem besseren Ansprechen auf die Klimareize. Diese Reaktionsänderung kommt schon im Laufe von Wochen zustande, was, wie schon erwähnt, zuerst für das Seeklima festgestellt, dann von Heinz (1) für das Höhenklima bestätigt wurde. Die Zeit bis zum Eintritt der Reaktion der Hautvasomotoren für Kältereize — übrigens auch für Intracutanreize mit verschiedenen Antigenen — war am Schlusse eines mehrwöchigen Höhenaufenthaltes mehr oder weniger verkürzt, was in wärmeregulatorischer Hinsicht wichtig ist. Denn die beschleunigte Reaktion bedeutet eine schnelle Herabsetzung der Hauttemperatur und damit eine Verminderung der Wärmeabgabe durch Leitung und Strahlung sowohl, wie durch Verdunstung und damit einen besseren Schutz gegen eine weitgehende Abkühlung des Körpers.

Starke Luftbewegungen können dabei auch auf die bekleideten Körperteile wirken, da sie durch die Poren der Kleider hindurch zu einem schnellen Ersatz der der Haut anliegenden Luftschichten zu führen vermögen. Aber auch niedrige Temperaturen als solche können, wenn sie einen unbedeckten Körperteil treffen, reflektorisch zu Abkühlung anderer Körperteile führen. So gibt Russetzki (2) eine Temperaturerniedrigung der Hand an bei Abkühlung des Fußes und Schultze (3) Erniedrigung der Armtemperatur bei Abkühlung des Rückens.

Ziemlich alleinstehend und nur in Übereinstimmung mit einer alten Angabe von Buch, die Winternitz (4) anführt, ist eine Beobachtung von

LOEWY und DORNO (5), wonach Abkühlung einer Hautstelle durch Schnee zu einer *Steigerung* der Temperatur an nicht abgekühlten Hautstellen führte.

Aber die unspezifischen Hautreize führen unter Vermittlung der Haut zugleich auch zu Änderungen innerer Funktionen; sie ändern durch Reizung der sensiblen Hautnerven Form und Umfang der Atmung, die Tätigkeit des Herzens und den Blutumlauf, und sie können auch durch reflektorische Anregung der Muskeltätigkeit, durch Spannungen oder Zitterbewegungen, die sie hervorrufen, zu Stoffwechselsteigerungen führen. Alle diese Wirkungen sind für das Höhenklima höchstens dem Grade nach, nicht der Art nach, spezifisch.

2. Trockenheit.

Anders ist es mit der *Trockenheit* und mit den *Strahlungsverhältnissen.* Im Kapitel „Wasserwechsel“ (S. 246) wurde schon über die Wirkungen der *Trockenheit,* die im Höhenklima mit niedrigen Lufttemperaturen verbunden ist, gesprochen, besonders darüber, daß sie nicht wie vielfach angenommen wird, zu einer gesteigerten Wasserabgabe von der Haut führt, daß diese vielmehr gegenüber dem Tiefland verringert ist. Die Lufttrockenheit erzeugt aber auch *anatomische Veränderungen* an der Haut. Diese verliert ihren Turgor, wird trocken, spröde, rauh. Es kommt leicht zu Schrunden und auch zu Blutungen. Das gleiche ist an den der Luft ausgesetzten Schleimhäuten der Fall. Auch sie werden trocken, rissig und auch am Lippensaum, aus der Augenbindehaut und aus der Nasenschleimhaut können Blutungen auftreten.

KNOCHE (5a) weist der Trockenheit der Luft noch eine weitere Bedeutung zu, die gerade für höhenklimatische Verhältnisse wichtig wäre. Er betont, daß eine ungewöhnliche Austrocknung der Haut, die diese aus einem Halbleiter in einen Nichtleiter umwandeln würde, sie für luftelektrische und radioaktive Wirkungen besonders empfänglich machen würde, wobei der beträchtliche Unterschied zwischen positiven und negativen Ladungen eine besondere Rolle spielen könnte. Dieser Unterschied kann gerade im Hochgebirge sehr ausgeprägt sein, wie im Teil II ausgeführt ist. Das ist ja schon eine ältere Erfahrung, die für die bolivianischen Hochgebirge von KNOCHE speziell nachgewiesen wurde (5b).

Experimentell hat DUGGE (5c) das Verhalten der menschlichen Haut beim Föhn untersucht. Er bestimmte ihren elektrischen Gleichstromwiderstand und fand, daß er *über dem gewöhnlichen*

Durchschnitt lag, während er bei beständigem Wetter oft auffallend niedrig war.

Unter Heranziehung von Angaben der Literatur [Minor (5d)] bezieht Dugge den beim Föhn gefundenen hohen Widerstand auf eine Sympathicuslähmung bzw. Vagusreizung. Damit in Übereinstimmung würde stehen, daß bei Föhn der menschliche Körper sich stark elektrisch aufladen kann und daß künstlich elektrisch aufgeladene Personen Zeichen von erhöhtem Vagustonus zeigen.

3. Strahlenwirkung.

Viel intensiver und wichtiger sind die von der *Sonnenstrahlung* ausgehenden Wirkungen auf die Haut. Man muß dabei die Strahlung verschiedener Wellenlängen für sich betrachten, nicht nur indem man im gewöhnlichen Sinne die ultraroten Wärmestrahlen, die leuchtenden und die nicht unmittelbar wahrnehmbaren ultravioletten Strahlen voneinander sondert, muß vielmehr auch besondere Rücksicht auf ihre verschiedene *Durchdringungsfähigkeit* gegenüber der Haut nehmen bzw. auf die Absorption, die sie in den verschiedenen Hautschichten erfahren; denn von letzterer hängt ja die Wirksamkeit der Strahlung ab.

a) Strahlenabsorption.

Im allgemeinen rückt die *Absorption* immer mehr in die obersten Hautschichten vor, eine je kürzere Wellenlänge die Strahlung besitzt. Eine Ausnahme machen nur die *lang*welligen ultraroten Strahlen, die gerade von den obersten Hautschichten stark absorbiert werden. — Über den Durchtritt von Strahlen verschiedener Wellenlänge durch die Haut sind vielfache Untersuchungen an toter wie an lebender Haut ausgeführt worden. — Auf die einzelnen Arbeiten kann und braucht hier nicht eingegangen zu werden. Die älteren Beobachtungen hierüber — wie über die biologischen Strahlenwirkungen überhaupt — sind bei Jesionek (6) zusammengestellt, die neueren z. B. bei Hausmann (7), Lippmann (8) und besonders eingehend bei Pincussen (9), auf die hiermit verwiesen sei. Hier können nur einzelne Arbeiten zu den verschiedenen zur Besprechung kommenden Punkten Erwähnung finden.

Zunächst seien die Messungen von Pauli und verschiedenen Mitarbeitern, insbesondere die von Pauli und Dennig (10) genannt über die Durchdringbarkeit der Haut für den *sichtbaren* Teil des Spektrums und das Ultrarot. Die prozentische Durchlässigkeit ist danach für menschliche Haut (2 mm dick) folgende:

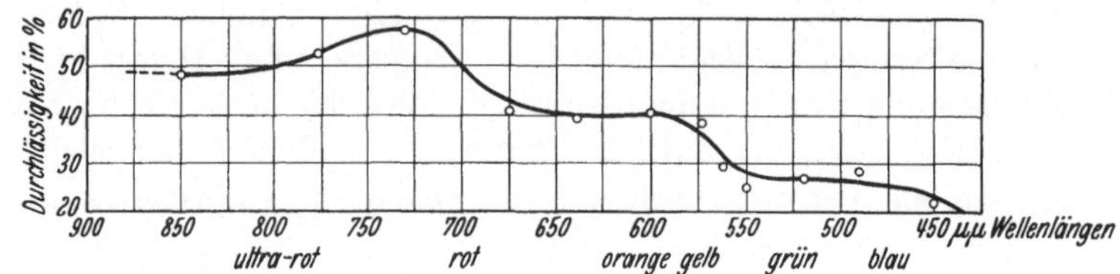

Abb. 36. Durchlässigkeit der Haut für Strahlen verschiedener Wellenlänge.

Die Durchlässigkeit bleibt also von 450—550 $\mu\mu$ annähernd gleich mit 22—28% im Gelbgrün, steigt dann bis 600 $\mu\mu$ auf 40% im Orange, bleibt wieder konstant bis etwa 675 $\mu\mu$, um das Maximum bei etwa 730 $\mu\mu$ mit etwa 58% im äußersten Rot zu erreichen.

Dann hat HASSELBALCH (11) die Durchlässigkeit von Haut von 0,1, 0,5 und 1 mm Dicke für Wellenlängen von 289—436 $\mu\mu$, also im *Ultraviolett* untersucht bis zum Blauvioletten hin. Seine Ergebnisse zeigt Tabelle 62.

Tabelle 62. Durchdringungsfähigkeit der Haut für ultraviolette Strahlung.

Dicke der Hautschicht mm	436 $\mu\mu$	405 $\mu\mu$	366 $\mu\mu$	334 $\mu\mu$	313 $\mu\mu$	302 $\mu\mu$	297 $\mu\mu$	289 $\mu\mu$
	in Prozenten							
0,1	59	55	49	42	30	8	2	0,01
0,5	7	5	3	1,3	0,3	—	—	—
1,0	0,5	0,3	0,08	0,02	0,006	—	—	—

Die Differenzen in der Durchlässigkeit sind für die sichtbaren Strahlen auffallend groß, und auf ihnen beruhen nicht wenige physiologische Tatsachen. Besonders auffallend ist aber die außerordentlich geringe Durchlässigkeit für die ultraviolette Strahlung.

Zu ähnlichen Ergebnissen kam für die ultravioletten Strahlen in Versuchen an toter wie auch an lebender Haut neuerdings TAKAHASHI (12).

Dagegen haben im Gegensatz zu den angeführten Ergebnissen in Versuchen an der lebenden abpräparierten Bauchhaut von Hunden, Katzen, Kaninchen eine stärkere und weiter reichende Durchlässigkeit für ultraviolette Strahlen MACHT und Mitarbeiter (13) gefunden. Die Strahlen bis zu 280 $\mu\mu$ sollen noch durch Haut von 1,2 mm Dicke hindurchtreten. Ähnliche, wenn auch nicht ganz so hohe Werte fanden BACHEM und KUNZ (14).

Die starke, von den letztgenannten Autoren gefundene Durchdringungsfähigkeit würde die Ultraviolettstrahlen ohne weiteres bis zu den Hautcapillaren hindurchtreten lassen. Das steht in Übereinstimmung mit ganz anders ausgeführten Versuchen von v. SCHUBERT[1] (15) am Menschen mittels Vergleichung des Verhältnisses der einfallenden Strahlung zur reflektierten. Auch hierbei ergab sich ein Eindringen dieser bis zu den Capillaren, und weiter zeigte sich, daß die durchblutete Haut viel mehr von der kurzwelligen Strahlung absorbierte als die blutleere.

Für das Höhenklima spielen zwar die Wellenlängen unter etwa 290 $\mu\mu$ praktisch keine Rolle, da kürzere Wellenlängen als 290 $\mu\mu$ in der Sonnenstrahlung nicht vorkommen. Aber in den Ersatzhöhensonnen, den künstlichen Ultraviolettstrahlern, sind sie vorhanden, und gerade ebenso wie das *erste Minimum* der Durchlässigkeit bei 300 $\mu\mu$, d. h. also die stärkste Absorption, *besonders ausgesprochene Wirkungen* auf die Haut äußert in der Hervorrufung von Erythem und Pigmentierung, so ist auch das *zweite* bei 250 $\mu\mu$ liegende durch ähnliche spezielle Wirkungen ausgezeichnet, die sich auf Erythembildung und Bactericidie und daneben auf Rachitisheilung beziehen.

Von Bedeutung ist, daß die Durchdringung verändert werden kann. Unter *natürlichen* Bedingungen wird sie durch Durchblutung vermindert, und zwar Kaninchenhaut um etwa 4%; vermindert wird sie auch durch Pigmentierung, also schon durch die Folgen der Bestrahlungen selbst. *Künstlich* kann sie *gesteigert* werden durch Einreiben einer dünnen Öl- oder Glycerinschicht in die Haut; sie kann, was praktisch wichtiger ist, auch *herabgesetzt* werden, so durch Novocain, durch Corodenin, das zwischen 330 und 260 $\mu\mu$ sehr stark die Ultraviolettstrahlung absorbiert, endlich durch 10%ige alkoholische Tanninlösung, die nach MEYER und AMSTER (15a) vollkommenen Schutz gegen kurzwellige Strahlung bis zu fast 2 Tagen geben soll.

b) Wirkung der längerwelligen Strahlen.

Betrachten wir unter den *physiologischen Wirkungen der Strahlung* zunächst die der *längerwelligen,* d. h. der leuchtenden und wärmenden Strahlen. Aus der vorstehenden Kurve geht hervor — im Verein mit der schon besprochenen Tatsache,

[1] Vergleiche hierzu jedoch die Bemerkungen von v. RIES in Schweiz. med. Wschr. **1927**.

daß die langwelligen ultraroten Strahlen oberhalb etwa 1400 $\mu\mu$ ein *sehr geringes* Durchdringungsvermögen haben —, daß die Wirkungen auf die Wärmeverhältnisse des Körpers je nach der Wellenlänge der benutzten Strahlung sich verschieden verhalten müssen. Das drückt sich am besten bei einer Vergleichung der *Temperatur* der Hautoberfläche, oder nach W. SCHULTZE (16) der „Hautinnentemperatur", d. h. der Temperatur des Hautgewebes in 0,5—1 mm unter der Oberfläche, mit der Temperatur in der Subcutis aus. Solche vergleichenden Bestimmungen sind mehrfach vorgenommen worden. Dabei hat sich ergeben, daß die *sichtbaren* Strahlen weniger die Hautoberfläche, mehr aber die Subcutis erwärmen, umgekehrt die langwelligen ultraroten bei weitem mehr erstere als letztere. Die Wärmezustrahlung kann deshalb weit intensiver sein, wenn sie durch leuchtende als wenn sie durch langwellige ultrarote Strahlen erfolgt. Zuerst hat SONNE (17) auf diese Verhältnisse aufmerksam gemacht. Die stärkste noch erträgliche Wärmestrahlung betrug bei den leuchtenden Strahlen 3,11 cal pro qcm und Min. gegen 1,33 für die ultraroten. Dabei war bei ersteren die Temperatur der Hautoberfläche 43,5°, bei letzteren 45,5°; aber für 0,5 cm Tiefe, d. h. in der Subcutis würden sich für die leuchtenden Strahlen 47,7°, für die ultraroten 41,7° berechnen. Bei den leuchtenden Strahlen besteht also ein Wärmestrom von innen nach außen, bei den ultraroten von außen nach innen; erstere geben also einen größeren Schutz gegen Überwärmung.

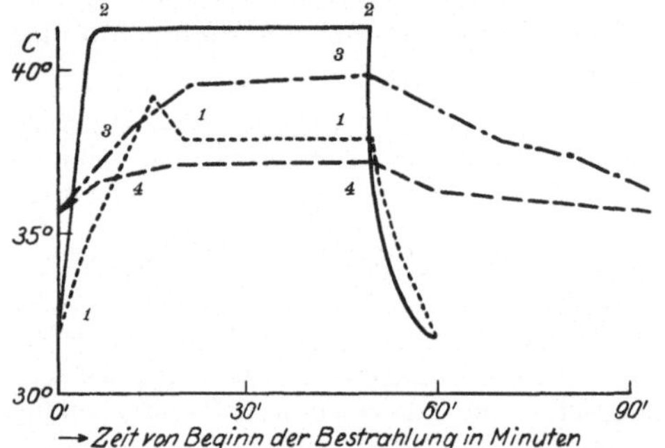

Abb. 37. 1 -------- Hautoberfläche. Bestrahlung mit Sonnenstrahlen. 2 ——— Hautoberfläche. Bestrahlung mit dunklen ultraroten Strahlen. 3 —·—·— 25 mm unter Hautoberfläche. Bestrahlung mit Sonnenstrahlen. 4 — — — 25 mm unter Hautoberfläche. Bestrahlung mit dunklen ultraroten Strahlen. Strahlungsintensität stets annähernd $1{,}5 \frac{\text{g cal}}{\text{min. cm}^2}$.

Die gleiche Wirkung wie die leuchtenden Strahlen hatten in Versuchen von HILL und CAMPBELL (18) die der Kohlenbogenlampe. War die Bestrahlung derart, daß die Hauttemperaturen gleich waren, so war die Temperatur der Unterhaut um 10,5° unter Bogenlicht, um nur 6,7° unter dunkler Bestrahlung gegenüber der nichtbestrahlten Seite erhöht.

Eingehender haben dann LOEWY und DORNO (5) den Unterschied zwischen den Strahlen der Hochgebirgssonne und den dunklen einer elektrisch geheizten Metallplatte auf die Temperatur der Hautoberfläche und der im Unterhautgewebe (2—2$^1/_2$ cm unter der Oberfläche) untersucht. Ihre Ergebnisse zeigt Abb. 37.

Die Strahlungsintensität war stets annähernd gleich, und zwar 1,5 cal pro Min. und qcm. Durch die ultraroten Strahlen stieg alsbald die Hauttemperatur von 33^0 auf 41^0 mit dem Gefühl heftigen Brennens, die Tiefentemperatur stieg aber nur langsam auf 37^0; durch Sonnenbestrahlung erwärmte sich dagegen die Hautoberfläche langsam auf 38^0, die Subcutis auf 40^0. Auch hier also der in beiden Fällen entgegengerichtete Wärmestrom. — Hygienisch, bezüglich für die therapeutische Benutzung von Sonnenstrahlen bedeutsam ist dabei die Tatsache, daß die Wirkung der Sonnenstrahlen auf die Tiefe sehr lange nachdauerte; erst nach 50 Minuten war bei dem unbedeckt gebliebenen Bein, an dem die Temperatur gemessen wurde, die Temperatur der Subcutis wieder zur Norm zurückgekehrt. Diese langdauernde Tiefenerwärmung ist wohl auch die Ursache dafür, daß, wie SONNE (19) fand, Meerschweinchen eine sonst tödliche Vergiftung mit Diphtherietoxin überleben, wenn sie danach ein einstündiges Lichtbad erhielten. Wenigstens ist aus älteren Versuchen (20) von LOEWY und RICHTER bekannt, daß künstliche Steigerung der Körpertemperatur die Widerstandskraft gegenüber Diphtherietoxin zu steigern imstande ist. —

Kaltes Rotlicht emittiert von der Neonlampe hat nach CRAMER und FECHNER (21) keinen Einfluß auf die histologische Beschaffenheit der Haut.

c) Wirkung der kurzwelligen Sonnenstrahlung, Erythem, Pigmentierung.

Die Sonnenstrahlung vermag im Höhenklima intensiver und auch in anderer Form als im Tieflande Veränderungen der Haut herbeizuführen, da neben den Strahlen größerer Wellenlänge die ultravioletten in ihm mehr in den Vordergrund treten. Diese haben ihre eigenen Wirkungen, die sich in verschiedener Weise äußern. Zunächst in einer besonderen Art von *Erythem,* das bei stärkerer Einwirkung zur Ausbildung mehr oder weniger schwerer entzündlicher Erscheinungen führt, um anschließend Pigmentbildung herbeizuführen. Gegenüber dem schon *während* der Bestrahlung auftretenden, sich diffus verbreitenden *Wärme*erythem tritt, wie zeitlich und örtlich begrenzte Bestrahlungen des Körpers zeigen, das durch ultraviolette Strahlung erzeugte erst nach einer mehr oder weniger langen Latenzperiode auf, es ist strenger begrenzt, ist auch dauerhafter als das Wärmeerythem. Dabei müssen zugleich starke Wirkungen auf den Hautvasomotorenapparat stattfinden, denn noch lange nach dem Abklingen des Erythems und der ihm folgenden Pigmentbildung, etwa 5—6 Monate nach der Bestrahlung, sind die Hautcapillaren noch gegen mechanische Reize (Frottieren) übererregbar (Finsen).

Wie aus Tabelle 62 S. 302 hervorgeht, zeigt die Durchlässigkeit für Ultraviolettstrahlen ein Minimum, also die Absorption ein Maximum in der Nähe von 300 $\mu\mu$ und es ist natürlich, daß in der Gegend dieser Wellenlänge auch die Wirkung der Ultraviolettstrahlung auf die Haut besonders intensiv ist. Trotzdem ist es erstaunlich, daß, wie Hausser und Vahle (22) zeigen konnten, Erythem- und Pigmentbildung in fast spezifischer Weise an diese Wellenlängen geknüpft sind und schon bei den benachbarten Wellenlängen erheblich an Wirksamkeit einbüßen. Das Maximum fanden Hausser und Vahle bei 297 $\mu\mu$, wobei die Wirkung so steil abfällt, daß bei 313 $\mu\mu$ nur noch 4% dieser Wirkung vorhanden sind. Die Verhältnisse gibt gut die Kurve auf Abb. 38 nach Bang (32) wieder.

An die gleichen Wellenlängen ist die *Pigmentbildung* gebunden. Abb. 38 zeigt zugleich, daß auch die bactericide Kraft des Blutes hier am intensivsten zu werden beginnt. Für die Bactericidie waren bei Benutzung grünblauer Strahlen 2 Stunden erforderlich, bei Wellenlängen von 350 $\mu\mu$ 10 Minuten, aber bei 300 $\mu\mu$ nur 3 Sekunden.

Nicht nur gegenüber dem *Wärme*erythem hat das bei 300 $\mu\mu$ entstehende äußerliche Besonderheiten, sondern auch gegenüber demjenigen, das, wie erwähnt, bei dem zweiten Absorptionsmaximum der Ultraviolettstrahlung bei 250 $\mu\mu$ erhalten wird, indem letzteres nur von kurzer Dauer ist und rasch abklingt. —

Die Veränderungen, die die Haut bei der Erythembildung erfährt, lassen sich am Lebenden durch die capillarmikroskopische Methode nach O. Müller oder histologisch an der excidierten Haut ermitteln. Erstere Methode läßt erkennen, daß nach Sonnenbestrahlung ebenso wie nach Ultraviolettbestrahlung zunächst die Capillaren an den Hautpapillen sich erweitern, daß das Hautgewebe sich durch Ödembildung trübt, an Durchsichtigkeit leidet, und daß dann die subpapillaren Gefäßplexus infolge starker Erweiterung sichtbar werden.

Histologisch findet man gleichfalls die Erweiterung der Capillaren, die ödematöse Durchtränkung von Epidermis und obersten Cutisschichten, wie aus den Untersuchungen z. B. von KELLER (23) hervorgeht. Daneben sieht man eine Degeneration der Stachelzellen mit Gerinnung ihres Protoplasmas. — Stärkere Bestrahlung führt zu einer an Leukocyten reichen Exsudation und zu Degeneration auch der Basalzellen, in denen später sich das Pigment in Körnchenform ablagert. Dabei finden zugleich weitere Veränderungen der obersten Epidermisschichten statt, die eigentümlich homogen erscheinen, wonach es zur Blasenbildung durch Abhebungen der Epidermis zwischen Horn- und Körnerschicht kommt.

Endlich vermögen die Ultraviolettstrahlen die obersten Epidermisschichten, in denen sie vorwiegend absorbiert werden, zur *Vermehrung* zu bringen. Die Epidermis verdickt sich durch sie, wie früher schon FREUND und GUILLAUME angegeben hatten, wie aber besonders neuerdings durch sehr eingehende Untersuchungen von MIESCHER (24) nachgewiesen wurde. —

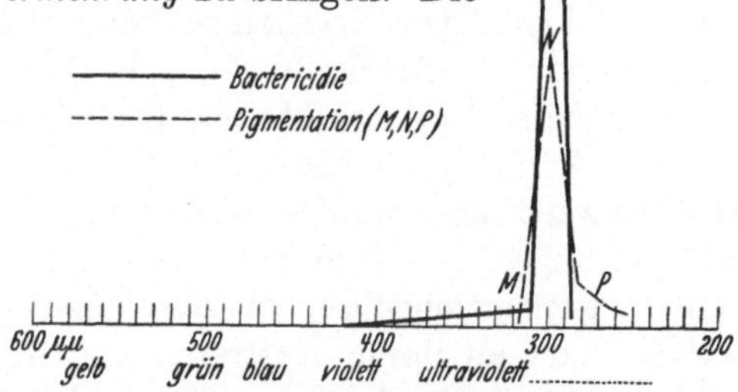

Abb. 38. Wirkung der Wellenlänge auf Bactericidie und Pigmentation.

Die vorstehenden Erfahrungen ergeben sich bei Benutzung von Lichtquellen mit eng begrenzten ultravioletten Strahlenbezirken. Aber bei Verwendung von Strahlengemischen, die neben einem Ultraviolettanteil noch reichlich leuchtende Strahlen enthalten, wie beim Sonnenlicht, findet man, daß bei genügend langer Bestrahlungsdauer auch Strahlen größerer Wellenlängen Erythem hervorrufen können.

Sowohl die Hyperämie durch die tiefer eindringenden Wärmestrahlen wie auch die letzterwähnte Epidermisvermehrung haben ihre *physiologische bzw. therapeutische Bedeutung*. Erstere wirkt auf das Körperinnere nach dem Ausdruck von H. MEYER wie ein roter Sonnenschein; die erweiterten Capillaren fangen alle Strahlen kürzerer Wellenlänge ab, deren Energie in ihnen umgewandelt wird, so daß nur rotes Licht mit Wärme in das Körperinnere dringt. Die *Epidermisverdickung* wirkt den den Ultraviolettstrahlen eigentümlichen Schädigungen entgegen, wie noch besprochen werden wird.

Die *seröse Durchtränkung und die Leukocytenanhäufung* im Gewebe bedeuten eine *Permeabilitätssteigerung* der Zellwandungen, die auf verschiedene Weise unter Bestrahlung festgestellt wurde.

So von GANS und SCHLOSSMANN an Schnitten menschlicher Haut, deren Zellen Neutralrot unter Bestrahlung weit schneller als normal hindurchtreten ließen (25); ferner mittels elektrischer Methoden: Auftreten von Aktionsströmen, Verminderung des Gleichstromwiderstandes der Haut auf Bestrahlung (REGELSBERGER), nachdem auf letztere Weise die Permeabilitätsänderungen der Haut auf mechanische und elektrische Reize erwiesen waren (EBBEKE, GILDEMEISTER).

Auch die Permeabilitätsänderung hat biologische Bedeutung. Mit ihr in Zusammenhang gebracht wird das Ödem und die Leukocytenansammlung in der Haut. Nach der herrschenden Meinung geschieht letztere durch Anlockung der Leukocyten durch Stoffe, die unter der Bestrahlung in der Epidermis — wohl in den degenerierenden Stachel- und Basalzellen entstehen. Allerdings sind sie bisher bei mäßigen Erythemen kaum nachgewiesen worden, und einzelne mit *spezifischer* Wirkung begabte Stoffe, wie die gleich zu besprechenden, die Schilddrüse beeinflussenden, sind gewiß nicht einfache Zerfallsprodukte. Nur die bei starkem Erythem und bei Hautentzündungen infolge Bestrahlung entstehenden Produkte, die mit reichlicherem Untergang von Hautgewebe verbunden sind, sind — weniger chemisch als durch biologische Versuche — nachweisbar und an ihrem Auftreten und an ihrem Übergang in das Körperinnere ist nicht zu zweifeln. Hier geschieht das gleiche wie bei Hautverbrennungen, bei denen direkt blutfremde Stoffe im Blute nachgewiesen werden konnten. Die klinischen Symptome sind ja auch vielfach die gleichen, besonders die Fieberbewegungen, so daß nur ein quantitativer Unterschied zwischen den Wirkungen kräftiger Erytheme und Hautverbrennungen bestehen dürfte.

Jedenfalls bezieht man heute auf Abbaustoffe der Hautzellen wohl den größten Teil der Wirkungen, die von der bestrahlten Haut ausgehen. —

Sicher ist, daß die *Haut bei Bestrahlung* sich selbst *chemisch verändert*, und daß von ihr besondere chemische Wirkungen ausgehen. Erwähnt wurde schon, daß ihr Mineralbestand sich ändert. Die Richtung der Veränderungen ist nicht einheitlich gefunden worden; bei Kaninchen eine Wasser- und Natriumabnahme, ebenso eine des Calciums, andererseits eine Abnahme des Kaliums und Zunahme des Calciums. Auch der Cholesteringehalt der Haut wächst [KAWAGUCHI (26)]. Dabei darf als sicher angesehen werden, daß das dem Hautcholesterin anhaftende Ergosterin zu D-Vitamin, dessen Vorhandensein durch biologische Versuche in der Haut nachgewiesen worden ist, umgewandelt wird und daß die Wirkungen des letzteren im Körperinnern auf seinen Transport von der Haut aus zurückzuführen sind. — Eine weitere chemische Veränderung besteht darin, daß in der Haut ein histaminartig wirkender Stoff in größerer Menge entsteht. Auf ihn schloß zuerst LEWIS (27), seine Bildung aus Histidin ist dann von ELLINGER (28) wahrscheinlich gemacht worden [1]. Auch die Entstehung anderer entzündungserregender Stoffe unter Bestrahlung ist von NATHAN und SACK (29) gezeigt worden. Endlich sei auf einen Stoff hingewiesen, der auf die Schilddrüse im Sinne der Normalgestaltung bei kropfartigen Veränderungen wirkt und unter Bestrahlung entsteht [BERGFELD (30), ROSENKRANZ (31)] (vgl. Kap. XVI). Extrakte aus der bestrahlten Haut wirken wie Bestrahlung selbst, im Gegensatz zu den aus unbestrahlter Haut.

Aber Bestrahlung verändert auch die Wirkung der in der Haut enthaltenen *Fermente*. So war in Versuchen von WOHLGEMUTH und SUGIHARA (33) unter Sonnenbestrahlung eine Abnahme der Lipase und der Diastase, eine Zunahme der Phenolase festzustellen, in den von SCHAMBERG und BROWN (34) war die lipolytische und proteolytische Kraft der Haut herabgesetzt. Die *chemischen* Veränderungen der Haut haben nicht nur für ihre eigene Funktion Bedeutung, sondern, soweit die gebildeten Stoffe in das Körperinnere übergehen, vermögen sie die Tätigkeit innerer Organe zu beeinflussen und pathologische Zustände zur Norm zurückzuführen (vgl. Kap. XVI, 9).

Über *eine* Hautveränderung durch Bestrahlung sind in den letzten Jahren die Anschauungen geklärt worden, das ist die Bedeutung des *Hautpigmentes*.

Man glaubte früher, daß das Hautpigment ein Schutzmittel für das Körperinnere gegenüber *allen* Strahlen sei, gegenüber den sichtbaren und Wärmestrahlen sowohl, wie gegenüber den Ultraviolettstrahlen. Für letztere hat sich diese Anschauung nicht als zutreffend erwiesen, hierfür ist vielmehr der maßgebende Faktor, wie schon erwähnt, die unter den Ultraviolettstrahlen gesteigerte Dicke der Epidermis. Als Beweis dafür kann gelten, daß der

---

[1] Jüngstens ist auf das *Adenosin* als wirksamen Faktor hingewiesen worden (ZIPF).

Grad der Pigmentierung und der Schutz gegen Ultraviolettstrahlung nicht parallel gehen, daß auch an vitiliginösen (pigmentfreien) Stellen ein Lichtschutz erzielt werden kann, und daß dieser auch durch Vorbestrahlung an einem Albino gefunden wurde (KELLER), obwohl sich nur mikroskopisch braune Körnchen in der Epidermis finden ließen.

Da das Hautpigment in den untersten Epidermisschichten liegt, kann es schon aus theoretischen Gründen keinen Schutz gegen Schädigungen der *obersten* Epidermisschicht durch Bestrahlung geben. — Bemerkenswert ist, daß nach MIESCHER schon Bestrahlung mit im übrigen unterschwelligen Dosen zur Verdickung der Hautschicht führt. Das kann die Gewöhnung an ultraviolette Strahlen erklären.

Die Wirkung der Ultraviolettstrahlen auf die Epidermis beruht auf ihrer Absorption in dieser. Es sind auch die Epidermisbestandteile erforscht worden, denen die Absorption zukommt. Besonders stark absorbierend erwiesen sich Tyrosin und Cystin, auch Phenylalanin und Glutaminsäure [GUTHMANN, SCHWERIN, STÄHLER (35)]. Auch die UNNAsche Hornfarbe dürfte eine Rolle spielen. —

Im allgemeinen wird angenommen, daß *Pigmentbildung* an ein vorgängiges, unter Umständen nur geringes Erythem gebunden sei. Demgegenüber geben BERNHARD und ROLLIER an, ebenso neuerdings UHLMANN, daß bei Sonnenbestrahlung eine Pigmentbildung stattfinden könne, ohne vorangegangenes Erythem, dieses also kein unbedingtes Erfordernis für sie sei. — Allgemeiner anerkannt wird, daß auf Stärke und Dauer des durch Ultraviolettstrahlen hervorgerufenen Pigmentes gleichzeitig einwirkendes längerwelliges Licht einen steigernden Einfluß hat, daß nach den Erfahrungen von BERNHARD und ROLLIER die durch Sonnenlicht bewirkte Pigmentierung dauerhafter sei als die allein durch Quarzlampenstrahlen erzeugte. Auch durch längerwelliges Licht *allein* kann eine Pigmentbildung ausgelöst werden, die sich allerdings schon äußerlich von der ersteren unterscheidet, also wohl auch eine andere Art von Pigmentbildung darstellt. Das dürfte mit der durch die längerwellige Strahlung zustande kommenden Erwärmung der tieferen Hautschichten und der dadurch erzeugten *Hyperämie* zusammenhängen, wie denn auf anämischer Haut schwer Erythem und Pigmentierung zu erzielen sind.

Benutzt man nicht ausschließlich Ultraviolettstrahlung, so sieht man neben Verstärkungen seiner Wirkung auch Schwächung, letztere besonders durch Zugabe von rotem Licht. So soll die antirachitische Wirkung der Ultraviolettstrahlen nach F. A. HESS und v. RIES durch Rotlicht aufgehoben werden. Es besteht also ein Antagonismus der Strahlenwirkungen, für den HAUSMANN (36) eine Reihe von Beispielen zusammengestellt hat.

Im Gegensatz zu seiner Bedeutungslosigkeit als Schutzmittel gegen Ultraviolettstrahlen spielt der Pigmentgehalt der Haut eine entscheidende Rolle für die tieferdringenden, längerwelligen Strahlen. Das braune Pigment absorbiert die leuchtenden Wärmestrahlen, es stellt einen „Wärmeakkumulator" dar (v. SCHRÖTTER) und läßt dabei weniger Wärmestrahlen hindurchtreten, etwa nur halb soviel wie eine wenig pigmentierte Haut (SCHMID). Es bildet also, während die Haut sich stärker erwärmt, einen Schutz gegenüber Überwärmung des Körperinnern.

KELLER (37) wies darauf hin, daß infolge der gesteigerten Hauttemperatur eine vermehrte Wärme*leitung* in die Tiefe erfolge. Aber trotzdem ist doch der Temperaturanstieg in der Subcutis vermindert, was daraus hervorgeht, daß die Temperatur*differenzen* zwischen ihr und der höher temperierten Oberhaut größer sind als normal.

Eine *indirekte* Wirkung hat das Hautpigment noch insofern, als infolge der Hauterwärmung die Schweißproduktion früher einsetzt, also früher Verdunstung und damit Abkühlung der Körperoberfläche eintreten, als bei unpigmentierter Haut.

Neben diesen die Wärmeökonomie betreffenden Wirkungen kommt dem Hautpigment eine weitere zu, die sich als Schutzfunktion bei abnormer Lichtempfindlichkeit gegenüber den sichtbaren Strahlen äußert, bei den sog. *Sensibilisationskrankheiten.* Man kennt solche aus endogenen und aus exogenen Ursachen. Zu den letzteren gehört beim Menschen eine nach längerem Eosingenuß auftretende Hauterkrankung (Prieme), zu ersteren die Hydroa aestivale (vacciniforme), die mit oder ohne Porphyrinbildung einhergehen kann. Porphyrin ist ein starker Lichtsensibilisator. — Deutlich tritt der Pigmentschutz bei Tieren hervor, die durch besondere Bestandteile ihrer Nahrung gegen Licht sensibilisiert sind, so bei der Buchweizenkrankheit der Haustiere, bei der Erkrankung der Schweine nach Genuß der Pestwurzel Lachnanthes, der der Schafe auf Genuß von Hypericum crispum. Hier erkranken die nicht pigmentierten Tiere, während die pigmentierten verschont bleiben.

Neben den chemischen Veränderungen ändern sich aber auch die *Funktionen* der bestrahlten Haut. So ist von verschiedenen Seiten gezeigt worden, daß auf mechanische, elektrische, chemische Reize die bestrahlte Haut anders reagiert als die unbestrahlte; es findet eine sog. „Umstimmung" der Haut statt [RÖHR (38)]. Sie äußert sich z. B. in Änderung der Gefäßreaktionen, ferner darin, daß die Epidermis widerstandsfähiger gegen intracutane

Reize wird, wobei unter anderem auch die PIRQUETsche Hautreaktion auf zuvor bestrahlter Haut schwächer verläuft als auf nicht bestrahlter. Ebenso zeigen urticariogene Stoffe wie Histamin, Atropin, Morphin, daß auf erythematösen Hautstellen zunächst eine Übererregbarkeit, später aber eine deutliche Unterempfindlichkeit der Haut besteht. Endlich wirken Extrakte aus bestrahlter Haut stärker entzündungserregend als aus nicht bestrahlter. Auch der Inhalt von Hautquaddeln verhält sich ebenso.

Es sind nur einige Hinweise prinzipieller Art, die hier über die Fragen der anatomischen und funktionellen Beeinflussung der Haut durch Strahlung gegeben werden konnten, aber wenn auch vorläufig die Bedeutung nicht aller einzelnen Befunde erkannt ist, so zeigt sich doch mehr und mehr, wie mannigfache Vorgänge von der bestrahlten Haut ausgelöst werden und welche Bedeutung somit dem Strahlungsfaktor des Höhenklimas zukommt. Das wird noch deutlicher werden bei Betrachtung der Wirkungen, welche die Strahlung auf die inneren Funktionen ausübt.

Literatur.

1. HEINZ, M.: Klin. Wschr. **1930**.
2. RUSSETZKI: Z. physikal. Ther. **38**, 172 (1930).
3. SCHULTZE, W.: Strahlenther. **39** (1931).
4. WINTERNITZ, W.: Die Hydrotherapie. Wien 1890.
5. LOEWY u. DORNO: Strahlenther. **20** (1925).

5a. KNOCHE: Hamburger Seewarte, 1929.

5b. KNOCHE: Physikal. Z. **1911**.

5c. DUGGE: Schweiz. med. Wschr. **1928**.

5d. MINOR: Z. Neur. **85**.

6. JESIONEK: Lichtbiologie. Braunschweig 1910.
7. HAUSMANN: Lehrbuch der Strahlentherapie, Bd. 1. Berlin u. Wien 1926.
8. LIPPMANN: Lehrbuch der Strahlentherapie, Bd. 3. Berlin u. Wien 1926.
9. PINCUSSEN: Photobiologie. Leipzig 1930.
10. PAULI u. DENNIG: Strahlenther. **26** (1927).
11. HASSELBALCH: Skand. Arch. Physiol. (Berl. u. Lpz.) **25** (1911); Strahlenther. **2** (1913).
12. TAKAHASHI: Brit. J. Actinother. **5** (1930).
13. MACHT, ANDERSON, BELL: J. amer. med. Assoc. **90** (1928). — MACHT, BELL u. ELVERS: Amer. J. Physiol. **76** (1926).
14. BACHEM u. KUNZ: Proc. Soc. exper. Biol. a. Med. **25** (1928).
15. SCHUBERT, v.: Dtsch. med. Wschr. **1926**.

15a. MEYER u. AMSTER: Klin. Wschr. **1925**.

16. SCHULTZE, W.: Strahlenther. **39** (1931).
17. SONNE: Acta med. scand. (Stockh.) **4**, 54 (1921).
18. HILL u. CAMPBELL: Lancet **204** (1923).

19. SONNE: Verh. klimatol. Tagg Davos **1925**. Basel 1926.
20. LOEWY u. RICHTER: Virchows Arch. **145**.
21. CRAMER u. FECHNER: Strahlenther. **39** (1931).
22. HAUSSER u. VAHLE: Strahlenther. **13** (1921).
23. KELLER, PH.: Strahlenther. **16, 17** (1924).
24. MIESCHER: Strahlenther. **39** (1931).
25. GANS u. SCHLOSSMANN: Dermat. Wschr. **1925**.
26. KAWAGUCHI: Biochem. Z. **221** (1930).
27. LEWIS: Blutgefäße der menschlichen Haut. Berlin 1928.
28. ELLINGER, FR.: Strahlenther. **38** (1930); hier frühere Literatur.
29. NATHAN u. SACK: Arch. f. Dermat. **138** (1922).
30. BERGFELD: Strahlenther. **39** (1931).
31. ROSENKRANZ: Klin. Wschr. **1931**.
32. BANG: Verh. klimatol. Tagg Davos **1925**.
33. WOHLGEMUTH u. SUGIHARA: Biochem. Z. **163** (1925).
34. SCHAMBERG u. BROWN: Arch. int. Med. **35** (1925).
35. GUTHMANN, SCHWERIN, STÄHLER: Strahlenther. **39** (1931).
36. HAUSMANN in HAUSMANN u. VOLK: Handbuch der Lichttherapie. Wien 1927.
37. KELLER: Strahlenther. **35** (1930).
38. RÖHR: Strahlenther. **34** (1929); hier die weitere Literatur.

Kapitel XVI.

Wirkung der Strahlung auf das Körperinnere.

Die Erfahrung, daß Strahleneinwirkung auf die Körperoberfläche zu Änderungen einzelner Funktionen zu führen vermag, ist alt und durch einfache Beobachtungen an der Atmung und am Pulse festzustellen. Dabei ist zunächst an die *Überwärmung* des Körpers zu denken, die durch die *langwelligen* Strahlen zustande kommt. Aber auch, wo diese fehlt, kommt es zu leicht wahrnehmbaren Beeinflussungen körperlicher Vorgänge. Die Frage, wie diese ausgelöst werden, ist auch heute noch Gegenstand vielfacher Untersuchungen. Früher nahm man von den durch die Strahlung gereizten Hautnerven ausgehende Erregungen auf das vegetative Nervensystem an, die die überwiegende Zahl der Erscheinungen erklären sollten. Auch heute noch wird, besonders von ROTHMANN (1), eine Hypotonie des Sympathicus angenommen, mit der, wie früher erwähnt, die Herabsetzung des Blutzuckers und die Senkung des Blutdruckes in Verbindung gebracht werden. Demgegenüber werden im gleichen Sinne wirkende Erregungen des Parasympathicus von anderer Seite angenommen. Als beteiligt an den über das vegetative Nervensystem laufenden Wirkungen dürften aber auch durch die Strahlung verursachte Erregungen endokriner Organe (Nebennieren, Pankreas, Leber) sein. — Daneben muß man wohl auch an direkte Wirkungen der bis zu den Haut-, für längere Wellen bis zu den subpapillaren Capillaren vordringenden Strahlen denken. Endlich werden die durch Bestrahlung entstehenden chemischen Veränderungen der Haut, die dabei sich bildenden Abbauprodukte, vielleicht auch spezifische Stoffe, die nicht als Abbauprodukte, vielmehr als synthetisch entstandene Neubildungen aufzufassen sind, ins Auge gefaßt werden müssen, die von der Haut aus in das Körperinnere übergehen.

Die Grundlagen für letztere mehr und mehr an Boden gewinnenden Anschauung sind im voraufgehenden Kapitel mitgeteilt worden. Hierher gehören die gesteigerte Durchlässigkeit der Hautcapillaren für gelöste Bestandteile, das Auftreten von durch die Bestrahlung erzeugten Stoffen nicht nur in den bestrahlten Partien, sondern auch in den unbestrahlten, zu denen sie auf dem Blutwege gelangen; die Auswirkung besonderer in der Haut entstandener und in ihr nachweisbarer Stoffe im Körperinnern. Endlich die Tatsache, daß Hautextrakte, durch Injektionen dem Körper einverleibt, die gleiche Wirkung haben wie die Bestrahlung selbst.

Erwähnt wurde die Steigerung des Hautcholesterins bei Teilbestrahlung in den nicht bestrahlten Hautpartien. Auch die D-Vitaminbildung, kenntlich an der antirachitischen Wirkung, bleibt nicht auf die bestrahlten Hautteile beschränkt [Falkenheim (2)]. Lupusherde heilen auch an Stellen, die nicht der Bestrahlung ausgesetzt wurden. Wässerige Extrakte bestrahlter Haut lösen im Tierversuche Darmkontraktionen aus; das gleiche machen auch Extrakte aus den nicht von den Strahlen getroffenen Hautabschnitten.

Die Lehre von den biologischen Strahlenwirkungen ist zu einem großen Sondergebiet geworden, das monographische Bearbeitung gefunden hat. Neuestens besonders ausführlich in der Photobiologie von Pincussen (3). An dieser Stelle kann nicht auf diejenigen Gebiete eingegangen werden, die die Strahlenwirkung durch Versuche in vitro zu fördern suchen, so wichtig auch ihre Ergebnisse für eine Erklärung der Strahlenwirkung im lebenden Körper sind, auch nicht auf die Untersuchungen über die Beeinflussung der Fermente, Toxine, Antikörper oder auf die an einzelligen Organismen oder isolierten Organen ausgeführten. Vielmehr muß ich mich auf diejenigen Wirkungen beschränken, die an den höheren Lebewesen, speziell am Menschen unter Bestrahlung, und zwar in erster Linie unter Sonnenbestrahlung beobachtet worden sind, auf die dabei auftretenden funktionellen, chemischen und histologischen Organveränderungen. Ein Teil der Mitteilungen über diese Wirkungen ist bereits in früheren Kapiteln gewürdigt worden, so die über Beeinflussung der Atmung, des Blutes, des Blutdruckes, des Stoffwechsels. Diese bedürfen hier nur einer kurzen Zusammenstellung. Dazu kommen jedoch weitere, die ihrer Besonderheit wegen ein näheres Eingehen erfordern.

1. Wirkung auf die Atmung.

Im Höhenklima konnte, wie S. 168 erwähnt, nicht eindeutig eine *Atmungsänderung* unter Bestrahlung gefunden werden. Da, wo es zur Ausbildung eines Erythems kam, wie bei HASSELBALCH und LINDHARD (4), war die Atemfrequenz vermindert unter Vertiefung, und diese Wirkung hielt auch nach Abklingen des Erythems noch längere Zeit an. Damit war eine Herabsetzung der alveolaren Kohlensäurespannung verbunden. Individuell verschiedene Ergebnisse erhielten DURIG, v. SCHRÖTTER und ZUNTZ (5) auf Teneriffa; eine gesetzmäßige Wirkung möchten sie nicht annehmen. In Versuchen mit Quarzlampenbestrahlung konnten LOEWY und VOGEL EYSERN (6) ebensowenig eine bei allen Personen gleiche und damit typische Wirkung auf die Atmung feststellen.

Wie S. 298 besprochen, fand KROETZ (7) unter Quarzlampenbestrahlung eine vorübergehende leichte Acidose mit ihrer die Atmung steigernden und die alveolare Kohlensäurespannung und die Kohlensäurebindung senkenden Wirkung. Dieser folgte eine Umkehrung der Wirkung in alkalotischer Richtung. Letztere Wirkung hatte früher schon EDERER (8) gesehen.

Alle mit Ultraviolettstrahlern ausgeführten Versuche sind nicht ohne weiteres mit den im Höhenklima ausgeführten vergleichbar. Denn die Beimischung längerer Wellen kann das bei Ultraviolettstrahlung gefundene Ergebnis ändern, was schon S. 310 an Beispielen gezeigt wurde. Für die Beeinflussung der Atmung, wie für die aller anderen im folgenden zu besprechenden Funktionen, sind deshalb die im Hochgebirge selbst gefundenen Ergebnisse maßgebender.

2. Gesamtstoffwechsel.

Wie in bezug auf die Atmung sind auch auf den *Gesamtstoffwechsel* die Strahlungswirkungen verschieden gefunden worden. Er war gesteigert nach Belichtung, wenn diese zu Erythembildung geführt hatte, in den Versuchen von Hasselbalch und Lindhard, ebenso fand Herxheimer (9), daß der Grundumsatz bei Lichterythembildung einige Tage gesteigert war. Aber ohne diesen Reizzustand der Haut waren die Ergebnisse weit eher negativ als positiv.

So fand Harris (10) durch Ultraviolettstrahlung *allein* eine Steigerung des Umsatzes, bei Zumischung langwelliger Strahlen keine Wirkung. Dagegen erhielt Campbell (11) bei denselben Tierarten stets negative Wirkungen, gleichgültig welche Strahlenlängen er anwendete. Bezüglich weiterer Untersuchungen sei auf die Pincussensche Zusammenstellung verwiesen. — Es scheint, als ob die Dosierung für das Ergebnis von wesentlicher Bedeutung ist, indem nur hohe Dosen den Gaswechsel steigern können.

Die Versuche am Menschen sind gleichfalls widerspruchsvoll, aber gleichfalls überwiegend negativ. So war es in den im Kapitel V erwähnten *Hochgebirgsversuchen* von Zuntz und Durig, Durig und Genossen und von Hasselbalch. Wenn demgegenüber Kestner, Dannmeyer, Peemöller, Plaut (12) Steigerungen fanden, so lagen die Versuchsbedingungen so, daß Sauerstoffmangel und Kälte, in anderen Fällen Überwärmung, nicht auszuschließen waren. Neuestens berichten Kestner, Johnson und Laubmann (12a) über weitere im Hochgebirge (2450 m) ausgeführte Versuche, die auch eine Steigerung des Umsatzes im nüchternen Zustande wie nach Nahrungsaufnahme zeigen. Da, wie aus den folgenden Daten hervorgeht, der ultraviolette Anteil der Sonnenstrahlung als wirkungslos betrachtet werden kann, mußten also andere Wellenlängen wirksam sein. Es ist möglich, daß hierbei Überhitzung des Körpers der wesentliche Faktor ist. Die Versuchspersonen fühlten sich warm bis heiß an; Körpertemperaturmessungen scheinen nicht vorgenommen worden zu sein.

Aber auch die Verwendung *künstlicher Ultraviolettstrahlen* in den Versuchen von Grofts (13), Campbell, Lippmann und Völker (14), sowie Loewy und Vogel Eysern (6) zeigte keine typischen Abweichungen von der Norm. Selbst die Ergebnisse von Kestner und Mitarbeitern schwankten und auch da, wo sie positiv waren, waren die Ausschläge so geringfügig, daß sie zum Teil noch in die Breite der normalen Schwankungen fielen. Ein negatives Ergebnis hatten an einem sehr großen Material neuestens auch Nothhaas und Schadow (14a). — Im allgemeinen muß man den Schluß ziehen, daß die *im Höhenklima gefundenen Steigerungen des*

Gesamtstoffwechsels nicht sicher auf die Strahlungsverhältnisse, viel eher *auf die Luftverdünnung* zu beziehen sind.

Für eine Zunahme des Umsatzes unter Belichtung sprechen am ehesten noch ältere Versuche von ALEXANDER und REVECZ (15). Sie fanden, daß optische Reize imstande sind, den Stoffumsatz etwas zu steigern, denn er nahm bei intermittierender Belichtung der Augen an curaresierten Hunden ein weniges zu, ebenso der Umsatz des Hirns (ALEXANDER) bei optischer Reizung.

3. Einfluß auf den Eiweißstoffwechsel.

Auch in *dieser* Beziehung sind die Ergebnisse nicht einheitlich. Es scheint, daß auch hier der Grad der Bestrahlung auf den Effekt von Einfluß ist. Aus dem Höhenklima sind Beobachtungen, die allein die Wirkung der Bestrahlung zu schätzen gestatten, nicht vorhanden. — Die bisher gewonnenen Erfahrungen sind mit künstlichen Ultraviolettlichtquellen gefunden worden. Meist fand sich dabei eine *Steigerung des Stickstoffumsatzes.* So durch PINCUSSEN (16) an Hunden und Menschen, bei letzteren auch durch KÖNIGSFELD (17), an Hunden durch MAYERSON, LAURENS und GUNTER (18). Demgegenüber wurde einige Male bei schwacher Bestrahlung Stickstoffretention gefunden. — Nicht nur die Ausscheidung des Gesamtstickstoffs zeigt sich verändert, sondern auch die *Art* des Eiweißabbaues. So wurde bei in 1550 m Höhe (Davos) mit Hochgebirgssonne bestrahlten Kaninchen von PINCUSSEN eine *Steigerung der Ammoniakausscheidung* gefunden unter Verminderung der Harnstoffausfuhr. Auch über das Verhalten des *Harnkreatinins* liegen mehrere Untersuchungen vor. Bei seinen Davoser Kaninchen fand PINCUSSEN zuweilen eine geringe Abnahme, dagegen ergab sich unter Ultraviolettbestrahlung am Menschen eine erhebliche Vermehrung des Harnkreatinins in Versuchen von HOOGENHUIZE und BEST (19) und eine vorübergehende in ebensolchen von EICHELBERGER (20).

Ebenso vermag Bestrahlung den *Purinstoffwechsel* zu ändern in dem Sinne, daß weniger Harnsäure als normal ausgeschieden wird, dadurch, daß sie weiter abgebaut wird. Als Abbauprodukt erscheint Oxalsäure. Diese Wirkung scheint auch für das Hochgebirge eine Rolle zu spielen; wenigstens ist die Besserung gichtischer Leiden im Hochgebirge öfters erwähnt worden und sie wäre durch Förderung des Purinstoffwechsels unter der Hochgebirgsstrahlung zu erklären. Die Veränderungen des Eiweißumsatzes unter Bestrahlung lassen sich auch am Blute erkennen, in dem beim Aufenthalt in Tageslicht oder Sonnenlicht eine Abnahme des Reststickstoffes zu finden war (PINCUSSEN). Unter *künstlicher* Bestrahlung fanden dagegen MAYERSON und LAURENS am Beginn und Schluß von Bestrahlungsperioden ein leichtes Ansteigen desselben. Auch die *Bluthamsäure* scheint eine leichte Steigerung zu erfahren.

4. Der Kohlenhydrat- und Fettstoffwechsel

unter Bestrahlung ist meist am Verhalten des Blutes studiert worden. Ersterer am *Blutzucker*. Die Versuche hierüber sind bereits im Kapitel VIII, S. 239, besprochen worden. Erwähnt seien nochmals die Versuche von MESSERLE, aus denen hervorgeht, daß im Hochgebirge (1300 m) nach erreichter Akklimatisation Bestrahlung zu einer Herabsetzung des Blutzuckers führt und zu einer geringeren Hyperglykämie nach Zuckerbelastung. — Bei *künstlicher* Bestrahlung waren auch in dieser Beziehung die Ergebnisse nicht eindeutig, vielmehr, wie es scheint im Zusammenhang mit Grad und Dauer der Bestrahlung, entgegengesetzt derart, daß geringe Strahlenmengen ihn erniedrigten, große ihn steigerten. Die Bedeutung des Verhaltens des Blutzuckers wurde geklärt durch die Feststellung, daß dabei der Gesamtkohlenhydratgehalt im Herzen und in den Muskeln, sowie der Glykogengehalt in Leber und Muskeln gesteigert war. Es scheint sich um eine vermehrte Resynthese von Milchsäure zu Kohlenhydraten zu handeln.

Auch die *Besserungen*, welche *Diabetiker im Höhenklima* erfahren, dürften *an die Strahlungsverhältnisse im Hochgebirge gebunden* sein. Luftverdünnung wirkt nicht im Sinne einer Kohlenhydratanlagerung, bei sehr hohen Graden führt sie, wie schon erwähnt, im Gegenteil zu Glykogenschwund.

Über den *Fettstoffwechsel* unter Bestrahlung ist wenig bekannt. Die meist von PINCUSSEN und Schülern hierüber ausgeführten Versuche betreffen zunächst die lipolytischen Fähigkeiten des Blutes, sodann seine Fett- und Cholesterinmenge. Beide Größen lassen nichts Sicheres über den Ablauf des Fettstoffwechsels aussagen, höchstens daß er bei Bestrahlung überhaupt geändert ist. Meist wurde das Blutfett und -Cholesterin gesteigert gefunden. Am Menschen hat MALCZYNSKI (21) eine Steigerung des Blutcholesterins gefunden, ebenso ESSINGER und GYÖRGY (22), diese auch eine Steigerung der Lipoide. In bezug auf Fett und Cholesterinänderungen im Blute entsprechen die Strahlungswirkungen den der Luftverdünnung, über die S. 98ff. berichtet worden ist.

Im Anschluß hieran sei nochmals auf die Tatsache der *Aktivierung des Ergosterins* durch kurzwelliges Licht hingewiesen (vgl. Kap. XV, S. 309). Es hat sich ergeben, daß schon die Ultraviolettstrahlung der Hochgebirgssommersonne genügt, um Vitamin D zu bilden. Nach Untersuchungen von GABATHULER (22a) ist das frische Wiesenfutter der Hochgebirgswiesen mit Vitamin D angereichert und selbst das für den Winter eingelagerte Heu ist noch vitaminreicher als das frische Futter beim Sommerweidegang im Tieflande. Denn rachitisch gemachte Ratten brauchen von ersterem weniger, um zu gesunden als von letzterem. Dabei geht das Vitamin D auch in die Milch der weidenden Kühe über, die stärkere antirachitische Eigenschaften erhält. Das wäre also eine weitere *an die Strahlungsverhältnisse* des Klimas gebundene Wirkung.

5. Der Mineralstoffwechsel.

Auch über ihn hat man, wie beim Kohlenhydrat- und Fettstoffwechsel, sich überwiegend aus dem Mineralgehalt des Blutes zu orientieren versucht, daneben aus eigentlichen Mineralstoffwechselversuchen und aus dem Mineralgehalt der Organe. Die meisten Bestrahlungsversuche sind auch hier mit künstlichen ultraviolettreichen Lichtquellen ausgeführt worden, einige aber im Hochgebirge. Unter den Mineralbestandteilen müssen besonderes Interesse erregen wegen ihrer Beziehung zum sympathischen Nervensystem und zu verschiedenen pathologisch bedeutsamen Zuständen: das Calcium, der Phosphor, das Kalium. Was das *Calcium* anbelangt, so kann im allgemeinen gesagt werden, daß bei normalen Calciummengen im Blute in der Mehrzahl der Fälle keine Veränderung, insbesondere keine Steigerung durch Bestrahlung zu erzielen war, in einer Minderzahl allerdings eine Zunahme; daß dagegen ein pathologisch erniedrigter Calciumgehalt zur normalen Höhe gebracht werden konnte. Das war besonders bei den mit Rachitis verbundenen Calciumabnahmen des Blutes der Fall. Für die Calciumzunahme spielt nach MAYERSON, LAURENS, GUNTER und nach SCHULZER (23) eine verbesserte Calciumresorption eine Rolle.

Ähnlich dem Calcium verhält sich der *Phosphor*, dessen unter pathologischen Verhältnissen bestehende Abnahme im Blute durch Bestrahlung gleichfalls zur Norm gebracht werden kann. Stehen

Calcium und Phosphor im Blute nicht im normalen Verhältnis zueinander, so erfolgt durch Bestrahlung dessen Herstellung. — Für das *Blutkalium* wurde überwiegend eine *Abnahme* unter Bestrahlung gefunden, so daß das biologisch wichtige Verhältnis von Calcium : Kalium zugunsten des ersteren verschoben wurde.

Untersuchungen über die *Ausscheidung* der verschiedenen Mineralbestandteile ergaben ein dem Verhalten am Blute entgegengesetztes Bild. Der Calcium*steigerung im Blut* entsprach eine *verminderte Calciumausscheidung,* dagegen erwies sich die *Kaliumausscheidung gesteigert* entsprechend der Kalium*abnahme im Blute.* Daß dabei eine *Calciumretention* zustande kommt, hat PINCUSSEN an Kaninchen durch Stoffwechselversuche im Hochgebirge (1550 m) feststellen können. Die im Blute gefundenen Calciumsteigerungen sind also nicht allein durch vermehrte Calciumresorption zu erklären.

An der Veränderung der Mineralbestandteile nimmt auch der *Mineralgehalt der Organe* teil, wie LOEWY und PINCUSSEN (24) zeigen konnten. Nach einer mehrere Wochen durchgeführten, täglich einstündigen Vitaluxbestrahlung hatte der Kaliumgehalt der Organe abgenommen, der des Calciums zugenommen, so daß das Verhältnis beider Elemente sich in der Weise wie Tabelle 63 zeigt, verschoben hatte.

Tabelle 63. Verhältnis von K : Ca.

Organ	belichtet	unbelichtet
Leber . . .	13,8	19,1
Herz . . .	6,6	7,9
Lunge . . .	6,1	7,8
Niere . . .	10,8	10,7
Milz . . .	14,3	14,4

Aus der Tabelle 63 geht hervor, daß die Abnahmen von K : Ca infolge Belichtung betragen: für die Leber 28%, für das Herz 16%, für die Lungen 23%.

In Hinsicht auf den Mineralstoffwechsel erweisen sich also Bestrahlung und Luftverdünnung als wirksam, in vieler Hinsicht im gleichen Sinne. Sie müßten sich also im Höhenklima summieren. —

Gerade die Beeinflussung des Mineralstoffwechsels erscheint schon für eine Reihe *normaler* Funktionen von Bedeutung, wenn man an seine enge Beziehung zum sympathischen Nervensystem, zu den inkretorischen Vorgängen und zum allgemeinen Stoffwechsel denkt. Es ist kaum zweifelhaft, daß die unter Bestrahlung gefundenen Änderungen des *organischen* Stoffwechsels mit den Veränderungen des Mineralhaushaltes in Zusammenhang stehen, wenn auch die Einzelheiten noch nicht näher bekannt sind.

Vor allem bei *einer* Krankheit mit gestörtem Mineralstoffwechsel ist Ultraviolettbestrahlung als spezifischer Heilfaktor offenbar gegeworden, das ist die Rachitis. Der Weg, auf dem diese Wirkung zustande kommt, wurde schon im Kapitel Haut, S. 308, angedeutet. Hier sei nur erwähnt, daß gerade bei der Rachitis die Zurückführung des pathologischen Verhaltens von Blutcalcium und Blutphosphor zur Norm besonders augenfällig ist. Wenn gegen die Rachitis auch die *kürzere* Ultraviolettstrahlung besonders wirksam ist, so ist der natürlichen Sonne doch eine, wenn nicht die Rachitis heilende, so doch sie verhütende Wirkung eigen. Wenigstens gibt BERNHARD (25) an, daß die auf der Schattenseite enger Hochtäler aufwachsenden Kinder leichter an Rachitis erkranken als die auf der Sonnenseite lebenden, und bekannt ist, daß auf den nebeligen Faröerinseln die Rachitis häufig, auf dem benachbarten, aber sonnigen Island selten ist.

6. Wirkung auf inkretorische Organe.

Die Beeinflussung dieser geht sowohl aus experimentellen Befunden an gesunden Individuen, wie aus einer ziemlich reichen Kasuistik an inkretorisch kranken Menschen hervor. Von letzteren Untersuchungen sei nur angeführt (Literatur bei PINCUSSEN: Photobiologie S. 421f.), daß durch ultraviolette und ultrarote Bestrahlung Insuffizienzen der Schilddrüse, der Hoden, der weiblichen Sexualorgane, sodann Tetanie gebessert wurden. An *gesunden* Kaninchen haben GATES und GRANT (26) festgestellt, daß nach mehrere Wochen hindurch täglich vorgenommenen Bestrahlungen die meisten inkretorischen Drüsen ihr Gewicht verändert hatten. Die Änderungen lagen nicht in gleicher Richtung bei allen; bei der Schilddrüse entstand zuerst ein Gewichtszuwachs, später eine Gewichtsabnahme. *Dauernd* über den Werten der Dunkeltiere lagen die für die Hypophyse und die Nebenschilddrüsen. Die Funktion letzterer war gegenüber der Norm gesteigert.

Besondere Untersuchungen über die Schilddrüse mit Hochgebirgssonne bestrahlter gesunder Ratten liegen von BERGFELD (27) vor. Er fand in Davos, daß die Schilddrüsen der Dunkelratten kropfige Veränderungen zeigten: Abnahme des Kolloidgehaltes, Wucherungen des Parenchyms und des Follikelepithels, während Belichtung — wirksam erwies sich allein der ultraviolette Anteil der Sonnenstrahlung unterhalb 320 $\mu\mu$ — den normalen Aufbau und Kolloidgehalt wieder herbeiführte. In gleicher Weise wirkten Injektionen von Hautextrakten bestrahlter Tiere (vgl. Abb. 39).

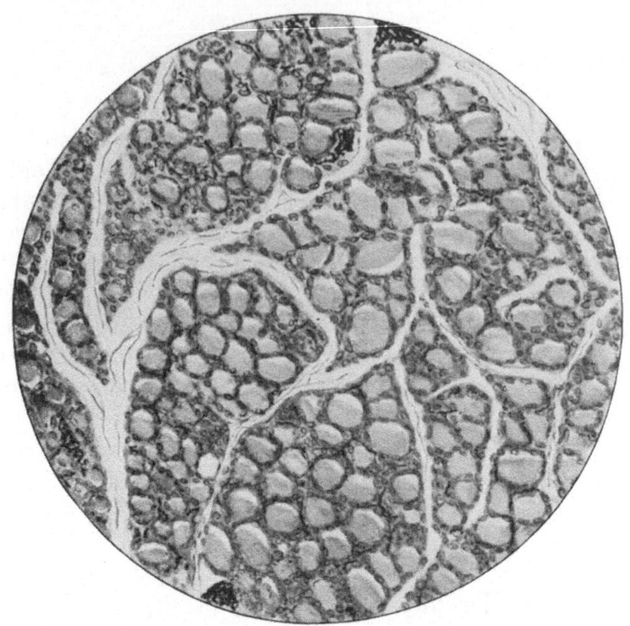

Abb. 39a. Schilddrüse einer Ratte, die mit dem Hautextrakt eines mit voller Sonne bestrahlten Versuchstieres behandelt wurde. (Nach BERGFELD.)

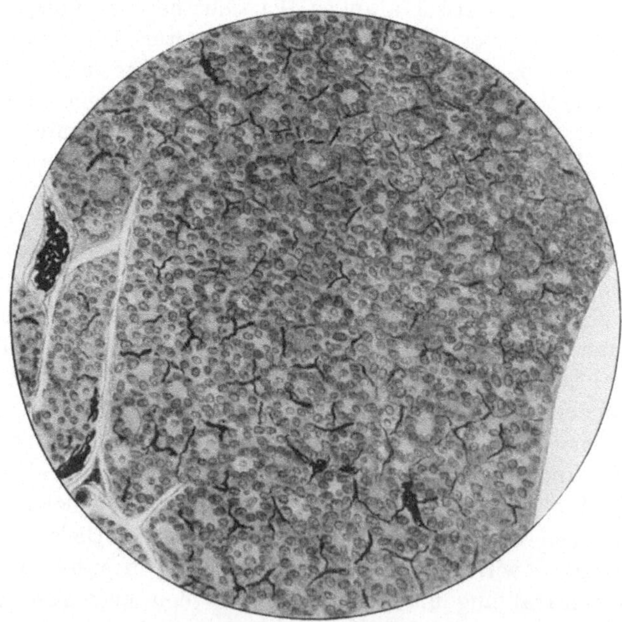

Abb. 39b. Schilddrüse einer Ratte, die mit dem Hautextrakt eines mit U. V. freier Strahlung bestrahlten Versuchstieres behandelt wurde. (Nach BERGFELD.)

Dasselbe fand ROSENKRANZ (28) bei den Schilddrüsen von im Hochlande lebenden Kaninchen und besonders ausgeprägt an Kälbern und Kühen. Diejenigen Schilddrüsen, die nach dem sommerlichen Weidegang entnommen wurden, waren normal, die von in dunklen Ställen gewesenen Wintertieren stammenden zeigten dieselben kropfigen Veränderungen wie die Dunkelratten BERGFELDS. KENNETH B. TURNER (29) soll bei Hähnen die gleichen Veränderungen auf Bestrahlung gesehen haben.

Sollten diese Wirkungen sich auch beim *Menschen* geltend machen, so wären sie wichtig für das Kropfproblem im Höhenklima und könnten den Gedanken nahelegen, Hochgebirgssiedelungen, die auf den Schattenseiten tief eingeschnittener Täler liegen und in denen Kropf endemisch ist, auf die Sonnenseite zu verlegen. Für die Bedeutung der Hochgebirgsstrahlung gegenüber kropfigen Zuständen auch beim Menschen scheinen einige gelegentliche Beobachtungen, die BERNHARD anführt, zu sprechen, jedoch bedarf es in dieser Hinsicht noch weiterer Untersuchungen. Zunächst hat sich als *negatives* Moment ergeben [v. FELLENBERG (30)], daß die Struma in Davos entsprechend dem Jodgehalt der Umwelt (Luft, Nahrung) verbreitet ist, wenn man ihr Auftreten mit der Kropfhäufigkeit in anderen Teilen der Schweiz mit bekanntem Jodgehalt der Umwelt vergleicht, während bei einem wirksamen Einfluß der Hochgebirgsstrahlung sie weniger verbreitet sein müßte.

7. Blut und Kreislauf.

Die Wirkungen der Strahlung auf das Blut, besonders der Anteil, den die Strahlung im Hochgebirge an der Blutvermehrung hat, sind bereits im Kapitel I, S. 131 erörtert worden. Bezüglich der Literatur wird auf diese Ausführungen verwiesen. Aus der folgenden Betrachtung sollen alle diejenigen Versuche ausgeschaltet werden, in denen künstliche Ultraviolettbestrahlung in übergroßen Dosen benutzt wurde. Nimmt man nur diejenigen Versuche, die mit natürlichen Strahlen (Sonnenstrahlung) durchgeführt wurden, oder mit künstlichen Ultraviolettstrahlen in der therapeutisch gebräuchlichen Dosis, so wäre zusammenfassend zu sagen, daß ein einheitliches Bild nicht vorhanden ist. Neben Steigerungen der Blutzellenzahl wurden andererseits keinerlei Wirkungen am Menschen und im Tierversuch gefunden. Insbesondere liegt kein Beweis vor für die Annahme, daß die Sonnenstrahlung im Höhenklima für die Zellzunahme *über* die normalen Tieflandwerte hinaus bedeutungsvoll sei. In Übereinstimmung mit den im Tieflande gemachten Befunden ist die Sonnenstrahlung auch im Hochlande imstande, bei anämischen Individuen und nach künstlichen Blutverlusten den Blutwiederersatz zu fördern. Bei *künstlicher* Bestrahlung ergab sich, daß die Wirkung an die benutzte Dosis gebunden ist. Mäßige Lichtdosen förderten den Wiederersatz bei anämisch gemachten Tieren [M. LEVY (31)], große störten ihn. Ebenso zeigten Knochenmark und Milz bei ersteren die Zeichen gesteigerter Tätigkeit, bei letzteren Störungen der blutbildenden Funktionen.

In Übereinstimmung mit den Wirkungen der Luftverdünnung wurden sowohl durch Hochgebirgssonnenbestrahlung, wie durch künstliche Bestrahlung *Resistenzänderungen* der roten Blutzellen gefunden, indem die *Minimum*resistenz durch erstere herabgesetzt wurde [WANNER (32)], während sie bei Ultraviolettbestrahlung schwankende Werte ergab [v. ROHDEN (33)]. Die *Maximum*resistenz wurde von denselben Autoren gesteigert gefunden.

Auch das Verhalten der *Leukocyten* war in den nicht wenigen mit Sonnen- und Ultraviolettstrahlung angestellten Untersuchungen verschieden und auch für die hier gefundenen Unterschiede scheint die Bestrahlungsdosis Bedeutung zu haben. Die Mehrzahl der Untersucher fand eine *Abnahme* der polynucleären Leukocyten, eine Zunahme der Lymphocyten, manchmal nachdem der umgekehrte Zustand vorausgegangen war. Diese Vorgänge findet man auch bei nicht wenigen anderen, das autonome Nervensystem beeinflussenden Zuständen, und man hat auch die bei Bestrahlung gefundene Änderung des Leukocytenbildes mit ihrer Wirkung auf das autonome Nervensystem in Beziehung gebracht. Welche biologische Bedeutung ihnen zukommt, ist nicht sicher bekannt.

Auch die *Blutplättchen* verändern ihre Zahl unter Bestrahlung: LAURENS und SOOY (34) hatten an Ratten eine *Zunahme* bei *Sonnen*bestrahlung gegenüber Dunkelheit gefunden, GUNN (35) dasselbe an Kaninchen, ebenso auch KOLOZS (36). Bei letzterer betrug die Zunahme unter *Ultraviolett*bestrahlung zwischen 30% und 101%. KOLOZS hat zugleich die *Gerinnungszeit* des Blutes bestimmt. Trotz der starken Steigerung der Thrombocyten war einmal die Gerinnung unwesentlich beschleunigt, aber zweimal nicht deutlich beeinflußt. Eine enge Beziehung zwischen Thrombocytenzahl und Blutgerinnungszeit bestand also entgegen der allgemeinen Annahme in diesem Falle nicht. — Ohne Rücksicht auf die Plättchenzahl wurde die Gerinnungszeit des Blutes nach Bestrahlung wiederholt am Menschen untersucht. Hier findet sich überwiegend die Angabe, daß sie *verlängert* sei. Nur ein Autor [TRAUGOTT (37)] spricht von einer Beschleunigung. —

Oben wurde mitgeteilt, daß KROETZ unter Bestrahlung eine vorübergehende Änderung des Säurenbasengleichgewichts im Blute im acidotischen Sinne gefunden hatte. In Hinsicht auf die gleiche Frage hat GLASS (38) an Kaninchen und auch am Menschen die Chlorverteilung im Blute unter künstlicher Bestrahlung untersucht. Er fand Chlorzunahmen in den Blutzellen, Abnahmen im Plasma, was eine acidotische Verschiebung anzeigt.

Hingewiesen sei noch auf eine hygienisch bedeutsame Wirkung der Sonnen- (und der Ultraviolett-) Strahlung, nämlich die *Dissoziation des Kohlenoxydhämoglobins zu fördern,* d. h. also das Hämoglobin schneller für den Atmungsprozeß nutzbar zu machen. Unter Sonnenbestrahlung tritt bei nicht tödlich mit Kohlenoxyd vergifteten Tieren eine raschere Erholung ein [MACHT und BLACKMAN (39)].

Über die *Beeinflussung des Kreislaufes* durch Bestrahlung liegt eine sehr große Zahl von Untersuchungen vor, auf die zum Teil schon im Kapitel III Bezug genommen wurde. Fast alle Untersucher stellen sowohl bei Sonnen- wie bei künstlicher Ultraviolettbestrahlung eine Zunahme der Pulsfrequenz fest, fast alle auch eine Senkung des Blutdruckes. Letzere speziell auch bei Sonnenbestrahlung im Höhenklima. In einzelnen Fällen war eine vorübergehende Steigerung nachweisbar. Bemerkenswert ist und therapeutisch zu verwerten, daß die Blutdrucksenkung noch mehrere Monate nach der Bestrahlung mit Kohlenbogenlicht von HASSELBALCH und JACOBÄUS (40) beobachtet werden konnte. Gewöhnlich war der *systolische* Druck erniedrigt, weniger der diastolische. — Auch darüber liegen genügende Untersuchungen vor, daß mit der Blutdrucksenkung eine Erweiterung der Capillaren einhergeht. Das geschieht nicht nur in der Haut, sondern auch in inneren Organen, wie Leber, Milz, Niere, kommt es zu erheblichen Hyperämien [GASSUL (41)], so daß die zirkulierende Blutmenge dadurch vermindert wird. —

Bei Benutzung mancher Lichtquellen, wie des Kohlenbogenlichtes, kommt es zur Bildung von stickstoffhaltigen Gasen, wohl Stickoxydul, wie KESTNER gefunden hat (42), die an sich fähig sind, den Blutdruck herabzusetzen. Die Blutdrucksenkung unter *Sonnen*bestrahlung, auch die im Höhenklima beobachtete, hat aber wohl nichts mit diesem Vorgange zu tun.

8. Muskuläre Leistungsfähigkeit.

Einer gewissen praktischen Wichtigkeit wegen sei auf die Bedeutung der Bestrahlung für die *muskuläre Leistungsfähigkeit* hingewiesen. Hierüber liegen zwei Untersuchungen vor, eine ältere von D. RANCKEN (43) und eine neuere von BACKMUND (44). Beide führen zu dem gleichen Ergebnis, nämlich, daß eine, größere Teile der Körperoberfläche betreffende, zu kräftigem Erythem führende Ultraviolettbestrahlung imstande ist, für einige Zeit und über die Dauer des Erythems hinaus zu Steigerung der Muskelleistung zu führen, die bei BACKMUND + 20% bis + 100% betrug. Nach der Ansicht beider Autoren handelt es sich nicht um eine direkte Beeinflussung der arbeitenden Muskeln, denn Hautbestrahlung über diesen hatte keine Wirkung, vielmehr um eine des zentralen Nervensystems, um Zustandsänderungen in ihm, die nach BACKMUND vielleicht zu besseren Innervationsverhältnissen führen, zu einem besseren Zusammenspiel zwischen sympathischem und Zentralnervensystem. Vielleicht spielt eine Abnahme des Ermüdungsgefühls eine Rolle, woran eine Beobachtung von ACHELIS und ROTHE (45) über die Herabsetzung der Erregbarkeit der sensiblen Nerven nach Ultraviolettbestrahlung, die sich in der Zeit zwischen Bestrahlung und Auftreten des Erythems zeigt, denken lassen könnte.

Im Höhenklima sind analoge Untersuchungen noch nicht ausgeführt worden. Da es aber gleichfalls häufig Erytheme bei intensiver Besonnung hervorruft, wäre diese muskuläre Leistungssteigerung auch in ihm möglich.

9. Wachstum.

Schließlich sei auf einen Einfluß hingewiesen, den Bestrahlung auf das *Wachstum* ausübt. Übereinstimmend wird von einem beschleunigten Wachstum der Epidermoidalgebilde: Haare und Nägel durch kurzwellige Strahlen berichtet, worüber ein reiches Tatsachenmaterial von seiten der Dermatologen beigebracht ist. Übereinstimmung herrscht auch darüber, daß diese Strahlen das Gesamtwachstum des Körpers verändern können, aber in bezug auf die *Richtung* dieser Veränderungen bestehen Unstimmigkeiten. Es wurden Beschleunigung gefunden z. B. an den Larven von Anopheles (SCHLÜRNS); auch die Entwicklung der Kaulquappen scheint beschleunigt werden zu können. Dagegen zeigten junge

Ratten keine Veränderungen des Wachstums, bei intensiver Bestrahlung eher eine Verlangsamung (Eckstein). Letztere sah auch M. Levy bei neugeborenen Ratten und Mäusen unter Quecksilberdampflicht (46). Durch schwache Ultraviolettbestrahlung sah Bovie bei jungen Hühnern beschleunigtes Wachstum.

Wie Aisikowitsch (47) fand, sind die Nachkommen von im Dunkel gehaltenen Kaninchenweibchen schwach, hinfällig und haben eine größere Sterblichkeit als von belichtet gewesenen. Auch wachsen sie weniger. Auch der Mineralansatz ist geringer; die Aschenmenge der im Dunkel gewesenen Kaninchen war um 23% niedriger als bei den Kontrollen. An dem Minus sind vor allem Ca und P beteiligt.

Wie die *Strahlungsintensität* hat auch die verschiedene Wellenlänge der Strahlen einen verschiedenen Einfluß auf die Entwicklung, wie aus Versuchen von Sheard und Higgins (48) an Hühnern hervorgeht. Die Autoren kommen zu dem Schluß, daß das Ultraviolett der Sonnenstrahlung für das normale Wachstum notwendig sei. Dies zeigen auch Versuche an Hochgebirgsfröschen von Vilter (49), wonach im Dunkel gehaltene Abnormitäten zeigten und ihr Wachstum hinter den im Hellen gehaltenen zurückblieb, um schließlich stillzustehen. Folgende Besonnung vermochte nicht die in der Dunkelheit ausgebildeten Abnormitäten zu beseitigen.

Endlich sei auf umfangreiche Versuche von Nylin (50) an Kindern hingewiesen, die infolge des großen der Beobachtung unterzogenen Materiales einen ziemlich sicheren Schluß dahin zulassen, daß die Gesamtsonnenstrahlen einen Einfluß auf das Wachstum der Kinder hatten. Das Körperwachstum wurde an Vorschul- und Schulkindern ein Jahr lang verfolgt. Nylin fand eine deutliche Periodizität des Wachstums. Längen- und Gewichtsvermehrung fielen nicht in die gleichen Monate, aber das größte Längenwachstum fiel in die Zeit der stärksten Sonnenstrahlung. —

Überblickt man die große Reihe der Strahlungswirkungen und versucht sie unter einen zusammenfassenden Gesichtspunkt zu bringen, so fällt die Ähnlichkeit auf, die sie mit der Wirkung von *Eiweißspaltprodukten* haben, welche, sei es unter pathologischen Umständen im Körper gebildet werden, sei es aus Eiweißkörpern, welche zu therapeutischen Zwecken dem Körper einverleibt werden, entstehen. Die Ähnlichkeit ist so groß, daß man auf den gleichen

Wirkungsmodus schließen könnte. Sie betrifft [vgl. dazu HOFF (51)] die gleichartigen Änderungen der Körpertemperatur, das Verhalten der leukocytären Reaktion, die Wirkungen auf den Gesamt- und Eiweißstoffwechsel, die Änderungen des Elektrolytgehaltes des Serums. Man faßt deshalb die Strahlenwirkungen als eine Art unspezifischer Proteinkörperwirkung auf, wobei allerdings noch fraglich ist, ob die wirksamen Spaltprodukte in beiden Fällen die gleichen sind. Auch die Proteinkörperwirkungen bringt man in Beziehung zum vegetativen Nervensystem, gestützt auf experimentelle Ergebnisse mannigfacher Art. Auf die Beziehungen der Strahlenwirkungen zum vegetativen Nervensystem wurde schon hingewiesen.

Im Höhenklima ist neben den Ultraviolettstrahlen noch eine zweite Art von Strahlen in größerer Menge als im Tieflande vorhanden, das ist die *durchdringende Höhenstrahlung* („Ultrastrahlung"), die, wie es heute wohl als sicher angenommen werden kann, kosmischen Ursprunges ist, von außerordentlicher Durchdringungsfähigkeit, die die der Röntgenstrahlen und auch der radioaktiven Gammastrahlen noch weit übertrifft. Außer ihrer starken Durchdringungsfähigkeit und ihrem Ionisationsvermögen kennt man keine weiteren Eigenschaften von ihnen, besonders sind Wirkungen auf irgendwelche biologischen Prozesse bis jetzt unbekannt, wenn auch, wie DORNO (52) hervorhebt, ihre große Härte an die Möglichkeit einer Beeinflussung biologischer Vorgänge denken läßt.

Literatur.

1. ROTHMANN: Klin. Wschr. **1923.**
2. FALKENHEIM: Klin. Wschr. **1926.**
3. PINCUSSEN, L.: Photobiologie. Leipzig 1930.
4. HASSELBALCH u. LINDHARD: Skand. Arch. Physiol. (Berl. u. Lpz.) **25** (1911).
5. DURIG, v. SCHRÖTTER u. ZUNTZ: Biochem. Z. **39** (1912).
6. LOEWY u. VOGEL EYSERN: Strahlenther. **29** (1928).
7. KROETZ: Biochem. Z. **151** (1924).
8. EDERER: Biochem. Z. **132** (1922).
9. HERXHEIMER, WISSING, WOLFF: Z. exper. Med. **52** (1926).
10. HARRIS: Proc. roy. Soc. B **98** (1925).
11. CAMPBELL: Proc. roy. Soc. B **99** (1926).
12. KESTNER, DANNMEYER, PEEMÖLLER, PLAUT: Klin. Wschr. **1923, 1925.**
12a. KESTNER, JOHNSON, LAUBMANN: Strahlenther. **41** (1931).
13. CROFTS: Amer. J. Hyg. **8** (1928).

14. LIPPMANN u. VÖLKER: Klin. Wschr. **1928**.
14a. NOTHHAAS u. SCHADOW: Jb. Kinderheilk. **127** (1930).
15. ALEXANDER u. REVECZ: Biochem. Z. **44** (1912).
16. PINCUSSEN: Dtsch. med. Wschr. **1913**.
17. KÖNIGSFELD: Z. klin. Med. **91** (1921).
18. MAYERSON, LAURENS u. GUNTER: Amer. J. Physiol. **75** (1926). MAYERSON: Amer. J. Physiol. **81** (1927).
19. HOOGENHUIZE u. BEST: Arch. néerl. Physiol. **2** (1918).
20. EICHELBERGER: J. of biol. Chem. **69** (1926).
21. MALCZYNSKI: C. r. Soc. Biol. Paris **99** (1928).
22. ESSINGER u. GYÖRGY: Biochem. Z. **149** (1924).
22a. GABATHULER, A.: Zeitschr. f. Vitaminkunde **1931**.
23. SCHULZER: C. r. Soc. Biol. Paris **93** (1925).
24. LOEWY u. PINCUSSEN: Biochem. Z. **212** (1929).
25. BERNHARD: Sonnenbehandlung in der Chirurgie, 2. Aufl. 1923.
26. GATES u. GRANT: Proc. Soc. exper. Biol. a. Med. **21** (1923/24); **24** (1926).
27. BERGFELD: Strahlenther. **39** (1931).
28. ROSENKRANZ: Klin. Wschr. **1931**.
29. KENNETH B. TURNER: Proc. Soc. exper. Biol. a. Med. **1930**.
30. FELLENBERG, v.: Biochem. Z. **235** (1931).
31. LEVY, M.: Strahlenther. **18** (1924).
32. WANNER: Zbl. Chir. **116** (1912).
33. ROHDEN, v.: Z. exper. Path. u. Ther. **21** (1920).
34. LAURENS u. SOOY: Proc. Soc. exper. Biol. a. Med. **22** (1924).
35. GUNN: Proc. Soc. exper. Biol. a. Med. **24** (1926).
36. KOLOZS: Biochem. Z. **222** (1930).
37. TRAUGOTT: Münch. med. Wschr. **67** (1920).
38. GLASS: Biochem. Z. **231** (1931).
39. MACHT u. BLACKMAN: J. of Pharmac. **23** (1924).
40. HASSELBALCH u. JACOBÄUS: Berl. klin. Wschr. **1907**.
41. GASSUL: Strahlenther. **9** (1919).
42. KESTNER: Z. Biol. **73** (1921).
43. RANCKEN: Finska Läk. sällsk. Hdl. **68** (1926). Ref. Z. physik. Ther. **33** (1927).
44. BACKMUND: Münch. med. Wschr. **1929**.
45. ACHELIS u. ROTHE: Pflügers Arch. **218** (1927).
46. Weitere Einzelheiten bei HAUSMANN: Lehrbuch der Strahlentherapie, Bd. 1. 1925.
47. AISIKOWITSCH: Z. physik. Ther. **40** (1931).
48. SHEARD u. HIGGINS: Science **67** (1928).
49. VILTER: C. r. Soc. Biol. Paris **103** (1930).
50. NYLIN: Acta med. scand. (Stockh.) **31** (1929).
51. HOFF: Unspezifische Therapie. Berlin 1930.
52. DORNO: Beiträge zur Physik der freien Atmosphäre. HERGESELLs Festschrift 1929. Auch: Bäderalmanach XV, **1930**.

Kapitel XVII.

Die Beeinflussung von Arzneimittelwirkungen im Höhenklima.

Daß die Wirkung von Arzneimitteln, bzw. Giften, speziell von solchen, die das Zentralnervensystem beeinflussen, im Höhenklima verändert sein kann, ist aus gewissen praktischen Erfahrungen seit mehr als einem Jahrhundert bekannt. Schon aus der ersten Hälfte des vorigen Jahrhunderts liegen Berichte von TSCHUDI (1) und von PÖPPIG (2) von der Höhe der Anden vor, wonach *Alkohol* dort bei weitem besser vertragen wird als im Tieflande. PÖPPIG schildert, wie seine eingeborenen Träger oben große Mengen Alkohol zu sich nehmen konnten, ohne Zeichen von Trunkenheit erkennen zu lassen, während sie bei Rückkehr in das Tiefland durch die gleichen Alkoholmengen stark berauscht wurden.

MOSSO und GALEOTTI (3) haben dann als erste die Frage experimentell verfolgt, indem sie einerseits in Turin, andererseits auf der Margheritahütte 40 ccm absoluten Alkohols verdünnt die gleichen Personen trinken ließen. Im Gegensatz zum Tieflande fanden sie in der Höhe eine Wirkung weder auf das allgemeine Verhalten, noch auf die Herztätigkeit, noch auf die Atmung. Die Erklärung für dieses im Hoch- und Tiefland verschiedene Verhalten wurde teils darin gesucht, daß das Großhirn in Höhen über 4000 m eine verminderte Erregbarkeit gegenüber dem Alkohol besitze, teils darin, daß in der verdünnten Luft der Höhe der Alkohol in größerer Menge durch die Lungen abdunste, also in geringerer Menge zur Wirkung komme.

Zu einem anderen Ergebnis kam REICHEL (4), der an der gleichen Stelle wie MOSSO und GALEOTTI eher einen *verstärkten* Einfluß des Alkohols auf die psychischen Prozesse fand. — Die Frage ist dann von BIEHLER (5) im Tierversuch, von BORNSTEIN und LOEWY (6) am Menschen untersucht worden. Ersterer brachte Kaninchen per os 0,9—3,0 ccm Alkohol pro Körperkilo bei und bestimmte 4—7 Stunden lang die Alkoholkonzentrationen im Blute einerseits im Tieflande, dann in 1550 und in 2450 m Höhe. Von der Alkoholkonzentration im Blute ist ja die Wirkung auf die Körperzellen abhängig. BIEHLER fand, daß — wie es Abb. 40 zeigt — mit zunehmender Höhenlage die Alkoholmenge im Blute weniger steil und zu geringerer Höhe anstieg. Als Ursache für die geringere Alkoholansammlung in der Höhe sieht BIEHLER auf Grund besonderer Versuche über die Alkoholabdunstung durch die Lungen die vermehrte Alkoholabgabe durch diese in der Höhe an.

Etwas anders waren die Ergebnisse, zu denen BORNSTEIN und LOEWY am Menschen kamen. Sie verglichen die Alkoholkonzentrationen im Blute nach Aufnahme von 25—30 g absoluten

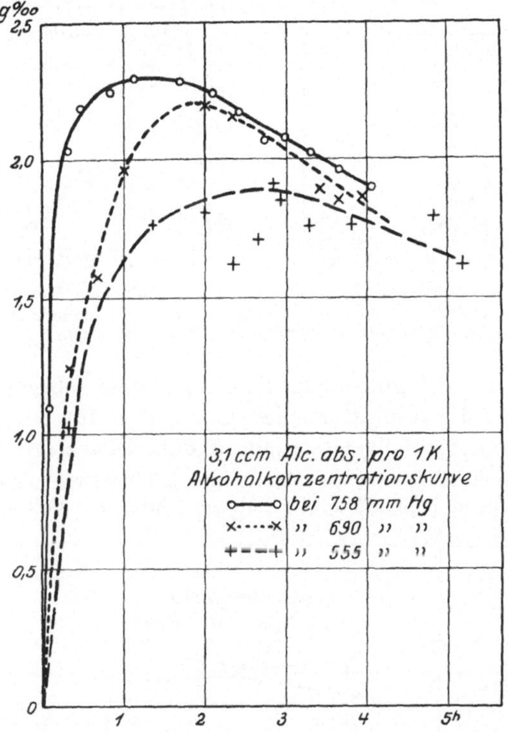

Abb. 40. Alkoholkonzentration im Kaninchenblute in verschiedenen Höhen.

Alkohols per os im Tieflande mit den in 2450 m Höhe (Muottas Muraigl) in stündlichen Bestimmungen bis zu seinem Verschwinden aus dem Blute (4—5 Stunden lang) und stellten zugleich für 6—7 Stunden den Ruhe-Nüchterngaswechsel fest.

Sie fanden, daß im Gegensatz zu den Kaninchen der Alkohol in ihrem Blute in der Höhe schneller und steiler und für kurze Zeit zu höheren Werten anstieg als im Tieflande, während die Wiederabnahme im Hochlande wie im Tieflande annähernd gleich verlief.

Zwei Beispiele liefern die folgenden Abb. 41a und b.

Dieser Befund könnte das Ergebnis von REICHEL erklären, wenigstens für die erste Zeit nach der Alkoholaufnahme.

Das Wesentliche aber war, daß nach dem Verhalten des respiratorischen Quotienten die *Alkoholverbrennung im Hochlande intensiver*

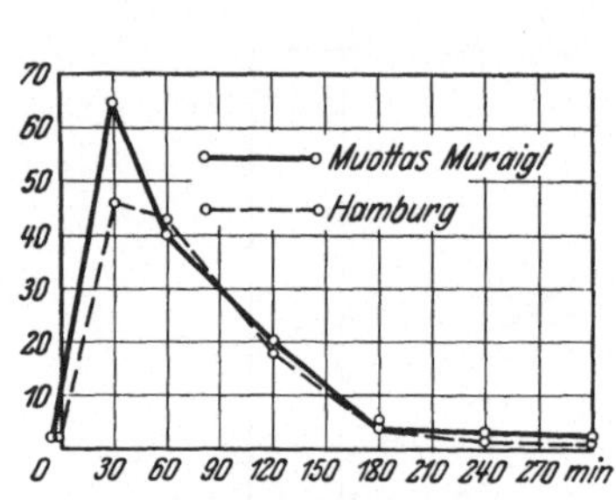

Abb. 41a. (BORNSTEIN.)

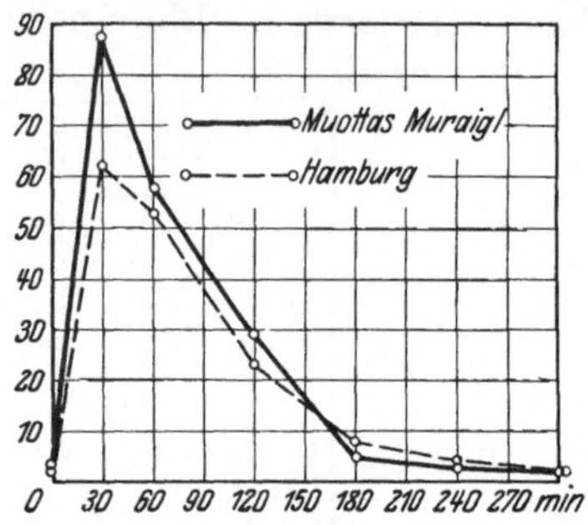

Abb. 41b. (LOEWY.)

Abb. 41a u. b. Alkoholgehalt des Blutes in mg-%. Einfluß verschiedener Höhenlagen auf die Alkoholkonzentration im Blute des Menschen.

und schneller vor sich ging als im Tieflande. Nicht selten entsprachen im Hochlande die respiratorischen Quotienten für einige Stunden den der reinen Alkoholverbrennung (0,66). Dies zeigt Abb. 42.

BORNSTEIN und LOEWY weisen darauf hin, daß ihre Ergebnisse, betreffend den vorübergehend hohen Alkoholgehalt im Blute, der Volksmeinung von

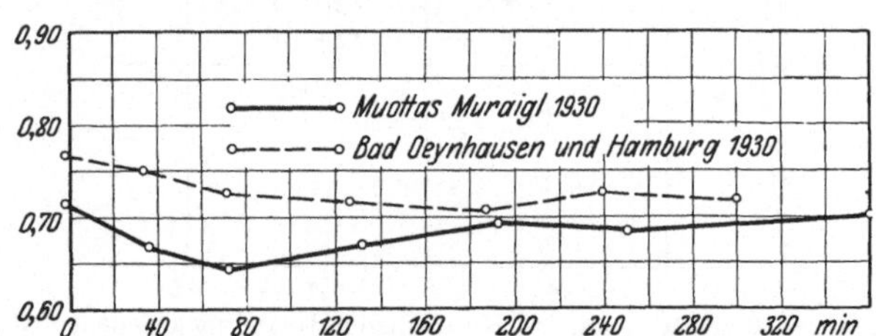

Abb. 42. Unterschiede der resp. Quot. bei Alkoholverbrennung beim Menschen in verschiedenen Höhen.

der geringeren Wirksamkeit des Alkohols in der Höhe nicht zu widersprechen brauchen, da die Resorptionsverhältnisse in ihren Nüchternversuchen jedenfalls andere waren als unter den gewöhnlichen Bedingungen der Alkoholaufnahme. —

KNOCHE bestätigte mir die schwächere Wirkung des Alkohols auf der Höhe der Anden. Demgegenüber weist er auf eine Erfahrung hin, die häufig in Santiago de Chile gemacht wird und so bekannt ist, daß sie Neulingen gegenüber oft zum Scherz ausgenutzt wird. Sie betrifft den plötzlichen Ausbruch schwerer Rauschzustände bei schnellem Emporfahren von der Küste in etwa 800 m Höhe, nach vorangegangenem Alkoholgenuß.

Man führt den Neuankömmlingen reichlich Alkohol in Form starker Liköre zu, jedoch so, daß sie noch nicht stark berauscht sind, fährt mit ihnen mit der Bergbahn in 800 m Höhe, und hier tritt sogleich ein schwerer Rauschzustand auf. — Auf eine *einmalige* Erfahrung würde man keinen Wert zu legen brauchen, aber ein regelmäßiges Auftreten in zahlreichen Fällen zeigt, daß hier etwas Gesetzmäßiges vorliegt, das zunächst nur registriert sei, da irgendwelche Untersuchungen an den Trunkenen nicht vorliegen. —

In bezug auf die klimatischen Verhältnisse weist KNOCHE (abgesehen von der Höhendifferenz) auf starke Unterschiede in der Lufttrockenheit hin, indem in Meereshöhe die Luft feucht ist und bei ihrer hohen Temperatur das Gefühl von Schwüle hervorruft, in der Höhe dagegen, schon in ganz kurzer Entfernung vom Meere, völlig trocken ist. Dementsprechend ist die direkte Sonnenstrahlung in der Tiefe geschwächt, in der Höhe unvermindert.

Weitere Wirkungsunterschiede wurden gefunden für **Inhalationsanaesthetica.** Zuerst untersuchte HESSE (7) das Verhalten von *Bromoform* und von *Bromäthyl,* indem er davon ausging, daß die Aufnahme- und die Ausscheidungsbedingungen im Höhenklima andere sein müßten als im Tieflande. Die Unterschiede, die HESSE fand, bestanden darin, daß nicht nur die *prozentischen* Konzentrationen beider Narkotica in der Atemluft im Hochlande über den im Tieflande liegen mußten — das war an sich notwendig, um die gleiche Narkoticumkonzentration (die gleiche Narkoticumspannung) zu erzielen —, sondern daß auch ihre *Konzentration im Blute im Hochgebirge höher* sein mußte als im Tiefland, um den gleichen Effekt zu erzielen. So wurde durch Bromäthyl Narkose herbeigeführt in $1^1/_2$ Minuten, wenn im Tieflande (Breslau) 0,063, auf Muottas Muraigl 0,114 g in 100 ccm Blut vorhanden waren; in 6 Minuten trat Narkose ein im Tieflande bei 0,047 g, in Davos bei 0,064 g, auf Muottas Muraigl mußten die Dosen noch mehr erhöht werden. Die Wiederausatmung des Narkoticums geschah im Hochlande schneller als im Tieflande, die Narkosedauer war kürzer. — Die Atmung einer an Sauerstoff verarmten Luft (entsprechend 2600 m Höhe) erschwerte gleichfalls den Eintritt der Narkose, so daß wohl auch im Höhenklima Sauerstoffmangel an dem erschwerten Eintritt der Narkose beteiligt ist. Nach HESSE besteht unter dem Sauerstoffmangel des Höhenklimas eine gesteigerte Erregbarkeit des Zentralnervensystems; sie erfordert zur Ausschaltung der Großhirnzentren eine Vermehrung der Narkoticummenge.

Gleiche Versuche wie HESSE hat später mit *Äther* RABBENO (8) angestellt an Kaninchen und weißen Ratten auf dem Col d'Olen (2900 m) und in Padua. Der Äther wurde rein oder in Olivenöl gelöst inhaliert. Auch hier war ein höherer Gehalt des Olivenöls an Äther in der Höhe erforderlich, um Narkose herbeizuführen, die Zeit bis zum Erwachen aus der Narkose war stets kürzer als im Tieflande, woran wohl die gesteigerte Atmung beteiligt ist.

Nach Einatmung von reinem Äther sollen im Hochgebirge die Tiere rascher sterben als im Tieflande. RABBENO weist darauf hin, daß die Acidose im Hochgebirge die Narkosegefahr steigern dürfte. In gleichem Sinne könnte die Vermehrung der Lipoide im Blute, über die im Kapitel I, S. 98ff. gesprochen worden ist, wirken, da dadurch eine größere Anreicherung des Blutes mit Äther ermöglicht ist.

GIGON (9) fand, daß Bromäthyl, Alkohol, Chloroform, Äther an sich schon die Wasserstoffionenkonzentration, am reduzierten Blut gemessen, steigern, so beim Kaninchen 10 ccm Alkohol per os P_H von 7,41 auf 6,88 herabsetzen. Diese Stoffe würden also zu einer Acidose führen. Die Acidose soll eine gesteigerte Widerstandskraft gegen Luftverdünnung zustande bringen. Ob sie, wie RABBENO meint, schädlich wirken kann in bezug auf das Ertragen der Narkose oder ob sie an den vorstehend genannten, den Eintritt der Narkose erschwerenden Wirkungen beteiligt ist, läßt sich noch nicht sagen.

Nach GIGONS Erfahrungen soll *Morphin* im Höhenklima weniger gut ertragen werden als im Tieflande.

Wie LAMI (10) ermittelte, wird durch einen vorangehenden Aufenthalt unter sehr starker Luftverdünnung bei Mäusen die *Widerstandskraft gegen Strychninvergiftung erheblich gesteigert,* so daß bei Dosen, die sonst tödliche Krämpfe verursachen, keine Krämpfe auftreten und die Tiere überleben können. Die Erklärung für das Ausbleiben der Krämpfe ist wohl darin gegeben, daß die vorangegangene sehr starke Luftverdünnung zu einer Schwächung der Erregbarkeit der nervösen Zentren geführt hat. Dabei dürfte zugleich die starke Polypnoe der unter Luftverdünnung gewesenen Mäuse eine Rolle spielen, denn es ist bekannt, daß Hyperventilation die Strychninkrämpfe unterdrücken kann.

Wie die bisher besprochenen Wirkungen mit dem Sauerstoffmangel in Beziehung stehen, so wohl auch die folgenden, die

JAQUET (11) gefunden hat. Danach wirken manche Arsenpräparate, wie Atoxyl und Natriumkakodylat, auf Kaninchen, die unter eine 1800 m Höhe entsprechende Luftverdünnung gebracht waren, giftiger als im Tieflande, so daß die tödlichen Dosen 22—23% niedriger liegen. JAQUET erklärt dies damit, daß schon in 1800 m Höhe eine Reduktion beider Stoffe im Tierkörper in höherem Grade erfolge als im Tieflande, wobei sich aus den benutzten Stoffen mit fünfwertiger Bindung des Arsens solche mit dreiwertiger Bindung bilden, die giftiger sind als erstere. —

Über die Wirkungsunterschiede einzelner Inkrete (Thyroxin, Adrenalin, Insulin), je nachdem sie bei hohem oder niedrigem Barometerdruck verwendet werden, ist bereits auf S. 273 gesprochen worden. Worauf diese Unterschiede im einzelnen beruhen, ist noch nicht klar.

Wie LAUBENDER und LIPSCHITZ (12) fanden, verläuft eine durch Senföl verursachte *Hautentzündung* im Höhenklima anders als im Tieflande, derart, daß in ersterem (2450 m) die Entzündung *schwächer* ist als in letzterem. Die Ursache hierfür dürften chemische Veränderungen der Haut sein in Form von Ionenverschiebungen, die im Höhenklima sich ausbilden. Wurden durch Vigantol im Tieflande gleichfalls Ionenverschiebungen experimentell erzeugt, so war die Wirkung die gleiche, es kam gleichfalls zu einer Abschwächung der Senfölentzündung der Haut.

Endlich sei auf eine eigentümliche Reaktion tuberkulöser Tiere (Meerschweinchen), die unter Luftverdünnung gehalten wurden, gegenüber *Tuberkulin* hingewiesen. Wie LAMI (13) fand, sind solche Tiere bei weitem empfindlicher gegenüber Tuberkulin als nicht der Luftverdünnung ausgesetzte, und diese gesteigerte Empfindlichkeit muß eine *spezifische* sein, da sie gegenüber unspezifischen Eiweißen, wie sie bei der Proteinkörpertherapie benutzt werden, nicht besteht. Nicht tuberkulöse Tiere zeigen keine gesteigerte Tuberkulinempfindlichkeit bei Luftverdünnung.

Das Material, das eine Beeinflussung von Arzneiwirkungen durch das Höhenklima zeigt, ist in wenigen Jahren stark angewachsen; es scheint jedoch, als ob auf diesem Gebiete die Erfahrungen erst in den Anfängen stehen.

Literatur.

1. TSCHUDI: Peru. Reiseskizzen aus den Jahren 1838—1842. St. Gallen 1846.
2. PÖPPIG, E.: Reisen in Chile, Peru und auf dem Amazonenstrom. Leipzig 1836.

3. Mosso u. Galeotti: Labor. scient. internat. du Mont Rosa. Traveaux de l'année 1903.
4. Reichel: Denkschr. Akad. Wiss. Wien, Math.-naturwiss. Kl. **86** (1909).
5. Biehler: Arch. f. exper. Path. **107** (1925).
6. Bornstein u. Loewy: Biochem. Z. **230** (1931).
7. Hesse, E.: Arch. f. exper. Path. **105** (1925).
8. Rabbeno: Boll. Soc. ital. Biol. sper. **2** (1927).
9. Gigon: Verh. klimatol. Tagg Davos **1925**. Basel 1926.
10. Lami: Z. exper. Med. **76** (1931).
11. Jaquet: Schweiz. med. Wschr. **1925**.
12. Laubender u. Lipschitz: Arch. f. exper. Path. **158** (1930).
13. Lami: Schweiz. med. Wschr. **1931**.

Kapitel XVIII.

Mechanische Wirkungen des Höhenklimas (1).

Beim Aufenthalt in großen Höhen ist früh schon eine Reihe von Erscheinungen beobachtet worden, die in praktischer wie theoretischer Hinsicht die Aufmerksamkeit auf sich zogen, Erscheinungen, die eigentümlicherweise im letzten Jahrhundert immer seltener beschrieben wurden und wohl auch seltener auftraten. Zuerst wurden sie mitgeteilt aus den Anden; aber auch aus den Alpen beschreibt sie de Saussure (2), der sie gelegentlich seiner Montblancbesteigung beobachtete.

Es handelt sich zunächst um: **Besondere Beeinflussung des Blutkreislaufes**, die sich in Erweiterungen der Venen und der Capillaren der Haut und der sichtbaren Schleimhäute, in einer Cyanose und in Blutungen aus der Nase, den Lippen, den Augenbindehäuten und auch aus den Lungen ausdrücken.

Alle diese Zeichen, besonders die Blutungen, hat man schon frühzeitig rein mechanisch erklären wollen, nämlich so, daß unter dem verminderten Luftdruck das Blut sich wie unter einem Schröpfkopf in den der Luftverdünnung unmittelbar ausgesetzten Körperteilen, d. h. in der Haut, den äußeren Schleimhäuten und auch in der Lunge ansammle, was sich eben in der Blutüberfüllung der Capillaren äußere und schließlich zu ihrer Ruptur Anlaß gebe.

Theoretisch hat diese Frage wohl zuerst A. v. Haller (3) bearbeitet, dann de Saussure, die die eben dargelegte Meinung vertraten. Die gleiche Anschauung ist auch in neuerer Zeit wieder vertreten worden, so von E. Whymper (4) und von Kronecker (5).

Theoretisch betrachtet läßt sich dieser Standpunkt nicht gut aufrechterhalten, denn beim Höhenaufenthalt kommt ja der *gesamte* Körper gleichmäßig unter den verminderten Luftdruck. Allerdings wurde versucht, trotzdem Verschiebungen des Blutes als möglich hinzustellen.

So dachte man früher daran, daß das Volumen der Flüssigkeiten und Gewebe mit dem Druck sich ändert, und dies bei den verschieden aufgebauten Geweben in verschiedener Weise, so daß daraus Unterschiede im Volumen entstehen könnten. — In den letzten Jahren hat dies JACOBJ (6) durch Modellversuche zu erweisen gesucht. Er fand, daß Änderungen des Luftdruckes, durch die alle *äußeren* Flächen eines Systemes in gleicher Weise beeinflußt werden, doch nicht alle *inneren* Teile in gleicher Weise beeinflussen, wenn besondere Kräfte ihnen entgegenwirken, wie verschiedene Elastizität der Gewebe oder wechselnde Widerstände von in Flüssigkeiten gelösten Gasen, die ihr Volumen mit den Änderungen des Druckes ändern. Nach JACOBJ sollen die inneren Organe infolgedessen unter verschiedene Druckverhältnisse kommen können, was Anlaß geben kann zur Verschiebung des Blutes von den Orten höheren zu den niedrigeren Druckes, d. h. in erster Linie in Haut und Lungen. JACOBJ leitet davon die in Kapitel IV besprochene erhöhte Beanspruchung und die Hypertrophie des rechten Ventrikels ab.

Ähnliche Gedankengänge finden sich auch bei SCHUBERT (6a). Bei Luftdruckerniedrigung wird das Gleichgewicht zwischen den dehnenden Kräften (den der Lungenoberfläche und dem auf der Lungeninnenfläche lastenden Luftdruck) gestört in dem Sinne, daß die Wandspannungen der Alveolen überwiegen. So kann es zu Form- und Volumenänderungen der Alveolen kommen, um so mehr, als das Zwischengewebe der Alveolen, besonders das Capillarnetz nachgiebig sind. Für den *Umfang* der bei Luftdruckerniedrigung vor sich gehehenden Veränderungen sind die elastischen Eigenschaften des Lungengewebes und die Blutfüllung maßgebend. — SCHUBERT gibt dabei an, bei Kaninchen, die unter Unterdruck getötet wurden, eine Blutüberfüllung der Lungen gesehen zu haben.

JACOBJ schließt nun weiter, daß durch die Ansammlung von Blut in den Lungen (und auch in der Haut) dem übrigen Körper ein Teil des zirkulierenden Blutes entzogen wird, wodurch die Wirkung gleich der einer wirklichen Blutentziehung wäre, somit Sauerstoffmangel der Gewebe befördert wird, der sich vielleicht schon in geringen Höhen bemerkbar machen kann. — Wenn JACOBJ auch Berechnungen über die Mengen des in den Lungen zurückgehaltenen Blutes angestellt hat, so wissen wir doch tatsächlich zu wenig von ihnen, um den Anschauungen JACOBJs beweisenden Wert beimessen zu können. JACOBJ selbst stellt, soweit ich sehen kann, seine Anschauungen mehr als *Möglichkeiten* hin.

Wenn die Luftdruckabnahme als solche im Höhenklima das wirksame Moment sein sollte, so wäre nicht zu verstehen, warum bisher nie venöse Hyperämie der Haut, der sichtbaren Schleimhäute, sowie Blutungen aus ihnen und aus den Lungen bei Luftverdünnungen in pneumatischen Kammern, die schneller und ausgiebiger erfolgten als beim Aufstieg im Hochgebirge, zur Beobachtung kamen. Solange die Luftverdünnungen in der pneumatischen Kammer nicht zu ausgesprochenem Sauerstoffmangel führen, findet man hier vielmehr Enge der Hautgefäße und Hautblässe.

Die *Weite* der Blutgefäße im Höhenklima läßt sich zwanglos für *mittlere* Höhen durch intensive Bestrahlung erklären, in *größeren* Höhen kommt dazu der Sauerstoffmangel, dessen gefäßerweiternde Wirkung wohl zuerst experimentell durch DASTRE und MORAT (7) erwiesen worden ist, sei es, daß die erreichte Höhe selbst schon zu Sauerstoffmangel führt, sei es, daß bei anstrengenden Märschen eine Schwächung der Herztätigkeit hinzutritt.

Die *Blutungen* können ihre Erklärung finden durch die von Kälte, Wind, Trockenheit verursachte Sprödigkeit der Haut, die dann leicht zu Einrissen und Blutungen führt. Die, wie erwähnt, in neuerer Zeit viel seltener auftretenden Blutungen im Hochgebirge hängen wohl damit zusammen, daß in Kenntnis dieser Verhältnisse viel mehr für die Hautpflege durch Salbungen, Hautschutz durch Schleier oder Masken und anderes getan wird.

Trotz aller theoretischen Erwägungen über den Einfluß des mechanischen Momentes auf Änderungen der Blutverteilung unter Luftdruckerniedrigung, von denen die ablehnenden weit das Übergewicht hatten, hat sich nun aber experimentell zum Teil schon in älteren, zum Teil in neuen Untersuchungen ergeben, daß doch in größeren Höhen *Verschiebungen des Blutes zwischen dem großen und kleinen Kreislauf* vorkommen in dem Sinne, daß eine abnorme Blutansammlung im kleinen (Lungen-)Kreislauf zustande kommt[1]. Auf eine solche schlossen MARGARIA und TALENTI (8) aus der von ihnen gefundenen Steigerung der Temperatur der Ausatmungsluft unter Luftverdünnung, und zwar schon vom Beginn der Verdünnung an.

Dann aber hatten vor längerer Zeit schon STROHL, weiter HEGER und Schüler (zitiert unter 1c) dasselbe in mehreren Untersuchungen an Kaninchen und Meerschweinchen festgestellt. So

[1] Erwähnt sei, daß H. v. LIEBIG auf Grund verschiedener theoretischer Erwägungen und von auf diese sich stützenden Versuchen zwar gleichfalls Blutverschiebungen angegeben hat, aber der Lungenkreislauf soll *weniger*, der große Kreislauf *mehr* Blut enthalten. — Dies, sowie v. LIEBIGs weitere Folgerungen daraus, finden sich besprochen bei Lit. 1a Kapitel III und XII.

soll in Brüssel bei Kaninchen Lungenblutmenge zu Lungengewicht sich verhalten wie 1 : 15,3, auf dem Col d'Olen (2900 m) wie 1 : 10,7, also eine beträchtliche Blutvermehrung in den Lungen in der Höhe. Neuerdings haben vermehrten Blutgehalt der Lungen unter Luftverdünnung gefunden BAYEUX (9), ferner LOEWY und SCHRÖTTER, letztere bei Mäusen, Kaninchen, Meerschweinchen. Lungenwandveränderungen konnten letztere dabei nicht feststellen, wie sie BAYEUX angibt — und zwar als *Ursache* der Blutfülle —, bestehend in Hypertrophien der Alveolarepithelzellen, Verbreiterung der Alveolarsepta mit Hyperämie in den nicht veränderten, Ischämie in den veränderten Teilen. Veränderungen in den Lungen bei wochenlangem Aufenthalt unter starken Luftverdünnungen gibt auch CAMPBELL (10) an. Er fand Hypertrophie der Tunica muscularis an den Zweigen der Lungenarterie bei Katzen, weiter eine Zunahme der glatten Muskulatur der interalveolaren Septa.

Aber LOEWY und SCHRÖTTER fanden weiter, daß abnorme Blutfüllung der Lungen auch bei Tieren sich einstellt, die nicht in verdünnter, sondern in *sauerstoffarmer* Luft gehalten waren, wenn auch die Blutfüllung im letzteren Falle geringer war als bei den unter Luftverdünnung gewesenen. Dasselbe haben auch BABÁK und VACEK (11) für Mäuse, die in Luft mit nur 10% Sauerstoff lebten, mitgeteilt. Diese berichten auch von Veränderungen des Lungengewebes, wie Neubildung von Capillaren, Vorspringen der Capillaren in die Alveolen, wodurch diese zunächst verkleinert werden, bis sie sich später unter Vergrößerung der Gesamtlunge vergrößern. — Lungenhyperämie bei Atmung sauerstoffarmer Luft fand weiter auch DAVID (12).[1]

Unter diesen Umständen kann man nun die Blutüberfüllung der Lungen im Höhenklima nicht mehr allein auf die Luft*verdünnung* als solche zurückführen und ist nicht mehr berechtigt, sie ohne weiteres als *mechanische* Wirkung dieser zu betrachten. Eine Erklärung kann aber, wenigstens für die größeren Höhen, in denen die gesteigerte Blutfülle gefunden wird, auf Grund der früher besprochenen Kreislaufverhältnisse gesucht werden. Es wurde darauf hingewiesen, wie leicht das Herz unter Sauerstoffmangel geschwächt wird, zumal es im Höhenklima eine ceteris paribus größere Arbeit zu leisten hat als im Tieflande. Erwähnt wurde weiter, daß und warum der *rechte* Ventrikel verhältnismäßig mit mehr Arbeit belastet sei als der linke, so daß er leichter erlahmen könne.

[1] Vgl. Zusatz 4 im Nachtrag S. 405.

Man könnte die Lungenhyperämie als eine Art Stauungshyperämie betrachten, wobei man sich den von KRONECKER früher geäußerten Anschauungen nähern würde. DAVID gibt allerdings an, keine Anhaltspunkte für eine Schwächung der Herzaktion gefunden zu haben, speziell keine Verfettungen des Herzens. Aber sie sind von ROSIN auch bei Atmung sauerstoffarmer Luftgemische gefunden worden, und Schwächung der Herztätigkeit kann schnell und ohne anatomische Anzeichen als rein funktionelles Symptom auftreten, wie die oben erwähnten Versuche von TAKEUCHI und LOEWY-MAYER zeigen.

Dazu kommt, daß Atmung sauerstoffarmer oder stark verdünnter Luft vasodilatatorisch wirkt und wohl auch auf *diesem* Wege, da ja auch die Lungengefäße auf vasomotorische Erregungen reagieren, eine Hyperämie herbeigeführt werden kann.

Für *stärkere* Luftverdünnungen, also stärkere Abnahmen der atmosphärischen Sauerstoffspannungen kann man so, ohne eine *mechanische* Entstehung der Lungenhyperämie (und ebenso der Hauthyperämie) heranziehen zu müssen, die ja bei Atmung unter normalem Gesamtdruck stehender, aber sauerstoffarmer Luft überhaupt ausgeschlossen ist, zu einer bei dem jetzigen Stand unseres Wissens jedenfalls annehmbaren Erklärung kommen.

Für *geringere* Druckherabsetzungen läßt sich eine klare Entstehungsursache für das Auftreten von Lungen- und Hauthyperämie, sofern man damit als gesicherter Tatsache rechnen darf, nicht angeben. DAVID hält sie für primär entstanden, allerdings ohne über den Mechanismus etwas Bestimmtes aussagen zu können.

Die ein und einhalb Jahrhundert alte Streitfrage kann noch nicht restlos als geklärt betrachtet werden, aber es zeigt sich doch, daß die ursprüngliche Anschauung von der Ansaugung des Blutes in die mit der verdünnten Atmosphäre in Berührung stehenden Körperteile die Erscheinungen nicht erklären kann, daß vielmehr, wie mir scheint, mit mehr Recht ein *chemisches* Moment, der Sauerstoffmangel, zur Erklärung herangezogen werden muß.

Wirkung auf die Gelenke. Eine *weitere mechanische Wirkung* der Luftverdünnung sieht man in dem Einfluß, den sie auf die *Festigkeit der Gelenke* ausübt. Neben der Adhäsion der einander in den Gelenken berührenden Knochenoberflächen ist es, wie die Gebrüder WEBER zeigten, der *Luftdruck*, der die Knochen in den Gelenken zusammenballt. Im luftleeren oder hinreichend luftverdünnten Raum sinken die Knochen durch ihre Schwere aus den Gelenken heraus, der Oberschenkel aus der Hüftpfanne, der Oberarm aus dem Schultergelenk, wenn deren Bandapparate entfernt sind. Sind diese erhalten, so müssen sie und die mit dem betreffenden Gelenk in Beziehung stehenden Muskeln die Last der Gliedmaßen tragen. Es kommt also zu Zerrungen der Bänder und der Muskulatur. Nach den Untersuchungen der Gebrüder WEBER soll schon bei einer Abnahme des Luftdruckes auf 648 mm (= 1300 m Höhe) der Luftdruck dem Gewicht des Beines gerade noch das Gleichgewicht halten, bei weiterer Druckerniedrigung müßten Lockerungen im Hüftgelenk eintreten. Diese Lockerungen in den Gelenken bedeuten zwar eine bessere Beweglichkeit, die zur Erklärung des leichteren Marschierens in mittleren Höhen mit herangezogen wurde, aber diese bessere Beweglichkeit wäre mit einer gesteigerten Muskelarbeit verbunden, die aufgewendet werden muß, um die die Gelenke zusammenhaltende Wirkung des Luftdrucks zu ersetzen.

Wirkung auf den Muskeltonus. Wie S. 268 mitgeteilt wurde, fand STERN im Hochgebirge eine *Steigerung des Muskeltonus*. Dieser soll reflektorisch von den gedehnten Gelenkbändern ausgelöst werden. JACOBJ führt auf ihn bzw. auf den mit ihm verbundenen Energieaufwand die schnellere Ermüdbarkeit in großen Höhen zurück, die gewöhnlich auf den Sauerstoffmangel in den arbeitenden Muskeln und die damit verbundene Störung im Ablauf des Chemismus in ihnen bezogen wird.

Wirkung auf abgeschlossene Luftmassen. Daß mechanische Wirkungen des Luftdruckes sich geltend machen müssen, da wo abgeschlossene Luftmassen sich in Körperhöhlen befinden, darauf braucht nur hingewiesen zu werden. Unter Luftdruckerniedrigung muß es zu einer Ausdehnung solcher Gasmassen kommen, also zu der der Darmgase mit ihren in einem Empordrängen des Zwerchfells entstehenden Folgen, ferner der Gase in der Paukenhöhle und in den Nebenhöhlen der Nase, soweit keine unmittelbare Kommunikation mit der Außenluft besteht.

Die Wirkung der Ausdehnung der Paukenhöhlengase besteht in einer Nach-Außenwölbung des Trommelfells, die bei durchgängiger Ohrtrompete durch einen Schluckakt beseitigt werden kann. Die ausgedehnten Gase der Nebenhöhlen machen sich bemerkbar durch den gesteigerten Druck auf die Schleimhaut dieser Höhlen und die in ihr liegenden Organe und äußern sich in neuralgischen Schmerzen in den sie versorgenden Nervengebieten.

Literatur.

Ausführlich ist die Literatur behandelt:
1a. Bei ZUNTZ, LOEWY, MÜLLER, CASPARI: Höhenklima und Bergwanderungen. Berlin 1906.
1b. Kürzer auch im Handbuch der Balneologie, Klimatologie usw., Bd. 3.
1c. Zusammenfassung der Arbeiten von HEGER und Schülern bei LANGLOIS u. BINET: Presse méd. **29** (1921).
2. DE SAUSSURE: Voyages dans les Alpes. Genf 1786—1796.
3. HALLER, A. v.: Elementa physiol. Deutsch von SÖMMERING. Berlin 1788.
4. WHYMPER, E.: Travels amongst the great Andes of the Equator. London 1892.
5. KRONECKER, H.: Die Bergkrankheit. Berlin u. Wien 1903.
6. JACOBJ: Arch. f. exper. Path. **104**, 177, 192 (1924).
6a. SCHUBERT, G.: Pflügers Arch. **224** (1930).
7. DASTRE u. MORAT: Arch. de Physiol. **1884**.
8. MARGARIA u. TALENTI: Arch. di Fisiol. **28** (1930).
9. BAYEUX: C. r. Acad. Sci. **180** (1925).
10. CAMPBELL, J. A.: J. of Physiol. **63** (1927).
11. BABÁK u. VACEK: Bei VACEK: C. r. Soc. Biol. Paris **93** (1925).
12. DAVID, O.: Münch. med. Wschr. **1927**.

Kapitel XIX.

Zur Anthropologie der Gebirgsbewohner.

Beim Übergang ins Höhenklima bilden sich gewisse zweckmäßige Anpassungen an dessen Natur heraus, die die *physiologischen* Vorgänge betreffen. Auf sie wurde schon in den Kapiteln Blut und Kreislauf hingewiesen und sie werden im folgenden Kapitel nochmals zusammenfassend dargestellt werden. Diese Vorgänge bleiben zum Teil dauernd bestehen und finden sich auch bei den Eingeborenen des Hochlandes. Aber die Eingeborenen zeigen weitere nicht nur physiologische, sondern auch anatomische Besonderheiten, so daß ein spezieller für das Leben in der Höhe charakteristischer Menschentypus entsteht.

Der erste, der über physiologische Eigentümlichkeiten bei Höhenbewohnern berichtete, scheint JOURDANET (1) gewesen zu sein, der seine Beobachtungen an den mexikanischen Hochlandbewohnern sammelte. Danach soll ihre Atmung langsamer als die der Tiefländer und zugleich tiefer sein. Das ist ein für die Sauerstoffversorgung des Körpers zweckmäßiger Atmungstypus, da die der Sauerstoffzufuhr zu den Lungen nicht zugute kommende Luftmasse der oberen Luftwege, die des sog. schädlichen Raumes, zurücktritt gegenüber der die Lungenalveolen erreichenden Menge. Man findet diesen Atemtypus auch bei Personen, die häufig das Hochland aufsuchen. So fand Mosso ihn bei Bergführern und bei Angehörigen der Alpentruppen am Monte Rosa. Man findet ihn auch im Tieflande bei intensiv sporttreibenden Personen. Er scheint sich überall da auszubilden, wo das Bedürfnis nach möglichst reichlicher Sauerstoffzufuhr besteht, im Tieflande bei dem Bestreben muskuläre Höchstleistungen zu erzielen. Dasselbe Bedürfnis besteht bei Bergbesteigungen oder sonstiger körperlicher Tätigkeit im Hochgebirge, und die körperliche Arbeit, die die Eingeborenen im bewohnten Höhenklima (Anden, Tibet) leisten müssen, hat wohl zur Ausbildung der genannten Atmungsform beigetragen. Dabei ist auch das Atemvolumen pro Minute (die „*Atemgröße*") gesteigert, die Tätigkeit der Atemmuskeln ist also erhöht.

Mißt man die *Vitalkapazität,* so findet man auch diese gegenüber dem Tiefland gesteigert. Izquierdo (2) fand mittels Pechs manometrischer Maske die maximale Atmungsgröße in 2240 m (Stadt Mexiko) zu 5,68 Liter, d. h. 1,42mal höher als im Tieflande.

Entsprechend den gesteigerten Atmungsfunktionswerten bilden sich auch *anatomische Abweichungen* gegenüber den Tieflandbewohnern aus. Der Brustkorb weitet sich; nach Hermann Weber (3) soll er während eines 3—12monatigen Höhenaufenthaltes um 1—$1^1/_2$ cm zunehmen können. Dadurch verändert sich auch das für das Tiefland normale Verhältnis von Brustumfang zu Körper- bzw. Rumpflänge. Für Cerro de Pasco (4500 m auf den Anden) hat die Barcroftsche Expedition (4) ein größeres Zahlenmaterial gesammelt. Sie fand bei den Eingeborenen (Cholos) einen mittleren Brustumfang von 87 cm, während er berechnet nach der Rumpflänge 80 cm hätte betragen sollen. Diese Werte wurden bei Leuten mit sitzender Lebensweise festgestellt. Bei körperlich arbeitenden (Maschinisten) wurden 92,3 cm gefunden, während 79,2 errechnet waren. Demgegenüber entsprach die Brustkorb*höhe* den erwarteten Werten.

Die Barcroftschen Zahlen wurden durch direkte Messung und durch Ausmessung von Thoraxröntgenbildern gewonnen. Letztere zeigten nun eine weitere Besonderheit. Der Rippenwirbelwinkel war bei den Cholos größer als bei Tiefländern, d. h. die Rippen verliefen weniger geneigt, so daß eine faßförmige Thoraxform vorhanden war, gleich der, die man beim Lungenemphysem findet. Im Mittel betrug der Neigungswinkel bei den Cholos 13°, bei den Expeditionsmitgliedern 21°. Die Unterschiede gibt Abb. 43 wieder.

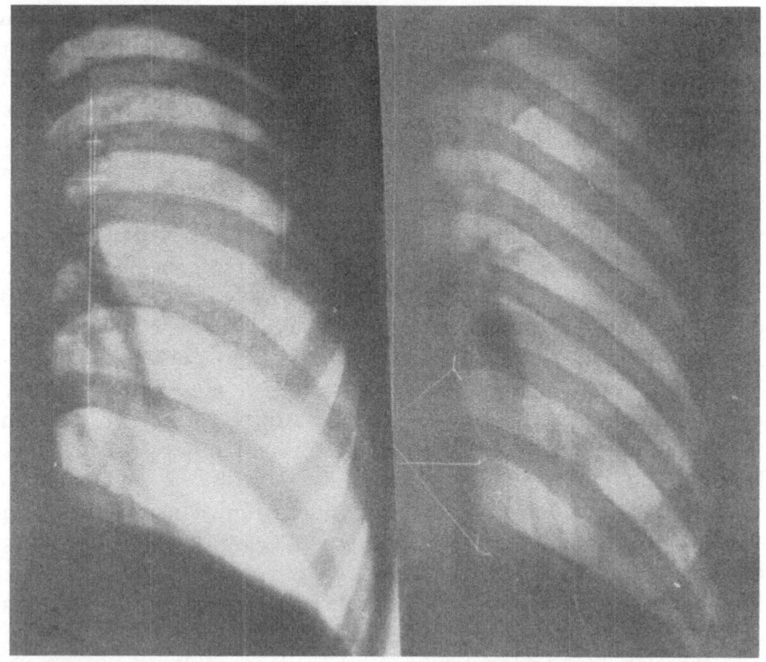

Rippenstellung bei Hochperuanern. Rippenstellung bei Tiefländern.

Abb. 43.

Welche Bedeutung dieser Thoraxänderung zukommt, insbesondere, wie man sich vom teleologischen Standpunkte zu ihr stellen soll, läßt sich nicht sagen. Ein emphysematöser Thorax gilt ja als nicht günstig für eine ausgiebige Atmung, vielmehr als geeignet, die Atmungsbewegungen einzuschränken. —

Was bei den Eingeborenen Hochperus gegenüber den akklimatisierten Europäern *nicht* geändert war, war das Niveau, auf dem die alveolaren Sauerstoffspannungen lagen, und der Grad der Sauerstoffsättigung des arteriellen Blutes.

Auch in *mittleren* Höhen schon zeigen sich auf dem Gebiet der Atmung und der Atmungsorgane Änderungen gegenüber den Tiefländern, die in derselben Richtung liegen, wie die in den größeren Höhen gefundenen. Untersuchungen darüber sind von RENGGER-PERLMANN (5) an 30 Davoser Einheimischen ausgeführt worden. Sie fand, daß die Atemfrequenzen mit 11,5—17,7 pro Minute nicht weit von den Tieflandwerten abweichen; aber die Atemvolumina pro Minute waren gesteigert. Ferner konnte sie feststellen, daß auch in Höhe von 1550 m bei Männern von 20—45 Jahren Brustumfang, Thorakalindex und Vitalkapazität größer als bei Tiefländern waren. Ersterer betrug im Gesamtmittel 93,5 cm gegenüber dem berechneten Mittelwert von 86,4 cm. Das Verhältnis von Brustumfang zu Sitzhöhe war 1,25 : 1 bei den Davosern gegen 1 : 1 bei den Tiefländern.

Die *Vitalkapazität* betrug im Mittel 4,7 Liter und lag somit um mehr als 1 Liter höher als bei Tiefländern. Auf 1 cm Körperlänge betrug sie 26 ccm bei den Höhenbewohnern gegen 21 bei den Tiefländern. Was RENGGER *nicht* bestätigen konnte, waren die Angaben von FITZGERALD (6), daß mit zunehmender Höhe auch bei dauernd die Höhe Bewohnenden die alveolaren Kohlensäurespannungen gesetzmäßig niedriger liegen als im Tieflande, und zwar um 4,3 mm für 100 mm Barometersenkung. Über die Unsicherheit dieses Wertes und die Ausnahmen, die sich bei Tiefländern, die in die Höhe aufsteigen, finden, ist bereits S. 189f. gesprochen worden. Bei den Höhenbewohnern RENGGERS war nur in einer Minderzahl der Fälle die alveolare Kohlensäurespannung herabgesetzt.

Nur in 3 Fällen von 30 lag sie zwischen 29 und 30 mm; sechsmal aber zwischen 30 und 35, elfmal zwischen 35 und 40, viermal zwischen 40 und 45 und sechsmal zwischen 45 und 50 mm. Im Mittel betrug sie 37,8 mm. Da auch im Tieflande Werte für die alveolare Kohlensäurespannung bis zu 35 mm hinab gefunden werden, liegen nur 9 Werte von 30 unterhalb der Tieflandsnorm. Eine Gesetzmäßigkeit in der Abnahme der Kohlensäurespannung mit der Höhe besteht bei den von RENGGER-PERLMANN untersuchten Hochgebirgspersonen nicht.

Auffallend groß und größer als bei Tiefländern war die *Körperlänge* auf gleiches Gewicht bezogen. Sie ist wiederholt an Hochländern gemessen worden. TOLDT und PITTARD fanden sie im Vergleich zum Tiefland nicht verändert. In Savoyen und der Schweiz ist sie bei den Gebirglern niedriger gefunden worden als im Tiefland. Allerdings dürften hier Rassenbesonderheiten mitspielen

(Brandt). Nur bei den Hochlandschotten ist die Körperlänge übergroß gefunden worden. Bei den Werten von Rengger sind rassenmäßige Einflüsse kaum anzunehmen angesichts der in Davos sehr starken Rassenmischung. — Die gleichzeitige Bestimmung der *Sitzhöhe* ergab nun einen auffallenden Unterschied gegenüber Tiefländern. Bei letzteren beträgt sie 53% der Körperlänge, bei den Davosern nur 44,6%. Es bestehen also Unterschiede in den *Körperproportionen*. Die größere Körperlänge der Davoser ist durch größere Länge der Beine zustande gekommen. Diese Befunde müßten natürlich an einem größeren Material nachgeprüft werden, um ihnen eine allgemeine Bedeutung beilegen zu können.

Der Befund einer *Atmungsform* bei den Höhenbewohnern, die geeignet ist, eine möglichst gute Luft- und damit Sauerstoffzufuhr zu den Lungen zu bewirken, hat, wie erwähnt, sein Analogon im Tieflande bei Personen, die einer maximalen Sauerstoffzufuhr bedürfen, besonders bei Sportleuten. Dasselbe zeigt die auch schon erwähnte Beobachtung von Barcroft, daß der *Brustumfang* bei den körperlich Arbeitenden in Hochperu größer war als bei Stubenmenschen. Sie beweist die Abhängigkeit der Form von der Funktion, d. h. von den Bedürfnissen des Organismus, in diesem Falle an Sauerstoff. Dasselbe ist mit der *Vitalkapazität* der Fall. Sie findet sich zwar bei Hochländern gesteigert; vergleicht man aber die Vitalkapazität von an körperliche Höchstleistungen gewöhnten Menschen des Hoch- und Tieflandes miteinander, wie es anläßlich der St. Moritzer olympischen Winterspiele geschehen konnte (7), so findet man auffallend geringe Unterschiede, und die Erwartung, daß etwa die Teilnehmer aus dem Hochlande (Schweiz) eine höhere Vitalkapazität aufwiesen, hat sich nicht bestätigt. Die meisten Wettkämpfer (Skiläufer) auch des Tieflandes hatten eine übernormale Vitalkapazität, innerhalb deren Grenzen sich auch die der Schweizer hielt.

An Eingeborenen verschiedener Höhen ist in den letzten Jahren nicht selten die *Blutzellenzahl* bestimmt worden. Werte darüber finden sich auf Tabelle 15, S. 72. Sowohl auf den Anden, wie am Himalaya fanden sich Zahlen, die ungefähr den bei an die Höhe assimilierten Tiefländern entsprachen. Ebenso ist bei den Eingeborenen in mittleren Höhen (z. B. in Davos) die Blutzellenzahl auf $5^1/_2$—6 Millionen gesteigert gefunden worden. Das wäre also dasselbe Anpassungsmittel an die Höhe, wie bei den die Höhe aufsuchenden Tiefländern.

Weiter hat LIPPMANN (8) gleichfalls für Davos an fünf Eingeborenen die Hämoglobinmenge, das Verhältnis von Blutzellenmenge zu Blutplasma und die Gesamtblutmenge ermittelt. Er fand auch für *diese* Werte eine Steigerung, nämlich für die Blutzellen 5,8—7 Millionen, Hämoglobin nach SAHLI 130, Erythrocytenmenge 53—58% des Blutes. Die Gesamtblutmenge betrug 5,3—6 Liter, das sind 7,4—10% des Körpergewichtes.

Auffallend ist eine Beobachtung, die SOMERVELL (9) bei der englischen Mount Everest-Expedition von 1924 gemacht hat. Während bei acht Expeditionsteilnehmern in 4600 m Höhe ein Hämoglobingehalt zwischen 116 und 142% gefunden wurde, war dieser bei zwei oben heimischen Tibetanern nur 82—92%. Dabei waren diese weit leistungsfähiger als die Engländer.[1]

Nicht nur die *Höhe* beeinflußt das körperliche Verhalten der Bewohner, sondern, wie es scheint, auch die Sonnenstrahlung. Wenigstens gibt BERNHARD (10) nach Beobachtungen von STEBLER an, daß die auf der Schattenseite enger Hochtäler lebenden Menschen anders beschaffen sind als die auf der Sonnenseite. Die ersteren sind gedrungener, fetter, auch phlegmatischer, die der Sonnenseite hagerer, sehniger, temperamentvoller.

Literatur.

1. JOURDANET: Influence de la pression de l'air. Paris 1876.
2. IZQUIERDO: J. Physiol. et Path. gén. **25** (1927).
3. WEBER, H.: ZIEMSSEN, Handbuch der physikalischen Therapie, 1879.
4. BARCROFT, J.: Die Atmungsfunktion des Blutes. Berlin 1927.
5. RENGGER-PERLMANN: Inaug.-Diss. Zürich 1927.
6. FITZGERALD: J. of Physiol. **37** (1919).
7. LOEWY: Mitgeteilt bei KNOLL: Die sportärztlichen Ergebnisse der 2. olympischen Winterspiele in St. Moritz 1928.
8. LIPPMANN: Klin. Wschr. **1926**.
9. SOMERVELL: J. of Physiol. **60** (1925).
10. BERNHARD: Strahlenther. **35**. — STEBLER: Jb. Schweiz. Alpenclub. Bern 1913.

[1] Vgl. Zusatz 5 im Nachtrag S. 405.

Kapitel XX.

Widerstandsfähigkeit gegen Luftverdünnung. Eignungsprüfungen.

1. Bei Muskelarbeit.

Die Fähigkeit, große Höhen bzw. starke Luftverdünnungen zu ertragen, ist individuell sehr verschieden, ja auch zeitlich wechselt sie bei der gleichen Person. Da diese Fähigkeit gleichbedeutend ist mit der, der verminderten Sauerstoffspannung der Atmosphäre zu widerstehen — wenn hier abgesehen wird von der ganz anders gearteten Widerstandskraft der Haut gegenüber der intensiven Sonnenstrahlung (vgl. Kapitel „Haut", S. 305f.) —, so wird sie mit allen denjenigen Faktoren in Zusammenhang stehen, die für die Sauerstoff*versorgung* der Gewebe von Bedeutung sind und wird zugleich abhängig sein von dem Sauerstoff*bedarf* der Organe. Aus letzterem Grunde muß sie bei Körper*arbeit* geringer sein als bei Körper*ruhe,* d. h. die Beschwerden des Sauerstoffmangels müssen sich bei Arbeitsleistung, die den Sauerstoffbedarf auf das Vier- bis Sechsfache, ja unter Umständen bei Höchstleistungen auf das Zehnfache erhöhen, schon in geringeren Höhen bemerklich machen als bei Körperruhe.

Nun bestehen für eine vermehrte Sauerstoffzufuhr zu den arbeitenden Muskeln sehr feine Regulationseinrichtungen. Nicht nur, daß bei der Muskelarbeit der gesamte Kreislauf sich häufig parallel der Arbeitsgröße beschleunigt, vielmehr kommt dazu eine weitere Regelung, die, worauf Krogh (1) aufmerksam gemacht hat, darin besteht, daß in den arbeitenden Muskeln mit dem Einsetzen der Arbeit sich sehr zahlreiche, bis dahin verschlossene Blutcapillaren öffnen, so daß die Blut- und damit die Sauerstoffzufuhr auch dadurch um das Vielfache gesteigert werden kann. Aber die Verbesserung der Blutversorgung führt doch nicht zu einem *vollen* Ausgleich, so daß z. B. in Stoffwechselstörungen sich äußernder Sauerstoffmangel bei Bergmärschen, nach den Befunden von Zuntz und Mitarbeitern, schon in 2100 m bemerklich wird, während diese Störungen bei Körperruhe erst in erheblich größeren Höhen auftreten. Denn die gesteigerte Blutzufuhr allein ist im Hochgebirge nicht maßgebend für eine ihr parallel gehende Sauerstoffversorgung der Gewebe, wenn dies auch für das Tiefland Geltung hat. Bei der verminderten Sauerstoffspannung der Höhenluft leidet ja auch der Übertritt des Sauerstoffs vom Blut in die Gewebe infolge des verminderten Druckgefälles, so daß trotz gesteigerten Sauerstoffangebotes in den Capillaren doch ein gewisser Sauerstoffmangel in den Geweben bestehen bleiben kann. Daher machen sich die ersten Krankheitserscheinungen an den arbeitenden Muskeln bemerklich, ja, wie schon früher erwähnt, können an den *nicht* arbeitenden Körperteilen die Höhenbeschwerden hinausgeschoben werden, indem die allgemeine Beschleunigung der Blutströmung die Sauerstoffzufuhr zu ihnen verbessert.

2. Bei Körperruhe.

Aber auch bei Körper*ruhe* ist die Widerstandskraft gegen die Höhe individuell sehr verschieden. Auch hier ist ein verschieden hoher Sauerstoff*verbrauch* von Bedeutung, allerdings in viel geringerem Maße als bei Muskelarbeit, da die individuellen Differenzen des Sauerstoffverbrauches bei Körperruhe in weit engeren Grenzen liegen als seine Schwankungen bei Muskelarbeit verschiedenen Grades. Nur unter gewissen *pathologischen* Bedingungen, die mit stärkeren Änderungen im Sauerstoffverbrauch einhergehen, spielt der verschiedene Umfang des Verbrauchs eine Rolle. So konnte von ASHER und Schülern (2) nachgewiesen werden, daß Entfernung der Schilddrüsen, die zu Einschränkung des Stoffumsatzes führt, eine gesteigerte Resistenz gegen Luftverdünnung zustande bringt. Steigerung der Schilddrüsentätigkeit oder Fortnahme der Milz haben den entgegengesetzten Erfolg. Nicht sicher ist, ob die gesteigerte Empfindlichkeit vitaminfrei ernährter Tauben gegen Luftverdünnung, die ABDERHALDEN und WERTHEIMER fanden, mit Änderungen des Stoffumsatzes in Beziehung stehen.

Aber viel wesentlicher für die Resistenz bei Körperruhe sind die verschiedenen Vorgänge, die die Sauerstoff*zufuhr* zu den Geweben vermitteln, also *physiologische* Vorgänge, und weiter Verschiedenheiten in den *anatomischen* Verhältnissen, die dem Übergang des zugeführten Sauerstoffs zu den Geweben dienen. In ersterer Beziehung kommen schon Form und Umfang der Atmung in Betracht. Ungünstig wirkt sich eine flache und schnelle Atmung aus, bei der von der eingeatmeten Luft ein verhältnismäßig großer Anteil gar nicht in die Lungenalveolen kommt, also gar nicht dem Gaswechsel dient. Günstig ist eine tiefe, langsame Atmung, ebenso auch eine hohe Ventilationsgröße. Die beiden letztgenannten Faktoren sind geeignet, das Niveau der alveolaren

Sauerstoffspannung zu heben und damit die Sauerstoffsättigung des Hämoglobins und die Sauerstoffspannung des arteriellen Blutes zu verbessern.

Gegenüber dem Unterschiede in der Atemmechanik spielen für die Einstellung der alveolaren Sauerstoffspannung Differenzen im Sauerstoff*verbrauch,* die ja für die Höhe der alveolaren Sauerstoffspannung gleichfalls in Frage kommen, eine geringe Rolle. Die Unterschiede, die in gleichen Höhenlagen, also bei gleicher Sauerstoffspannung der Einatmungsluft, in dem Niveau der alveolaren Sauerstoffspannungen sich ausbilden, dürfen nicht gering geschätzt werden. Laut Tabelle 34, S. 172, sind sie bei den auf ihr verzeichneten Teilnehmern der ZUNTZschen Expedition so bedeutend, daß allein durch *sie* Höhenunterschiede bis zu 1600 m ausgeglichen werden können, also etwa Beschwerden im ungünstigsten Falle in 2900 m, im günstigsten erst in 4560 m eintreten würden.

Einen direkteren Einblick in die Widerstandsfähigkeit gegen Luftverdünnung, soweit die Atmungsfunktionen in Frage kommen, liefert die S. 193 besprochene KROGHsche Methode der Messung des Sauerstoffübertritts durch die Lungenwand, der Bestimmung des Umfanges der Sauerstoffdiffusion. BARCROFT verwendete diese in Hochperu. Von den von ihm untersuchten Personen erkrankten diejenigen wenig oder gar nicht, deren Diffusionsfaktor hoch lag (über 40); diejenigen, die oben gesund waren, wie die englischen Mineningenieure, hatten alle einen hohen Diffusionsfaktor.

Ist die *Atmungsfläche* durch irgendwelche pathologischen Prozesse *eingeschränkt,* so leidet der Sauerstoffübertritt ins Lungencapillarblut. Handelt es sich um eine *einseitige* Beschränkung — wie um eine Lungenverkleinerung durch Pneumothorax oder Hydrothorax —, so treten insofern Kompensationen ein, als die verkleinerte Lunge blutleerer wird und dafür die atmende um so blutreicher, also um so mehr fähig, Sauerstoff in ihr Capillarblut aufzunehmen und weiterzuführen.

TALENTI und MARGARIA (4) haben untersucht, wie sich *Tiere* (Meerschweinchen) *gegen Luftverdünnung* verhalten, deren *Lungenvolumen verkleinert* wird. Sie spritzten den Tieren 10—40 ccm Öl in eine Pleurahöhle. Dieses blieb dabei nicht auf die betreffende Seite beschränkt, verteilte sich vielmehr über beide Seiten. Eine Kompensation trat dadurch ein, daß das Zwerchfell tiefer trat, das Lungenvolumen sich also vergrößerte. Bei Einspritzung von 10 ccm, eine für den Brustraum eines Meerschweinchens schon erhebliche Menge, wurden die gleichen Verdünnungen ertragen wie in der Norm; selbst bei *20* ccm war die Widerstandsfähigkeit nur wenig vermindert. Erst bei größeren Mengen sank sie schnell, so daß bei Einspritzung von *40* ccm Öl prämortale Erscheinungen, wie Aufhören des Ohrreflexes beim Klopfen an den Tierbehälter, Stillstand der Atmung, schon bei im Mittel 315 mm Bar. auftraten, dagegen ohne Einspritzung erst bei 101 mm. *Über* 40 ccm wurden auch bei Atmosphärendruck nicht ertragen.

Die Versuche zeigen, daß selbst bei erheblichen Beschränkungen der Atmungsfläche die Widerstandsfähigkeit gegen Luftverdünnung noch mehr ausgesprochen ist.

Aber die Vorzüge einer günstigen Atmungsfunktion können erst zur Geltung kommen, wenn die Beförderung des in das Lungenblut aufgenommenen Sauerstoffes sich möglichst günstig gestaltet durch eine angemessene Beschaffenheit von Blut und Blutkreislauf. Darum sind auch die am Atmungsapparat gefundenen Werte für sich allein nicht ausschlaggebend für eine günstige oder ungünstige Vorhersage über die Resistenz gegen Luftverdünnung, wenn sie auch einen Wahrscheinlichkeitsschluß gestatten. Verwiesen sei nochmals auf die von ZUNTZ und Genossen gemachte Beobachtung, wonach auf dem Monte Rosa ein gesunder und durchaus leistungsfähig gebliebener Bergführer die gleiche niedrige alveolare Sauerstoffspannung hatte, wie die stark bergkranken Expeditionsteilnehmer.

Es ist klar, daß ein geringer Hämoglobingehalt oder eine geringe Blutmenge eine geringere Sauerstoffzufuhr zu den Geweben bedeuten. Daher zeigen *Anämische* beim Übergang ins Höhenklima schon in mittleren Höhen ausgesprochene Beschwerden, und bei gesunden Personen treten diese nach Blutverlusten auf. Beschwerden zeigten sich an Teilnehmern der DYHRENFURTschen Himalaya-Expedition schon, wenn ihnen zu therapeutischen Zwecken Aderlässe gemacht waren.

Nach einer mir von einem kolumbischen Arzte gemachten Mitteilung sollen infolge von Malaria oder aus anderen Ursachen stark anämische Tieflandbewohner, die nach der Hauptstadt Bogotá (2700 m) unter Benutzung der Bahn bei sechsstündiger Fahrt kommen, dort nicht selten nach 6—7 Tagen unter den Erscheinungen der Herzschwäche zugrunde gehen.

Genauer untersucht wurde der *Einfluß der Blutmenge* von CERUTI (5) an Meerschweinchen, denen mehr oder weniger große Blutmengen entzogen wurden. Entsprechend den Versuchen mit Einschränkung der *Atmungsfläche* erwiesen sich in CERUTIs Versuchen *mäßige* Blutentziehungen ohne Einfluß. Bei größeren traten alle Zeichen des Sauerstoffmangels: Unruhe, Atmungsbeschleunigung, Schwäche, Verlust der Reflexerregbarkeit *früher* derart auf, daß bei den gesunden Kontrollen die ersten Zeichen von Sauerstoffmangel bei 300 mm Bar. = 7450 m Höhe kenntlich waren, bei denjenigen, die nur noch 3 Millionen roter Blutzellen im Kubikmillimeter (gegen 5—6 Millionen in der Norm) enthielten, schon bei 600 mm = 1800 m Höhe; bei $^1/_2$ Million schon bei 690 mm = 800 m Höhe.

Der Ohrreflex — d. h. die Bewegung der Ohren beim Klopfen gegen die Glasglocke, in der sich die Tiere befanden — war bei Herabsetzung der Erythrocytenzahl bis hinab zu 4 Millionen ebenso wie bei den *normalen* Tieren auslösbar bis zu einem Barometerdruck von 216 mm (10 000 m Höhe), verschwand aber bei $^1/_2$ Million schon bei 480 mm (etwa 3700 m). — Die *gesunden* Tiere starben bei einem Barometerdruck von 90 mm (15 000 m), ebenso diejenigen, deren Zellenzahl bis auf 2 Millionen herabgesetzt war. Sie starben aber schon bei 310 mm (7300 m), wenn das Blut nur noch $^1/_2$ Million Zellen führte.

Auch die *Erholung von der Luftverdünnung* geschah bei den anämischen Tieren viel langsamer als bei den gesunden. Während letztere sich schon bei 150 mm (13 000 m) wieder zu bewegen begannen, geschah dies bei den nur $2^1/_2$ Millionen Blutzellen im Kubikmillimeter enthaltenden Tieren erst bei 300 mm, bei 1,5 Millionen erst bei 460 mm (etwa 4000 m Höhe), mit 1 Million bei 500 mm, mit $^1/_2$ Million erst bei vollem Atmosphärendruck.

Wichtig für die ohne Beschwerden erreichbaren Höhen sind sodann die *Herzkraft* und die *weiteren Verhältnisse an den Kreislauforganen,* von denen eine reichliche Blutversorgung der Organe abhängt. Dazu gehört eine *zweckmäßige Betätigung der Vasomotoren,* die, unter Aufrechterhaltung des notwendigen Druckes, zu geeigneter Erweiterung der Capillaren an den Orten größten Blutbedarfes, also in den besonders tätigen Muskeln führt, mit gleichzeitiger Verengerung derjenigen, die zur Zeit untätigen, d. h. keinen hohen Bedarf an Sauerstoff aufweisenden Organen angehören.

3. Beschaffenheit der Capillaren.

Für die Toleranz spielt dabei die *Beschaffenheit* der Capillaren eine wesentliche Rolle. Sie können ihrer Funktion in vollkommenem Maße gerecht werden nur, wenn sie normalen Bau und normale Veränderlichkeit ihrer Weite besitzen. Beides schwindet mit zunehmendem *Alter,* so daß im allgemeinen in höheren Lebensjahren auch die Toleranz gegen den Aufenthalt in größeren Höhen abnimmt. Mit im Alter sich ausbildenden sklerotischen Prozessen in den Präcapillaren, die den Sauerstoffdurchtritt durch die Gefäßwand herabsetzen und die zugleich zu mangelnder Erweiterungsfähigkeit der Capillaren führen, beides Momente, welche eine jeweilig notwendig werdende Steigerung der Blutzufuhr nicht zustande kommen lassen, ist die vielfach festzustellende Resistenzabnahme älterer Leute gegen die Höhe verknüpft. — Die abnormen Steigerungen der Atmung und des Blutdruckes, die man bei älteren Leuten schon bei Körperruhe, mehr noch bei Körperarbeit im Hochgebirge antrifft, können auf sklerotische Prozesse in den Capillaren der betreffenden Zentren zurückgeführt werden, ebenso die Zirkulationsschwäche auf solche der Coronargefäße. Dazu kommen sklerotische Prozesse an den größeren und kleineren Gefäßen der Peripherie, besonders der Muskelgefäße, die den Umfang der größtmöglichen Arbeit mitbestimmen.

Eingeschaltet sei hier, daß nicht nur die *Toleranz* gegen die Höhe mit diesen im Alter hervortretenden Vorgängen verknüpft ist, sondern auch die im nächsten Kapitel zu besprechenden *Anpassungserscheinungen* im Alter eine Änderung erfahren. Sonst nur vorübergehende Klimawirkungen bleiben im Alter lange Zeit, über Jahre, bestehen, ja sie bilden sich mehr und mehr aus. Das ist von Loewy an sich selbst beobachtet worden. Das in mittleren Höhen gesteigerte Atemvolumen ging in höheren Jahren nicht mehr wie in früheren nach einiger Zeit auf die Tieflandwerte zurück, sondern blieb erhöht. Ebenso blieben die Pulsfrequenz und der Blutdruck über die Tieflandwerte hinaus gesteigert und die Blutdrucksteigerungen nahmen im Laufe der Zeit, bei Körperruhe schon, mehr noch bei Muskelarbeit, weiter zu. Beim zeitweiligen Übergang ins Tiefland sanken alle genannten Größen wieder ab. Es handelt sich hier um eine *Änderung*, einen Wechsel *in den Anpassungsvorgängen* gegenüber dem jugendlichen Alter, immerhin um Anpassungsvorgänge, die den besonderen Eigentümlichkeiten dieser Lebensstufe hinsichtlich des Sauerstoffübertrittes aus den Blutcapillaren adäquat sind.

Betont muß werden, daß die Toleranz gegenüber dem Höhenklima nicht etwa *direkt* mit dem Alter in Beziehung gesetzt werden darf. Sklerotische Prozesse beginnen sich individuell in sehr verschiedenem Alter auszubilden, und so gibt es zahlreiche Personen, die ohne Beschwerden noch in ihrem 6. oder 7. Lebensjahrzehnt bis zu Höhen von 1800 m und mehr aufsteigen und dort verbleiben können. Das am weitesten gehende Beispiel gibt wohl Röse (6), der von sich mitteilt, er habe im Alter von 67 Jahren unter anderen

Matterhorn und Dufourspitze bestiegen, ohne bergsteigerisch vorher trainiert gewesen zu sein. Röse macht für diese seine Höchstleistungen die eiweißarme Kost, die er zuvor durch lange Zeit eingehalten hatte, mit verantwortlich.

Angesichts der zahlreichen Faktoren, die auf die Widerstandsfähigkeit gegenüber dem Höhenklima von Einfluß sind, kann es nicht überraschen, daß diese auch *zeitlich* beim gleichen Individuum Schwankungen unterliegt, Schwankungen, die zum Teil auf Anpassungen beruhen mögen, wenn sie auch nicht sicher auf sie zu beziehen sind. So berichtet Knoche (7) von sich aus den Anden, daß er bei verschiedenen Überquerungen in ganz verschiedenen Höhen bergkrank geworden sei. Zuntz war bei mehrfachen Aufenthalten in gleicher Höhe (4560 m) in verschiedenem Grade bergkrank, bei einem späteren weniger als bei dem ersten, obwohl beide durch einige Jahre voneinander getrennt waren. Fleisch (7a) gibt an, daß im pneumatischen Kabinett bei einer seiner Versuchspersonen eine drohende Ohnmacht bei 380 mm Bar. sich bemerkbar machte, während die gleiche Person einige Tage zuvor 330 mm anstandslos ertragen hatte.

Klarer und erklärlicher ist die verschiedene Toleranz, wenn sie bei gleichbleibendem Höhenaufenthalt infolge verschiedenen körperlichen Verhaltens in kurzer Zeit wechselt. Das geschieht z. B. schon beim Wechsel der Körperstellung. Speziell im Liegen treten Höhenbeschwerden leichter auf als im Sitzen oder Stehen infolge der veränderten Stellung der Atmungsorgane und der veränderten Atmungsform, wohl auch infolge weniger energischer Herztätigkeit. Schon Pöppig (8) berichtet von seinem Aufenthalt in den Anden, daß gerade die Nächte Zeiten besonderen Martertums seien.

4. Wirksamkeit äußerer Momente.

Alle bisher genannten Momente kann man als *innere* Momente zusammenfassen. Dazu kommen primär *äußere,* in den Witterungsverhältnissen gelegene, die natürlich nur wirksam werden können, wenn sie ihrerseits die die Sauerstoffversorgung regelnden Funktionen beeinflussen. Alles was auf Atmung und Kreislauf schädigend wirkt, was den Stoffwechsel zu steigern geeignet ist, wie niedrige Temperatur, starke Luftbewegungen, muß die Toleranz vermindern, je nach der individuell verschiedenen Stärke der Reaktion auf die Witterungsfaktoren in verschiedenem Maße, so daß man bei sonst gleicher körperlicher Verfassung unter ungünstigen Witterungsverhältnissen mehr oder weniger weit unterhalb derjenigen Höhen erkranken kann, in denen man sonst keinerlei Beschwerden empfindet.

Vielfach findet man in der Literatur die Angabe, daß das *elektrische* Verhalten der Atmosphäre geeignet sei, die Toleranz zu verändern. So schon bei einzelnen Hochgebirgsreisenden aus dem Anfang des vorigen Jahrhunderts [Govan, Himalaya 1817, Cunningham 1834, Häusinger 1855 (9)]. Neuerdings wird angegeben, daß besonders hohe Radioaktivität sie herabsetze. So teilt z. B. Knoche (7) mit, daß er in den Anden an Stellen mit hoher Radioaktivität erkrankte in 4500 m, während er sonst 5600 m, also eine um 1100 m größere Höhe, ohne Beschwerden ertrug. — Beobachtungen von Durig und Zuntz, sowie Durig, Reichel und Kolmer und von Ducceschi (10) ließen einen Zusammenhang zwischen subjektivem Befinden und elektrischem Verhalten der Atmosphäre nicht erkennen.

Experimentelle Untersuchungen über den *Einfluß der Luftelektrizität* auf den Menschen haben wenig Aufklärung gebracht (11). So hat Korff-Petersen untersucht, ob Steigerung der Leitfähigkeit der Luft irgendwelche Wirkungen ausübe. Er umgab seine Versuchspersonen mit stark ionisierter Bodenluft. Störungen des Befindens traten nicht auf, Puls und Blutdruck blieben unverändert. Grabley führte starke negative elektrische Ladung seinen Versuchspersonen zu und steigerte die positive Ladung der Luft durch Radiumemanation. Dabei sollen Unruhe, Herzklopfen, vasomotorische Veränderungen eingetreten sein. In ähnlich angelegten Versuchen fand Kunow gleichfalls letztere in Gestalt von Kältegefühl oder Rötung des Gesichtes, manchmal dabei Beklemmungen und Kopfschmerzen. Zuweilen sank der Blutdruck. — Aufenthalt in einer Emanationskammer mit einem Emanationsgehalt von 20 000 M. E. ließen bei Loewy und Plesch keine Änderungen des Gaswechsels erkennen, auch keine des Blutumlaufes, aber eine deutliche Senkung des Blutdruckes, meist des systolischen. Man muß aus diesen Versuchen auf eine Verminderung der Herzarbeit schließen. Weitere Versuche von Loewy an Hunden ergaben Änderungen der Blutverteilung, allerdings solche, die die Widerstandsfähigkeit gegen die Höhe eher hätten steigern als herabsetzen sollen. Loewy fand nämlich eine Erweiterung der Hirngefäße, also eine bessere Blutversorgung des Hirns, womit allerdings eine Verengerung der Blutgefäße der Lungen einherging. Wirkungen auf das Herz waren in *diesen* Versuchen nicht zu erkennen, wohl aber in solchen von Maass, der bei Speisung von Froschherzen mit emanationshaltiger Flüssigkeit eine Abnahme der ausgeworfenen Blutmenge, sowie Verlangsamung der Herztätigkeit und Arrhythmien sah. Diese Versuche sind aber quantitativ nicht mit den Bedingungen zu vergleichen, die in einer stark radioaktiven Hochgebirgsatmosphäre herrschen.

Bei den vielen und vielfach in ihrem Verhalten wechselnden, die Toleranz beeinflussenden *inneren* Bedingungen, deren Wechsel sich subjektiv nicht bemerkbar zu machen braucht, ist es jedenfalls schwer, im Einzelfall Unterschiede der Toleranz sicher auf ein *äußeres* Moment zu beziehen. Das wäre eigentlich erst gestattet, wenn eine genaue körperliche Untersuchung über den Zustand der *inneren* Faktoren Aufschluß gegeben hätte und zeitliche Besonderheiten ausschließen ließe.

5. Individuelle Unterschiede.

Die individuellen Unterschiede im Ertragen großer Höhen sind sehr bedeutend. Dabei sind zwei Momente zu beachten. Erstens, ob es sich um an die Höhe nicht gewöhnte Personen handelt, oder um an sie bereits angepaßte. Für letztere kommen Veränderungen in Frage, die zu einer Steigerung der Widerstandsfähigkeit führen und die unter den Begriff der *Akklimatisation* fallen. Sie werden im nächsten Kapitel besprochen werden. Hier soll nur die Toleranz von ohne Vorbereitung aus dem Tiefland stammenden Personen betrachtet werden. Sodann aber spielt eine wesentliche Rolle die *Art,* in der die Höhe erreicht wird, ob aktiv oder passiv: zu Fuß, zu Pferd oder im Tragsessel oder mit Bergbahn.

Hält man sich *unterhalb* derjenigen Höhen, in denen Muskelarbeit bereits zu Sauerstoffmangel in den arbeitenden Muskeln führt, also Erscheinungen der Bergkrankheit deutlich werden, so ist die Widerstandsfähigkeit größer beim *aktiven* Erreichen der Höhe. Das läßt sich feststellen, wenn man die gleichen Höhenpunkte einmal zu Fuß, einmal mit Bergbahn erreicht. Im letzteren Falle kann man in Atemnot, Schwindelgefühl oder Herzklopfen sich äußernde Beschwerden empfinden, während man sich im ersteren Falle durchaus wohl fühlt. Die durch den Marsch erzeugte Anregung der Atmung und des Blutkreislaufes, durch die die Sauerstoffversorgung gefördert wird, ist bei der passiven Beförderung nicht zur Ausbildung gekommen. — Anders ist es natürlich in denjenigen größeren Höhen (von etwa 3500—4000 m an), in denen das Sauerstoffangebot für Körperruhe eben noch, oder schon nicht mehr vollkommen ausreicht, viel weniger aber für Körperarbeit. Hier wird umgekehrt unter *passiver* Beförderung ein noch erträglicher Zustand herrschen können, während bei Märschen sofort hochgradige Beschwerden einsetzen, die häufig aus außereuropäischen Gebirgen geschildert worden sind.

Gesunde Personen können zu Fuß 3000 m erreichen, viele bis zu 4000 m kommen, aber verhältnismäßig wenige beschwerdelos bis zu 5000 m, ja 6000 m Höhe.

Demgegenüber beobachtet man, daß bei *Benutzung der Bergbahnen* nicht wenige schon in 3000 m Höhe Zeichen von Atemnot, Schwindel und körperlicher Schwäche aufweisen, und auffallend ist, wie viele in 3400 m krank werden, einzelne bis zu eintretender Bewußtlosigkeit.

Bemerkenswert ist, daß im pneumatischen Kabinett stärkere Luftverdünnungen ertragen werden als im Hochgebirge; vielleicht, daß, worauf schon S. 170 hingewiesen wurde, der *Zeit*faktor eine Rolle spielt. Bei ihren auf Wochen ausgedehnten Kammerversuchen litten HASSELBALCH und LINDHARD an den Beschwerden der Luftverdünnung auch schon bei geringeren Verdünnungen als in den kurzdauernden Kammerversuchen.

Auch bei Benutzung des *Flugzeuges* treten Krankheitserscheinungen erst verhältnismäßig spät, bei gegen 5000 m Höhe auf. Auch hier ist zu bedenken, daß die Forschungs- und Wetterdienstflüge nur bis zu wenigen Stunden dauern. Allerdings leitet man aus der höheren Widerstandsfähigkeit im Flugzeug die Anschauung her, daß in Erdnähe noch andere Bedingungen auf den Eintritt der Höhenerkrankung Einfluß haben, wobei wiederum an elektrische Faktoren gedacht wird.

Ein Faktor spielt nach den in den pneumatischen Kammern und im Flugzeug gewonnenen Erfahrungen keine so wesentliche Rolle wie man früher annahm, das ist die *Schnelligkeit* des Aufstieges. In der Kammer werden leicht Verdünnungen bis zu $1/2$ Atmosphäre = 5500 m Höhe in 20 Minuten erreicht und im Flugzeug kann in 8—10 Minuten die gleiche Höhe gewonnen werden, ohne daß darum größere Beschwerden einzutreten brauchen.

6. Eignungsprüfungen.

Aus praktischen Gesichtspunkten, besonders in Hinsicht auf das moderne Flugwesen, hat man sich bemüht, besondere *Eignungsprüfungen* auszuarbeiten zur Feststellung der Grenze, bis zu der Luftverdünnung ertragen wird. Einen sehr einfachen Anhaltspunkt soll nach RICHTER, dem Arzt der DYHRENFURTschen Himalaya-Expedition, die Fähigkeit abgeben, bis in große Höhen hinauf mit Nasenatmung auszukommen. Sehr gute Bergsteiger sollen dies bis zu 7000 m vermögen, weniger geeignete bis zu

5000 m. — Eine wissenschaftliche und auch nach den bisherigen Erfahrungen zutreffende Ergebnisse liefernde Methode ist die schon mehrfach erwähnte von KROGH mit Messung der Sauerstoffmengen, die durch die Lungenwand diffundieren können. Jedoch erfordert sie komplizierte Laboratoriumseinrichtungen und ist für praktische Zwecke deshalb nicht gut brauchbar. Weniger kompliziert ist die Bestimmung der alveolaren Sauerstoffspannungen, die gleichfalls in Betracht gezogen werden könnte, aber ihre Ergebnisse sind für die Entscheidung der Frage nicht zureichend.

Beim amerikanischen Heere eingeführt ist ein Verfahren (12), das darauf beruht, die untere Grenze des Sauerstoffgehaltes der Einatmungsluft festzustellen, bis zu der die Atmung möglich ist.

Dazu wird aus einem großen Luftbehälter unter Absorption der gebildeten Kohlensäure hin und her geatmet, wobei der Sauerstoffgehalt stetig sinkt. Die Grenze der Atmung ist gegeben entweder durch Hirn- oder durch Herzinsuffizienz, d. h. durch eintretende Bewußtlosigkeit bevor schwere Herzerscheinungen deutlich werden, oder durch Zeichen von Herzschwäche bei noch vorhandenem Bewußtsein. Bevor diese Grenzen erreicht werden, findet man als Zeichen fortschreitenden Sauerstoffmangels: Vertiefung der Atmung und Steigerung des Atemvolumens, Pulsbeschleunigung, Steigerung des systolischen Blutdruckes, geringe Steigerung und endlich Sinken des diastolischen Druckes.

Auf diesem Wege konnte festgestellt werden, daß sehr beträchtliche individuelle Unterschiede vorliegen, indem die Grenze der Insuffizienz bei ungeeigneten Personen schon bei 11,1% Sauerstoff, bei den geeignetsten aber erst bei 5,2% gelegen ist. Das Mittel betrug für 2279 untersuchte Personen 7,42%. Die zur Erreichung der unteren Grenze erforderliche Zeit war in maximo 37, in minimo 15, im Mittel 24,6 Minuten.

7. Oberste erreichbare Höhengrenzen.

Durch *Atmung sauerstoffreicher Luft* bzw. von reinem Sauerstoff gelingt es, den eintretenden Sauerstoffmangel zu beseitigen und damit die erreichbaren Höhen mehr und mehr hinaufzuschieben. Das spielt heute weniger für das Hochgebirge eine Rolle, nachdem sich gezeigt hat, daß es durch genügende Akklimatisation gelingt, bis zu den höchsten Höhen der irdischen Gebirge ohne Sauerstoff vorzudringen, als für Ballonaufstiege und — praktisch heute am bedeutsamsten — für Höhenflüge. Aber selbst bei Atmung reinen Sauerstoffes muß einmal eine Grenze kommen, die nicht überschritten werden kann, denn mit zunehmender Höhe sinkt ja auch der Druck des reinen Sauerstoffes mehr und

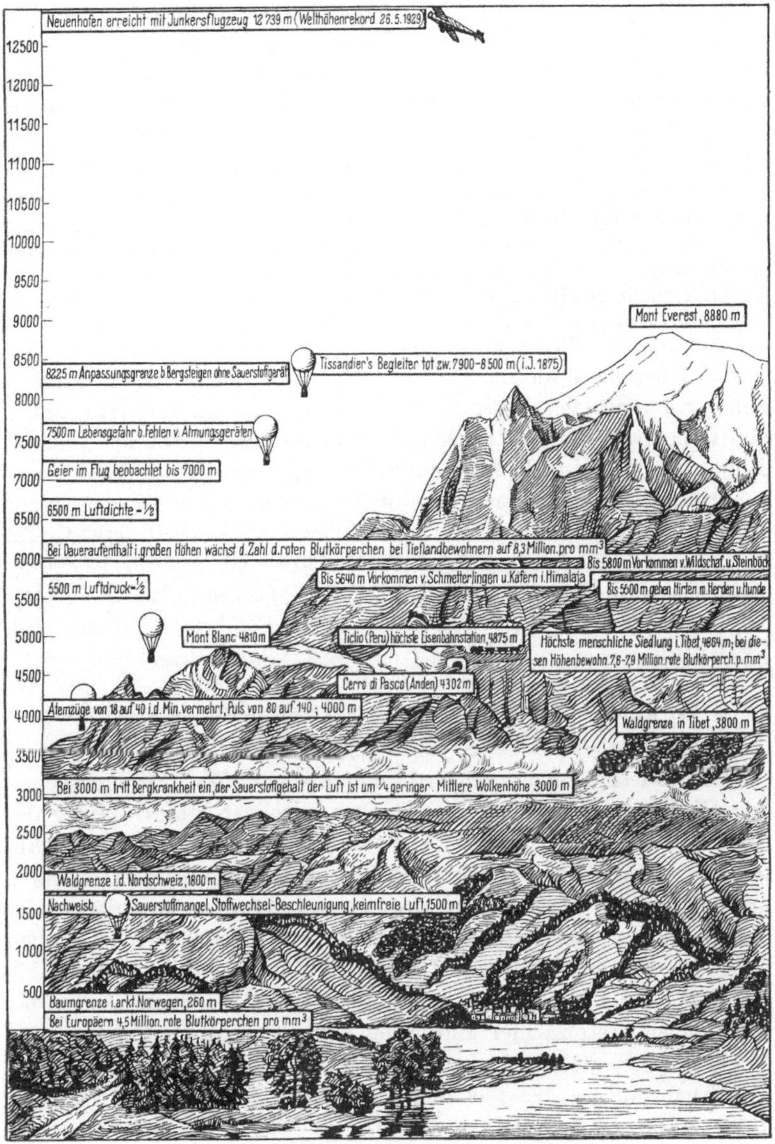

Abb. 44. Höhengrenzen des Lebens.
(Nach einer Darstellung im Dresdener Hygienemuseum.)

mehr. Man hat theoretisch und praktisch diese Grenze festzustellen gesucht. Rechnerisch tat dies zuerst H. v. SCHRÖTTER (13), mit dessen Ergebnissen die neueren von v. DIRINGSHOFEN (14) annähernd übereinstimmen. Danach wäre die oberste unter Sauerstoffatmung erreichbare Grenze 13 000 m (v. SCHRÖTTER) bis 14 000 m Höhe [v. DIRINGSHOFEN, ebenso JONGBLOED (14a)].

In 14 000 m herrscht etwa $^1/_6$ des vollen Barometerdruckes, das sind etwa 130 mm Hg. In den Lungenalveolen findet sich ein Gasgemisch mit etwa 35 mm Kohlensäure und eine Wasserdampfspannung von 47 mm, entsprechend einer Wasserdampfsättigung der Lungenluft bei 37°. Dazu kämen noch einige Millimeter Stickstoffspannung. Bestenfalls kann also eine Sauerstoffspannung von etwa 45 mm vorhanden sein, während eine solche von 50 mm notwendig ist, um schwerere körperliche Störungen zu vermeiden.

In Übereinstimmung hiermit zeigten Versuche im pneumatischen Kabinett von GUGLIELMINETTI und AGGAZZOTTI (15), sowie von GILLERT (16), daß auch bei reiner Sauerstoffatmung Luftverdünnung von mehr als 14000 m zu schwerer Bewußtlosigkeit führt.

Daß sich die modernen Höhenflüge von dieser Grenze nicht sehr fern gehalten haben, können folgende Angaben zeigen. Im Freiballon erreichten bereits 1901 BERSON und SÜRING 10 800 m, 1926 CALLICE 12,4 km, 1929 GRAY 12,95 km. Im Flugzeug: SOUZEK 1927 11,7 km, NEUENHOFEN 1929 12,74 km, SOUZEK 1930 13,16 km.

8. Wirkungsunterschiede von Luftverdünnung und Atmung sauerstoffarmer Luft.

Hingewiesen sei auf eigentümliche *Unterschiede,* die zwischen den Wirkungen der *Luftverdünnungen,* also der Herabsetzung des Gesamtdruckes, und den der *Sauerstoffarmut,* d. h. der Herabsetzung allein des *Partiar*druckes des Sauerstoffes bestehen sollen, und aus denen man schließt, daß im ersteren Falle neben der Verminderung des Sauerstoffdruckes in besonderer Weise auch noch die des Gesamtdruckes wirksam sei. So gibt KAISER (17) an, daß bei Herabsetzung allein des Sauerstoffdruckes, also bei Atmung sauerstoffarmer Luft eine niedrigere Sauerstoffspannung ertragen wird als bei Luftverdünnung.

Dabei sind — bei gleichem Sauerstoffdruck — die Nachwirkungen stärker und länger dauernd bei Sauerstoffentziehung der Luft als bei Luftverdünnung. — Wesentlicher ist, daß auch die *Krankheitserscheinungen* in beiden Fällen verschieden sind. Das gibt KAISER für den Menschen an. Genauer berichtet über diese

Unterschiede MARGARIA (18) für Meerschweinchen. Zunächst fand auch er, daß bei Luft*verdünnung* die Tiere bei einer höheren Sauerstoffspannung (30—35 mm) zugrunde gehen als bei Atmung sauerstoffarmer Luft, im letzteren Falle nämlich erst bei 10 bis 11 mm. Dabei war es gleichgültig, ob der Atemluft Kohlensäure in Mengen von 0—10% beigemischt war oder nicht. Unter Luftverdünnung dagegen soll Kohlensäure bis zu 7% die Resistenz steigern.

Bei Luft*verdünnung* trat Unruhe bei hochgradig werdendem Sauerstoffmangel auf, dann lokale und allgemeine Krämpfe, an die sich plötzliche Lähmung und Tod anschließen. Bei *Sauerstoffentziehung* durch Zusatz steigender Mengen von Stickstoff zur Atemluft bleiben dagegen die Tiere ruhig, taumeln bei 25 bis 27 mm Sauerstoffdruck und gehen unter Verlangsamung der Atmung ohne Krämpfe zugrunde.

Besonders auffallend sind die Ergebnisse, wenn man Tiere nicht in Luft, sondern in *reinem Sauerstoff* hält und dessen Spannung durch Luftverdünnung fortschreitend herabsetzt. Dann nämlich soll, wie BÉHAGUE, GARSAUX, RICHET (19) und MARGARIA berichten, der Tod bei *höheren* Sauerstoffspannungen eintreten als beim Aufenthalt unter verdünnter oder sauerstoffarmer *Luft*. So traten bei den erstgenannten Autoren die prämortalen Erscheinungen an Kaninchen auf bei einem Sauerstoffdruck von 17 mm, wenn die Kammerluft 8—15% Sauerstoff enthielt; bei 28,6 mm, wenn 15—21% O_2 vorhanden waren; bei 45,6 mm unter 52—61% Sauerstoff und bei 51,6 mm unter 61—89% Sauerstoff. — Kohlensäurezugabe hatte in ihren Versuchen keinen Einfluß auf diese Werte.

Daß auch beim *Menschen* sich Unterschiede im Verhalten finden, je nachdem während der Luftdruckerniedrigung in pneumatischen Kammern Luft oder Sauerstoff geatmet wird, daß besonders seine alveolaren Sauerstoffspannungen trotz gleichen Sauerstoffdruckes der Einatmungsluft dabei verschieden hoch liegen, geht aus Versuchen von TALENTI (20) hervor.

Danach würde also der Tod bei *verschiedenen* Sauerstoffspannungen, je nach den Versuchsbedingungen, eintreten können, entgegen der von PAUL BERT begründeten Lehre, nach der die untere Grenze des mit dem Leben verträglichen Sauerstoffdruckes eine für jedes Individuum konstante Größe sei.

Aus allen eben angeführten Erscheinungen wird geschlossen (MARGARIA), daß die Herabsetzung des Sauerstoffpartiardruckes *allein* nicht genüge, um die unter Luftverdünnungen auftretenden Symptome und den Eintritt des Todes zu erklären, daß vielmehr noch ein anderer unbekannter Faktor dabei wirksam werden muß.

9. Widerstandsfähigkeit gegen Luftverdünnung bei verschiedenen Tierarten.

Bei den *verschiedenen Tierarten* ist die Widerstandsfähigkeit gegen Luftverdünnungen verschieden. Am geringsten unter den Säugetieren ist sie, wie bereits S. 124 besprochen, bei den *Katzen*. Möglicherweise hängt dies mit den Elektrolytverhältnissen ihres Serums zusammen. In 4000 m Höhe gehen sie in den peruanischen Anden im Laufe weniger Wochen unter Krämpfen zugrunde. — Tiefland*hunde* ertragen die Höhe besser, nur sind sie weniger leistungsfähig, da sie beim Laufen Dyspnoe bekommen. Dagegen leisten die oben geborenen Jungen dieser Hunde z. B. beim Jagen ebensoviel wie im Tieflande. Eine Ausnahme machen nach Pöppig und Tschudi die sog. „ägyptischen Hunde“, die oben ebenso wie die Katzen bald unter Krämpfen zugrunde gehen.

Tiefland*pferde* und *-rinder* leiden, wenn sie in 4000 m Höhe zur Arbeit benutzt werden als Zug- oder Lasttiere, ebenfalls an starker Atemnot, auch sind bei ihnen Blutungen aus Nase und Darm beobachtet worden. Auch von Tiefland*hühnern* wird berichtet, daß sie oben entweder nur kurze Zeit leben oder unfähig werden Eier zu legen.

Bei Untersuchungen unter Luftverdünnung zeigt sich gleichfalls eine verschiedene Widerstandsfähigkeit verschiedener Tierarten. Bei *schnellen* Verdünnungen in etwa 15 Minuten auf 380 bis 330 mm Bar. gehen Ratten leicht zugrunde, aber nicht unmittelbar nach Erreichen dieser Verdünnungsgrade, sondern gewöhnlich erst einige Stunden später. Mäuse vertragen solche Verdünnungen besser; auch Kaninchen und Meerschweinchen können unmittelbar auf 250 mm Bar. gebracht werden. Wenigstens gilt dies für Tiere, die in mittleren Höhen (Davos 1550 m) leben. Gleich erwähnt sei hier, daß eine erhebliche Gewöhnung an die Luftdruckerniedrigung eintritt, wenn die Tiere *allmählich* im Laufe einer oder mehrerer Wochen unter immer steigende Luftverdünnungen gebracht werden. Nach Campbell (21) vertragen alsdann Kaninchen, Ratten, Mäuse dem Mount Everest entsprechende Höhen, d. h. über 8000 m Höhe, also eine Atmosphäre mit nur $7^1/_2$%

Sauerstoff und dasselbe gibt LINTZEL (22) von Ratten an, die ebenfalls durch Gewöhnung 8000 m Höhe gut ertrugen.

Literatur.

1. KROGH: Anatomie und Physiologie der Capillaren. Berlin 1924.
2. ASHER u. Schüler: Mehrere Arbeiten in Biochem. Z. u. Z. Biol. **1920/30.**
4. TALENTI u. MARGARIA: Arch. di Sci. biol. **14** (1929).
5. CERUTI: Arch. di Fisiol. **29** (1931); Boll. Soc. ital. Biol. sper. **4** (1929).
6. RÖSE: Schweiz. med. Wschr. **23** (1931).
7. KNOCHE: Berl. klin. Wschr. **1910.**

7a. FLEISCH: Pflügers Arch. **214** (1926).

8. PÖPPIG: Reisen in Chile, Peru usw. Leipzig 1836.
9. Zit. nach MEYER-AHRENS: Die Bergkrankheit. Leipzig 1856.
10. DUCCESCHI: Trab. Labor. Fisiol. Cordoba **1910.**
11. Die Literaturangaben finden sich im Handbuch der Balneologie usw., Bd. 3, S. 69.
12. Mitgeteilt von SCHNEIDER-TRUESDELL: Amer. J. Physiol. **55** (1921).
13. SCHRÖTTER, H. v.: (a) Der Sauerstoff in der Prophylaxe und der Therapie der Luftdruckerkrankungen in M. MICHAELIS Sauerstofftherapie. Berlin 1906. (b) Erg. Physiol. **24** (1925).
14. DIRINGSHOFEN, v.: Z. Hyg. **112** (1931).

14a. JONGBLOED: Inaug.-Diss. Utrecht 1929. Nach Ber. Physiol. **52.**

15. GUGLIELMINETTI: La Suisse aérienne, Tome 2. 1920.
16. GILLERT: Jb. wiss. Ges. Luftfahrt **1928.**
17. KAISER: Luftfahrtforschg **6** (1930).
18. MARGARIA: Arch. di Sci. biol. **11** (1928).
19. BÉHAGUE, GARSAUX, RICHET: Arch. internat. Fisiol. **30** (1928).
20. TALENTI: Arch. di Sci. biol. **14** (1929).
21. CAMPBELL: J. of Physiol. **63** (1927).
22. LINTZEL, W.: Pflügers Arch. **226** (1930).

Kapitel XXI.

Anpassungen an die Höhe.

Der Physiologe PFLÜGER hat einmal dem Gedanken Ausdruck gegeben, daß alle Veränderungen, die im Organismus durch bestimmte Bedürfnisse hervorgerufen werden, in sich schon die Erfüllung dieser Bedürfnisse tragen. Das trifft für kaum irgendwelche Vorgänge mehr zu als für die Veränderungen, die durch das Höhenklima herbeigeführt werden, sei es, daß die Luftverdünnung, sei es, daß die Strahlungsfaktoren die auslösende Ursache darstellen. Das ist an nicht wenigen Stellen der früheren

Kapitel zum Ausdruck gekommen. Was die *Luftdruckerniedrigung* betrifft, so dienen zahlreiche seiner an den vegetativen Funktionen gefundenen Wirkungen der Steigerung der Widerstandsfähigkeit gegen sie, stellen Anpassungserscheinungen dar, durch die die Fähigkeit, verminderte Sauerstoffspannungen zu ertragen, verbessert wird. Das gilt für die Vorgänge am Atmungssystem, am Blut und Blutkreislauf, in gewissen Beziehungen auch für die Stoffwechselveränderungen. — Ob auch die Änderungen des *Eiweiß*umsatzes als Anpassungen zu deuten sind, läßt sich zunächst nicht sagen.

1. Schnelle Anpassung.

Die verschiedenen Anpassungsvorgänge bilden sich verschieden schnell aus, sind quantitativ verschieden wirksam und setzen in verschiedenen Höhenlagen ein. Eine *schnelle* Anpassung zeigt die Atmung; aber die Steigerung, die sie erfährt, ist, bei Körper*ruhe* wenigstens, zu gering, um sehr wirksam zu sein. Bei Muskelarbeit ist die Atmungsgröße im Vergleich mit der unter gleicher Arbeit im Tieflande viel erheblicher und darum von größerer Bedeutung für die Hebung der alveolaren Sauerstoffspannungen und somit auch der Sauerstoffspannungen im arteriellen Blute.

Daß jedoch die Höhe der Sauerstoffspannung im Blute nicht oder doch nicht stets die ausschlaggebende Rolle bei der Anpassung an die Höhe spielt, ist bereits S. 187 hervorgehoben worden.

2. Langsame Anpassung.

Langsamer bildet sich die Anpassung aus, die auf der Steigerung der Zahl der roten Blutzellen beruht. Bis zur Erreichung des Maximums vergehen in mittleren Höhen 2—3 Wochen, in Höhen über 4000—5000 m 2—$2^1/_2$ Monate. Aber diese Zunahme hat eine Grenze. Würde die Zahl der Erythrocyten auf das Doppelte der normalen Tieflandwerte zunehmen, so würde, worauf LINTZEL hinweist, kein Raum mehr für das Plasma sein. Eine Vergleichung der Blutzellenzahl in den verschiedenen Höhen, wie sie in Tabelle 15, S. 72, gegeben ist, zeigt, daß in 1560 m Höhe schon $6^1/_2$ Millionen Erythrocyten gefunden wurden, in 1800 m 7 Millionen, daß aber selbst bis zu 5500 m ihre Zahl nur noch bis wenig über 8 Millionen steigt. Wie die Blutzellenzahl verhält sich — wenn auch kein strenger Parallelismus besteht — das Hämoglobin. Seine Bestimmung an den Eingeborenen in 4600 m Höhe am Himalaya ergab dabei erheblich niedrigere Werte als bei den akklimatisierten Europäern, nämlich 82—92% gegen 116—142%. Da erstere viel leistungsfähiger waren als letztere, müssen bei ihnen andere Anpassungsvorgänge im Vordergrunde stehen. — Was fast gleichmäßig proportional der Höhenlage bis zu 8000 m Höhe anstieg, war die Gesamthämoglobin- und die Gesamtblutmenge.

Kurz erwähnt sei nur, weil praktisch gegenüber den sonstigen Akklimatisationsvorgängen zurücktretend und mehr von theoretischer Bedeutung, daß eine sich ausbildende Acidose des Blutes als solche vorteilhaft für die Sauerstoffversorgung der Gewebe sein kann. Bei einer nach der sauren Seite verschobenen Blutreaktion gibt das Blutrot leichter seinen Sauerstoff an die Gewebe ab. BARCROFT (1) weist auch auf Änderungen der Reaktion der roten *Blutzellen* nach der alkalischen Seite hin, die aus anderen Ursachen zu einer Erreichung größerer Höhen befähigen.

Daß eine Anpassung an die Höhe *nicht* dadurch zustande kommt, daß bei eintretendem Sauerstoffmangel die Lungenalveolarepithelien beginnen, Sauerstoff aktiv zu sezernieren und dadurch die Sauerstoffspannung im arteriellen Blute hochgehalten wird, höher als dem Sauerstoffdruck in den Lungenalveolen entspricht [eine auf BOHR zurückgehende, besonders von HALDANE (2) verfochtene Anschauung] ist schon S. 192 berührt worden. Keiner der neueren Forscher, wie z. B. BARCROFT, EWIG und HINSBERG konnte im Hochgebirge eine arterielle Sauerstoffspannung nachweisen, die die in den Lungenalveolen herrschende übertraf. Bestenfalls wurde sie erreicht. —

3. Anpassung durch Zirkulationsänderungen.

Bei Tiefländern, die zur Höhe aufsteigen, tritt zu den an Atmung und Blut sich abspielenden Anpassungserscheinungen — je nach ihrer Ausbildung und Wirkungsbreite in *verschiedenen* Höhen —, sobald sie unzureichend zu werden beginnen, ein neuer Anpassungsfaktor hinzu, der in einer *Kreislaufbeschleunigung* besteht.

Von der Beschleunigung der Pulsfrequenz und der Steigerung des Blutdruckes sei hier abgesehen, da deren Einfluß auf die Blutströmung im Höhenklima nicht sicher abzuschätzen ist. Nach GROBERS (3) Untersuchungen sollen mindestens 24 Stunden vergehen, bis beide Faktoren bei schnellem Übergang in die Höhe sich an die Höhe angepaßt haben.

Das über die Blutstrombeschleunigung im Höhenklima vorliegende Material ist bereits auf S. 156f. mitgeteilt worden. Danach kann bei schnellem Erreichen großer Höhen, abhängig von der erreichten Höhe und der individuellen Toleranz gegen Luftverdünnungen, die Kreislaufgeschwindigkeit entweder *allmählich* bis zu einem Maximum zunehmen oder *plötzlich* stark ansteigen. Ersteres war in GROLLMANNs Versuchen in 4600 m Höhe der Fall, letzteres bei Sauerstoffspannungen der Atmungsluft, die etwa 5500 m Höhe entsprechen. Ähnlich wie GROLLMANN fanden auch EWIG und HINSBERG, wie gleichfalls im Kapitel III besprochen wurde, eine Zunahme des Kreislaufes schon in 3400 m Höhe. Bei GROLLMANN sowohl wie bei EWIG und HINSBERG *nahm sie bei längerem Aufenthalt in der Höhe wieder ab,* entsprechend der nun vor sich gehenden Zunahme von Hämoglobin und Blutmenge.

Aber trotz der Wiederabnahme der Blutströmung war nun die Anpassung an die Höhe soweit vervollkommnet, daß die *Sauerstoffsättigung des venösen Blutes* und der Sauerstoffdruck in den Geweben *fast die Tieflandswerte erreichten.* — Bemerkenswert ist auch, daß sich bei EWIG und HINSBERG nach 14tägiger Akklimatisation in 3400 m Höhe die Sauerstoffausnützung des arteriellen Blutes *bei Muskelarbeit* erheblich verbessert hatte, so daß eine weit geringere Kreislaufbeschleunigung und damit eine geringere Inanspruchnahme der Herzkraft genügten, um den arbeitenden Muskeln die notwendigen Sauerstoffmengen zuzuführen.

Bei *stärkeren* Luftverdünnungen sind die Ergebnisse allerdings andere. CAMPBELL (4) fand an Kaninchen, daß dann die Sauerstoffspannungen in den Geweben (vgl. S. 195) weit unter den bei Atmosphärendruck lagen, und daß selbst wochenlange Akklimatisation nicht ausreichte, sie wesentlich zu heben. Dabei war der Sauerstoffverbrauch der Tiere verhältnismäßig wenig gesunken. — Angesichts dieser Tatsachen kommt CAMPBELL zu der Anschauung, daß das wesentlichste Moment bei der schnellen Akklimatisation in den Geweben selber liege, in der Fähigkeit der lebenswichtigen Organe — Herz, medulläre Zentren —, der niedrigen Sauerstoffspannung ihrer Umgebung zu widerstehen und ihre Sauerstoffversorgung normal zu erhalten.

Die bis vor kurzem nicht bekannte Blutstrombeschleunigung ist wohl dasjenige Anpassungsmittel, das den wesentlichsten Anteil daran hat, daß Bergkrankheitserscheinungen sich bis hinauf zu 4500 m Höhe in wenigen Tagen bessern, wenigstens bei Körper*ruhe.* Dies ist kaum anders als durch verbesserte Sauerstoffzufuhr zu den Organen, bei Körperruhe besonders zum Hirn, zu deuten. Der bei intensiver *Muskelarbeit,* wie sie der Sport erfordert, schon in *mittleren* Höhenlagen auftretende Sauerstoffmangel, der sich durch hochgradige Dyspnoe zu erkennen gibt, schwindet langsamer. In 1550 m Höhe ist etwa eine mit Training ausgefüllte Woche erforderlich, bis von Tiefländern sportliche Wettkämpfe ohne erheblichere Dyspnoe als im Tieflande durchzuführen sind. An dieser Akklimatisation ist nun allerdings nicht nur der verbesserte Blutumlauf beteiligt, sondern auch der Umstand, daß mit dem Höhentraining zugleich auch der Energieverbrauch bei der Arbeit und parallel damit auch die Atemgrößen eingeschränkt werden [LOEWY und KNOLL (5)].

Nach den vorstehend angeführten Untersuchungen spielt in nicht übermäßigen Höhen, etwa zwischen 3000 und 4500 m die Beschleunigung des Blutumlaufes die Rolle eines *provisorischen* Mittels. Sie wird aber zu einem *definitiven,* wo die erreichten Höhen derartige sind, daß das Maximum der Hämoglobinvermehrung nicht mehr zur Kompensation ausreicht. Die Wirkung der *dauernden* Blutstrombeschleunigung gibt sich in der Zunahme der Herzmaße zu erkennen (vgl. S. 289), die in den Versuchen von LINTZEL und RADEFF in 4000 m Höhe einsetzte.

Damit wären die wesentlichen Anpassungserscheinungen beim *Übergang* in die Höhe zusammengefaßt[1]. Über die beim *Daueraufenthalt,* also insbesondere bei den Eingeborenen bestehenden ist bereits im Kapitel XIX (Anthropologisches) das Nötige der Tatsachen mitgeteilt worden.

4. Höhengrenzen der Anpassung.

Bis zu welchen Höhen erstreckt sich nun die Möglichkeit der Akklimatisation? Zur Beantwortung dieser Frage kommt es darauf an, welchen *Sinn* man mit dem Worte Akklimatisation verbindet. Ob den, wie weit man, wenn auch mit Mühe, emporsteigen kann und in welchen Höhen man noch, wenn auch unter gewissen Beschwerden, wie Atemnot, Herzklopfen bei relativer Körperruhe leben kann, oder ob man als Akklimatisation einen Zustand der *Arbeitsfähigkeit* ähnlich dem Tieflande auffaßt. Im ersteren Falle kann die Anpassung an die Höhe als erheblich bezeichnet werden. Bei so *langsamen* Aufstiegen, wie sie vorstehend genannt wurden, 6—8—10 Wochen, kann man bis zu

[1] Eine mathematische Ableitung der Bedeutung des Sauerstoffverbrauches, der Sauerstoffdiffusion und der verschiedenen Blut- und Blutkreislauffaktoren, die für die Akklimatisation von Wichtigkeit sind, hat MURRAY (6) gegeben, zugleich mit einer graphischen Darstellung, aus der der Grad der Akklimatisationsmöglichkeit bei Kenntnis der einzelnen Faktoren entnommen werden kann.

5000—6000 m emporsteigen und hier Aufenthalt nehmen. In diesen Höhen lagen die „Standlager“ schon des Ehepaares Bullock-Workman (6a) wie auch bei den letzten Himalaya-Expeditionen, in denen doch — abgesehen von der bei nicht Wenigen vorhandenen Schlaflosigkeit und einer gewissen Unfähigkeit zu geistiger Konzentration — bei Körperruhe wenig Beschwerden bestanden.

Weitere Aufstiege von hier sind möglich, aber doch nur unter großen Anstrengungen und beträchtlicher Willensanspannung und gehen äußerst langsam vor sich, da Atemnot und Muskelschwäche stets nach wenigen Schritten Halt zu machen zwingen. Auf den höchst erreichten Höhen des Himalaya mußten nach den Angaben von Norton (8) nach je etwa 20 m Weg Pausen von 1 bis 2 Minuten eingeschaltet werden, so daß maximal in je einer Stunde nur 33 m emporgestiegen wurde. Bei *schnelleren* Aufstiegen zeigen sich die gleichen Erscheinungen schon in viel geringeren Höhen; Saussure (6b) fand sie ebenso ausgesprochen schon bei seinen Montblancbesteigungen. — Immerhin konnte schon im Beginn dieses Jahrhunderts de Filippi in der Karakorumkette 7000 m Höhe erreichen, bei der ersten Mount Everest-Expedition von 1922 erreichte Bruce (7) 8200 m, allerdings zwischen 6400 und 7000 m und zwischen 7600 und 8200 m unter Sauerstoffatmung, die übrigens wenig Nutzen gehabt haben soll. Auf der zweiten Mount Everest-Expedition von 1924 kamen Norton (8) auf 8572 m, Somervell auf 8542 m ohne Sauerstoffhilfe. Endlich auf der Dyhrenfurtschen Expedition von 1930 wurden 7400 m erreicht, wobei nur von *einem* der 11 Teilnehmer *einmal* für eine bis eineinhalb Stunden in Höhen zwischen 7000 und 7400 m Sauerstoff benutzt wurde.

Selbst in Höhen zwischen 5500 und 7000 m Höhe scheint bei einzelnen noch eine Gewöhnung stattfinden zu können, denn bei einem Teilnehmer der englischen Himalaya-Expeditionen war der weitere Aufstieg, nachdem er sich 4 Wochen in 5800 m Höhe aufgehalten hatte, bei weitem leichter als im Beginn auszuführen, und ein anderer Teilnehmer glaubte sich nach 10tägigem Aufenthalt in 7000 m Höhe entschieden besser zu fühlen als im Anfang.

Hingewiesen soll aber darauf werden, daß die Fähigkeit, die genannten Höhen zu erreichen, jedenfalls nicht ohne körperliche Schädigungen verläuft. Bei allen Mitgliedern an der zweiten englischen Himalaya-Expedition fanden sich Herzerweiterungen beim Beginn der Abstiege, alle hatten beträchtlich an Gewicht verloren, etwa 10—12 kg. Dasselbe berichtet BARCROFT von den Mitgliedern seiner Peru-Expedition, die doch nur auf 4500 m Höhe sich aufhielt. Die größte Abnahme betrug $10^1/_2$ kg in 27 Tagen.

Abb. 44 gibt eine instruktive Zusammenstellung der Höhengrenzen des Lebens von Mensch und Tier und der menschlichen Anpassungsfähigkeit an die Höhe. —

Das, was in den vorstehenden Ausführungen unter Akklimatisation zusammengefaßt wurde, stellt eine Steigerung der Widerstandsfähigkeit gegenüber der Luftverdünnung dar, indem die Möglichkeit gewonnen wird, nach eingetretener Gewöhnung Höhen von 5000—6000 m bei Körperruhe ohne ausgeprägte Beschwerden zu ertragen und. allerdings unter ganz abnormen Arbeitsbedingungen, bis über 8000 m emporzukommen[1]. Eine Akklimatisation im *strengeren* Wortsinne ist dies nicht. Die weitere Frage ist also, bis in welche Höhen *diese* reicht, d. h. in welchen Höhen von einem Tiefländer noch körperliche Arbeit wenigstens annähernd wie im Tiefland geleistet werden kann. Dabei zeigt sich, daß diese Höhengrenze viel tiefer liegt selbst bei Aufenthalten, die nicht nach Monaten, sondern nach Jahren zählen können. So berichtet PÖPPIG (9), der mehrere Jahre in den Anden weilte, daß in Cerro de Pasco (4400 m) kein Europäer im ersten Aufenthaltsjahre so wie im Tieflande körperlich tätig sein könne. CONWAY (10) und JACOT GUILLARMOD (11) konnten am Himalaya in 6000 m Höhe im Laufe mehrerer Monate keine Steigerung ihrer Leistungsfähigkeit beobachten. Selbst bei den *Eingeborenen* scheint die Anpassung an die Höhe wesentlich für diejenige Höhenlage ausgebildet zu sein, in der sie dauernd leben. Denn nach den Berichten verschiedener Hochgebirgsreisender wie CONWAY, SVEN HEDIN (12), DUCCESCHI (13) sind auch an ihnen Erscheinungen der Höhenkrankheit beobachtet worden, wenn sie zu größeren Höhen aufstiegen.

5. Eine besondere Art schneller Widerstandserhöhung.

Früher schon (Kap. IV) wurde darauf hingewiesen, daß von manchen Seiten eine *besondere Art der Gewöhnung* an die Höhe

[1] v. SCHRÖTTER (19) bezeichnet den Höhenunterschied, der durch allmähliche Akklimatisation ausgeglichen wird, als „relative" Anoxyhämie. Er reicht von 4500 m, also einer Höhe, auf der schon *schwere* Erscheinungen von Sauerstoffmangel auftreten, bis 6500 m. Oberhalb besteht „absolute" Anoxyhämie, die nur noch mit Sauerstoffzufuhr erträglich ist (6500 bis 8500 m nach v. SCHRÖTTER). Diese oberste Grenze muß wohl etwas nach oben verrückt werden.

angenommen wird auf Grund der Beobachtung, daß bei wiederholten, selbst durch längere Zeiträume voneinander geschiedenen Höhenaufenthalten, die Höhenbeschwerden bei den späteren weniger intensiv auftreten als bei dem ersten. Die Zweifel, die gegenüber diesen Beobachtungen geäußert wurden auf Grund dessen, daß wir zur Zeit keine Erklärung für diesen Vorgang haben, müssen aber wohl zurücktreten, wenn die gleiche Beobachtung stets von neuem auf verschiedenen Expeditionen gemacht wird. So berichtet HINGSTON (14) von der zweiten englischen Himalaya-Expedition, daß diejenigen, die schon die *erste* mitgemacht hatten, einmütig der Ansicht waren, daß sie weniger litten als beim ersten Aufstieg. Teils verursachten die Anstiege bis zu den obersten Lagen weniger Mühe, teils war die nächtliche Atemnot geringer, teils fühlten sie sich geistig freier. —

Eine *eigentümliche Art schneller Widerstandserhöhung* ist bei Mäusen, Ratten, Kaninchen, Meerschweinchen, also bei *kleinen* Säugetieren, auch beim Sperling von KREIDL und NEUMANN (15), sowie von ALDERS und WERTHEIMER (16) beobachtet worden. Sie besteht darin, daß diese Tiere, wenn sie bald (etwa bis zu einer Stunde) nach einer ersten, bis zum Auftreten von Erstickungserscheinungen führenden Sauerstoffentziehung einer zweiten ausgesetzt werden, diese besser ertragen. Die Erstickungsdauer war um das Mehrfache verlängert und die Erstickungskrämpfe traten erst bei stärkeren Verdünnungen auf. Sowohl KREIDL und NEUMANN, wie ALDERS und WERTHEIMER beziehen diese „Gewöhnung" darauf, daß unter der *ersten* Luftverdünnung die Tiere sich mehr oder weniger stark abkühlten und daß mit der Senkung der Körpertemperatur auch der Sauerstoffbedarf abnehme, was zu einer gesteigerten Widerstandskraft gegen den Sauerstoffmangel führen müsse. In Versuchen, in denen von LINTZEL (17) der Sauerstoffverbrauch unter Luftverdünnung befindlicher und dadurch stark abgekühlter Ratten gemessen wurde, zeigte sich die Richtigkeit dieser Auffassung. Konnten sich die Tiere dadurch, daß sie in Umgebungstemperaturen von 29° und mehr gehalten wurden, nicht abkühlen, so bestand auch diese scheinbare Gewöhnung an die Luftverdünnung nicht.

Eine andere Auffassung von der erhöhten Widerstandskraft, die bei aufeinanderfolgenden Luftverdünnungen eintritt und die auch sie selbst feststellen konnten, haben BASSANO, BOLLOLI und CUSTO (18). Sie führen sie darauf zurück, daß bei den folgenden Verdünnungen die Milz mehr und mehr Blut in den Kreislauf wirft, und so die Toleranz durch Vermehrung der zirkulierenden Blutmenge erhöht wird. Als Beweis für ihre Anschauung geben sie an, daß nach Entmilzung keine zunehmende Toleranz bei wiederholten Verdünnungen eintrete.

6. Gewöhnung an die Sonnenstrahlung.

Wie gegenüber der Luftverdünnung gibt es auch eine *Akklimatisation gegen die Sonnenstrahlung.* Sie besteht in der Pigmentierung zur Abschirmung der längerwelligen Wärmestrahlen und in der Epidermisverdickung zur Absorption der ultravioletten. Darauf ist bereits im Kapitel XV, Haut, eingegangen worden, auf das hiermit verwiesen sei. Auch über die *sekundären* Wirkungen der Pigmentbildung für den Wasser- und Wärmehaushalt ist schon berichtet worden, nämlich daß dadurch, daß die Wärmestrahlen besonders reichlich absorbiert werden, es zu einer vermehrten Erwärmung der pigmentierten Haut kommt und damit zu einer erhöhten insensiblen Wasserabgabe und zu einer früheren Auslösung der Schweißsekretion. Das bedeutet aber eine Verbesserung der Wärmeregulierung — im Sinne einer Vorbeugung gegen Überwärmung — durch gesteigerte Verdunstungsprozesse. Sog. künstliche Höhensonnen enthalten wenig langwellige Strahlen. Sie erzeugen keine Hauterwärmung, die ja ihnen gegenüber als Regulationsmittel auch nicht erforderlich ist.

Literatur.

1. Barcroft: Die Atmungsfunktion des Blutes. Berlin 1927.
2. Haldane: Brit. med. J. **1924**.
3. Grober: Z. physik. Ther. **35** (1928).
4. Campbell: J. of Physiol. **62** (1927).
5. Loewy u. Knoll: Z. Hyg. **104** (1925).
6. Murray u. Morgan: J. of biol. Chem. **65** (1925). Abgedruckt unter 1, Anhang 2.

6a. Bullock-Workman: Jber. Sekt. Berlin dtsch.-österr. Alpenver. **1900**.

6b. de Saussure: Voyages dans les Alpes, Neuchâtel 1796. Neudruck mit deutscher Übersetzung. München 1928.

7. Bruce: Mount Everest-Besteigung. Deutsch v. Rickmer-Rickmers. Basel 1924.
8. Norton: Die Besteigung des Mount Everest. Basel 1926.
9. Pöppig: Reisen in Chile, Peru usw. Leipzig 1836.
10. Conway: Climbing and explorat. etc. London 1884.
11. Jacot Guillarmod: Six mois dans l'Himalaya. Neuchâtel 1905.
12. Hedin, Sven: Durch Asiens Wüsten. Leipzig 1899.
13. Ducceschi: Arch. di Fisiol. **10** (1912).

14. HINGSTON: The geograph. J. **65**, abgedruckt bei BARCROFT, Anhang 1.
15. KREIDL u. NEUMANN: Pflügers Arch. **158** (1914).
16. ALDERS u. WERTHEIMER: Z. exper. Med. **70** (1931).
17. LINTZEL, W.: Pflügers Arch. **227** (1931).
18. BASSANO, BOLLOLI u. CUSTO: Boll. Soc. ital. Biol. sper. **6** (1931).
19. SCHRÖTTER, H. v.: Verh. klimatol. Tagg Davos **1925**. Basel 1926. Erg. Physiol. **24** (1925).

Kapitel XXII.

Die Bergkrankheit.

1. Begriff der Bergkrankheit.

Der Übergang zur Höhe führt früher oder später zu Änderungen der normalen Funktionen, von denen einzelne schon in mittleren Höhenlagen, andere erst im eigentlichen Hochgebirge sich einstellen. Die absolute Höhe, in der die einzelnen Funktionsänderungen auftreten, ist individuell stark verschieden. Aber bei *allen* nehmen schließlich in genügenden Höhen diese Veränderungen einen pathologischen Charakter an, und es entsteht ein in den Einzelheiten je nach der Konstitution des Betroffenen und je nach den äußeren Bedingungen, unter denen es sich ausbildet, verschieden gestaltetes Krankheitsbild, das man nach der ursächlichen Zusammengehörigkeit der Symptome als Bergkrankheit bezeichnet. Der Name besagt, daß man darunter eine für den Höhenaufenthalt *spezifische* und durch ihn hervorgerufene Erkrankung versteht. Das muß betont werden, denn, wenn es auch klar ist, daß im Hochgebirge ausbrechende Krankheiten, wie Pneumonien, Magen-Darmkatarrhe u. a., die ebenso auch im Tieflande entstehen, nicht unter den Begriff von Bergkrankheit fallen können, so kann doch unter anderen Umständen das Höhenklima einen wesentlichen oder den hauptsächlichsten ätiologischen Faktor darstellen und das Krankheitsbild wesentlich gegenüber dem Tieflande ändern. So ist es auch mit den Folgen körperlicher Anstrengung, die, ohne an die Arbeitsleistungen im Tieflande heranzureichen, zu einem eigenartigen Gefühl von Ermüdung führt, zu einer Form von Mattigkeit und körperlicher Schwäche, wie man sie im Tieflande nicht kennt. Beispiele hierfür werden sich in dem folgenden kurzen historischen Abschnitt finden. Dieses Symptom ist so charakteristisch und tritt schon so frühzeitig auf, bevor noch anderweitige Erscheinungen von Bergkrankheit sich geltend machen, daß man die Bergkrankheit überhaupt nur auf Überanstrengung zurückführen wollte [DUFOUR (1)]. In *diesem* Falle besteht ein partieller, nur auf die arbeitenden Muskeln beschränkter Sauerstoffmangel, der das Maß des Sauerstoffmangels, unter dem ja auch im Tieflande die Muskeln bei schwerer Arbeit tätig sind, übertrifft. Man ist in diesem Falle angesichts des eigentümlichen Ermüdungsbildes berechtigt schon von Bergkrankheit zu sprechen. Aber diese Form stellt nicht das reine Bild der Bergkrankheit dar, das nur bei körperlicher Ruhe im Hochgebirge hervortritt.

2. Name und kurze Geschichte der Bergkrankheit.

Der Name Bergkrankheit ist bereits $3^1/_2$ Jahrhunderte alt. Er stammt von dem ersten Beschreiber des Symptomenkomplexes, dem Jesuitenpater ACOSTA (2), der ihn an sich und seinen Begleitern in Hochperu beim Passieren des Pariacaca kennen lernte und ihn zuerst in einem 1590 in spanischer Sprache erschienenen Werke darstellte. Bemerkenswert ist, daß bereits ACOSTA ihn auf die Dünnheit der Luft zurückführte. $1^1/_2$ Jahrhunderte später (1736) wurden von 3 französischen Akademikern (BOUGUET, LA CONDAMINE und GODIN) und dem sie begleitenden spanischen Marineoffizier Don ULLOA (3) weitere Beschreibungen aus den bolivianischen Anden gegeben, denen die Mitteilungen SAUSSURES aus den Alpen folgten. Letzterer hatte schon 1778 Bergkrankheitserscheinungen an sich und seinen Führern in 3000 m Höhe am Buet kennengelernt, ausgesprochener 1787 anläßlich seiner ersten Montblancbesteigung.

Mit der nun einsetzenden wissenschaftlichen Erforschung des Hochgebirges mehren sich die Berichte über Auftreten und Erscheinungen der Bergkrankheit. Zunächst wieder aus den südamerikanischen Gebirgen (A. v. HUMBOLDT, PÖPPIG, TSCHUDI aus der ersten Hälfte des 19. Jahrhunderts), später — um die Mitte und aus der zweiten Hälfte des 19. Jahrhunderts — speziell aus den bolivianischen Anden (ILLIMANI, SORATA, beschrieben von CONWAY), aus den chilenischen (Aconcagua: GÜSSFELD, FITZGERALD) und den mittelamerikanischen (Chimborazzo und Cotopaxi, beschrieben von WHYMPER).

Dazu kommen, auch wieder seit dem Beginn des 19. Jahrhunderts, solche aus den *asiatischen* Gebirgen: Kaukasus (Besteigung des Kasbeck durch PARROT 1815), des Ararat 1834, des

Mauna Loa auf Hawai (Wilkes 1838, später Franz Kronecker). Dazu gesellt sich später durch die Reisen Sven Hedins Tibet und in jüngster Zeit besonders das Himalayagebiet, für das sich Angaben in den voraufgehenden Kapiteln finden.

Eine geschichtliche Darstellung der Bergkrankheit hier zu geben, ist unmöglich, so interessant sie auch wäre zur Kennzeichnung der wechselnden Anschauungen, die man sich von ihren Ursachen und ihrem Wesen machte. Hierfür muß auf die vorhandenen Zusammenfassungen verwiesen werden, von denen die wesentlichsten sind: die von Meyer-Ahrens, von Paul Bert, von Mosso und von Zuntz, Loewy, Müller, Caspari (4).

Nur einzelne häufiger wiederkehrende und als charakteristisch betonte Angaben seien hier aufgeführt.

Acosta erkrankte, auf einem Maultier reitend, in 4500 m Höhe mit schmerzhaftem Schlucksen, Würgen, Erbrechen, wobei zunächst Speisereste, dann Schleim, Galle, endlich Blut entleert wurden. Bei einigen seiner Begleiter traten Durchfälle auf. Schon Acosta gibt an, daß die Bergkrankheit nicht überall in gleicher Höhe zum Ausbruch komme, daß vielmehr manche Stellen besonders für sie disponieren. — Von Erbrechen berichtet auch Ulloa, der nebenbei fieberhafte Erscheinungen, Ohnmachtsanwandlungen, Atemnot, allgemeine Schwäche angibt. Er nennt die Krankheit Mareo de la Puna, d. h. die Seekrankheit der Puna, das ist der peruanischen Hochebene, und zwar der Ähnlichkeit der Erscheinungen wegen. Die Indianer nannten sie Sorroche, d. h. Schwefelkies, weil sie ihr Auftreten mit den Emanationen unterirdischer Erzadern in Verbindung brachten. Ulloa bekämpft diese Anschauung, die im modernen Gewande der ursächlichen Bedeutung radioaktiver Emanation heute wieder diskutiert wird (vgl. S. 355).

Über *Blutungen* aus den Lippen und Augenlidern berichten aus den Anden auch Alexander v. Humboldt, d'Orbigry (bolivianische Anden) und Tschudi, wobei letzterer die alte Angabe von Acosta bestätigt, daß an manchen Stellen, die den Eingeborenen bekannt sind und von ihnen vorausgesagt werden, schon in 3600—3900 m Höhe die Bergkrankheit ausbrechen könne. Aus den *chilenischen* Anden gibt neuerdings Knoche (1910) das gleiche an; an einzelnen Stellen konnte er bis 6000 m ohne zu erkranken emporkommen, an anderen — stark radioaktiven — erkrankte er schon in 4500 m. — Bei Tschudi findet sich auch schon ein Hinweis auf einen Zusammenhang des Ausbruches der Bergkrankheit mit den *Witterungsverhältnissen:* Bei reiner Atmosphäre und großer Kälte soll sie intensiver auftreten als bei feuchter Luft.

Besonders lesenswert sind neben Tschudis Beschreibungen die sehr anschaulichen Schilderungen von Pöppig (zit. unter 4) über die Beschwerden bei der Ankunft in der Bergstadt Cerro de Pasco, über die Atemnot: „es scheine, als ob man sich in einem leeren Raume befinde“, über das Angstgefühl, von dem man dabei erfaßt werde, über die körperliche Schwäche beim Steigen in den steilen Gassen, so daß „die Knie einsinken“. Daß das *Sprechen* in diesen Höhen erschwert sei, berichtet, entsprechend einer Angabe von

Alexander v. Humboldt, auch Pöppig. Das Spiel von Blasinstrumenten kann zu Gefäßzerreißungen in den Lungen führen. Pöppig hebt auch hervor, daß eine ausgesprochene Schlafsucht bestehe, daß aber der Schlaf keine Erquickung bringe, vielmehr während der nächtlichen Stunden das höchste Beklemmungsgefühl bestehe. Die gleiche Beobachtung war für den Himalaya schon 1812 von Moorcroft (5) angegeben worden und findet sich auch bei Sven Hedin (6) und bei Middendorf (7). Auf eine Erklärung durch im Schlafe mangelhaft werdende Atmung und Schwächung der Herzaktion ist schon S. 354 hingewiesen worden.

Hervorgehoben sei unter den älteren Beschreibungen noch die von de Saussure (1786—1796), weil sie die hervorragende Beobachtungsgabe dieses Pioniers des Alpinismus erkennen läßt. Saussure schildert besonders die schnelle Ermüdung beim Steigen. „Die Art der Ermüdung, die von der verdünnten Luft herrührt, ist unüberwindlich. Wenn sie den höchsten Punkt erreicht hat, würde einen selbst die eminenteste Gefahr nicht einen Schritt weiter tun lassen." Er schildert auch das sehr schnell wiederkehrende Gefühl körperlicher Leistungsfähigkeit nach kurzem Ausruhen und hebt das entgegengesetzte Verhalten im Tieflande hervor.

Saussure erwähnt ferner die Steigerung der Beschwerden, besonders der Atemnot, beim Bücken und beim Ablesen wissenschaftlicher Instrumente und bezieht sie darauf, daß dabei der Atem unwillkürlich angehalten wird und damit die Luftzufuhr zum Körper beeinträchtigt werde. Saussure war es auch, der als erster die Bergkrankheitserscheinungen nicht nur auf die Verdünnung der *Luft* bezog, sondern auf die damit verbundene Abnahme des *Sauerstoffdruckes* der Atmosphäre, nachdem wenige Jahre zuvor Lavoisier (1786) die Bedeutung des Sauerstoffes für den normalen Ablauf der tierischen Lebensprozesse erkannt hatte.

Alle späteren Beschreibungen, die bis in die jüngste Vergangenheit reichen, haben den oben mitgeteilten älteren nichts wesentlich Neues hinzufügen können, auch haben die aus den verschiedenen Gebirgen der Erde stammenden Schilderungen keine typischen über die Grenzen der individuellen hinausgehenden Unterschiede in den Erscheinungen erkennen lassen. Auffallend ist nur, daß die Höhengrenze, in der die Bergkrankheit zum Ausbruch kommen kann, von der geographischen Lage beeinflußt zu sein scheint: in den Alpen und im Kaukasus bei 3000 m, in den Anden bei 4000 m, im Himalaya bei 5000 m. Allerdings ist hierbei an die verschiedene Möglichkeit zur Akklimatisation an die Höhe zu denken, die in den weit höher hinauf besiedelten außereuropäischen Gebirgen viel eher erfolgen kann, als in den von rund 2000 m Höhe an unbewohnten Gebirgen Europas.

3. Die Zeichen der Bergkrankheit.

Das Bild, das die Bergkrankheit in ihrer ausgeprägten Form bietet, ist ein sehr mannigfaltiges. Es ist abhängig von der Individualität des einzelnen und von den äußeren Bedingungen, unter denen die Krankheit zum Ausbruch kommt. Da sie, wie schon erwähnt, vorwiegend beim Emporsteigen zur Höhe einsetzt, also während intensiver Muskeltätigkeit, knüpfte sich die Vorstellung von ihren Zeichen an das Bild, das sich hierbei entwickelt. Aber hier handelt es sich schon um kompliziertere Vorgänge. Am eindeutigsten treten ihre Zeichen bei vollkommener körperlicher Ruhe auf und sie sind hierbei auch am besten analysierbar.

Die *reinste Form* der Bergkrankheit hätten wir demnach beim ruhigen Aufenthalt in der pneumatischen Kammer unter fortschreitender Luftverdünnung und bei ruhigem Verhalten im steigenden Freiballon. Hierbei bestehen die zur Beobachtung kommenden Erscheinungen im wesentlichen nur in zunehmender Müdigkeit und Schlafsucht, die schließlich zu tiefem, unwiderstehlich sich einstellendem Schlafe führt, aus dem man nur schwer zu erwecken ist. Irgendein körperliches Unbehagen tritt gewöhnlich nicht auf, abgesehen von gelegentlich fühlbarem Stirn- oder Schläfenkopfschmerz und von einer Änderung der Atmung, die sich durch Unregelmäßigkeit der einzelnen Atemzüge nach Form und Folge kundgibt, subjektiv sich höchstens durch vereinzelte tiefe seufzende Atemzüge bemerklich macht. Eigentliche Atemnot oder Herzklopfen bestehen nicht.

Ein ähnliches Bild tritt auf, wenn auch reicher nüanciert, wenn die Bergkrankheit beim Höhenaufenthalt *nach* — aktiver oder passiver — Erreichung der Höhe ausbricht. Das kann bei Einzelnen schon in 3000 m, bei der Mehrzahl bei 3500—4000 m Höhe geschehen, also in Höhen, die auch in den Alpen mit einzelnen Bergbahnen erreicht werden können. Dabei besteht der Unterschied, daß bei *aktivem* Emporkommen zunächst einige Stunden ohne Beschwerden vergehen und dann erst allmählich die Krankheitserscheinungen einsetzen, während bei *passiver* Emporbeförderung sie schon während der Auffahrt oder bald nach der Ankunft in der Höhe einsetzen. Die Zeichen sind bei *aktiver* Beförderung zunächst vorwiegend die vorstehend geschilderten, also wieder Großhirnsymptome: Geistige Trägheit, Gleichgültigkeit, Verlust der Willensenergie, Müdigkeit bis zum Einschlafen. Jeder Versuch geistiger oder körperlicher Betätigung zeigt eine mehr oder minder vollkommene Leistungsunfähigkeit. Bei *passiver* Beförderung sind oft auffälliger als *diese* Symptome: Schwindel, Schwarzsehen, Ohnmachtsanwandlungen bis zu ausgebildeten Bewußtlosigkeiten.

Bei *längerem* Aufenthalt treten weitere Erscheinungen hinzu: Kopfschmerz, Atemnot, Herzklopfen, allgemeines Unbehagen, Übelkeit bis zum Erbrechen. Die Beschwerden steigern sich bei jedem Versuch einer, wenn auch noch so geringen Betätigung. Dabei sind die einzelnen Symptome individuell verschieden kombiniert, indem bei einzelnen mehr diejenigen von seiten der Atmung oder des Herzens oder des Verdauungsapparates vorwiegen.

Ja es können auch allein auf *ein* Organsystem beschränkte Krankheitszeichen auftreten, z. B. unstillbares Erbrechen. Es gibt also nicht nur individuelle, sondern auch *Organdispositionen* für die Bergkrankheit. —

Ziemlich allgemein verbreitet sind vollkommene Appetitlosigkeit und Widerwillen bis zum Ekel vor Nahrungsaufnahme. Allerdings macht sich auch hier wieder die Individualität geltend, indem bei Wiederkehr des Appetites zunächst nur das Verlangen nach *bestimmten* Nahrungsmitteln: Fleisch oder Fett oder Kohlenhydraten sich regt, aber von verschiedenen Menschen nach verschiedenen Nahrungsmitteln. Während die Großhirnsymptome: Abgeschlagenheit, Müdigkeit, Willenlosigkeit sich auf der Höhe der Alpen schon nach 2—3 Tagen bei Körperruhe deutlich bessern, bleibt der Appetit etwas länger gestört. Ebenso treten Atemnot, Schwindel bei auch nur geringer körperlicher Betätigung wie beim Bücken oder Heben von Gegenständen noch viele Tage lang auf.

Untersucht man bergkranke Personen mit *objektiven* Methoden, so findet man eine meist blasse, selten cyanotische Haut, stets aber eine Cyanose der sichtbaren Schleimhäute, der Lippen und Augenbindehäute. Daneben Pulsbeschleunigung, Ungleichmäßigkeit der Atmung bis zur Ausbildung des CHEYNE-STOKESschen Atmungstypus und — entsprechend dem subjektiven Eindrucke einer beginnenden schweren fieberhaften Infektionskrankheit — das wesentliche Zeichen des Fiebers, nämlich die Steigerung der Körpertemperatur. Letztere fanden ZUNTZ, LOEWY, MÜLLER, CASPARI auf dem Monte Rosa, ULLOA gibt für seinen Übergang über die bolivianischen Anden fieberhafte Zustände an, WHYMPER fand seine Mundtemperatur während seiner Chimborasso-Besteigung auf 38° erhöht. Bei starken Luftverdünnungen in der pneumatischen Kammer fand GILLERT (8) Steigerungen der Mundtemperatur zwischen 0,2 und 0,9°. Nur HEDIN fand, neben Pulsbeschleunigungen, bei keinem seiner Begleiter im tibetanischen Hochlande Körpertemperatursteigerungen, häufiger Abnahmen der Körpertemperatur unter 36°. —

Bricht die Bergkrankheit schon *während* eines Aufstieges zur Höhe aus, so sind ihre Erscheinungen ganz andere. Sie treten zunächst an denjenigen Organen auf, die am meisten auf Sauerstoffzufuhr angewiesen sind und am ehesten an mangelhafter Sauerstoffversorgung leiden, das sind die arbeitenden Muskeln. Sie ermüden plötzlich hochgradig, versagen den Dienst, man glaubt keinen Schritt weiter tun zu können, um sich nach ganz kurzer Ruhe schon wieder frisch zu fühlen. Eine Fortsetzung des Marsches führt nach wenigen Schritten zum gleichen Bilde. Dies ist besonders plastisch von SAUSSURE (S. 375) geschildert worden. Zu diesen Schwächezuständen können sich Schwindelerscheinungen, Dunkelsehen, Ohnmachtsanwandlungen gesellen und eine Apathie (die besonders aus den höheren außereuropäischen Gebirgen beschrieben worden ist), welche vollkommen gleichgültig macht gegen alle Gefahren der Situation, gegen die von Kälte, Stürmen, Schneetreiben, sowie die von seiten eines exponierten Aufenthaltsortes drohenden, ja auch gleichgültig gegen das Leben.

Was im letzten halben Jahrhundert kaum noch beschrieben worden ist und heute dem Bilde der Bergkrankheit nicht mehr ganz direkt beigezählt werden kann, sind die Einrisse und Schrunden der Haut und der an sie grenzenden Schleimhäute und die capillaren Blutungen aus den Lippen, den Augenbindehäuten (A. v. HUMBOLDT, TSCHUDI), aus der Nase (D'ORBIGNY). *Erstere* kommen wohl zustande durch mangelnde Hautpflege gegenüber der Kälte, der Trockenheit und starken Bewegtheit der Luft, wodurch die Haut trocken, spröde, rissig wird, wozu für die Blutungen noch als prädisponierendes Moment die durch den Sauerstoffmangel erzeugte capillare Hyperämie und die Erhöhung der Durchlässigkeit der Capillarwandungen kommt. Nicht etwa dadurch, daß infolge der Luftverdünnung das Blut wie in einen Schröpfkopf in die Haut angesaugt wird. Von dieser ursprünglich von HALLER geäußerten Anschauung war schon im Kapitel XVIII („Mechanische Wirkungen") die Rede. Die moderne, in kräftigem Einsalben bestehende Haut- und Schleimhautpflege ist geeignet, mit der Verbesserung des physikalisch-chemischen Zustandes der Haut auch die Blutungsgefahr einzuschränken.

Allerdings sind vereinzelt auch Blutungen aus dem Darm (ACOSTA, TSCHUDI) und aus den Lungen (Mrs. HERVEY und SVEN HEDIN) beschrieben worden. Die aus dem Darm erfolgenden sind auf Rechnung der durch den Sauerstoffmangel gesteigerten Durchlässigkeit der Capillaren der Darmschleimhaut zu beziehen; für die aus den Lungen kommt hinzu der Umfang der Druckschwankungen in den Alveolen zwischen Ein- und Ausatmung. Sie treten besonders bei allen Zuständen auf, die zu Steigerungen des exspiratorischen Druckes in den Lungenalveolen führen, so schon beim lauten Sprechen — BOUSSINGAULT (9) verbot dieses deshalb seinen Begleitern auf dem peruanischen Hochlande — mehr noch beim Blasen von Instrumenten. Wie PÖPPIG berichtet, kam es bei einem Engländer bei jedem Versuch die Flöte zu blasen zu blutigem Auswurfe.

Es ist lange bekannt, daß das Sprechen und mehr noch das Pfeifen und Blasen von Instrumenten im Höhenklima erschwert sind. Das rührt daher, daß zum richtigen Anblasen der den Ton erzeugenden schwingenden Teile (der Stimmbänder oder der schwingenden Teile der Instrumente) ein bestimmter Druck erforderlich ist, der unter Luftverdünnung sich anders stellt als im Tieflande und zunächst gelernt sein will. Das gleiche ist der Fall beim Aufenthalt unter Luft*verdichtung*, z. B. in Caissons. Experimentell ist dies für das Pfeifen und Hornblasen von LOEWY (10) genauer festgestellt worden.

Die *Blutungen* aus den Lungen erklären sich aus den starken Druckschwankungen in den Lungenalveolen zwischen Ein- und Ausatmung, die zum Bersten der abnorm nachgiebigen Capillaren führen können. —

In Kapitel XX wurde schon auf den *Einfluß der Umwelt* auf den Ausbruch der Bergkrankheitssymptome hingewiesen. Die Angaben der verschiedenen Hochgebirgsreisenden sind in dieser Beziehung nicht gleichlautend.

So berichtet der katholische Missionar HUC von seiner Reise von der Mongolei nach Tibet, daß die Bergkrankheit sich wenig bemerklich mache bei Wind, dagegen erheblich sei bei ruhigem, sonnigem Wetter. Umgekehrt fühlten die Brüder SCHLAGINTWEIT sich krank in 5100 m Höhe beim Wehen des Abendwindes, weniger krank bei Windstille am Morgen. Bei TSCHUDI traten die Krankheitserscheinungen besonders intensiv auf bei klarem Wetter und großer Kälte, weniger bei mit Wasserdampf gesättigter Luft; bei MIDDENDORF trat nach beschwerdereichen Nächten Besserung ein, wenn die Morgensonne das Zimmer zu beleuchten begann. — Auf dem Marsche soll nach GUILLARMOD (11) die Bergkrankheit früher in Couloirs ausbrechen als auf freien, den Winden ausgesetzten Plateaus. Letzteres, d. h. den relativen Schutz freier, den Winden ausgesetzter Plätze gibt auch CONWAY (12) an. Endlich erwähnt von der zweiten englischen Himalaya-Expedition HINGSTON (13), daß eine besondere Disposition zur Bergkrankheit an windgeschützten Stellen, bei mäßiger Sonne und wasserdampfreicher Luft bestehe.

Die Unterschiede, die im Auftreten der Bergkrankheit gefunden wurden, je nachdem über Fels oder Schnee emporgestiegen wurde, wurden schon erwähnt. Leicht scheinen Erkrankungen aufzutreten beim Passieren von Mulden, Schluchten, Schneetälern. So liegt eine Mulde unterhalb des Gornergrates. Beim Passieren treten Atemnot, Herzklopfen, Schwäche auf. Hat man sie passiert und steigt weiter, so schwinden die Beschwerden, obwohl man sich in größerer Höhe befindet. Eine ebensolche Mulde liegt auf dem Wege von Randa zum Dom (Wallis) jenseits des Festijoches in 3724 m Höhe. Von 19 Teilnehmern an einer Partie wurden in ihr 17 bergkrank. Jenseits der Mulde trat wieder Wohlbefinden ein (RZEWUSKI). —

Der *Eindruck*, den die Bergkrankheit in ihrer ausgeprägten Form auf denjenigen macht, der sie eben kennenlernt, ist der einer schweren Erkrankung, und die verursachten Beschwerden sind für die von ihr Befallenen äußerst peinigend. Aber im allgemeinen besitzt sie gutartigen Charakter. Wie erwähnt, klingt ein Teil der Erscheinungen, und zwar die vom Großhirn ausgehenden in einigen Tagen ab, so daß man sich bei Körperruhe ohne Beschwerden fühlt. Allerdings führt jede körperliche Betätigung zu Atemnot und Schwächegefühl. Auch diese mindern sich im Laufe weiterer Tage bzw. Wochen bei fortgesetztem Höhenaufenthalte, wenn auch die Möglichkeit, schwerere Arbeit zu leisten, sich nur sehr langsam zu ergeben scheint. Angaben hierüber sind schon vorher gemacht worden. Auffallend sind die Angaben über besonders schwere Erkrankungen bei Personen, die mit *Bergbahnen* die Höhe erreichten. Solche liegen von den transandinischen Bahnen vor, bei denen ja allerdings Paßhöhen von 4798 m (von Callao nach Oroya) oder von 4153 m (von Antofagasta nach Oruro) erreicht werden. Schon die einfachsten Verrichtungen führen zu Kopfschmerzen, Atemnot und hochgradigem Schwächegefühl, so daß nach SCHRÖTTER eine Reihe von Personen die Höhe alsbald wieder verlassen mußte. Auch Todesfälle sollen oben vorgekommen sein (14).

Die Bergkrankheit befällt auch Tiere. Das beschrieb schon ACOSTA, die ausführlichsten Angaben machten PÖPPIG und TSCHUDI aus den Anden, aber auch SAUSSURE sah sie beim Überschreiten des Theodulgletschers von Breuil aus. Stets handelte es sich um die zum Reiten oder Lasttragen benutzten Maultiere. Sie bekommen Atemnot, beginnen zu keuchen und kommen, selbst wenn sie entlastet werden, nur sehr langsam vorwärts. Es soll nicht selten sein, daß sie unter häufigerem Haltmachen langsam keuchend weiterkommen, dann plötzlich umfallen und tot liegen bleiben. Ja, BOUGUET gibt an, daß der Paß von Guanacas zwei Stunden weit von den Gerippen der toten Maultiere bedeckt sei. Ebenso leiden auch Rinder und Pferde an ihr, wenn sie auf der Höhe der Anden als Last- oder Zugtiere benutzt werden, wobei bei ihnen Blutungen aus Nase und Darm beschrieben wurden. Sie müssen zur Erholung auf tiefere Weideplätze gebracht werden.

Diese Berichte liegen nun schon über ein Jahrhundert zurück. Aber im letzten Jahrzehnt wurden Mitteilungen aus Colorado, Wyoming und Neu-Mexiko gemacht, wonach dort bei dem in Höhen über 2400 m weidenden Rindvieh eine mehr chronisch verlaufende Krankheit vorkomme, die sich in Mattigkeit, Appetitmangel, Abmagerung, unstillbaren Durchfällen äußere, wozu wassersüchtige Schwellungen kommen, unter denen die Tiere (die Verluste sollen bis zu 1% betragen) zugrunde gehen. Auch diese Erkrankungen werden auf die Höhe bezogen.

Aber, wie ADAMETZ (15) feststellte, tritt diese Erkrankung nicht nur in den außereuropäischen Gebirgen, sondern auch schon in den deutschen Alpen auf. ADAMETZ stellte sie in ähnlicher Höhe auf mehreren Vorarlberger Alpen fest, besonders an aus dem Tieflande heraufgebrachtem Jungvieh. Schafe und Ziegen, dieses typische Höhenvieh, wurden nicht befallen. — Übrigens konnte ein ähnliches, mehr *chronisch* verlaufendes und sich wesentlich in Magendarmbeschwerden bis zu unstillbaren Durchfällen äußerndes Krankheitsbild auch bei Teilnehmern an der zweiten englischen Mount Everest-Expedition festgestellt werden.

4. Die Ursachen der Bergkrankheit.

Schon DE SAUSSURE bezog die Erscheinungen der Bergkrankheit auf den unzureichenden Sauerstoffdruck der Höhenatmosphäre. Etwa 100 Jahre später hat dann PAUL BERT experimentell die Grundlagen für die Richtigkeit dieser Anschauung geliefert. Trotzdem gab es auch weiterhin noch Forscher, die andere Momente für den Ausbruch der Bergkrankheit verantwortlich machen wollten. Aber heute spielen diese abweichenden Anschauungen keine große Rolle mehr. Dafür ist jedoch auf Grund neuester, schon in Kapitel XX, S. 360, besprochener Versuche, welche sich mit der Erscheinungsform der Krankheit befassen, je nachdem die Sauerstoffverarmung durch Verdünnung der atmosphärischen Luft oder durch genügende Verdünnung reinen Sauerstoffs oder durch einseitige Entziehung des Sauerstoffs ohne allgemeine

Druckherabsetzung vorgenommen wird, hervorgehoben worden, daß die so zustande kommenden Bilder nicht vollkommen übereinstimmen [KAISER (16), MARGARIA, TALENTI]. Danach würde also die Sauerstoffverarmung nicht der *ausschließlich* wirkende Faktor sein. Jedoch glaube ich nicht, daß die bisher ausgeführten Versuche genügen, um diese Annahme zur Gewißheit zu erheben. Irgendein Versuch, die Ursache der Differenzen anzugeben oder den mitwirkenden Faktor klarzulegen, ist bis jetzt nicht gemacht worden.

Jedenfalls stellt der Sauerstoffmangel das überwiegende sachliche Moment dar. Das zeigt ohne weiteres die Wirkung auch nur kurzer Sauerstoffatmung bei Bergkranken, deren Beschwerden alsbald behoben werden. Das zeigt die Wirkung der Sauerstoffatmung bei Fahrten im Freiballon, im Flugzeug, beim Aufenthalt in der verdünnten Luft der pneumatischen Kammer. Sie vermag den Beginn der Erkrankung um Tausende von Metern nach oben zu verrücken, ja in neuester Zeit bis an die Grenze der Lebensmöglichkeit, die auf S. 358 besprochen wurde.

Schon 1901 konnten BERSON und SÜRING, obwohl ihre Sauerstoffatmungsgeräte, wie v. SCHRÖTTER nachgewiesen hat, noch nicht vollkommen waren, bis zu 10 800 m im Freiballon aufsteigen. PAUL BERT und MOSSO konnten in der pneumatischen Kammer Verdünnungen, welche Höhen von 9000 und 11 600 m entsprachen, erreichen, während neuestens im Flugzeug von NEUENHOFEN 12 800 m und von SOUZEK 13 150 erreicht wurden.

Das Bestehen von Sauerstoffmangel bei Bergkrankheit geht auch hervor aus den Befunden unvollständig oxydierten organischen Materiales im Harne, was schon auf der Monte Rosaspitze bei Körperruhe gefunden wurde, ferner aus den zahlreichen chemischen Veränderungen, die an den Organen stärkeren Luftverdünnungen ausgesetzter Tiere ermittelt wurden (vgl. Kap. XIII). Bei nicht übermäßiger Körperarbeit wurden Unvollkommenheiten in den Oxydationsprozessen schon in 2100 m Höhe gefunden.

Soll Sauerstoffmangel die Ursache der Krankheitserscheinungen sein, so müssen sich durch ihn auch die *Besonderheiten im Auftreten und Verlauf* der Bergkrankheit, von denen vorstehend die Rede war, erklären lassen. LOEWY hat versucht, die hierfür in Betracht kommenden Punkte kurz zusammenzufassen.

Am einfachsten zu deuten ist der Höhenunterschied beim Auftreten der Symptome, je nachdem Körper*ruhe* besteht oder *Arbeit* geleistet wird. Im letzteren Falle kann sie in den Alpen schon unterhalb 3000 m bemerkbar sein. Bei der mit der Muskelarbeit verbundenen Steigerung des Sauerstoffverbrauchs — unter Umständen aufs Fünf- bis Zehnfache der Ruhewerte — muß die Sauerstoffversorgung früher unzureichend werden. Die *individuell* sehr starken Unterschiede hinsichtlich der Höhe, in der bei Körperruhe die Bergkrankheit zum Ausbruch kommt und in der Schwere, mit der sie einsetzt, sind *konstitutionell* bedingt, d. h. abhängig von der mehr oder minder zweckmäßigen Ausbildung derjenigen anatomischen Einrichtungen und derjenigen funktionellen Größen, die der Sauerstoffversorgung der Organe dienen. Auch hier kann auf früher bereits Gesagtes verwiesen werden: Auf die individuellen Unterschiede im Atemminutenvolumen, mit dessen Umfang die Sauerstoffversorgung des Blutes wachsen muß; auf die der Atmungsform, da durch eine langsame und tiefe Atmung dem Lungeninnern mehr Luft und damit mehr Sauerstoff zugeführt wird, als durch eine schnelle und flache; auf die Lungenkapazität und die Ausdehnungsfähigkeit der Lungen. — Auf S. 193 wurde auch besprochen, daß als Maßstab für die von seiten der Atmung dem Körper zur Verfügung gestellte Sauerstoffmenge die Höhe des Kroghschen sog. *Diffusionsfaktors* dienen kann: Je größer er, um so größer die Widerstandskraft gegen die Luftverdünnung.

Hierzu kommen weitere konstitutionelle Faktoren von seiten des Blutes und des Kreislaufes, die wiederum auf die Toleranz gegen die Höhe von Einfluß sind: Verschiedene Mengen von Hämoglobin im Blute, verschiedene Umlaufsgeschwindigkeit des Blutes, differente Herzkraft. Wesentlich, wenn wohl auch zu wenig beachtet, ist die Ausbildung des Capillarsystems im allgemeinen sowohl, wie auch besonders in der Muskulatur und in den lebenswichtigen Zentren in der Med. oblongata und im Zwischenhirn für Atmung, Herz, Vasomotoren und ihre Reaktionsbereitschaft und ihre Fähigkeit zur genügenden Erweiterung auf die sie treffenden Reize.

Gegenüber diesen in ihrem Ausmaß sehr differenten Mitteln für die Sauerstoffzufuhr treten die individuellen Unterschiede im Sauerstoff*verbrauch,* weil verhältnismäßig geringfügig, zur Erklärung der wechselnden Toleranz gegen die Höhe zurück.

Durch die Kombination der genannten Atmungs-, Blut-, Kreislauffaktoren nach dieser oder jener Richtung im zweckmäßigen oder unzweckmäßigen Sinne lassen sich die Differenzen in der Toleranzgröße gegen die Abnahme der Sauerstoffspannung der Atmosphäre innerhalb weiter Grenzen erklären. Einer Erklärung würden aber weiter bedürfen die Unterschiede im Auftreten der Bergkrankheit, die mit den *wechselnden Verhältnissen der Umwelt,* besonders solchen der herrschenden *Witterung,* in Beziehung stehen. Die darüber gemachten Angaben sind z. T. auf S. 355 und 379 zusammengestellt. Man darf die dort angeführten schädlichen Wirkungen der *Sonne* mit Störungen der Wärmeregulation in Zusammenhang bringen; die günstige Wirkung mäßigen *Windes* mit Verbesserung der Wärmeabgabe, die heftigen Windes mit seiner Erschwerung der normalen Atmung. Mit der ungünstigen Änderung der Atmung auch die nächtliche Steigerung der Beschwerden. —

Die Tatsache, daß einzelne eher von der Bergkrankheit befallen werden, wenn sie über Fels, andere wenn sie auf Schnee wandern, erklärt sich wohl aus der im einzelnen Falle verschiedenen Schwierigkeit des Emporkletterns, die mit der Beschaffenheit, Härte und Tiefe des Schnees im Zusammenhang steht und wohl auch in der individuell verschieden ausgebildeten Tüchtigkeit im Wandern auf Fels oder Schnee.

Die Prädisposition, die durch Schluchten und Mulden gegenüber freien Höhen und Graten gegeben werden soll, beruht wohl nicht stets auf der gleichen Ursache und die klimatologischen Verhältnisse sind zu wenig untersucht und bekannt, um die beobachtete Prädisposition auf einen bestimmten Faktor zurückführen zu können. Dazu ist bis heute nicht klargestellt, inwieweit diese Angaben sich nur auf einige Einzelfälle beziehen und dann verallgemeinert wurden, oder ob ihnen wirklich allgemeine Gültigkeit zukommt. Dabei ist zu bedenken, was schon S. 356 betont wurde, daß es im Einzelfall schwer, ja oft unmöglich sein wird, den Einfluß der Umgebung überhaupt sicher festzustellen angesichts des wechselnden Zustandes der Person, ihrer Frische oder Ermüdung, ihrer jeweiligen Arbeitstüchtigkeit, ihres Ernährungszustandes, wohl auch ihres seelischen Verhaltens gegenüber entgegentretenden besonderen Gefahren.

So vermag also der Sauerstoffmangel das Auftreten der Bergkrankheitserscheinungen für alle diejenigen Fälle zu erklären, die einer wenigstens einigermaßen eingehenden Analyse unterworfen werden können. Dieser Theorie gegenüber sind allmählich *die übrigen,* die zum Teil älteren, zum Teil jüngeren Ursprunges sind, zurückgetreten. Chronologisch betrachtet wäre hier zunächst die schon erwähnte HALLERsche zu nennen, wonach beim Aufenthalt in verdünnter Luft das Blut in die mit der Atmosphäre in Berührung stehenden Organe, Haut und Lungen, angesaugt werden sollte. Dadurch würden sich die capillaren Blutungen aus diesen Teilen erklären, dadurch der Sauerstoffmangel und die mit ihm zusammenhängende verminderte Funktionstüchtigkeit der inneren Organe. Eine Kritik dieser Anschauung, die zu ihrer Ablehnung führen muß, ist bereits S. 366ff. gegeben worden.

Ebenso ist dort die auf HALLER sich stützende und eine Modifikation seiner Anschauung darstellende Annahme von KRONECKER besprochen worden. Nach KRONECKER soll die Luftverdünnung zu einer Blutüberfüllung der Lungen infolge Zurückhaltens des Blutes in ihnen führen, zu einer Blutstauung in ihnen, die er mit Herzschwäche in Beziehung bringt. Neuerdings sind nun Blutüberfüllungen der Lungen mehrfach nachgewiesen worden (S. 339) durch BAYEUX, LOEWY und SCHRÖTTER, BABAK, aber nicht nur beim Aufenthalt in *verdünnter* Luft, sondern auch bei Atmung *sauerstoffarmer* Luft. Im letzteren Falle kann das mechanische Moment, das KRONECKER als Ursache nimmt, keine Rolle spielen. Dagegen hat sich gezeigt, daß Herzinsuffizienzen durch Sauerstoffmangel leicht eintreten können. Die unter Luftverdünnung oder bei Atmung sauerstoffarmer Luft gefundene Lungenhyperämie kann also durch diese bewirkt werden, und da Lungenhyperämie eine Kreislaufschädigung anzeigt, würde durch diese die Sauerstoffversorgung der Organe leiden und der Ausbruch der Bergkrankheit befördert werden.

So wäre auch nach *dieser* Auffassung Sauerstoffmangel der maßgebende Faktor, ohne daß mechanische Momente für die Erklärung herangezogen werden müßten. Allerdings wäre er in den Organen sekundär, nachdem primär die Herztätigkeit durch ihn geschädigt worden ist.

Einen etwas anderen Standpunkt vertritt BAYEUX. Die von ihm angegebenen und auch von BABAK (S. 339) beschriebenen unter Luftverdünnung gefundenen Veränderungen der Lungenwandung, die Verdickung der interalveolaren Septa soll zu einer Störung der Blutzirkulation in den Lungenwandungen führen und damit zu Sauerstoffmangel.

Eine andere von MOSSO aufgestellte und auch heute noch von MOSSOS Schülern, speziell von HERLITZKA, MARGARIA und anderen vertretene Theorie will die Bergkrankheit auf den Kohlensäuremangel des Blutes, auf *Akapnie,* wie MOSSO diesen Zustand nannte, zurückführen (17). Nach den Ausführungen in Kapitel I und IV tritt beim Übergang ins Höhenklima sehr häufig eine Abnahme der Kohlensäurespannung und der Kohlensäuremenge im Blute ein. Aber einerseits ist diese selbst bereits eine Folge wenigstens eines lokalen, im Atemzentrum bestehenden Sauerstoffmangels, andererseits wird sie durchaus nicht *stets* gefunden, wie die Beispiele auf S. 189 zeigen. So konnte sie bis gegen 4000 m Höhe unverändert gefunden werden. Ferner geht der Ausbruch der Bergkrankheit durchaus nicht mit dem Kohlensäuremangel im Blute parallel, vielmehr kann man gerade dort schwere Symptome finden, wo gar keine Akapnie besteht. Über einen etwas komplizierten Zusammenhang zwischen Akapnie und Störungen der Funktionen des zentralen Nervensystems, die zu Bergkrankheitserscheinungen führen sollen, sei auf die S. 298 besprochene Arbeit von Herlitzka verwiesen (18). —

Eine Auffassung, die auf den ersten Blick scheinbar einen ganz anderen Boden hat, ist von seiten französischer Autoren geäußert worden. Danach soll die Bergkrankheit eine *Autointoxikation* darstellen. Und doch steht diese Theorie nicht etwa im Gegensatz zur Lehre von der ursächlichen Bedeutung des Sauerstoffmangels, fußt vielmehr direkt auf ihr und stellt die Tatsachen nur in einer besonderen Beleuchtung dar. Sie zieht die pathologischen Stoffwechselprodukte, die sich beim Höhenaufenthalt im Körper ansammeln, als diejenigen Faktoren heran, durch die die Bergkrankheit ausgelöst wird. Nun ist allgemeine Überzeugung, der zuerst Pflüger Ausdruck gegeben hat, daß nicht das negative Moment des Sauerstoff*mangels* Krankheitserscheinungen hervorrufen kann, vielmehr die positiven Effekte, die er im Körper zustande bringt, so daß unausgesprochen wohl allgemein die durch Anoxybiose entstandenen Stoffwechselprodukte mit den Erscheinungen der Bergkrankheit in Verbindung gebracht werden.

Man kann schließlich *alle* Wirkungen der Anoxybiose als Autointoxikationen auffassen; Autointoxikation ist ja ein sehr weiter Begriff. Die Frage ist nur, ob es *zweckmäßig* ist, hier von einer solchen zu sprechen.

Autointoxikation ist zu einem klinischen Begriff geworden, der seine ätiologischen und chemischen Besonderheiten hat. Ätiologisch nimmt dabei die Bergkrankheit eine eigene Stellung ein, aber auch chemisch unterscheidet sie sich von den sonstigen dadurch, daß die Abweichungen von der Norm verhältnismäßig geringfügig sind, selbst wenn dabei durch langdauernden Aufenthalt unter hochgradiger Luftverdünnung schwere Krankheitszeichen ausgelöst waren, wie es in Laubenders Versuchen deutlich wird.

Moog (19) stellt die Bergkrankheit der Urämie an die Seite, aber bei dieser finden sich z. B. weit stärkere Steigerungen des Reststickstoffes des Blutes als bei schwerer Bergkrankheit. Die Bezeichnung Autointoxikation kann danach irreführen, denn man wird dabei unwillkürlich veranlaßt, an die durch pathologische Prozesse herbeigeführten Autointoxikationen zu denken, die doch etwas anderes darstellen, wenn auch im Grunde genommen die Vorgänge einander entsprechen. Die Frage ist also weniger eine sachliche als eine der Zweckmäßigkeit.

Bayeux (19a) möchte die Bergkrankheit nach ihren verschiedenen Erscheinungen in *zwei* Formen trennen: eine asphyktische und eine toxische, erstere gekennzeichnet durch Störungen der Atmung, Tachykardie, Anorexie, Schlaflosigkeit, letztere durch Übelkeit, Erbrechen, Frostgefühl, langsame fadenförmige Pulse. Gegen die erste Form sind Sauerstoffeinatmung oder subcutane Sauerstoffinfusionen wirksam, gegen die zweite Sauerstoffinfusionen mit 15% Kohlensäurezusatz.

Schließlich sei angeführt, daß ANGELI (20) die Bergkrankheit auf Grund von Versuchen, die er auf dem Monte Rosa ausführte, als entstanden ansieht durch gewisse Beimengungen zur Atmosphäre. Er fand neben Ozon und Wasserstoffsuperoxyd Oxyde des Stickstoffes und Ammonnitrit. Die letzteren würden das giftige Prinzip darstellen. Sie sollen durch Zersetzung des sehr labilen Nitroxyls entstehen, welches letztere ANGELI für besonders giftig hält. — Gegen die Anschauung ANGELIs spricht, daß die Zeichen der Bergkrankheit ja auch beim Aufenthalt unter Luftverdünnung in der pneumatischen Kammer zustande kommen; man müßte denn annehmen, daß sie sich auch in ihr unter Luftverdünnung bilden.

Einen eigentümlichen, aber durchaus anfechtbaren Standpunkt vertritt FRIEDLÄNDER (19b). Er bezeichnet als Bergkrankheit die Bewußtseinstrübung, die in großen Höhen nach erschöpfenden Märschen auftritt. Er bezieht sie auf ein Versagen der *seelischen* Kräfte, während die Luftverdünnung allein nicht für ihren Ausbruch verantwortlich sei, auch nicht die auslösende Ursache sein soll.

5. Verhütung und Behandlung der Bergkrankheit.

Auf Grund des dargelegten Standpunktes über die *Entstehung* der Bergkrankheit lassen sich die Mittel und Wege zu ihrer Verhütung und Behandlung ableiten, die mit der praktisch gewonnenen Erfahrung übereinstimmen. Das theoretisch Wesentliche ist, die Sauerstoffversorgung des Körpers bzw. der besonders sauerstoffbedürftigen Organe möglichst ausgiebig und zweckentsprechend zu gestalten. Das geschieht schon dadurch, daß man bis in die kritischen Höhen nicht in einem Zuge aufsteigt, vielmehr auf einigen Zwischenstationen auf mittlerer Höhe sich einige Zeit aufhält, um die Anpassungsvorgänge an die Höhe sich ausbilden oder wenigstens sich einleiten zu lassen. *Langsames,* passives Emporkommen wird dabei weniger Veranlassung zum Ausbruch der Krankheit geben als aktives. Nur ein *schnelles* passives Erreichen der Höhe mit Bergbahnen gibt erhöhte Disposition und beschleunigt den Ausbruch gegenüber dem Empormarschieren.

Man wird also auch bei Benützung der Bergbahnen am besten in mehreren Etappen die Höhe zu gewinnen suchen.

Beim *aktiven* Emporkommen wird der *Trainierte* im Vorteil sein gegenüber dem Untrainierten, nicht allein zufolge der besseren

Ausbildung seiner Muskulatur und seiner Blutzirkulation, sondern auch wegen des herabgesetzten Stoffwechsels bei gleicher Arbeitsleistung. Es empfiehlt sich also, sich zunächst in mittleren Höhen für die Arbeit in größeren Höhen zu trainieren. Ebenso wie der untrainierte leidet auch der *ermüdete* Organismus früher. Nach durchwachten Nächten Höhenausflüge zu machen, birgt immer ein Gefahrenmoment. Zu achten ist weiter auf die *Ernährung:* Mangelhafte Nahrungszufuhr führt leicht zu Erschöpfung, übermäßige Füllung des Magens hindert eine ausgiebige Atmung durch Behinderung ausreichender Zwerchfellbewegungen. Besonders blähende, zu Gasbildung führende Nahrung befördert den Ausbruch der Krankheit durch Empordrängen des Zwerchfells und Einengung der Brusthöhle. Wenig günstig soll nach einzelnen Erfahrungen überwiegende Eiweißnahrung sein, günstig dagegen Zuckerzufuhr.

Endlich ist auf die *Witterungsverhältnisse* zwecks Verhütung frühzeitiger Bergkrankheit Rücksicht zu nehmen. Bei Körper*ruhe* soll man sich möglichst vor der Kälte schützen, auf dem *Marsche* vor praller Sonne und, soweit möglich, vor dem Einfluß von heftigen Winden. — Daß die *Art* des Marschierens selbst, ebenso die Gepäckbelastung von Einfluß sind, braucht nur erwähnt zu werden. —

Haben sich Erscheinungen von Bergkrankheit *nach Erreichung des Zieles* eingestellt, so werden sie durch absolute körperliche Ruhe gemildert werden, wobei auch häufig vorgenommene willkürlich vertiefte Atmung von Vorteil ist. Wo möglich, sollten als *kausale* Therapie daneben wiederholt vorgenommene Sauerstoffatmungen benutzt werden, am besten unter Zusatz von 3—4% Kohlensäure zum Sauerstoff. Ihre Wirkung überdauert nicht lange die Zeit der Einatmung, aber die quälendsten Beschwerden können dadurch doch stets gelindert werden. — Als *eine Art kausaler Behandlung* haben ADLERSBERG und PORGES die Zufuhr von Ammonphosphat (pro Tag 18 g in Wasser gelöst) empfohlen. Es ist ein saures Salz, das die Atmung zu steigern vermag, damit die alveolare Sauerstoffspannung hebt und dadurch die Sauerstoffzufuhr zu Blut und Geweben verbessert. — Gegenüber deutlich werdender *Schädigung der Herzkraft,* die im Laufe der Bergkrankheit sich einstellt, wird man die gebräuchlichen Herzmittel verwenden müssen. Wirksam sind: Coffein, Digitalis, Camphor. — Weiter wird man gegen einzelne besonders quälende Symptome vorgehen müssen, also *symptomatische* Therapie treiben. So wird man gegen die Kopfschmerzen oder gegen fieberhafte Erscheinungen die Anwendung von Antipyretica und Nervina heranziehen: Antipyrin, Pyramidon, Phenacetin u. a.

In den außereuropäischen Gebirgen werden von den Eingeborenen auf Grund praktischer Erfahrung verschiedene andere Mittel und Methoden angewandt. So kauen diese nach TSCHUDI auf den peruanischen Anden Cocablätter oder trinken Cocatee, wodurch Atemnot und Übelkeiten beseitigt werden sollen. Daneben benützen sie säuerliche Limonaden, die auch von den Eingeborenen am Himalaya verwendet werden, daneben Zwiebeln, Knoblauch und andere scharfe Stoffe. Entgegen diesen sollen, wie PÖPPIG angibt, Kaffee, Tee, Schokolade, Alkohol von den Eingeborenen für schädlich gehalten werden. TSCHUDI gibt an, von Aderlässen Erfolge gesehen zu haben; wie diese zustande kommen können, darüber vgl. Zusatz 6. Sie werden jedenfalls auch bei bergkranken Pferden und Maultieren vorgenommen in verschiedener Weise. — Vielfach werden den Tieren die Nasenlöcher aufgeschlitzt, was zuweilen überraschend günstig wirken soll.[1]

Tritt die Bergkrankheit *während* des Marsches auf, so müssen eben die notwendigen Ruhepausen eingeschaltet werden. Entweder man kommt so, wenn auch langsam, doch noch ans Ziel, oder man muß eben vorübergehend in tiefere Gegenden absteigen.

Die im vorstehenden gegebenen therapeutischen Hinweise bezogen sich auf die Bergkrankheit, die in den europäischen Gebirgen auftritt und auch in den außereuropäischen zwischen 4000 und 5000 m, wenn man diese Höhen schnell erreicht. Die genannten Hilfsmittel werden nur vorübergehend angewendet zu werden brauchen, da ja allmähliche Akklimatisation eintritt. Kommt man in *größere Höhen,* in denen Anpassung nur teilweise und erst im Laufe von Wochen und Monaten zustande kommt, so wird das Vorgehen, was das geschilderte Verhalten des Kranken und die medikamentöse Behandlung betrifft, das gleiche sein. Nur die Benützung des Sauerstoffes wird einige genauere Indikationen erfordern.

Seine Benützung tritt natürlich zurück, wenn man sich Monate und Jahre in großen Höhen aufhält, man denke an HEDINs Reisen in Innerasien. Es wird sich empfehlen Sauerstoff mitzuführen, man wird ihn aber nur in Verwendung nehmen, um zeitweise auftretende Verschlimmerung im Befinden und Hervortreten besonders quälender Erscheinungen vorübergehend zu beseitigen. Die mehr oder minder beschränkte Arbeitsfähigkeit wird man nicht versuchen wollen damit zu bekämpfen, diese vielmehr als eine notwendige, allmählich jedoch bis zu einem gewissen Grade

[1] Vgl. Zusatz 6 im Nachtrag S. 406.

rückgängig werdende Erscheinung hinnehmen. Aus theoretischen Überlegungen wäre ein häufiger und langer Sauerstoffgebrauch sogar zu widerraten. Er würde nämlich die Ausbildung der natürlichen Abwehrkräfte, die ja gerade durch den Sauerstoff*mangel* ausgelöst werden, verhindern oder doch aufhalten und somit mehr schaden als nützen können.

Anders aber liegt der Fall, wenn man aus sportlichen oder wissenschaftlichen Gründen *kurze Expeditionen in übergroße Höhen,* wie sie zur Bezwingung des Mount Everest durchgeführt wurden, unternehmen will. Auch hier hat es sich als geraten erwiesen, sich in erster Linie auf die Akklimatisation an möglichst große Höhen (am Himalaya zwischen 5000 und 6000 m) zu verlassen und erst bei der eigentlichen Kletterarbeit in den letzten paar tausend Metern Höhe Sauerstoff zu benutzen. Die Angaben über den Nutzen der Sauerstoffatmung hierbei sind widersprechend; die von der zweiten englischen Mount Everest-Expedition, deren Mitglieder am höchsten vordrangen, sind ihr nicht günstig insofern, als deutliche Erleichterungen beim Steigen nicht beobachtet wurden (13). Von der DYHRENFURTschen Himalaya-Expedition läßt sich ein Urteil über seinen Wert nicht abgeben, da mit *einer* Ausnahme stets ohne Sauerstoff gestiegen wurde. Dabei ist allerdings zu bedenken, daß das Tragen der schweren Sauerstoffapparate eine beträchtliche Steigerung der Arbeitsleistung bedeutet, wodurch natürlich der Wert der Sauerstoffatmung vermindert wird. — Immerhin wird man für körperliche Arbeitsleistungen die Sauerstoffatmung heranziehen können, bei Körperruhe am besten ohne sie auszukommen suchen (20a).

6. Die Höhenkrankheit bei Luftfahrten.

Wenn das Auftreten der Bergkrankheit an die Höhe geknüpft ist, so müssen ihre Symptome auch in Erscheinung treten, wenn sie nicht durch Emporsteigen im *Gebirge* erreicht wird, sondern auf irgendeine andere Weise; im Freiballon oder im Lenkballon oder im Flugzeug.

Hier kann man nicht mehr von Bergkrankheit sprechen, kann vielmehr nur die Bezeichnung *Höhen*krankheit benutzen. Manche Autoren bezeichnen die Bergkrankheit, also diejenige Krankheit, die im Gebirge auftritt, als Höhenkrankheit und scheiden von ihr die im Ballon oder Flugzeug entstehende als *Luft*krankheit (GILLERT). Letztere Benennung möchte ich jedoch nicht übernehmen. Sie scheint mir nicht empfehlenswert, da sie zu unbestimmt ist, und der Name nicht erkennen läßt, um was es sich handelt.

Die *Höhenkrankheit* stellt sich je nach den Höhentransportmitteln verschieden dar. Am einfachsten gestalten sich das Bild und seine Erklärung für den Aufstieg im *Freiballon* (21).

Früher wurde schon erwähnt, daß die Höhenkrankheit im Freiballon in ihren Erscheinungen gleich ist der in der pneumatischen Kammer sich ausbildenden. Von etwa 4000 m Höhe ab beginnen Krankheitserscheinungen aufzutreten, die sich bei ruhigem Verhalten im Korbe wie in der pneumatischen Kammer als Störungen der Großhirntätigkeit darstellen: Allmählich zunehmende Müdigkeit, Schlafsucht, Verwirrtheit, Abnahme der geistigen Fähigkeiten, Abnahme der Sinnesschärfe. Beim Versuch körperlicher Betätigung auffallende Schwäche, Unfähigkeit koordinierte Bewegungen richtig auszuführen.

In etwa 8000 m Höhe kommt es zu tiefer Bewußtlosigkeit, die bei weiterem Steigen in den Tod übergeht. Eine nur mangelhafte Sauerstoffzufuhr ändert wenig an diesen Grenzen. Drei französische Luftschiffer: SIVEL CROCÉ-SPINELLI, TISSANDIER atmeten aus Gummisäcken ein Gemisch mit 60% Sauerstoff. In 8500 m wurden sie ohnmächtig und nur TISSANDIER erwachte wieder beim Fallen des Ballons (22). Auch bei BERSON und SÜRING, deren Sauerstoffgeräte weit vollkommener waren, kam es in 10 500 m Höhe zu tiefen Ohnmachten.

Wenn so im Freiballon die Luftverdünnung bzw. der Sauerstoffmangel der allein maßgebende Faktor ist, neben dem von klimatischen Faktoren nur Strahlung und Kälte in Betracht kommen — herrschende Winde haben insofern keinen Einfluß, als ja der Ballon mit dem Winde fliegt —, so liegt es, man kann sagen umgekehrt beim *Lenkballon*. Die Höhen, zu denen er aufsteigt, führen noch nicht zu ausgesprochenem Sauerstoffmangel, dagegen treten Krankheitserscheinungen auf, die mechanisch bedingt sind durch Schwankungen der Gondeln durch Windstöße, die diese längs oder von den Seiten treffen, wobei im ersteren Falle Drehungen um die Querachse der Gondel, also Erhebungen und Senkungen der Gondelspitze hervorgerufen werden, in letzterem Schaukelbewegungen. Die Bewegungen sind ähnlich den eines Schiffes auf bewegter See und die Krankheitserscheinungen, die dadurch hervorgerufen werden, sind in mancher Hinsicht gleichfalls den der Seekrankheit ähnlich: Schwindelanfälle, Übelkeit;

während das *typische* Bild der Seekrankheit nur selten beobachtet zu werden scheint.

Im Flugzeug endlich sind die Krankheitszeichen am kompliziertesten, denn in ihm verbinden sich, wenn es über 4000—5000 m emporsteigt, die beiden genannten Arten der Erkrankung: die durch den Sauerstoffmangel entstehende und die durch die Höhen- und Seitenschwankungen zustande kommenden. Die Kälte und die starken Luftbewegungen haben gleichfalls Anteil am Ausbruch der Krankheit.

Die Schwankungen des Flugzeuges führen zu Störungen in einem der wesentlichen Organe zur Erhaltung des Gleichgewichtes, im Vestibularapparat.[1] Der Erhaltung des Gleichgewichtes dienen aber auch der Gesichtssinn und der Drucksinn, beide geeignet über die Lage des Körpers im Raum zu orientieren und bestimmt Lageveränderungen wahrnehmen zu lassen, was für die Sicherheit des Fluges wichtig ist. Um das gestörte Gleichgewicht des Körpers bezüglich des Flugzeuges wieder herzustellen, ist es notwendig, auf alle wahrgenommenen Lageveränderungen entsprechend zu reagieren. Das bedeutet aber eine dauernde Beanspruchung der nervösen Teile des Gesichts- und des Drucksinnes. Die unausgesetzte Aufmerksamkeit, die den optischen Eindrücken gewidmet sein muß, ebenso die Beachtung, welche die durch den Drucksinn vermittelten verlangen, mag einer der Gründe sein für die Ausbildung einer Reihe von nervösen Beschwerden, die für Flieger charakteristisch sind.

Die bei Höhenfliegern zu beobachtenden Krankheitszeichen sind zusammengefaßt folgende: Subjektive Atemnot, Herzklopfen, Kopfschmerzen. Dazu kommen Übelkeit und Erbrechen. Es besteht Blutandrang zur Haut und zu den sichtbaren Schleimhäuten. Feststellbar ist beschleunigte und unregelmäßige Herztätigkeit. Typisch ist hochgradiges Müdigkeitsgefühl, ein stets betontes Schlafbedürfnis und das Gefühl starker körperlicher Schwäche. Letzteres wird befördert durch die körperliche Betätigung, die zum Lenken des Flugzeuges erforderlich ist, das Schlafbedürfnis — abgesehen von der Wirkung etwaigen Sauerstoffmangels — durch die eben erwähnte dauernde nervöse Inanspruchnahme.

Zu diesen Erscheinungen kommt eine Anzahl weiterer, die als nervös aufgefaßt werden und die mit der Häufigkeit und Gefährlichkeit der Flüge zunehmen. Das sind Störungen am Herzen

[1] Vgl. Zusatz 7 im Nachtrag S. 406.

und am Gefäßapparat, bestehend in wechselnder Pulsfrequenz und in Schwankungen des Blutdruckes, wobei überwiegend Steigerungen des letzteren, seltener Abnahmen, aber auch ein Wechsel zwischen beiden beobachtet wird. Häufig wird Harndrang angegeben, der bis zu Inkontinenz führen kann. Sein Entstehen ist aber wohl nicht rein nervös, sondern als mitbedingt durch die herrschende Kälte zu betrachten. Nervös ist auch ein Teil der Schwindelerscheinungen, der Verlust des Gleichgewichtsgefühls, die Empfindung von Desorientiertheit, Angst- und Zwangsvorstellungen, die besonders dann sich einstellen, wenn einzelne Flüge mit Unfällen verbunden waren, oder solche bei anderen Fliegern wahrgenommen wurden. Es bildet sich somit ein Zustand schwerer Neurasthenie aus.

Beschrieben sind eigentümliche *Nachwirkungen,* die sich als Schlafbedürfnis äußern oder in Verdauungsstörungen oder in seelischen Abweichungen, sei es in depressiven: Niedergeschlagenheit, Verlust des Selbstvertrauens, oder in Erregungszuständen oder in Verwirrtheit. —

Der Symptomenkomplex ist also sehr vielfältig und aus körperlichen und seelischen Zeichen vermischt. Die Ursache für viele dieser Zeichen kann mehrfach sein, und im einzelnen Falle kann es Schwierigkeiten machen, jedes einzelne auf eine bestimmte Entstehungsursache zurückzuführen.

In Anbetracht des gesamten Krankheitsbildes könnte man von einer „Fliegerkrankheit" sprechen, kann sie aber nicht als eine ätiologische Krankheitseinheit auffassen.

Ebenso wie bei der Bergkrankheit ist auch hier im allgemeinen die *Prognose* gut, insofern nach einiger Zeit der Ruhe die Krankheitserscheinungen rückgängig werden. Bleibende körperliche oder seelische Störungen sind kaum beobachtet.

Die *Behandlung* der „Fliegerkrankheit" wird sich im wesentlichen auf die nervösen Erscheinungen zu erstrecken haben und diese psychotherapeutisch und mit chemischen Nervina oder mit Hilfe physikalischer Heilmethoden zu beseitigen suchen.

Literatur.

1. Dufour: Sur le mal des montagnes. Bull. Soc. méd. Suisse rom. **1874.**
2. Acosta: Historia naturale e morale delle Indie (span.), 1590. Italienische Übersetzung, 1596.
3. Don Ulloa: Mémoires philosoph., histor. et physiques concernant la découverte d'Amérique. Trad. française, Tome I. 1787.
4. Meyer-Ahrens: Die Bergkrankheit. Leipzig 1854. — Bert, Paul: La pression barométrique. Paris 1878. — Mosso, A.: Der Mensch

auf den Hochalpen. Leipzig 1899. — ZUNTZ, LOEWY, MÜLLER, CASPARI: Höhenklima und Bergwanderungen. Berlin 1906. — Kürzere Darstellungen bei: SCHRÖTTER, H. v.: Zur Kenntnis der Bergkrankheit. Wien 1899. — KRONECKER, H.: Die Bergkrankheit. Berlin u. Wien 1903. — LOEWY, A.: Höhenkrankheit. Neue dtsch. Klin. **4** (1929).

5. MOORCROFT: A journey to lake Manasarovara in Ún-dés etc. Asiatic Res. **12**. Kalkutta 1816.
6. HEDIN, SVEN: Durch Asiens Wüsten. Leipzig 1899.
7. MIDDENDORF: Peru, Bd. 3. Berlin 1895.
8. GILLERT: Dtsch. med. Wschr. **1931**.
9. BOUSSINGAULT: Bei ALEX. v. HUMBOLDT: Kleine Schriften I.
10. LOEWY: Arch. f. Physiol. **1899**.
11. GUILLARMOD, J.: Six mois dans l'Himalaya, Neuchâtel.
12. CONWAY: Climbing and exploration in the Karakorum Himalaya. London 1884.
13. HINGSTON: Bei BARCROFT: Die Atmungsfunktion des Blutes. Berlin 1927. Anhang I.
14. SCHRÖTTER, v.: Der Sauerstoff in der Prophylaxe und der Therapie. Berlin 1904.
15. ADAMETZ: Z. Tierzüchtg **1** (1924).
16. KAISER: Luftfahrtforschg **6** (1930).
17. MOSSO, A.: Der Mensch auf den Hochalpen. Leipzig 1897.
18. HERLITZKA: Arch. di Fisiol. **24**, Suppl. (1926).
19. MOOG: C. r. Soc. Biol. Paris **73**, 131 (1912).

19a. BAYEUX, R.: C. r. Acad. Sci. Paris **172** (1921).

19b. FRIEDLÄNDER, A. A.: Münch. med. Wschr. **1927**.

20. ANGELI: Ref. Umsch. **36** (1924).

20a. Vgl. auch FINCH: Der Kampf um den Everest, Leipzig 1925, und F. YOUNGHUSBAND: Der Heldensang vom Mount Everest. Basel 1928.

21. ZUNTZ, N.: Zur Physiologie und Hygiene der Luftfahrt. Luftfahrt u. Wiss. **1912**, H. 3. — SCHRÖTTER, H. v.: Hygiene der Aeronautik und Aviatik. Wien 1912. Zur Psychologie und Pathologie des Feldfliegers. Wien. med. Wschr. **1919**. — FERRY, M. G.: Presse méd. **1916**. GILLERT: Jb. wiss. Ges. Luftfahrt **1928**. — Eine kurze Zusammenfassung bei LOEWY: Höhenkrankheit. Neue Deutsche Klinik, Bd. 4. 1929.
22. BERT, PAUL: La pression barométrique. Paris 1878.

Kapitel XXIII.

Die Beziehungen der Höhenphysiologie zur Pathologie (1).

An nicht wenigen Stellen vieler Kapitel ist auf Beziehungen der physiologischen Wirkungen des Höhenklimas zu pathologischen Vorgängen hingewiesen worden. Wenn man als pathologisch ganz allgemein jede Abweichung von der physiologischen Norm betrachtet, so sind eigentlich alle, durch die spezifischen Faktoren des Höhenklimas hervorgerufenen Wirkungen als pathologisch zu bezeichnen, wobei pathologisch allerdings nicht im Sinne von unzweckmäßig oder schädlich aufgefaßt werden muß, vielmehr, entsprechend anderen bekannten pathologischen Vorgängen einen kompensatorischen, also nützlichen Vorgang darstellen kann. In diesem Kapitel jedoch soll unabhängig von jedem theoretischen Standpunkt eine kurze Zusammenfassung gegeben werden über die Zusammenhänge, die zwischen den physiologischen Wirkungen des Höhenklimas und pathologischen Prozessen bestehen, sei es, daß letztere im günstigen oder ungünstigen Sinne beeinflußt werden, sei es, daß sie durch das Höhenklima hervorgerufen werden.

Eine Beeinflussung von Krankheiten findet sich sowohl für solche, die der inneren Medizin, wie solche, die dem Gebiete der Chirurgie angehören, speziell auch für Hautkrankheiten. Dabei ist die therapeutische Bedeutung der einzelnen spezifischen Höhenklimafaktoren verschieden. Für den Bereich der inneren Medizin steht im Vordergrunde die Luftverdünnung, daneben der unspezifische Faktor der Luftreinheit, für chirurgische Erkrankungen und für die der Haut kommt im wesentlichen die Höhensonnenstrahlung in Betracht, wobei für die Affektionen der *Haut* zugleich auch die Trockenheit von Bedeutung ist. — Was zunächst die Hautaffektionen betrifft, so möchte ich nur auf die lupösen Erkrankungen hinweisen, die durch den ultravioletten Anteil der Gebirgssonne besonders beeinflußt werden. Aber nach den Erfahrungen der maßgebenden Höhenärzte [BERNHARD (2), ROLLIER (3)] scheint die zugleich längerwellige Strahlengattungen führende Hochgebirgssonne günstiger als die an ihnen arme künstliche Ultraviolettstrahlung zu wirken.

Ferner ist bemerkenswert die gegenüber dem Tieflande leichte und schnelle *Heilung von Wunden,* was sowohl für traumatisch entstandene gilt — wie für primär nicht zu vereinigende Riß- und Quetschwunden — als auch durch Verbrennungen oder Erfrierungen oder durch chemische Mittel zustande gekommene. Dasselbe zeigt sich aber auch bei infizierten Wunden infolge von Phlegmonen, bei furunkulösen Prozessen, bei jauchigen Abscessen. Auffallend ist auch die schnelle Heilung atonischer und stark sezernierender Wunden. Setzt man sie der Hochgebirgssonne aus, so reinigen sie sich schnell, die schlaffen Granulationen werden frischrot, die starke Sekretion versiegt. Neben der aktiven Hyperämie durch die Besonnung trägt wohl auch die Trockenheit des

Klimas zum Erfolge bei; das Sekret trocknet schnell ein, es bildet sich eine dünnere oder dickere aus dem eingetrockneten Sekret bestehende Membran, die nach BERNHARD pergamentartig fest werden und die Stelle eines festen Verbandes vertreten kann.

Von *chirurgischen Erkrankungen* wären in erster Linie die sog. chirurgischen Tuberkulosen zu nennen. Allgemein bekannt ist die günstige Beeinflussung der Knochen- und Gelenktuberkulosen, so daß auf Einzelheiten, soweit das Tatsächliche in Frage kommt, nicht eingegangen zu werden braucht. Aber daneben kommt es auch zu Besserungen und Heilungen von anderen tiefliegenden tuberkulösen Affektionen, so solchen tiefgelegener Lymphdrüsen, ferner der Urogenitaltuberkulose, der Darm- und Peritonealtuberkulose. Was früher unerklärlich war, waren die Art und die Wege, auf denen die heilende Wirkung zustande kommt. Nach den Ausführungen in Kapitel XV und Kapitel XVI wissen wir heute wenigstens soviel, daß die Ultraviolettstrahlen fähig sind, die Haut chemisch zu verändern, und zwar ihren Mineralgehalt derart, daß die Calciummenge zunimmt; auch ihr Cholesteringehalt nimmt zu und zugleich wird das Ergosterin aktiviert. Weiter wissen wir, daß die Ultraviolettstrahlen bis zu den Hautcapillaren vordringen und von ihnen aufgenommen werden. Sie können dadurch im Körper eine, uns allerdings noch nicht bekannte, Energie entfalten. Sie werden um so reichlicher aufgenommen werden, je mehr die Haut von Blut durchströmt, je hyperämischer sie ist. Damit hängt wohl zusammen, daß Strahlengemische, die, wie die Sonnenstrahlung, längerwellige Anteile haben und dadurch stärkere Hyperämie machen, wirksamer sind gegen die tuberkulösen Knochen- und Gelenkerkrankungen und gegen manche Tuberkulosen innerer Organe (nach den Berichten von BERNHARD, ROLLIER und den Ärzten des Finseninstitutes), als die Bestrahlung mittels künstlicher Ultraviolettstrahler.

Wodurch aber eigentlich die Heilung zustande kommt, ist noch unbestimmt, wenn auch bekannt ist, daß unter Ultraviolettstrahlung der Calciumgehalt von Blut und Organen gesteigert wird, und der Ansatz von Knochensubstanz gefördert, wofür die Rachitis das beststudierte, sogleich zu besprechende Beispiel bietet. Diese Wirkung dürfte auch bei der Heilung der Knochen- und Gelenktuberkulose eine Rolle spielen, die ja auch mit einer Knochenneubildung in den erkrankt gewesenen Teilen einhergeht.

In derselben Richtung liegt die Erklärung der schnelleren Heilung von *Knochenbrüchen* bei Sonnenbestrahlung. Der erste, der dies beobachtete, scheint der französische Militärarzt PERCY gewesen zu sein. Er fand nach einer Angabe BERNHARDs, daß Knochenbrüche, die keine Tendenz zur Heilung zeigten, solange die Kranken in unbelichteten Winkeln dunkler Krankensäle waren, sich zu konsolidieren begannen, sobald diese der Sonne ausgesetzt wurden.

Was die Beziehungen der physiologischen Höhenklimawirkungen zu *inneren Krankheiten* betrifft, so sei zunächst die *Rachitis* genannt, deren Heilung durch ultraviolette Strahlung durch HULDSCHINSKI entdeckt wurde, während das *Wesen* der Heilung besonders eingehend durch F. A. HESS (New York) und Mitarbeiter studiert wurde. In Verbindung mit der Aktivierung des Hautergosterins ist die Zunahme des krankhaft herabgesetzten Phosphor- und Kalkgehaltes des Blutes zur Norm sehr deutlich, daneben wird auch das normale Verhältnis zwischen Kalk und Phosphor, das zum Zustandekommen der Verknöcherung erforderlich ist, und das bei der Rachitis gestört ist, wieder hergestellt. — Wie schon S. 321 erwähnt, wirkt bereits der ultraviolette Anteil der Hochgebirgssonnenstrahlung zum mindesten die Rachitis verhütend.

Eine einfache Erklärungsmöglichkeit ergibt sich weiter für die Besserung *anämischer Zustände* im Höhenklima. Die Steigerung der Blutzellbildung, die ausführlich in Kapitel II behandelt wurde, betrifft nicht nur das Blut Gesunder, sondern auch das aus verschiedenen Ursachen *Anämischer*. So werden *primäre* Anämien nach Blutverlusten schneller rückgängig als im Tieflande, was den in Höhenorten tätigen Ärzten seit langem bekannt ist. Aber auch *sekundäre* Anämien kommen zu wesentlichen Besserungen oder Heilungen. Das wurde während des Krieges an einem größeren Material von Malariakranken beobachtet, deren Anämie während ihrer Internierung in schweizerischen Höhenorten sich bedeutend verringerte. Wichtiger ist, daß auch die die Lungentuberkulose im Tieflande gewöhnlich begleitende und schwer zu beseitigende Anämie im Höhenklima leicht schwinden kann. Nach den Feststellungen von KNOLL (4) nimmt die Blutzellenzahl im ersten und zweiten Stadium der Lungentuberkulose im Hochgebirge so schnell zu wie bei Gesunden, weniger bei den Kranken im dritten Stadium. Bei der Benutzung des Höhenklimas gegen Anämien handelt es sich um die eigentümliche Tatsache, daß zuerst die

Blutzellzunahme im Höhenklima wissenschaftlich festgestellt wurde und dann erst die praktische Verwertung folgte, während der Entwicklungsgang sonst der umgekehrte ist, indem der praktischen Erfahrung die wissenschaftliche Begründung nachfolgt.

Auch die Besserung einiger am *Atmungsapparat* ablaufender Erkrankungen kann durch die physiologischen Erfahrungen unserem Verständnis näher gebracht werden. In Betracht kommen pleuritische Adhäsionen, die im Hochgebirge leichter gelöst werden, Strangbildungen, die besser gedehnt werden, Exsudate, die schneller zur Resorption kommen. Diese Erfahrungstatsachen können in Verbindung gebracht werden mit der in Kapitel IV besprochenen Steigerung der Atmung, mit den verstärkten Bewegungen von Zwerchfell und Brustkorbmuskeln, die schon in mittleren Höhen vorhanden sind, weniger bei Körperruhe, ausgiebig bei körperlicher Betätigung.

Eine gewisse Klärung haben auch die Erfolge der Höhentherapie gefunden bei einer Krankheit, die seit mehr als einem halben Jahrhundert, wenn auch in größerem Maßstabe erst seit kurzer Zeit mit Hochgebirgsaufenthalt behandelt wird, zuerst auf Grund der Erfahrungen von STILLER, das ist die *BASEDOWsche Krankheit.* Es wurde schon in Kapitel XII ausgeführt, daß nicht nur eine Anzahl der klinisch wahrnehmbaren Erscheinungen sich bessert, sondern daß die Besserung auch objektiv an dem Rückgängigwerden eines typischen Zeichens, nämlich des gesteigerten Erhaltungsumsatzes erkannt werden kann. Ursächlich dürfte hierfür in Frage kommen der veränderte Elektrolytgehalt von Blut und Organen, speziell die Zunahme des Calciums mit ihrer dämpfenden Wirkung auf das vegetative Nervensystem. Diese ist ein Erfolg sowohl der Höhensonnenstrahlung, wie der Luftverdünnung. Daß letztere allein wirksam sein kann, geht daraus hervor, daß, wie gleichfalls schon erwähnt wurde, wiederholter Aufenthalt in der verdünnten Luft der pneumatischen Kammer ebenfalls einen bessernden Effekt äußert.

Die Besserungen, die im Tierversuch eine andere Affektion der Schilddrüse, der *Kropf,* unter Gebirgssonnenstrahlung zeigt, müssen am Menschen erst noch festgestellt werden.

Unsicherer sind die Beziehungen, die zwischen der Besserung mancher *Stoffwechselkrankheiten* und den physiologischen Wirkungen des Höhenklimas auf den Stoffwechsel bestehen. Am ehesten könnte man sich ein Bild darüber machen, wie Besserungen der *Gicht,* die für das Höhenklima angegeben werden, zustande kommen. Die Grundlage wäre die Förderung des Nucleinabbaues, die, wie in Kapitel XVI angegeben, durch Ultraviolettbestrahlung zustande kommt. Man müßte ein gleiches auch von der ultravioletttreichen Gebirgssonnenstrahlung annehmen. Wie weit dies zutreffend ist, läßt sich aus Mangel an experimentellen Erfahrungen vorläufig nicht sagen. Die gleiche Ungewißheit gilt von der günstigen Beeinflussung des *Diabetes* im Höhenklima. Die Tatsache selbst ist wiederholt hervorgehoben worden, daß bei längerem Höhenaufenthalt die Harn- und Blutzuckerwerte hinabgehen und die Krankheit in ein leichteres Stadium tritt. Aber gerade die in Kapitel VIII, S. 241 und I, 101 f., mitgeteilten Erfahrungen über den Einfluß des Höhenklimas und speziell der Gebirgssonnenstrahlung auf den Kohlenhydrathaushalt gesunder Individuen reichen zur Erklärung der Besserung der diabetischen Stoffwechsellage im Hochgebirge nicht hin. Am ehesten käme die mehrfach von italienischen Autoren gemachte Angabe in Betracht (vgl. S. 240), wonach im Höhenklima die Toleranz gegen Kohlenhydratzufuhr höher ist als im Tieflande, insofern gleiche oder sogar größere Zuckermengen als diejenigen, die im Tieflande Glykosurie erzeugen, im Hochgebirge keine hervorrufen. Vielleicht handelt es sich hier aber um ein Emporrücken der Schwelle für den Zuckerübertritt in der Niere, wofür ein Hinweis auf S. 102 gegeben wurde. — Die Angaben über die Wirkung des Höhenklimas im ganzen oder der Gebirgssonnenbestrahlung im einzelnen auf den Blutzuckergehalt bei gesunden Individuen widersprechen sich, ebenso die über den Ablauf der Blutzuckerkurve nach Zuckerzufuhr, so daß die Ergebnisse dieser Versuche auch keine Grundlage zur Erklärung der Besserung des Diabetes im Höhenklima abgeben können. — Die Wirkung des *Insulins* ist erst einmal untersucht worden mit nicht ganz deutlichen Ergebnissen. Immerhin scheint es unter starker Luftverdünnung stärker wirksam zu sein. Aber auch das ist noch keine eindeutige Erklärungsgrundlage. —

Die Frage liegt nahe, ob die physiologischen Höhenklimawirkungen nicht eine Erklärung abgeben können für den empirisch seit $^3/_4$ Jahrhunderten festgestellten Einfluß, den Höhenaufenthalt auf den Verlauf der *Lungentuberkulose* ausübt. Das ist bis jetzt nicht der Fall, wenn man von der Veränderung absieht, die einzelne ihrer *Symptome* im Höhenklima erfahren. Erwähnt wurde schon die Besserung bestehender Anämien, zu nennen wären weiterhin die Beschränkung der Schweiße und die Abnahme der Auswurfmengen. Die beiden letzteren Wirkungen können als Folgen der Trockenheit der Höhenluft aufgefaßt werden.

Aber Versuche darüber, ob der *Ablauf* der Lungentuberkulose durch möglichst intensive Einwirkung eines der verschiedenen spezifischen Höhenklimafaktoren verändert werden kann, haben zu negativen Ergebnissen geführt, wenigstens für die experimentelle Meerschweinchentuberkulose, die bisher das Objekt solcher Untersuchungen war. Weder intensive Sonnenbestrahlung [Löwenstädt (5)], noch dauernder Aufenthalt in sehr trockener Luft [Sotero del Rio (6)], noch der unter starken Luftverdünnungen [Mager (7)] haben einen Einfluß auf den zeitlichen Ablauf oder auf das körperliche Verhalten — was den Gang der Körpertemperatur oder die Gewichtsverhältnisse der Tiere betrifft — oder *typische* Beeinflussungen des histologischen Verhaltens der Organe erkennen lassen. Gerade bei dieser im Höhenklima meist behandelten Krankheit bieten die bisherigen *physiologischen* Kenntnisse keinen Anhaltspunkt dafür, *wie* die beobachteten Besserungen oder Heilungen zustande kommen. Allerdings ist zu beachten, daß die experimentelle Meerschweinchentuberkulose nicht ohne weiteres der menschlichen Lungentuberkulose an die Seite gestellt werden kann, da es sich bei ersterer um eine generalisierte und um eine akut oder subakut zum Tode führende Krankheit handelt, und daß die *Vereinigung* der verschiedenen Klimafaktoren, wie sie im Höhenklima gegeben ist, eine andere Wirkung herbeiführen kann, als jeder für sich allein einwirkende Klimafaktor. Im analysierenden Experiment kann ja immer nur ein einzelner bestimmter Faktor zur Wirkung gebracht werden.

Hingewiesen sei schließlich auf eine Heilwirkung des Höhenklimas, die dieses mit anderen in dieser Hinsicht gleichartigen Klimaten gemein hat und die auf der *Reinheit* der Höhenatmosphäre beruht, d. h. dem Mangel an Beimengungen, die als Allergene wirken und eine Reihe von katarrhalischen Erkrankungen (Schnupfen, Bronchitis, Asthma) hervorrufen können. Besonders stellen asthmatische Zustände eine Indikation zum Aufsuchen des Hochgebirges dar. Die Anfälle setzen alsbald aus und können bei genügend langem Aufenthalt auch nach der Rückkehr ins Tiefland ausbleiben. —

Alles bisher Besprochene bezog sich auf die Beziehungen, die die Höhenklimawirkungen zu bestehenden Krankheiten haben. Kurz sei noch darauf hingewiesen, daß das Höhenklima andererseits imstande ist, *Krankheiten hervorzurufen*. Es soll hier abgesehen werden von den in Kapitel XIII besprochenen Organerkrankungen, die durch längeren Aufenthalt unter exzessiven Luftverdünnungen zustande kommen. Sie haben bisher keine praktische Wichtigkeit gewonnen, abgesehen von den Herzerweiterungen, die, wie S. 153 u. 368 erwähnt, wiederholt bei den Himalayabesteigungen festgestellt werden konnten.

Praktisch wichtig, weil schon in *mittleren* Höhen auftretend, sind Erkrankungen, die durch die Hochgebirgs*sonne* hervorgerufen werden bei dazu disponierten Menschen und Tieren, um die sog. *Sensibilisationskrankheiten* (8), d. h. um Krankheiten, die bei besonders lichtempfindlichen Wesen auftreten. Die Lichtempfindlichkeit besteht nicht nur gegenüber dem Ultraviolett, sondern kann auch schon für das kurzwellige sichtbare Licht vorhanden sein. Sie kann angeboren sein oder erworben, sie kann durch bekannte Stoffe verursacht sein, insbesondere durch das Auftreten von Porphyrinen im Körper, aber auch ohne daß diese nachgewiesen werden können, wohl auf Grund anderer noch nicht bekannter Substanzen.

Als eine Sensibilisierungskrankheit hat sich die sog. Hydroa aestivale (vacciniforme) herausgestellt, das Xeroderma pigmentosum (Kaposi). Vielleicht gehört auch die Pellagra hierher.

Neben diesen *endogenen* Sensibilisierungen gibt es aber auch *exogene,* hervorgerufen durch Einführung verschiedener Farbstoffe. Beim Menschen kommen hierfür Eosin und Acridinfarbstoffe in Betracht. Exogene Sensibilisierungen kommen besonders bei Tieren vor, bei denen es sich nicht um zu experimentellen oder zu Heilzwecken eingeführte Stoffe handelt, vielmehr um gewisse Nahrungsbestandteile. Am besten bekannt ist die sog. Buchweizenkrankheit der Rinder, Schweine und Schafe, ferner die Hartheukrankheit (Hypericismus, Hausmann) der Schafe, endlich eine Erkrankung der Schweine nach Aufnahme der Farbwurzel Lachnanthes. Es erkranken immer nur unpigmentierte Tiere, nicht aber pigmentierte. Diese Erfahrung hat dazu geführt, daß an Orten, an denen die genannten Krankheiten vorkommen können, nur pigmentierte (schwarze) Tierrassen gehalten werden.

Diese Hinweise mögen genügen; auf die Erscheinungsweise dieser Krankheiten, die gewöhnlich nur die Haut, in schweren Fällen auch innere Organe, wie Nerven- und Knochensystem, befallen, kann hier nicht eingegangen werden.

Literatur.

1. Nach LOEWY: Die therapeutische Bedeutung des Höhenklimas. Verh. Ber. 7. Sportärztetagg München **1930**.
2. BERNHARD: Sonnenlichtbehandlung in der Chirurgie. Neue dtsch. Chir. **23** (1923).
3. ROLLIER: Die Heliotherapie der Tuberkulose. Berlin 1924.
4. KNOLL: Schweiz. med. Wschr. **1924**.
5. LÖWENSTÄDT: Virchows Arch. **266** (1927).
6. SOTERO DEL RIO: Beitr. Klin. Tbk. **69** (1928).
7. MAGER: Virchows Arch. **277** (1930).
8. Näheres bei HAUSMANN: Lehrbuch der Strahlentherapie, Bd. 1. 1925; oder: Handbuch der Lichttherapie. Wien 1927.

Nachtrag.

Zusatz 1 zu S. 85.

An unter Unterdruck gehaltenen Kaninchen haben laut vorläufiger Mitteilung auch ASZTALOS, ELIAS und KAUNITZ [1] gefunden, daß die Hämoglobinmenge im Verhältnis zur Erythrocyten*oberfläche* verkleinert ist gegenüber dem unter normalen Bedingungen sehr konstanten Verhältnis. Dagegen bleibt das Verhältnis des Hämoglobins zum Erythrocyten*inhalt* ungeändert das gleiche vor und nach Verdünnung.

Die an Hämoglobin und Erythrocyten gefundenen Änderungen sollen durch Kohlenhydratnahrung eingeschränkt werden.

Zusatz 2 zu S. 96.

Diese Wirkung der Polyglobulie läßt also erkennen, daß letztere nicht nur günstige, in der vermehrten Sauerstoffaufnahme ins Blut gegebene Effekte mit sich bringt, sondern auch schädliche Folgen für die Blutzirkulation, in erster Linie durch Schädigung des rechten Herzens zeitigen kann. Daß letztere jedoch nicht so erheblich zu sein brauchen, daß sie die Sauerstoffzufuhr zu den Geweben gegen die Norm verschlechtern, wird sich aus den in Kapitel III mitgeteilten Tatsachen ergeben.

Hingewiesen sei dabei auf den Gegensatz zu den Befunden von MEYER [2] an einem Fall von *pathologischer* Polyglobulie (angeborener Herzfehler). Bei diesem ging mit der gesteigerten Blutviscosität eine so starke Verlangsamung des Blutumlaufes einher, daß die Sauerstoffzufuhr unter der Norm lag. MEYER hebt eine andere Bedeutung der Vermehrung des Hämoglobins hervor, die auch für das Höhenklima in Betracht kommt, nämlich die mit seiner starken Pufferwirkung (Basenbindung) verbundene Wirkung, durch die der vorhandenen Störung des Säurebasengleichgewichtes entgegengewirkt wird.

---

[1] ASZTALOS, ELIAS u. KAUNITZ: Klin. Wschr. **41** (1931).

[2] MEYER: Klin. Wschr. **2** (1932).

Zusatz 3 zu S. 145.

Im gleichen Sinne wie die im Text mitgeteilten Werte für die Pulsfrequenzen, besonders die von HINGSTON von der 2. englischen Himalaya-Expedition, sprechen die neuesten an den Teilnehmern der DYHRENFURTHschen Himalaya-Expedition gewonnenen. Alle Untersuchten waren an die Höhe gut akklimatisiert. Die auf der folgenden Tabelle verzeichneten, dem DYHRENFURTHschen Buche (Himalaya, Berlin 1932) entnommenen Zahlen zeigen die geringe Zunahme bei Körperruhe bis 5000 m Höhe, eine stärkere erst bei 6000 m. Sie zeigen auch, daß die Pulsfrequenzen nach einer Arbeit, die stets in 5 tiefen Kniebeugen bestand (es sind die Werte nach dem Schrägstrich), mit zunehmender Höhe in steigendem Maße zunehmen, aber auch auffallend schnell — die aufeinanderfolgenden Zahlen entsprechen einem Zeitunterschied von je 10 Sekunden — zu den Ruhewerten zurückkehren, ein Zeichen der ausgezeichneten Akklimatisation und des vollkommenen Trainings. Ähnlich sind die an den Trägern gefundenen Werte.

Tabelle 1.

	Darjeeling 2140 m	Basecamp 5050 m	Jongsong-Paß 6120 m (15 Minuten nach Anstieg)
W.	58/72, 66, 66, 58	66/84, 78, 72, 66	74/96, 96, 84, 78 (Sofort nach Anstieg, 114 Ruhepulse)
Dyh.	60/96, 96, 78, 72, 60	78/108, 102, 96, 84, 78	
Sch.	72/84, 78, 72	78/96, 90, 84, 84, 78	
Dr. R.	78/90, 90, 84, 78	90/114, 108, 102, 96, 96, 90	96/120, 114, 102, 96 (Sofort nach Anstieg, 108 Ruhepulse)

Bemerkenswert ist die Wirkung der Sauerstoffatmung auf die Pulsfrequenz, besonders auf die bei Körperarbeit, wie es sich aus der zweiten Tabelle ergibt. Bemerkenswert auch, daß die bei DYHRENFURTH bestandenen starken Unregelmäßigkeiten der Herztätigkeit nach Abstieg vom Jongsong Peak (Extrasystolien) durch die kurze Sauerstoffatmung beseitigt wurden. Die Versuche fanden in 5420 m Höhe statt.

Tabelle 2.
I ohne Sauerstoffatmung, II nach 5 Minuten Sauerstoffatmung.

		Ruhepuls	Arbeitspuls
W.	I	78	120, 96, 90, 84, 84, 78
	II	66	78, 72, 72, 66
Dr. R.	I	78	108, 102, 96, 96, 90, 84, 78
	II	72	84, 78, 78, 72
Du.	I	84	114, 108, 102, 96, 84
	II	84	96, 96, 90, 84
Dyh.	I	66	96, 90, 96 (Extrasystolen) 84, 78 (Extrasystolen), 66
	II	60	72, 72, 66, 60, keine Arrhythmie

Zusatz 4 zu S. 339.

Analog den Veränderungen, die BABÁK und VACEK an den Lungencapillaren ihrer in sauerstoffarmer Luft gehaltenen Mäuse fanden, sind diejenigen, die DRASTICH[1] an Salamanderlarven feststellen konnte. Bei diesen kommt es in sauerstoffarmer Luft zu einem Auswachsen der Kiemen und damit zu einer Vergrößerung der Atmungsflächen. Diese werden zugleich durch Abplattung ihres Epithels dem Sauerstofftransport ins Blut besser angepaßt. Es handelt sich also um eine funktionelle Anpassung der Kiemen, wobei der Sauerstoffmangel der funktionelle Reiz wäre.

Zusatz 5 zu S. 347.

Eigentümlich ist, daß trotz der Anpassungen, durch die die Eingeborenen fähig werden, erhebliche körperliche Arbeit zu leisten, doch Zeichen an ihnen gefunden werden, die auf chronischen Sauerstoffmangel deuten, Zeichen, die wenigstens im Tieflande bei Kranken gefunden werden, welche infolge von Herz- oder Lungenkrankheiten an mangelhafter Sauerstoffversorgung der Gewebe leiden. Das sind mehr oder weniger ausgeprägte Trommelschlägelfinger, wie sie BARCROFT (4) bei den Einwohnern von Hochperu abbildet.

Auffällig ist auch eine Tatsache, von der mir KNOCHE berichtet, daß nämlich im Laufe der Jahrhunderte das spanische Element

[1] DRASTICH: Z. vergl. Physiol. 2 (1925).

in der Bevölkerung von Potosí untergegangen ist. Ob dies auch in anderen von den Spaniern besiedelten Höhenstädten der Fall ist, ist nicht bekannt. Zunächst kann nur die Tatsache mitgeteilt werden, ohne sie direkt als Klimawirkung bezeichnen zu können.

Zusatz 6 zu S. 389.

Auf der neuesten Himalaya-Expedition (Dyhrenfurth 1930) sind verschiedene neuere Arzneimittel gegen die Symptome der Bergkrankheit angewendet worden. So bei Herzbeschwerden Coramin mit gutem Erfolge, gelegentlich war auch Transpulmin wirksam. Gegen die schädlichen Wirkungen der übermäßigen Sonnenstrahlung wurde mangels genügender Zahl von Schneebrillen Einträufelung von Corodenin (einem Chinolinpräparat) in den Bindehautsack angewendet. Sie gab einen Lichtschutz von 2—3 Stunden und ermöglichte, wie Dr. Richter in dem Dyhrenfurthschen Buche angibt, auch um die Mittagszeit bei stark zurückgestrahltem Sonnenlicht ohne Schneebrille ein Vorwärtskommen über Gletscher und Schneeflächen.

Gegen Kopfschmerzen und Schwindelerscheinungen waren die bei See- und Luftkrankheit bewährten Vasanotabletten wirksam.

Einige Male wurden *Aderlässe* vorgenommen (200 ccm), die eher ungünstig als günstig wirkten. Die Idee war, die Blutbildung dadurch anzuregen, zu welchem Zwecke auch das bekannte Leberpräparat Hepatrat gegeben wurde. Die Wirkung des letzteren auf die Blutbildung war nicht sicher, dagegen soll das Hepatrat die körperliche Leistungsfähigkeit gesteigert, bzw. die Bergkrankheitsbeschwerden abgekürzt haben.

Was die Wirkung des Aderlasses betrifft, so beruht sie in günstigen Fällen, die ja sicher beobachtet worden sind, wohl nicht auf einer Anregung der Blutzellen- und Hämoglobinbildung, viel eher darauf, daß die Blutzirkulation erleichtert wird durch Einströmen von Plasma in die durch die Blutentziehung teilweise entleerte Blutbahn. Dadurch wird die Viscosität des Blutes herabgesetzt und damit die Herzarbeit, speziell die Arbeit des rechten Herzens, erleichtert. Das bedeutet aber eine Verbesserung des besonders wichtigen Lungenkreislaufes (vgl. S. 155).

Zusatz 7 zu S. 392.

Über die verhängnisvolle Wirkung schneller Bewegungsänderungen von Flugzeugen hat jüngst Schubert (Prag) Untersuchungen ausgeführt[1]. Er fand, daß es dabei zu Störungen des Blutkreislaufes im Hirn kommt, die teils mechanisch erzeugt werden, teils durch einen vestibularen, zu Blutdrucksenkung führenden Gefäßreflex.

Durch Kopfbewegungen bei Einwirkung von Winkelbeschleunigungen können Drehempfindungen ausgelöst werden. Fälschlich als Bewegungen des Flugzeuges gedeutet, können sie zu unrichtigen Steuerbetätigungen Anlaß geben und zu Abstürzen führen.

[1] SCHUBERT: Ref. Klin. Wschr. **1931**, 1932.

Sachverzeichnis.

Universitätsdruckerei H. Stürtz A. G., Würzburg.

Die Atmungsfunktion des Blutes. Von **Joseph Barcroft,** Fellow of Kings College, Cambridge. Ins Deutsche übertragen von Dr. Wilhelm Feldberg, Vol.-Assistent am Physiologischen Institut der Universität Berlin.

Erster Teil **Erfahrungen in großen Höhen.** Mit 47 Abbildungen. X, 218 Seiten. 1927. RM 15.—, gebunden RM 16.20*

Zweiter Teil. **Hämoglobin.** Mit 63 Abbildungen. VII, 215 Seiten. 1929. RM 18.60, gebunden RM 19.80*

Bilden Band 13 und 18 der „Monographien aus dem Gesamtgebiet der Physiologie der Pflanzen und der Tiere".

Das Strahlungsklima von Arosa. Von Dr. **F. W. Paul Götz,** Lichtklimatisches Observatorium, Arosa. Mit 31 Abbildungen und 69 Tabellen. VII, 110 Seiten. 1926. RM 8.70*

Handbuch der Lichttherapie. Unter Mitarbeit von Fachgelehrten herausgegeben von **W. Hausmann** und **R. Volk.** Mit 106 Abbildungen und 36 Tabellen im Text. IV, 444 Seiten. 1927. RM 36.—, gebunden RM 38.—

Allgemeiner Teil. Die historische Entwicklung der Lichttherapie. Von Dr. O. Bernhard-St. Moritz. — Physik der Sonnen- und Himmelsstrahlung. Von Hofrat Professor Dr. F. M. Exner-Wien. Die künstlichen Lichtquellen. Methoden der Lichtmessung im Ultraviolett. Von Professor Dr. F. Hauer-Wien. — Die allgemeinen Grundlagen der Lichttherapie. Von Hofrat Professor Dr. W. Hausmann-Wien. — Die morphologischen lichtbewirkten Veränderungen normaler und erkrankter Gewebe. Von Dr. G. Politzer-Wien. — Allgemeines über Lichttherapie und über die Anwendung lichttherapeutischer Apparate. Von Chefarzt Dr. O. Strandberg-Kopenhagen (Finsen-Institut). — Spezieller Teil. Die Heliotherapie chirurgischer Erkrankungen. Von Dr. O. Bernhard-St. Moritz. — Die Behandlung chirurgischer Erkrankungen mit künstlichen Lichtquellen. Von Chefarzt Dr. O. Chievitz-Kopenhagen (Finsen-Institut). — Lichttherapie in der Kinderheilkunde und prophylaktische Lichtbehandlung. Von Dr. K. Huldschinsky-Berlin. — Die Lichttherapie in der Gynäkologie. Von Dr. E. Lang-Erlangen. — Lichttherapie innerer Erkrankungen. Von dirig. Arzt Dr. A. Laqueur-Berlin. — Die Lichtbehandlung der Lungentuberkulose. Von Professor Dr. J. Sorgo-Wien. — Die künstliche Höhensonne als therapeutischer Behelf in der Chirurgie. Von Privatdozent Dr. L. Schönbauer-Wien. — Die Anwendung des Lichtes in der Laryngologie, Rhinologie und Otologie. Von Chefarzt Dr. O. Strandberg-Kopenhagen. — Lichttherapie des Auges. Von Dr. J. Urbanek-Wien. — Lichttherapie der Haut- und Geschlechtskrankheiten. Von Professor Dr. R. Volk-Wien. — Die Behandlung der Pocken durch Lichtentzug. Von Chefarzt Dr. C. H. Würtzen-Kopenhagen (Oresund-Krankenhaus). Sachverzeichnis.

Die Heliotherapie der Tuberkulose mit besonderer Berücksichtigung ihrer chirurgischen Formen. Von Dr. **A. Rollier,** Leysin. Zweite, vermehrte und verbesserte Auflage. Mit 273 Abbildungen. VI, 248 Seiten. 1924. RM 15.—*

Besonnung und Belüftung Gesunder, Gelenk- und Lungentuberkulöser. Von Professor Dr. med. **Eugen Kisch,** Ärztlicher Leiter der „Heilanstalten für äußere Tuberkulose" in Hohenlychen und des „Ambulatoriums für knochen- und gelenkkranke Kinder" in Berlin. Mit 6 Abbildungen. IV, 16 Seiten. 1926. RM 1.80*

** Auf alle vor dem 1. Juli 1931 erschienenen Bücher des Verlages Julius Springer, Berlin wird ein Notnachlaß von 10% gewährt.*